Manual da residência de oftalmologia

Manual da residência de oftalmologia

Editor

Carlos Souza-Dias

Manole

Este livro contempla as regras do Acordo Ortográfico da Língua Portuguesa de 1990, que entrou em vigor no Brasil.

Editora gestora: Sônia Midori Fujiyoshi
Editora: Eliane Usui
Capa: Departamento de Arte da Editora Manole
Projeto gráfico: Departamento de Arte da Editora Manole
Ilustrações: Sirio Cançado e HiDesign Estúdio

Dados Internacionais de Catalogação na Publicação (CIP)
(Câmara Brasileira do Livro, SP, Brasil)

Manual da residência de oftalmologia / editor Carlos Souza-Dias. -- Barueri, SP : Manole, 2018.

Vários autores.
Bibliografia.
ISBN 978-85-204-5084-0

1. Oftalmologia 2. Olhos - Doenças 3. Residentes (Medicina) 4. Residentes (Medicina) - Manuais, Guias, etc I. Souza-Dias, Carlos.

17-09873 CDD-617.7
NLM-WG 100

Índices para catálogo sistemático:
1. Oftalmologia : Manuais para residentes : Medicina 617.7

Edição – 2018

Editora Manole Ltda.
Avenida Ceci, 672 – Tamboré
06460-120 – Barueri – SP – Brasil
Tel.: (11) 4196-6000
www.manole.com.br | info@manole.com.br

Impresso no Brasil | *Printed in Brazil*

Sobre o editor

Carlos Souza-Dias é formado pela Faculdade de Medicina da Universidade de São Paulo (USP). Possui Doutorado pela USP e Livre-docência pela ex-Escola Paulista de Medicina (atual Unifesp). É Titular da Faculdade de Ciências Médicas da Santa Casa de Misericórdia de São Paulo, ex-presidente do Centro Brasileiro de Estrabismo (CBE), do Conselho Latino-Americano de Estrabismo (CLADE) e da International Strabismological Association (ISA) e fundador da Seção de Estrabismo da Clínica Oftalmológica da Santa Casa.

A Medicina é uma área do conhecimento em constante evolução. Os protocolos de segurança devem ser seguidos, porém novas pesquisas e testes clínicos podem merecer análises e revisões. Alterações em tratamentos medicamentosos ou decorrentes de procedimentos tornam-se necessárias e adequadas. Os leitores são aconselhados a conferir as informações sobre produtos fornecidas pelo fabricante de cada medicamento a ser administrado, verificando a dose recomendada, o modo e a duração da administração, bem como as contraindicações e os efeitos adversos. É responsabilidade do médico, com base na sua experiência e no conhecimento do paciente, determinar as dosagens e o melhor tratamento aplicável a cada situação. Os autores e os editores eximem-se da responsabilidade por quaisquer erros ou omissões ou por quaisquer consequências decorrentes da aplicação das informações presentes nesta obra.
Durante o processo de edição desta obra, foram empregados todos os esforços para garantir a autorização das imagens aqui reproduzidas. Caso algum autor sinta-se prejudicado, favor entrar em contato com a editora.

Sobre os autores

Adamo Lui Netto
Mestre em Saúde Pública. Especialista e Doutor em Oftalmologia. Professor Adjunto da Disciplina de Oftalmologia do Departamento de Oftalmologia da Faculdade de Ciências Médicas da Santa Casa de São Paulo (FCMSCSP).

Adriano Namo Cury
Doutor em Ciências da Saúde pela Faculdade de Ciências Médicas da Santa Casa de São Paulo (FCMSCSP).

Alberto Hiroshi Sumitomo
Preceptor-chefe do Setor de Catarata da Santa Casa de Misericórdia de São Paulo.

Alessandro Santana
Doutor em Medicina pela Faculdade de Ciências Médicas da Santa Casa de São Paulo (FCMSCSP). Médico oftalmologista do Departamento de Oftalmologia do Hospital Universitário da Universidade Federal de Sergipe (HU-UFS) .

Aline Cristina F. Lui
Chefe do Setor de Uveítes do Departamento de Oftalmologia da Santa Casa de Misericórdia de São Paulo.

Aline Pimentel de Miranda
Médica Assistente Voluntária da Seção de Órbita do Departamento de Oftalmologia da Santa Casa de Misericórdia de São Paulo.

Bruno Tadao Uehara
Fellow de Retina e Vítreo do Departamento de Oftalmologia da Santa Casa de Misericórdia de São Paulo.

Carlos Roberto Neufeld
Assistente Voluntário do Departamento de Oftalmologia da Santa Casa de Misericórdia de São Paulo. Colaborador do Setor de Uveítes do Departamento de Oftalmologia da Santa Casa de Misericórdia de São Paulo.

Célia Simões Cardoso de Oliviera Sathler
Especialista em Oftalmologia pela Santa Casa de Misericórdia de São Paulo. Professora Assistente Voluntária da Disciplina de Plástica Ocular do Departamento de Oftalmologia da Santa Casa de Misericórdia de São Paulo. Chefe do Setor de Plástica Ocular do Hospital de Olhos Paulista. Título de Oftalmologia pelo CBO. Pós-graduação em Dermatologia pelo INCISA e em Estética pelo IBRAPE.

Cesar Keiji Ishii
Fellow de Retina e Vítreo do Departamento de Oftalmologia da Santa Casa de Misericórdia de São Paulo.

Davi Chen Wu
Doutorando em Ciências pela Universidade de São Paulo (USP).

Elisabeth Brandão Guimarães
Graduada em Medicina pela Escola Bahiana de Medicina e Saúde Pública. Residência Médica na Santa Casa de Misericórdia de São Paulo. Especialista pelo Conselho Brasileiro de Oftalmologia. Médica Assistente do Setor de Lentes de

Contato e Cirurgia Refrativa. Chefe do Setor de Lentes de Contato da Santa Casa de Misericórdia de São Paulo. Representante Estadual – SOBLEC SP.

Fábio Ejzenbaum

Doutor em Oftalmologia pela Universidade Federal de São Paulo (Unifesp). Chefe do Setor de Neuroftalmologia e Assistente do Setor de Estrabismo da Santa Casa de Misericórdia de São Paulo.

Farid André João

Médico Assistente do Departamento de Oftalmologia da Santa Casa de Misericórdia de São Paulo.

Fernanda Marció Rossetti Lopes

Médica Graduada pela Universidade Federal de Mato Grosso (UFMT). Oftalmologista (Residência em Oftalmologia) pelo Hospital Oftalmológico de Sorocaba. Especialista (*Fellow*) em Plástica Ocular, Vias Lacrimais e Órbita pela Santa Casa de Misericórdia de São Paulo. Mestre em Medicina pela Faculdade de Ciências Médicas da Santa Casa de São Paulo (FCMSCSP).

Fernando Crosta

Médico Assistente do Departamento de Oftalmologia da Santa Casa de Misericórdia de São Paulo.

Giceli Rodrigues Chaves Rinaldo

Chefe do Setor de Visão Subnormal do Departamento de Oftalmologia da Santa Casa de Misericórdia de São Paulo.

Giovana A. Fioravanti Lui

Assistente do Setor de Lentes de Contato e Cirurgia Refrativa da Santa Casa de Misericórdia de São Paulo. Especialista em Cirurgia Refrativa, Lentes de Contato e Córnea.

Guilherme de Oliveira
Ex-*fellow* de Retina e Vítreo do Departamento de Oftalmologia da Santa Casa de Misericórdia de São Paulo.

Guilherme Zandoná Gabaldo
Fellow de Retina e Vítreo do Departamento de Oftalmologia da Santa Casa de Misericórdia de São Paulo.

Helena Yuri Kurimori
Fellow de Retina e Vítreo do Departamento de Oftalmologia da Santa Casa de Misericórdia de São Paulo.

Ivan Corso Teixeira
Vice-chefe do Setor de Catarata da Santa Casa de Misericórdia de São Paulo. Chefe do Centro Cirúrgico Ambulatorial Oftalmológico da Santa Casa de Misericórdia de São Paulo.

Ivana Lopes Romero Kusabara
Mestre em Ciências da Saúde pela Faculdade de Ciências Médicas da Santa Casa de São Paulo (FCMSCSP). Especialista em Oftalmologia pela Irmandade da Santa Casa de Misericórdia de São Paulo. Título de Especialista pelo Conselho Brasileiro de Oftalmologia. Especialista em Órbita, Vias Lacrimais e Plástica Ocular pela Santa Casa de Misericórdia de São Paulo.

João Paulo Muaccad Gama
Fellow de Retina e Vítreo do Departamento de Oftalmologia da Santa Casa de Misericórdia de São Paulo.

Jorge Agi
Médico Oftalmologista Especialista em Oculoplástica pela Santa Casa de Misericórdia de São Paulo.

José Ricardo A. Reggi

Doutor em Medicina pela Universidade de São Paulo (USP). Assistente do Departamento de Oftalmologia da Santa Casa de Misericórdia de São Paulo.

José Vital Filho

Especialista em Oncologia e Órbita em Oftalmologia pela Santa Casa de Misericórdia de São Paulo. Chefe do Setor de Órbita do Departamento de Oftalmologia da Santa Casa de Misericórdia de São Paulo.

Juliana Reis Guimarães

Fellow de Retina e Vítreo do Departamento de Oftalmologia da Santa Casa de Misericórdia de São Paulo.

Leão Gabbay Serruya

Médico Assistente do Departamento de Oftalmologia da Santa Casa de Misericórdia de São Paulo.

Luciano de Sousa Pereira

Especialista em Plástica Ocular, Vias Lacrimais e Órbita e Neuroftalmologia pela Santa Casa de Misericórdia de São Paulo e pela University of California, San Francisco, EUA. Doutor em Ciências da Saúde pela Universidade Federal de Goiás. Professor Assistente de Neuroftalmologia e Órbita do Centro de Referência em Oftalmologia da Faculdade de Medicina da Universidade Federal de Goiás (CEROF-HC-UFG).

Marcelo Alexandre A. C. Costa

Médico Assistente do Departamento de Oftalmologia da Santa Casa de Misericórdia de São Paulo.

Maria Auxiliadora Monteiro Frazão

Doutora em Oftalmologia pela Universidade de São Paulo (USP). Diretora do Departamento de Oftalmologia e Chefe da Clínica Adjunta do Departamento de Oftalmologia da Santa Casa de Misericórdia de São Paulo.

Maria Cristina Nishiwaki-Dantas

Diretora do Departamento de Oftalmologia da Irmandade da Santa Casa de São Paulo (2005-2011). Professora Adjunta da Faculdade de Ciências Médicas da Santa Casa de São Paulo (2008-2015). Doutora em Medicina pela Universidade Federal de São Paulo. Ex-*fellow* do California Pacific Medical Center em San Francisco, EUA.

Marizilda Rita de Andrade

Especialista em Oftalmologia pela Santa Casa de Misericórdia de São Paulo. Doutora em Medicina pela Faculdade de Medicina da Universidade de São Paulo (USP). Médica Assistente do Departamento de Oftalmologia e Chefe do Setor de Refratometria Ocular do Departamento de Oftalmologia da Santa Casa de Misericórdia de São Paulo.

Maurício Della Paolera

Mestre em Oftalmologia pela Universidade Federal de São Paulo (Unifesp). Especialista e Doutor em Oftalmologia pela Santa Casa de Misericórdia de São Paulo. Professor da Disciplina de Oftalmologia do Departamento de Glaucoma da Santa Casa de Misericórdia de São Paulo.

Mauro Goldchmit

Mestre e Doutor pela Universidade Federal de São Paulo (Unifesp). *Fellow* do "The Smith-Kettlewell Eye Research Institute" – São Francisco, EUA. Chefe do Setor de Estrabismo do Instituto CEMA. Diretor-executivo do Instituto Strabos.

Mauro Waiswol

Doutor pela Faculdade de Medicina da Universidade de São Paulo (USP). Responsável pela Seção de Catarata Infantil da Santa Casa de Misericórdia de São Paulo. Médico Assistente do Departamento de Oftalmologia da Santa Casa de Misericórdia de São Paulo.

Milena Compagnoli Vasconcelos

Especialista em Oftalmologia pelo Instituto CEMA. Professora Preceptora de Oftalmologia da Beneficência Portuguesa de São Paulo.

Niro Kasahara

Especialista em Oftalmologia pela Irmandade da Santa Casa de Misericórdia de São Paulo. Doutor em Medicina pela Faculdade de Ciências Médicas da Santa Casa de São Paulo (FCMSCSP). Professor Adjunto da Disciplina de Urgências em Oftalmologia do Departamento de Oftalmologia da FCMSCSP.

Paula Sakemi Fukuhara

Fellow de Retina e Vítreo do Departamento de Oftalmologia da Santa Casa de Misericórdia de São Paulo.

Rafael Estevão De Angelis

Ex-*fellow* de Retina e Vítreo do Departamento de Oftalmologia da Santa Casa de Misericórdia de São Paulo.

Renato Giovedi Filho

Especialista em Oftalmologia pela Santa Casa de Misericórdia de São Paulo. Doutor em Medicina pela Universidade de São Paulo (USP). Professor da Disciplina de Refração, Lentes de Contato e Cirurgia Refrativa do Departamento de Oftalmologia da Santa Casa de Misericórdia de São Paulo.

Renato Menezes Palácios

Fellow de Retina e Vítreo do Departamento de Oftalmologia da Santa Casa de Misericórdia de São Paulo.

Ricardo Tomoyoshi Kanecadan

Chefe do Setor de Vias Lacrimais da Santa Casa de Misericórdia de São Paulo. Chefe do Setor de Plástica Ocular do Banco de Olhos de Sorocaba.

Richard Yudi Hida
Especialista em Oftalmologia pela Santa Casa de Misericórdia de São Paulo. Diretor Técnico do Banco de Tecidos Oculares da Santa Casa de Misericórdia de São Paulo. Chefe do Setor de Cirurgia de Catarata e Médico Assistente do Setor de Córnea da Santa Casa de Misericórdia de São Paulo. Médico Coordenador do Grupo de Estudo em Superfície Ocular do Hospital das Clínicas da Universidade de São Paulo (USP).

Roberta Pereira de Almeida Manzano
Doutora em Ciências pela Universidade de São Paulo (USP).

Ronaldo Boaventura Barcellos
Doutor em Ciências pela Universidade de São Paulo (USP).

Ronaldo Yuiti Sano
Doutorando em Ciências pela Universidade de São Paulo (USP).

Sergio Felberg
Chefe do Setor de Córnea e Doenças Externas do Departamento de Oftalmologia da Santa Casa de Misericórdia de São Paulo.

Sylvia Regina Temer Cursino
Assistente do Setor de Órbita e Oculoplástica do Departamento de Oftalmologia da Santa Casa de Misericórdia de São Paulo e do Banco de Olhos de Sorocaba (BOS).

Teruo Aihara
Doutor em Medicina pela Universidade de São Paulo (RP). Especialista em Oftalmologia pela Santa Casa de Misericórdia de São Paulo. Professor do Departamento de Oftalmologia da Santa Casa de Misericórdia de São Paulo.

Sumário

Prefácio

É um prazer e uma honra prefaciar esta obra. Acompanho a história da Santa Casa de Misericórdia de São Paulo desde janeiro de 1958. Formado pela Universidade de São Paulo em 1957, logo transferi-me para a Santa Casa, onde fundei a Seção de Estrabismo, que perdura até hoje, cercada dos melhores estrabólogos do país.

Durante esses 59 anos, tive a oportunidade de acompanhar a evolução científica do nosso Departamento de Oftalmologia da Santa Casa, que era composto de dois departamentos, chamados Óptica de Homens e Óptica de Mulheres. Lembro-me de que ainda não havia faculdade nem residentes. Cada um de nós, principiantes, aprendia Oftalmologia às próprias custas; os colegas mais velhos ajudavam-nos. A faculdade foi fundada após poucos anos e algum tempo depois iniciamos o curso de residência.

Quanto à parte científica, eu estudava no livro do Fuchs, um único volume com não mais de 300 páginas. Aprendi sozinho a operar catarata, no início intracapsular com pinça de Arruga, depois com ventosa e logo com gelo seco. Depois era obrigado a utilizar lentes positivas de cerca de 10 dioptrias para substituir o cristalino facectomizado; o nosso grande problema era a saída de vítreo, pois deformava a íris. Operava pterígio, Lagleyse (para entrópio provocado por tracoma), fazia iridencleise para o glaucoma, cujo tratamento clínico reduzia-se à pilocarpina e à ezerina. Cirurgia de retina ou injeção intravítrea eram impensáveis. A uveíte era tratada com atropina, a conjuntivite, com nitrato de prata, a ceratite herpética, com iodo, e assim por diante.

Hoje, nas reuniões de quinta-feira observo a enorme evolução da ciência oftalmológica, apresentada por alguns dos melhores especialistas do país. Isso, de maneira geral, teve início nos nossos cursos de residência e *fellowship*, nos quais todos nós, professores (na maioria ex-residentes), esforçamo-nos para ensinar da melhor maneira que podemos, apesar da pobreza financeira da nossa instituição.

Um dos nossos mais recentes recursos para ensinar Oftalmologia aos nossos queridos residentes foi a publicação do nosso maravilhoso *Compêndio de Oftalmologia Geral*, organizado pelos nossos colegas José Ricardo Reggi (naquele tempo chefe do Departamento), Maria Cristina Nishiwaki-Dantas e Paulo Elias Correa Dantas.

Recentemente, a Editora Manole encarregou-me de grata missão de organizar a realização deste manual básico de Oftalmologia, dirigido para o estudo dos residentes.

Convidei alguns dos mestres de cada especialidade oftalmológica da Santa Casa para escrever resumidamente os seus respectivos capítulos, o que resultou nesta obra, que considero útil aos principiantes da matéria.

Para encerrar, quero dedicar este esforço ao meu saudoso pai, João de Souza Dias, ex-assistente da Oftalmologia da Santa Casa, um dos assistentes que se transferiram para fundar os Departamentos de Oftalmologia da USP e da Unifesp (naquele tempo Escola Paulista de Medicina), que me ensinou os primeiros passos da Oftalmologia, especialmente do estrabismo, o qual foi um dos primeiros brasileiros a estudar e operar. Foi ele quem fundou a Seção de Estrabismo da USP.

Prof. Dr. Carlos R. de Souza-Dias

Alergia ocular* | 1

Maria Cristina Nishiwaki-Dantas

DEFINIÇÃO

A alergia ocular é caracterizada por inflamação da conjuntiva causada por reação de hipersensibilidade dos tipos I e/ou IV. Os pacientes apresentam queixa de prurido, além disso, ao exame, é fundamental a presença de hipertrofia papilar com ou sem envolvimento corneal.

Classicamente, ela pode ser dividida em:

- Conjuntivite alérgica sazonal.
- Conjuntivite alérgica perene.
- Ceratoconjuntivite primaveril.
- Dermatoceratoconjuntivite atópica.
- Conjuntivite papilar gigante.

---

* Agradecimentos especiais às Dras. Catarina Ventura Gonçalves de Lima, Júnia Cabral Marques e Andrea Santucci França, médicas colaboradoras do Ambulatório de Alergia Ocular do Setor de Córnea e Doenças Externas do Departamento de Oftalmologia da Santa Casa de São Paulo.

A classificação atual, proposta por Calonge, divide a alergia ocular em:

- Aguda:
  - conjuntivite alérgica aguda (CAA);
  - conjuntivite alérgica sazonal (CAS).
- Crônica:
  - conjuntivite alérgica perene (CAP);
  - ceratoconjuntivite primaveril (CCP);
  - ceratoconjuntivite atópica (CCA);
  - conjuntivite papilar gigante (CPG).

FREQUÊNCIA

Estudos norte-americanos mostram que cerca de 20% da população sofre de algum tipo de alergia ocular, e a forma mais frequente é a CAS, que abrange cerca de 50 a 80% dos casos.

Na CAS, o alérgeno é o pólen, de modo que as crises ocorrem nas épocas de polinização e nos horários de maior liberação de pólen (nas primeiras horas da manhã). No Brasil, país de clima tropical, a frequência de polinização é baixa, portanto a frequência de CAS também é baixa. Por outro lado, as formas graves de CCP e CCA, cujo alérgeno é o ácaro, representam a maior parte dos casos de alergia ocular no país.

O ácaro, que é comum em ambientes úmidos e fechados, alimenta-se de restos de pele de seres humanos e de animais que descamam e infestam colchões, travesseiros, móveis, cortinas, carpetes, tapetes e até animais de pelúcia. As partículas fecais dos ácaros são minúsculas e contêm o alérgeno, que, dessa forma, pode se depositar em qualquer lugar.

Na CAP, o alérgeno também é o ácaro.

SINAIS E SINTOMAS

Prurido é o principal sintoma. Durante as crises, além do prurido, os pacientes podem queixar-se de olho vermelho, lacrimejamento, fotofobia e, quando há envolvimento corneal, visão embaçada e dor.

Portadores de alergia ocular geralmente conseguem associar a crise com o seu fator desencadeante, que pode ser mudança de clima, de ambiente, viagem etc.

Conjuntivite alérgica aguda

É uma reação alérgica súbita que geralmente não dura mais que 24 horas. Pode estar associada a outras formas de atopia, como asma e rinite, assim como histórico familiar.

Com a liberação de pólen das árvores, os pacientes têm as crises com exacerbação dos sintomas e, além do prurido, queixam-se de lacrimejamento em grande quantidade, edema palpebral intenso e a conjuntiva apresenta-se intensamente hiperemiada e quemótica. Raramente, ocorre acometimento corneal.

Embora de aparecimento também agudo, na CAA o início é menos dramático e os sinais e sintomas pioram à medida que o paciente é exposto ao alérgeno.

Também é conhecida como febre do feno, embora os pacientes não tenham febre e o fator desencadeante não seja o feno, mas o pólen.

Conjuntivite alérgica perene

Os pacientes apresentam sintomas contínuos, que duram o ano todo, porém brandos, sem o padrão rígido de ocorrência das crises da CAS.

Ceratoconjuntivite primaveril

Mais frequente em regiões de clima quente e seco, principalmente no Mediterrâneo, na África, na Índia e na América do Sul. Trata-se da forma mais comum de alergia ocular no Brasil.

Há associação com outras formas de atopia, como eczema, rinite e asma, e pode ser encontrada em 15 a 50% dos casos, dependendo da população estudada.

Acomete principalmente meninos (2 a 3 para 1 do sexo feminino), em idade escolar dos 7 aos 10 anos de idade (rara antes de 3 e após 25 anos de idade). Tende a ter resolução espontânea depois de cerca de 5 a 8 anos de doença, mas o tratamento é fundamental para melhorar a qualidade de vida desses pacientes e evitar as principais complicações.

Não há predileção por raça, exceto a forma límbica, que predomina em negros e em membros da mesma família.

As crises, mais frequentes na primavera e no verão, são caracterizadas por prurido, fotofobia e lacrimejamento.

É classificada em três formas:

1. Palpebral: caracterizada pela presença de hipertrofia papilar na conjuntiva palpebral superior. As papilas podem coalescer e formar papilas gigantes, geralmente com mais de 1 mm (aspecto de paralelepípedo), conforme mostra a Figura 1. É comum encontrar secreção mucosa esbranquiçada em grande quantidade entre as papilas gigantes e haver formação de enormes filamentos que aumentam com o calor, o que é conhecido como sinal de Maxwell Lyon (Figura 2).
2. Límbica: hipertrofia de papilas no limbo que tendem a coalescer e deixar o limbo com aspecto "gelatinoso" e acinzentado em toda a sua extensão (Figura 3). Nos casos graves, pode

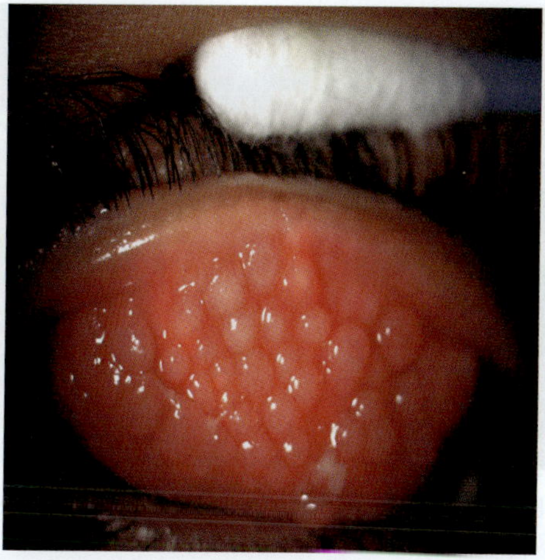

Figura 1 Presença de papilas gigantes na conjuntiva palpebral superior na ceratoconjuntivite primaveril de forma palpebral.

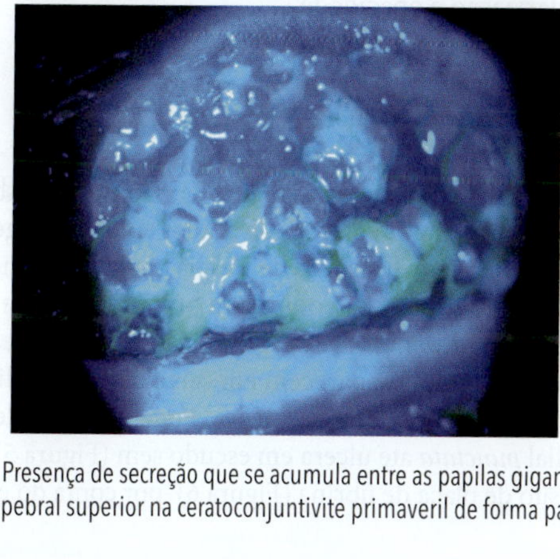

Figura 2 Presença de secreção que se acumula entre as papilas gigantes na conjuntiva palpebral superior na ceratoconjuntivite primaveril de forma palpebral.

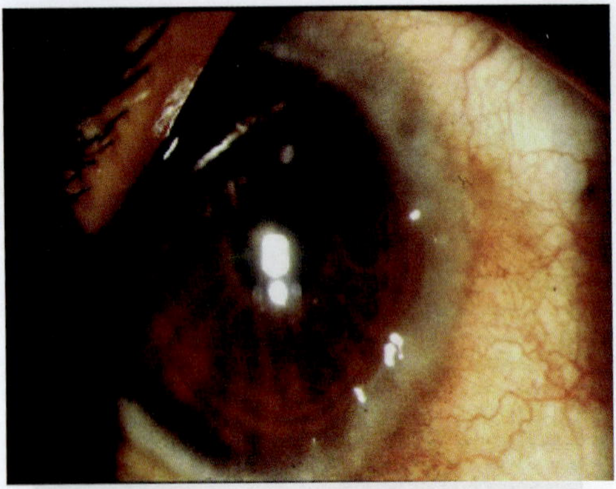

Figura 3 Limbo com aspecto gelatinoso na ceratoconjuntivite primaveril de forma límbica.

haver invasão em direção à região central da córnea, com neovascularização e opacidade.

3. Mista: associação das formas palpebral e límbica.

Outras alterações incluem:

- Pontos de Horner-Trantas (Figura 4): são pontos esbranquiçados formados por coleções de células epiteliais degeneradas e eosinófilos, característicos de alergia ocular. Podem estar localizados no limbo, na conjuntiva bulbar e na superfície da córnea. Sua presença indica agudização do quadro e, mesmo sem tratamento, desaparecem em cerca de 10 a 15 dias.
- Alterações da superfície da córnea. Pode haver desde ceratite epitelial *punctata* até úlcera em escudo sem (Figura 5) ou com depósito de placa de fibrina (Figura 6), por conta do efeito dos

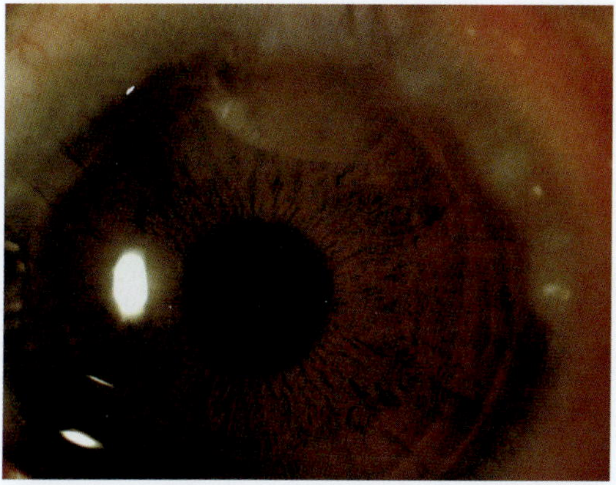

Figura 4 Presença de pontos de Horner-Trantas na ceratoconjuntivite primaveril de forma límbica.

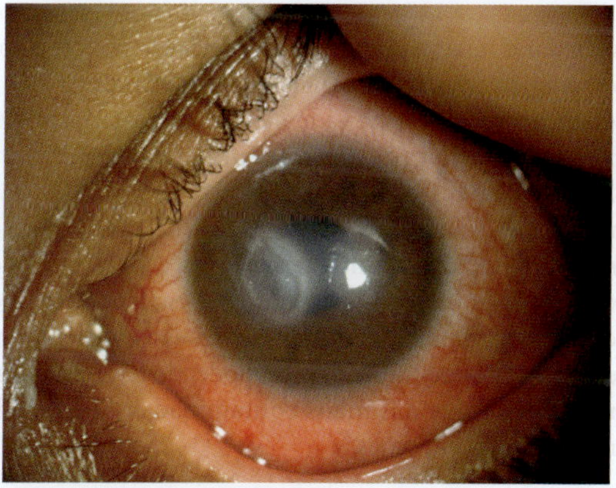

Figura 5 Úlcera em escudo em paciente com ceratoconjuntivite primaveril.

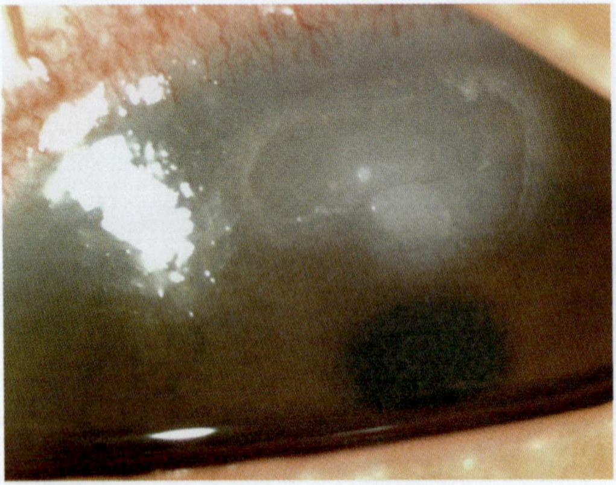

Figura 6 Presença de úlcera em escudo recoberta por placa de fibrina na ceratoconjuntivite primaveril.

mediadores inflamatórios liberados pela conjuntiva e do atrito mecânico das papilas gigantes sobre a córnea.

- Ceratocone: pode ser causado pelo ato de coçar, promovendo apoptose das células da córnea, com consequente afinamento e formação de ceratocone.
- Infecções secundárias: portadores de CCP apresentam comprometimento da imunidade sistêmica e local, que poderia explicar maior incidência de infecções estafilocócicas, herpéticas e talvez clamidianas. Além disso, esses pacientes manipulam os olhos pelo ato de coçar, podendo levar microrganismos diretamente das mãos contaminadas para os olhos e predispô-los a infecções.

Ceratoconjuntivite atópica

É a forma mais grave de alergia ocular, mais comum a partir dos 40 anos, porém muitos casos são descritos em crianças. Os sintomas, presentes durante todo o ano, são mais intensos no inverno.

Ao exame, é característica a perda das partes laterais dos cílios e das sobrancelhas (sinal de Hertoghe) pelo ato constante de coçar. As pálpebras apresentam descamação e pele ressecada e podem ter aspecto macerado (Figura 7), com formação de linhas ou dobras extras na pálpebra inferior (linha ou dobra de Dennie-Morgan). Com a evolução, a deformidade palpebral pode causar ectrópio cicatricial, lagoftalmo e até queratinização com ectrópio do ponto lacrimal.

A hipertrofia das papilas é maior na conjuntiva palpebral inferior (Figura 8) e é frequente a formação de fibrose e cicatrizes na conjuntiva (Figura 9), o que pode resultar em olho seco secundário e obstrução do canal lacrimal.

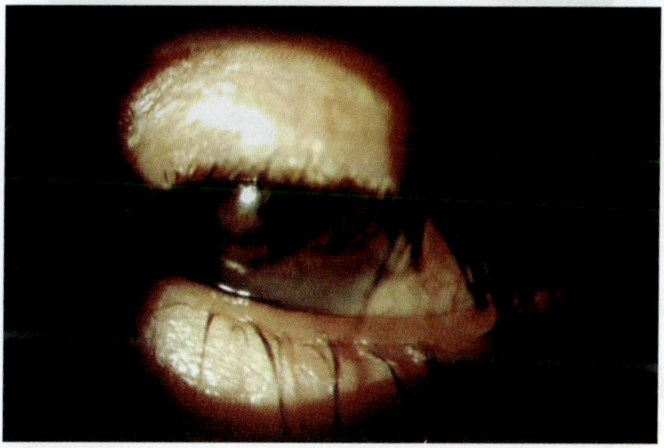

Figura 7 Presença de descamação da margem palpebral na dermatoceratoconjuntivite atópica.

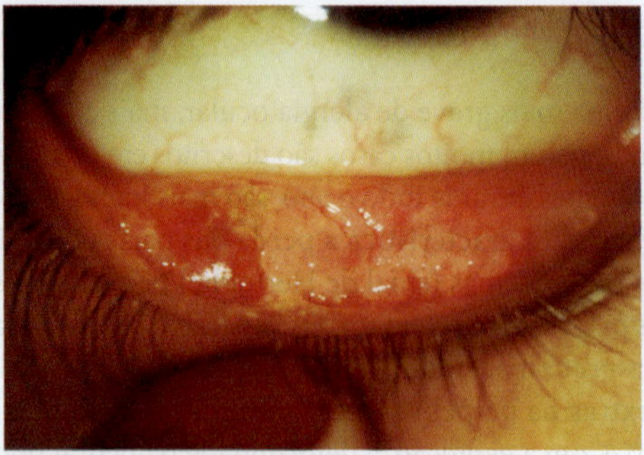

Figura 8 Presença de papilas gigantes na conjuntiva palpebral inferior na ceratoconjuntivite atópica.

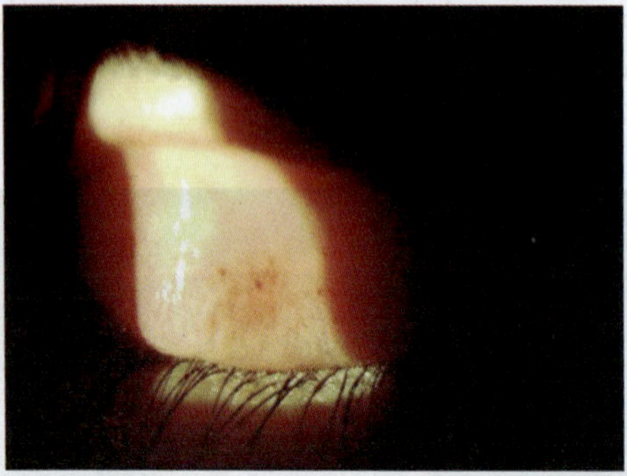

Figura 9 Conjuntiva palpebral com aspecto atrófico na ceratoconjuntivite atópica.

Pontos de Horner-Trantas (Figura 10) também podem estar presentes.

É frequente o envolvimento da córnea, com ceratite *punctata* (Figura 11) e ulcerações. Em cerca de 60% dos casos, pode haver

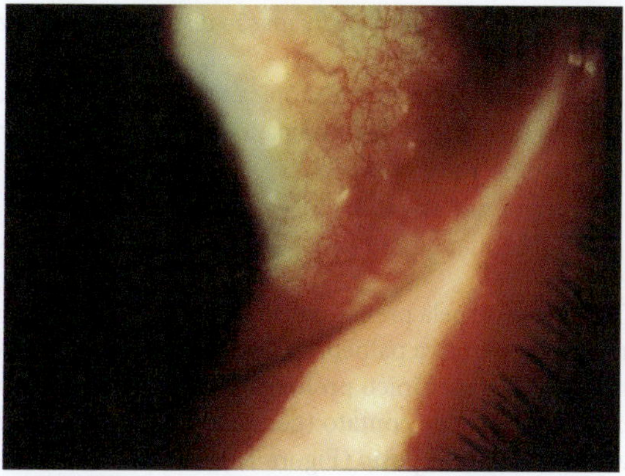

Figura 10 Presença de pontos de Horner-Trantas na ceratoconjuntivite atópica.

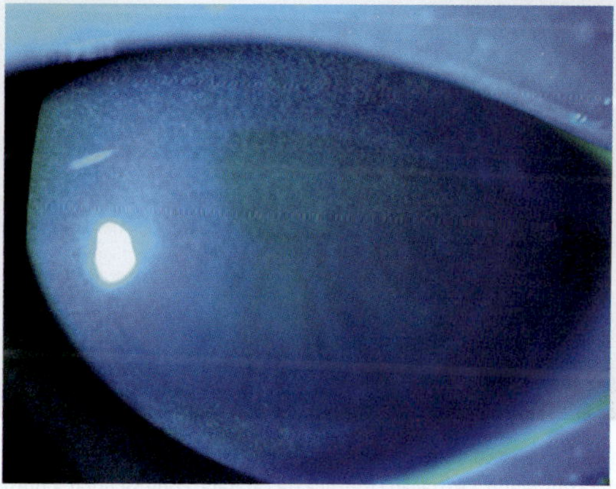

Figura 11 Presença de ceratite *punctata* na ceratoconjuntivite atópica.

neovascularização periférica e formação de extensas cicatrizes na superfície corneal.

Lesões típicas de dermatite atópica são comumente vistas em várias partes do corpo, sobretudo na testa e nas dobras dos membros superiores e inferiores.

Conjuntivite papilar gigante

Caracteriza-se pela presença de papilas gigantes (com mais de 0,3 mm) na conjuntiva palpebral superior (Figura 12), desencadeada pelo atrito mecânico prolongado da conjuntiva palpebral superior com lente de contato (geralmente gelatinosa), prótese ocular, fio de sutura exposto (Figura 13), extrusão de cintas esclerais e bolhas filtrantes.

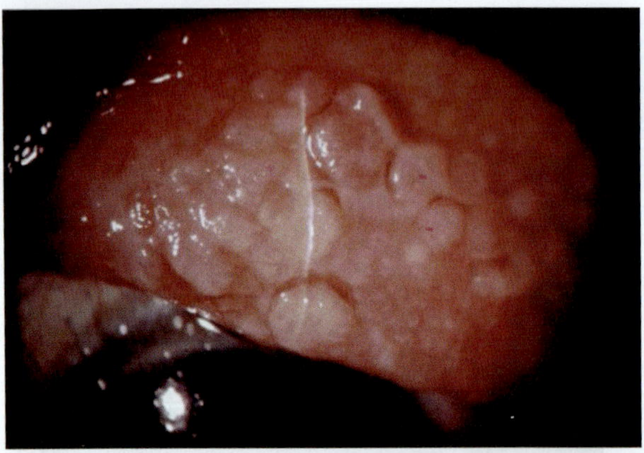

Figura 12 Presença de papilas gigantes na conjuntiva palpebral superior em paciente submetido à extração cirúrgica de catarata. Pode-se notar a presença de sutura frouxa.

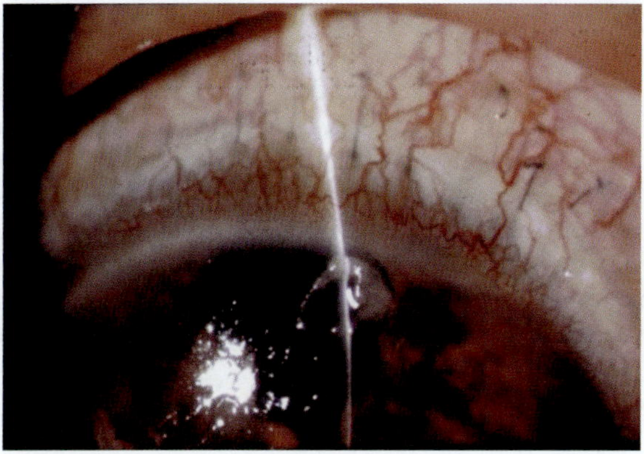

Figura 13 Paciente submetido à extração cirúrgica de catarata. Pode-se notar a presença de sutura frouxa.

DIAGNÓSTICO LABORATORIAL

O diagnóstico de alergia ocular é essencialmente clínico. Exames laboratoriais (testes cutâneos, RASH – *radio allergo sorbent test*) podem auxiliar na detecção do alérgeno ou na confirmação do diagnóstico em alguns casos selecionados.

O raspado conjuntival corado com coloração de Wright ou a citologia de impressão revelam a presença de eosinófilos, células que não são normalmente encontradas no exame citológico da conjuntiva. Positividade é encontrada em cerca de 20 a 60% dos casos, especialmente na CAS.

Sua ausência não descarta o diagnóstico de alergia ocular, porque os eosinófilos, principalmente nas formas mais leves, estão localizados apenas nas camadas mais profundas e não podem ser detectados pelo raspado ou pela citologia de impressão.

TRATAMENTO

A alergia ocular não tem cura, mas em crianças tende a melhorar com o tempo e, muitas vezes, desaparece. Os objetivos do tratamento são melhorar a qualidade de vida dos pacientes, promover o seu bem-estar geral e prevenir complicações. Embora possa ter resolução espontânea em alguns casos, além da má qualidade de vida, esses pacientes podem apresentar complicações graves, como lesões de córnea, glaucoma, catarata, infecções secundárias e, eventualmente, cegueira, de modo que o tratamento é fundamental.

Medidas gerais

É fundamental orientar o paciente a evitar o contato com o alérgeno. Lágrimas artificiais geladas ajudam a diluir o alérgeno e os mediadores da inflamação presentes na superfície ocular, lavá-los e eliminá-los da superfície. Se estiverem frias, promovem vasoconstrição local. São preferíveis lágrimas artificiais com conservantes de menor toxicidade ou sem conservantes.

Tratamento medicamentoso

Anti-histamínicos sistêmicos

Não são rotineiramente utilizados para tratamento das alergias oculares. Mesmo os anti-histamínicos de nova geração, que não provocam sedação, podem diminuir a produção de lágrima, que é a primeira linha de defesa do olho do paciente alérgico, e a alergia ocular tende a piorar.

Estabilizadores da membrana de mastócitos

Promovem estabilização da membrana de mastócitos e impedem a degranulação dessas células e a consequente liberação de mediadores químicos pré-formados e recém-formados.

Não têm efeito imediato (início de ação após 10 a 14 dias) e são usados profilaticamente ou na fase aguda, associados a um corticoide, dependendo da gravidade. Por conta dos mínimos efeitos colaterais, podem ser usados por tempo prolongado (4 vezes ao dia) e devem ser utilizados profilaticamente, não apenas durante as crises.

Atualmente, são utilizados os medicamentos de dupla-tripla ação (ação anti-histamínica, inibidora da degranulação de mastócitos e inibidora da migração de eosinófilos). Têm dose mais confortável (1 a 2 vezes ao dia), sem efeitos colaterais sérios (olopatadina, cetotifeno, epinastina, alcaftadina).

Anti-inflamatórios não hormonais

Anti-inflamatórios não hormonais tópicos e sistêmicos podem ser usados em alguns casos de CAS e CAP, mas não nos casos graves de CCP e CCA.

Corticoide

O sistêmico promove melhora do quadro alérgico ocular, mas não é utilizado rotineiramente, pois os de aplicação tópica apresentam melhores resultados.

Sob a forma de colírio, é o mais potente agente utilizado para o tratamento da alergia ocular. São indicados corticosteroides tópicos potentes, em doses elevadas (pelo menos de 2 em 2 horas), por curto período, preferencialmente até 4 a 6 semanas, com redução da dose a cada 3 a 7 dias.

Por causa dos efeitos colaterais (p. ex., retarda a cicatrização e predispõe a infecção secundária, catarata e glaucoma), só é utilizado nos casos graves, quando há acometimento corneal com risco de perda de visão, e a manutenção então é feita com as medicações tópicas de dupla-tripla ação.

Ciclosporina

Imunomodulador que inibe a produção de interleucina-2 pelo linfócito T, que é normalmente responsável pelo recrutamento e pela ativação de novas células T.

Disponível sob a forma de colírio a 1 a 2% (manipulada) e 0,05%, usada de 2 a 6 vezes ao dia por tempo prolongado, nos casos de CCP e CCA graves, altamente dependentes de corticoterapia. Não atua como substituta do corticoide nesses casos graves, mas pode oferecer algum benefício, quando associada ao corticoide. A administração tópica não produz níveis sistêmicos detectáveis da droga.

Tacrolimo (FK 506)

Potente imunomodulador que inibe a proliferação e a degranulação de mastócitos e reduz a produção de citocinas pelos linfócitos T; tem ação dez vezes mais potente que a ciclosporina. Pode ser usado sob a forma de pomada oftálmica 0,03% ou colírio 0,1%, ambos manipulados, 2 a 6 vezes ao dia, por tempo prolongado.

O uso tópico não produz efeitos colaterais graves, pois não produz níveis detectáveis no sangue.

Imunoterapia

Consiste no uso de extrato de alérgeno em pequena dose gradualmente aumentada até a adequada para controlar os sintomas (dose de manutenção). São usados alérgenos que não podem ser evitados, como ácaro e pólen. Imunoterapia para alimentos e medicamentos pode causar reação grave e apresenta menor eficácia, de modo que o melhor tratamento seria evitar a ingestão.

São descritos bons resultados no tratamento da CAS, principalmente com imunoterapia tópica ocular.

Homeopatia

O paciente tem contato com pequena quantidade de alérgeno, que entra em sua corrente sanguínea e, com o tempo, desenvolve resistência.

A homeopatia leva em consideração o tipo constitucional do indivíduo, definido como tipo físico, emocional e psicológico.

Existem relatos de alguns bons resultados, mas estudos científicos são necessários para melhor comprovação.

Acupuntura

Trata-se de uma prática milenar chinesa trazida ao Brasil por volta de 1900, atualmente reconhecida pelo Conselho Federal de Medicina como especialidade médica.

O objetivo é encontrar o equilíbrio do organismo, utilizando agulhas inseridas em pontos específicos da pele pelos quais passam os canais de energia. Os pontos são ricos em terminações nervosas e, portanto, são mais sensíveis. A dor da picada é mínima, de modo que pode ser aplicada, inclusive, em crianças.

São usados aproximadamente 15 pontos ao redor dos olhos e requer o mínimo de dez sessões, com intervalo de 1 semana, por 3 meses. Cada sessão tem cerca de 20 minutos de duração.

A acupuntura promove melhora do prurido, da hiperemia conjuntival e da ceratite, que permite controle do quadro alérgico ocular sem o uso de corticoide.

Há melhora secundária da ansiedade, do rendimento escolar e de outras doenças, como rinite e bronquite asmática.

Tempo de tratamento

Na fase aguda, pacientes com CAS são tratados com drogas de dupla ação. Na CAA (não sazonal), o simples afastamento do alérgeno promove melhora importante do quadro, sem a necessidade de tratamento específico.

Na CAP, geralmente o tratamento preventivo com medidas gerais de redução de exposição ao alérgeno é suficiente para manter o paciente relativamente assintomático.

Se a córnea estiver intacta, o tratamento agudo é feito com colírios de dupla-tripla ação, que podem ser mantidos por tempo prolongado, em geral durante toda a primavera e o verão (CCP) e o outono/inverno (CCA). Porém, se houver acometimento corneal, o tratamento com corticoides tópicos potentes em altas doses é fundamental, pelo menor tempo possível (geralmente de 4 a 6 semanas). Caso necessário, podem ser associados ciclosporina ou tacrolimo. Se houver placa de fibrina sobre a ulceração corneal, ela deve ser removida. Antibióticos tópicos profiláticos em geral não são necessários, pois infecção secundária não é frequente.

Cirurgia

É importante lembrar que a CCP é uma doença autolimitada e qualquer procedimento cirúrgico irá submeter o paciente, geralmente crianças, a riscos desnecessários, de modo que as cirurgias são indicadas apenas nos casos graves e refratários ao tratamento.

Casos graves de úlcera em escudo de repetição, apesar do tratamento clínico, com papilas gigantes exercendo papel importante na patogênese e manutenção da lesão de córnea, podem ser tratados cirurgicamente com remoção das papilas gigantes e recobrimento com enxerto conjuntival (Figuras 14, 15 e 16).

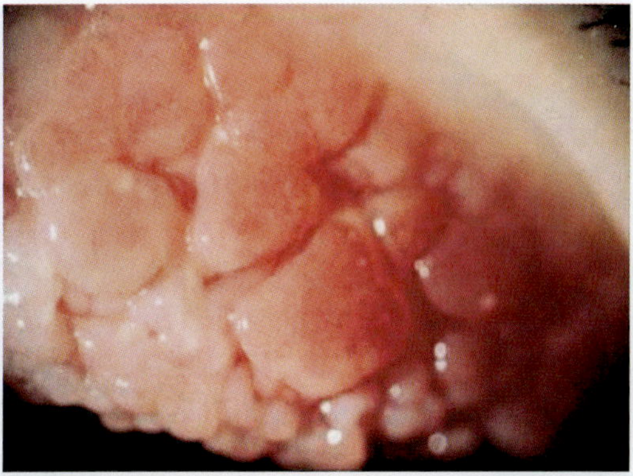

Figura 14 Presença de papilas gigantes na conjuntiva palpebral superior na ceratoconjuntivite primaveril de forma palpebral (pré-operatório).

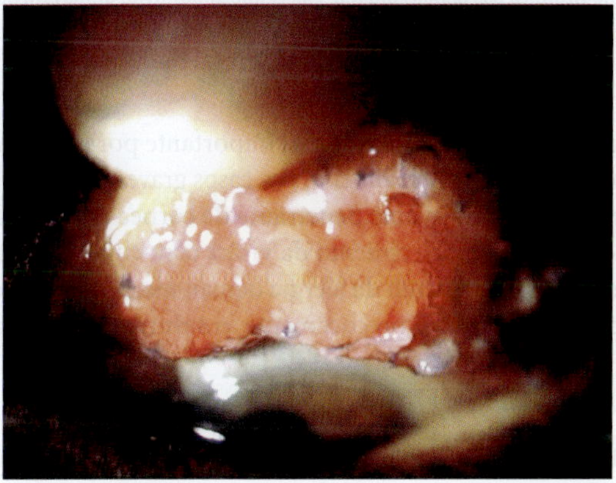

Figura 15 Presença de retalho conjuntival suturado com pontos separados após ressecção cirúrgica das papilas gigantes na ceratoconjuntivite primaveril de forma palpebral (7 dias após a cirurgia).

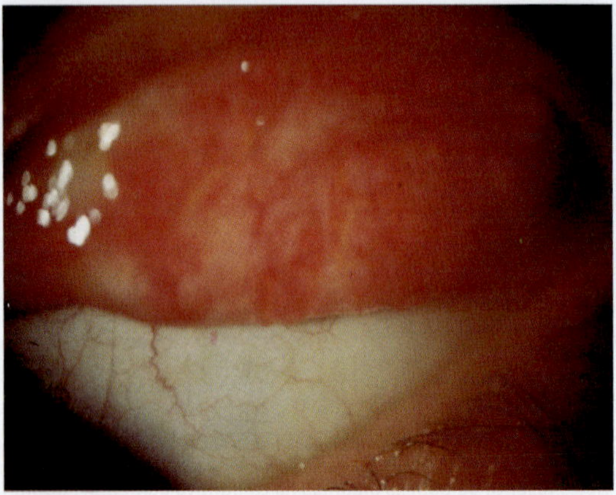

Figura 16 Presença de retalho conjuntival suturado com pontos separados após ressecção cirúrgica das papilas gigantes na ceratoconjuntivite primaveril de forma palpebral (5 anos após a cirurgia).

Pode ocorrer deficiência visual importante por causa da opacidade de córnea, principalmente nos casos graves de CCP e CCA. Nesses casos, o transplante penetrante de córnea pode ser a única opção para restabelecimento da visão, com cuidado adicional para manter o tratamento da alergia ocular, manter corticoide tópico potente e remover precocemente as suturas em crianças.

LEITURA COMPLEMENTAR

1. Abelson MB. Allergic diseases of the eye. Philadelphia: W.B. Saunders; 2000.
2. Akpek EK, Dart JK, Watson S, Christen W, Dursun D, Yoo S, et al. A randomized trial of topical cyclosporine 0.05% in topical steroid-resistant atopic keratoconjunctivitis. Ophthalmology. 2004;111(3):476-82.

3. Attas-Fox L, Barkana Y, Iskhakov V, Rayvich S, Gerber Y, Morad Y, et al. Topical tacrolimus 0.03% ointment for intractable allergic conjunctivitis: an open-label pilot study. Curr Eye Res. 2008;33(7):545-9.
4. Belfort R, Marback P, Hsu CC, Freitas D. Epidemiological study of 134 subjects with allergic conjunctivitis. Acta Ophthalmol Scand. 2000;78:38-40.
5. Bielory L. Update on ocular allergy treatment. Expert Opin Pharmacother. 2002;3(5):541-53.
6. Bielory L, Helmall J. Review of complementary and alternative medicine in treatment of ocular allergy. Curr Opin Allergy Clin Immunol. 2003;3(5):395-9.
7. Bonini S, Bonini S, Lambiase A, Marchi S, Pasqualetti P, Zuccaro O, et al. Vernal keratoconjunctivitis revisited: a case series of 195 patients with long-term followup. Ophthalmology. 2000;107(6):1157-63.
8. Bonini S, Coassin M, Aronni S, Lambiase A. Vernal keratoconjunctivitis. Eye. 2004;18(4):345-51.
9. Calonge M. Classification of ocular atopic/allergic disorders and conditions: an unsolved problem. Acta Ophthalmol Scand Suppl. 1999;228:10-3.
10. Camargo G, Lake JC, Lima ANH, Nishiwaki-Dantas MC. Citologia de impressão na cérato-conjuntivite primaveril. Arq Bras Oftalmol. 2004;67(6):877-81.
11. Cameron JA. Shield ulcers and plaques of the cornea in vernal keratoconjunctivitis. Ophthalmology. 1995;102(6):985-93.
12. Cetinkaya A, Akova YA, Dursun D, Pelit A. Topical cyclosporine in the management of shield ulcer. Cornea. 2004;23(2):194-200.
13. Dantas PEC, Alves MR, Nishiwaki-Dantas MC. Topographic corneal changes in patients with vernal keratoconjunctivitis. Arq Bras Oftalmol. 2005;68(5):593-8.
14. Ghoraishi M, Akova YA, Tugal-Tutkun I, Foster CS. Penetrating keratoplasty in atopic keratoconjunctivitis. Cornea. 1995;14(6):610-3.
15. Gokhale NS. Systematic approach to managing vernal keratoconjunctivitis in clinical practice: severity grading system and a treatment algorithm. Indian J Ophthalmol. 2016;64(2):145-8.
16. Goulart DA, Schneider DM, Tanaka E, Santos MCM, Nishiwaki-Dantas MC, Forte WCN. Participação da sensibilidade atópica em pacientes com ceratoconjuntivite alérgica primaveril. Arq Bras Oftalmol. 2004;67:411-4.
17. Gupta V, Sahu PK. Topical cyclosporin A in the management of vernal keratoconjunctivitis. Eye. 2001;15(Pt 1):39-41.

18. Holsclaw DS, Whitcher JP, Wong IG, Margolis TP. Supratarsal injection of corticosteroid in the treatment of refractory vernal keratoconjunctivitis. Am J Ophthalmol. 1996;121(3):243-9.
19. Kam KW, Chen LJ, Wat N, Young AL. Topical olopatadine in the treatment of allergic conjunctivitis: a systematic review and meta-analysis. Ocul Immunol Inflamm. 2016;18:1-15.
20. Moscovici BK, César AS, Nishiwaki-Dantas MC, Mayor SAS, Marta AC, Marques JC. Dermatoceratoconjuntivite atópica em pacientes do Ambulatório de Dermatologia Infanto-Juvenil em centro de referência. Arq Bras Oftalmol. 2009;72(6):805-10.
21. Nishiwaki-Dantas MC, Finzi S. Conjuntivites alérgicas. In: Lima ALH, Nishiwaki-Dantas MC, Alves MR (eds.). Manual do Conselho Brasileiro de Oftalmologia. Doenças externas oculares e córnea. Rio de Janeiro: Cultura Médica; 1999. p.199-221.
22. Nishiwaki-Dantas MC, Dantas PEC, Finzi S, Pezzutti S. Surgical resection of giant papillae associated with autologous conjunctival transplantation in patients with severe vernal keratoconjunctivitis. Ophthalmic Plastic and Reconstructive Surgery. 2000;16(6):438-42.
23. Nishiwaki-Dantas MC, de Abreu MT, de Melo CM, Romero IL, Neto RB, Dantas PEC. Direct fluorescent antibody assay and polymerase chain reaction for the detection of Chlamydia trachomatis in patients with vernal keratoconjunctivitis. Clinics. 2011;66(12):2013-8.
24. Shoji J, Sakimoto T, Muromoto K, Inada N, Sawa M, Ra C. Comparison of topical dexamethasone and topical FK506 treatment for the experimental allergic conjunctivitis model in BALB/c mice. Jpn J Ophthalmol. 2005;49(3):205-10.
25. Shoughy SS, Jaroudi MO, Tabbara KF. Efficacy and safety of low-dose topical tacrolimus in vernal keratoconjunctivitis. Clin Ophthalmol. 2016;10:643-7.
26. Sridhar MS, Gopinathan U, Rao GN. Fungal keratitis associated with vernal keratoconjunctivitis. Cornea. 2003;22(1):80-1.
27. Wakamatsu TH, Tanaka M, Satake Y, Dogru M, Fukugawa K, Igarashi A, et al. Eosinophi cationic protein as a marker for assessing the efficacy of tacrolimus ophthalmic solution in the treatment of atopic keratoconjunctivitis. Mol Vis. 2011;17:932-8.

Catarata | 2

Richard Yudi Hida
Ivan Corso Teixeira
Alberto Hiroshi Sumitomo

DEFINIÇÃO

Considera-se catarata qualquer tipo de opacidade no cristalino, sendo a maior causa de cegueira reversível no mundo.

SINAIS E SINTOMAS

Os principais sintomas da catarata relacionam-se ao embaçamento dos meios transparentes do eixo visual de um ou ambos os olhos, simulando uma visão através de um vidro fosco:

- Inicialmente, ela é assintomática, sobretudo quando não acomete o eixo da visão.
- Embaçamento visual, geralmente de forma progressiva e lenta.
- Fotofobia e ofuscamento de pontos luminosos.
- Baixa de visão noturna.
- Aparecimento de "halos" ao redor de pontos luminosos.
- Mudanças bruscas de refração.
- Diminuição de sensibilidade ao contraste e às cores.
- Diplopia monocular.

Esses sintomas, reversíveis com cirurgia, podem causar dificuldade em ler, dirigir (principalmente à noite) ou reconhecer pessoas.

CAUSAS

Os fatores que aumentam os riscos de catarata são:

- Idade.
- Obesidade.
- Diabete melito.
- História de inflamação e/ou cirurgia ocular.
- Alcoolismo.
- Exposição ao sol.
- Diarreia grave.
- Nutrição.
- Genética.
- Exposição à radiação ionizante.
- História familiar de catarata.
- Uso de corticosteroides.
- Tabagismo.

As causas da catarata são multifatoriais, porém algumas podem ocasionar alterações morfológicas características:

1. Catarata relacionada à idade: definitivamente, a catarata relacionada à idade é a maior causa de cegueira reversível no mundo. A correção de catarata é o procedimento cirúrgico mais realizado no mundo.
2. Catarata traumática: pode estar relacionada com quaisquer tipos de trauma ocular, como radiação ionizante, choque elétrico, trauma perfurante, concussão, cirurgia prévia etc.

3. Catarata por radiação: opacidade do cristalino também pode ser causada por radiação eletromagnética ou radiação ionizante, que inclui raios gama ou quaisquer dispositivos que emitem raio X. Raios não ionizantes e ultravioleta também podem causar catarata.
4. Cataratas hereditárias e da infância: as cataratas congênitas podem estar relacionadas a infecções durante a gravidez ou outras condições sistêmicas, como distrofias miotônicas, galactosemia ou rubéola.

FISIOPATOLOGIA

Acredita-se que, com o envelhecimento, o cristalino torna-se menos elástico, reduzindo sua habilidade de acomodação e provocando a presbiopia. Porém, esse conceito ainda é controverso.

De modo geral, o cristalino também diminui sua atividade metabólica e reduz seu sistema antioxidante, provocando consideráveis alterações proteicas, como agregação, degradação e diminuição da solubilidade.

DIAGNÓSTICO

O diagnóstico é feito no exame oftalmológico completo, que consiste em observar todas as estruturas oculares e correlacionar com a acuidade visual. Muitas vezes, outras estruturas podem estar afetadas, de modo que tratar apenas a catarata pode não ser a melhor opção.

Os exames oftalmológicos que devem ser realizados são:

- Acuidade visual com e sem a melhor correção óptica.
- Biomicroscopia com lâmpada de fenda.
- Mapeamento de retina.
- Biomicroscopia de fundo.

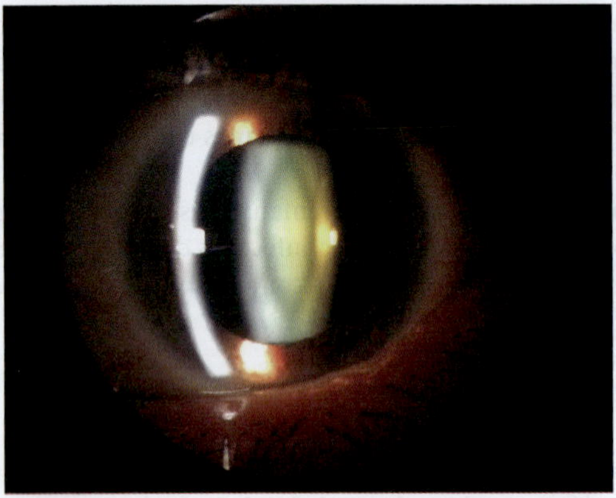

Figura 1 Imagem biomicroscópica em lâmpada de fenda mostrando opacidade de cristalino nuclear moderada.

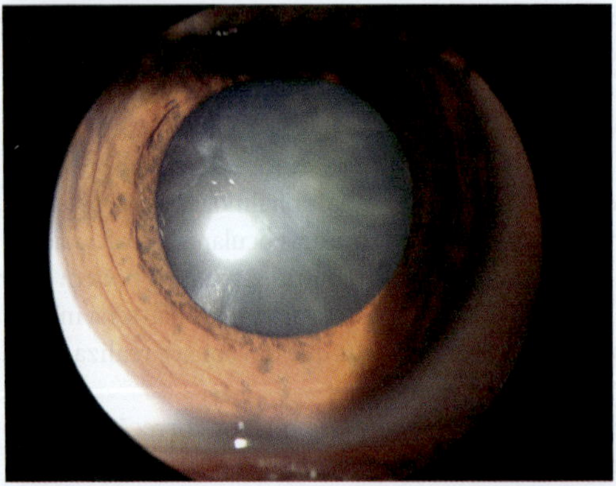

Figura 2 Imagem biomicroscópica em lâmpada de fenda mostrando opacidade de cristalino capsular anterior moderada.

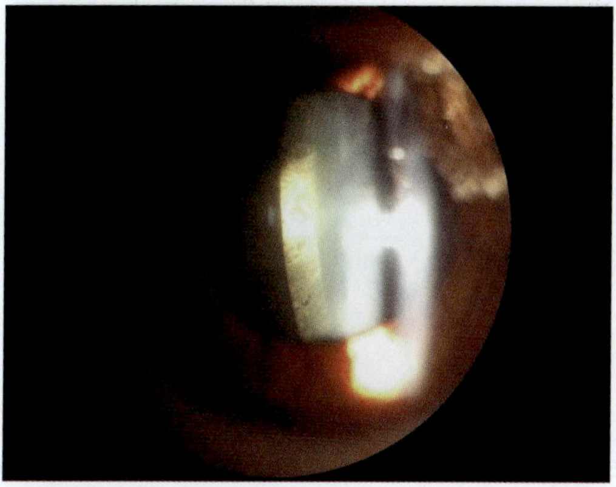

Figura 3 Imagem biomicroscópica em lâmpada de fenda mostrando opacidade de cristalino capsular posterior densa.

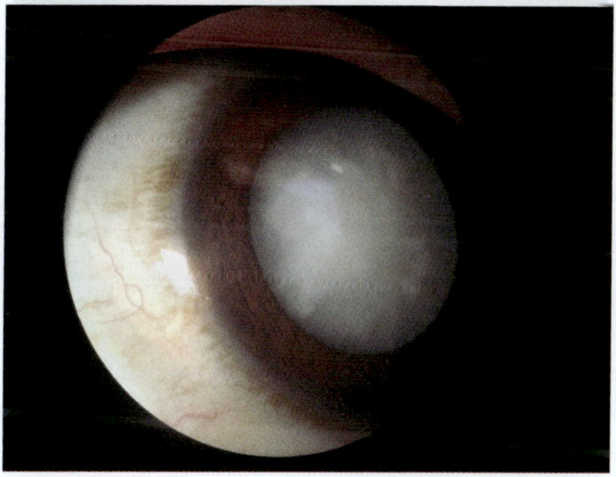

Figura 4 Imagem biomicroscópica em lâmpada de fenda mostrando opacidade de cristalino total branca.

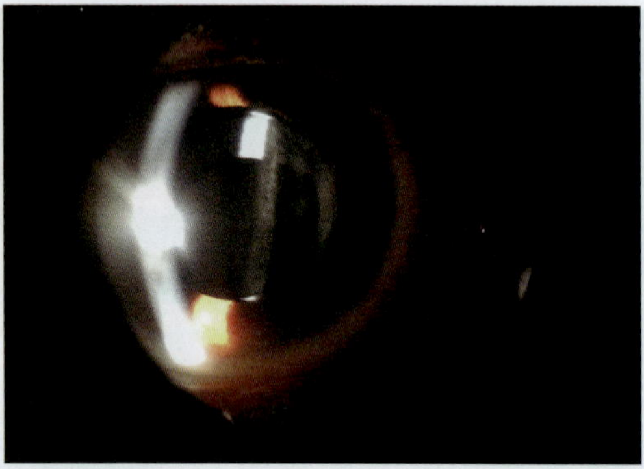

Figura 5 Imagem biomicroscópica em lâmpada de fenda mostrando uma lente intraocular monofocal implantada após cirurgia de facectomia.

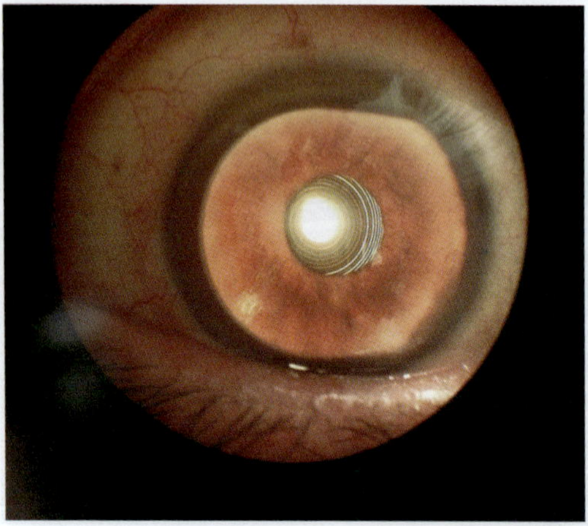

Figura 6 Imagem biomicroscópica em lâmpada de fenda mostrando uma lente intraocular multifocal implantada após cirurgia de facectomia.

TRATAMENTO

A cirurgia ainda é o tratamento mais eficaz para catarata. Existem estudos relacionados com medicações tópicas e sistêmicas, porém nenhuma delas provou ter eficácia no tratamento da catarata.

O tratamento cirúrgico mais atual é a extração do cristalino, utilizando uma tecnologia chamada facoemulsificação. No lugar do conteúdo cristaliniano, implanta-se uma lente intraocular com dioptria específica de acordo com a anatomia do olho operado. O procedimento é realizado geralmente com anestesia tópica ou peribulbar com ou sem sedação, mas, em crianças e adultos não colaborativos, pode-se realizar com anestesia geral.

Para calcular detalhes da lente intraocular, é de extrema importância medir algumas características anatômicas do olho a ser operado: comprimento axial, curvatura da córnea, profundidade da câmara anterior, posição efetiva da lente e refração desejada após a cirurgia.

Considera-se realizar uma cirurgia de facectomia quando o paciente está incomodado com a baixa qualidade de visão a ponto de interferir nas suas atividades da rotina diária, como ler, dirigir ou caminhar. É conveniente realizar exame oftalmológico completo para verificar se a catarata justifica os sintomas relatados pelo paciente.

Existem inúmeros estudos comprovando o aprimoramento de qualidade de vida em todos os aspectos físicos e psicológicos que a melhora da visão pode proporcionar ao paciente.

LEITURA COMPLEMENTAR

1. Kanski JJ. Clinical ophthalmology – a systematic approach. 5.ed. Woburn: Butterworth-Heinemann; 2003.
2. Yanoff M, Duker JS (eds.). Ophthalmology. 2.ed. St. Louis: Mosby; 2004.

3 Catarata congênita

Mauro Waiswol
Alessandro Santana

INTRODUÇÃO

Catarata congênita é a causa mais comum de cegueira potencialmente reversível na infância. A prevalência mundial da catarata congênita tem sido estimada em 1 a 15 casos por 10 mil nascimentos.

As crianças não tratadas com cataratas significativas enfrentam a vida com cegueira e péssima qualidade de vida, por um custo socioeconômico inaceitável para o paciente, para a família e para a sociedade. No caso de cataratas parciais, algumas podem lentamente progredir, aumentando as dificuldades visuais ao longo do crescimento da criança.

A opacidade do cristalino, presente na catarata congênita, priva a retina de luz durante o período de plasticidade neural, sendo imperioso o tratamento cirúrgico para prevenir a ambliopia.

O manejo da catarata na infância normalmente é difícil, requerendo acompanhamento durante muitos anos. A fim de obter sucesso, necessita-se de dedicada equipe, que envolve os pais, o pediatra, o cirurgião oftalmologista e especialistas em reabilitação de baixa visão.

A triagem visual é mandatória para detectar a catarata da forma mais precoce possível. Detecção tardia pode trazer resultados visuais pobres. Todos os recém-nascidos devem passar por uma triagem do teste do reflexo vermelho e, idealmente, repeti-lo 8 semanas depois. Se for notada a presença de qualquer opacidade – leucocoria e ausência do reflexo vermelho –, deve-se encaminhar o paciente com urgência ao oftalmologista pediátrico (Figura 1).

Diagnóstico e intervenção cirúrgica precoces com acompanhamento pós-operatório adequado são amplamente considerados a única opção terapêutica efetiva em cataratas pediátricas significativas (opacidade central maior ou igual a 3 mm).

DIAGNÓSTICO GENÉTICO DA CATARATA CONGÊNITA

A etiologia hereditária da catarata congênita é observada em até 50% dos casos, particularmente nas cataratas bilaterais. Geralmente são cataratas simétricas e observam-se semelhanças quanto ao aspecto morfológico, ao tamanho da opacidade, à densidade e à sua localização no cristalino. A transmissão é habitualmente de modo autossômico dominante; no entanto, herança autossômica recessiva e ligada ao X também são descritas. A penetrância da

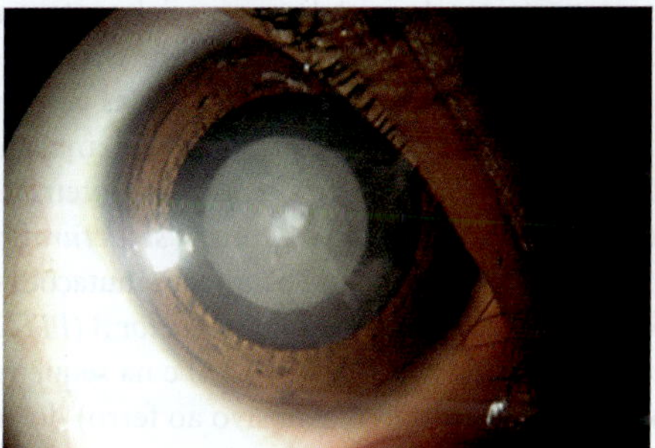

Figura 1 Catarata congênita.

doença é completa e sua expressividade é variável; comumente um tipo de catarata está identificado para todos os membros da mesma família. Uma mesma mutação poderá causar diferentes fenótipos em diferentes famílias (heterogeneidade fenotípica), assim como um mesmo tipo morfológico de catarata poderá ser determinado por diferentes mutações (heterogeneidade genotípica).

A catarata congênita pode ocorrer como uma anomalia isolada, como parte de um defeito no desenvolvimento ocular generalizado (microftalmia, aniridia, disgenesias do segmento anterior) ou como componente de síndromes multissistêmicas tais como síndrome de Down, doença de Wilson e distrofia miotônica. A transparência do cristalino é resultado da disposição regular das fibras lenticulares. Essas fibras perdem seu núcleo quando amadurecem e as proteínas intracelulares, duas vezes mais concentradas que em outros tecidos, não são renovadas durante a vida do organismo. As anomalias genéticas (mutações) responsáveis pela catarata congênita determinam alterações nas proteínas dentro do cristalino. Mutações relacionadas à etiologia da catarata congênita já foram identificadas em cerca de 30 genes, nos casos não sindrômicos (Tabela 1). Mutações nesses genes podem resultar em alterações nas proteínas do cristalino, especialmente: nas cristalinas (alfacristalina, betacristalina, gam-cristalina), que são responsáveis por aproximadamente 50% das mutações já identificadas; nas conexinas (Cx43, Cx46 e Cx50); nas proteínas intrínsecas maiores (MIP, "*major intrinsec proteins*" ou proteínas de membranas celulares) e nas "*beaded filament structural protein 2*" (*BFSP2*). Em adição, observaram-se também mutações nos genes *Paired-like Homeodomain Transcription Factor 3 (PITX3)*, *Avian Musculoaponeurotic Fibrosarcoma (MAF)* e na sequência de nucleotídeos do IRE (elemento responsivo ao ferro) do gene *L-ferritina*. As opacidades lenticulares dos tipos nuclear e zonular (lamelar) são as mais comumente encontradas nos portadores de catarata cuja causa é hereditária, sendo as alterações nos genes *CRYAA, CRYGC e CRYGD* frequentemente correlacionadas a esses fenótipos.

Tabela 1 Genes e respectivas mutações associadas à catarata congênita hereditária não sindrômica

Gene	Locus	Mutação	Fenótipo	Herança
CRYAA	21q22.3	W9X, R12C, R21W, R49C, R54C, R116C	Zonular, total, nuclear	AD, AR
CRYAB	11q22.3-23.1	R11H, P20S, R120G, D140N, 150fs, A171T	Zonular, polar	AD, AR
CRYAB1/3	17q11.1-12	91delG	Zonular	AD
CRYBA4	22q11.2-13.1	F94S	Zonular	AD
CRYBB1	22q11.2-12.1	M1K, 57fs, G220X, Q223X, S228P, X253R	Zonular	AD, AR
CRYBB2	22q11.2-12.1	D128V, W151XC, V152G, Q155X, V187M	Zonular	AD
CRYBB3	22q11.2-12.2	G165R	Zonular	AR
CRYGA	2q33-35	12fs	Zonular	AD
CRYGC	2q33-35	42fs, T5P, C109X, W157X, R168W, Y134T, L45P	Zonular	AD
CRYGD	2q33-35	R14C, R14S, P23T, P23S, R36S, Y56X, R58H, G61C, E107A, Y134X, R140X, W156X, 165fs	Zonular	AD
CRYGS	3q27	G18V, V42M	Membranosa	AD

(continua)

Tabela 1 Genes e respectivas mutações associadas à catarata congênita hereditária não sindrômica *(continuação)*

Gene	Locus	Mutação	Fenótipo	Herança
GJA8	1q21.1	R23T, V44E, W45S, D47N, E48K, V64G, V79L, P88S, H98R, P88Q, P189L, R198Q, 203fs, I247M, 256fs, S276F, R425T	Zonular, total	AD, AR
GJA3	13q11	D3Y, L11S, V28M, F32L, R33L, W45S, S50P, P59L, N63S, R76H, R76G, P187L, N188T, E199A, 380fs, T87M, E62K	Zonular, total, membranosa	AD
EPHA2	1p36	G948W, T940I, V972GfsX39	Polar	AD
FOXE3	1p32	315fs	Sem dados	AD
BFSP2	3q21-25	E233del, R339H	Zonular	AD
SIL1	5q31	Q414X, R92W, E161K	Zonular, polar, membranosa	AD, AR
GCNT2	6p24	W328X	Zonular	AR
EYA1	8q13.3	G393S, R514G	Zonular	AD
VIM	10p13	E151K	Zonular	AD
PITX3	10q25	S13N, 217fs, 220fs	Total, polar	AD
PAX6	11p13	R26G, G64V, C40X, L46P, 48fs, S74G	Sem dados	AD
MIP	12q13	R33C, E134G, T138R, 213fs, P233K	Zonular, total, polar	AD
MAF	16q22-23	K297R, R299S	Zonular, polar	AD

(continua)

Tabela 1 Genes e respectivas mutações associadas à catarata congênita hereditária não sindrômica *(continuação)*

Gene	Locus	Mutação	Fenótipo	Herança
HSF4	16q21-22.1	H35Y, R74H, L115P, C120R, R175P, 199fs, R405X	Zonular, total	AD, AR
LIM2	19q13.4	G154E	Total	AR
CHMP4B	20q11.21	D129V	Polar	AD
NHS	Xp22.13	Q39X, 134fs, 1521fs, Q158X, 206fs, R248X, Q370X, R378X, 850fs, 868fs, R879X, R901X, 1153fs, Q1208X, 1303fs, 1357fs, Q1358X	Zonular	X
GALK1	17q25.1	C243R	Sem dados	AD

AD: autossômica dominante; AR: autossômica recessiva; X: ligada ao X.

A identificação da alteração genética na catarata congênita tem se tornado cada vez mais relevante na prática clínica; definindo o diagnóstico clínico-etiológico, esclarecendo o padrão de herança, além de fornecer a precisa correlação genótipo-fenótipo. Desta forma, consegue-se antever a progressão da doença e melhorar os resultados cirúrgicos.

A maioria dos estudos genéticos para identificação de mutações na catarata congênita tem envolvido o sequenciamento automatizado e individualizado de genes candidatos, selecionados a partir do aspecto morfológico da opacidade e do padrão de herança; no entanto, essa metodologia tornou-se limitada, dispendiosa e ineficiente por conta da grande quantidade de genes já identificados associados à catarata congênita. Tradicionalmente, essa análise genética é utilizada somente após a avaliação clínico--laboratorial (Figura 2).

Novos avanços na metodologia para o sequenciamento do DNA têm revolucionado o diagnóstico molecular de doenças geneticamente heterogêneas como a catarata congênita; em destaque, o *Next-Generation Sequencing (NGS)*. Esta nova tecnologia consiste no sequenciamento automatizado e simultâneo de genes selecionados em pacotes de 20 a 200 genes. O *NGS* para a catarata congênita vem sendo aplicado, com sucesso, desde 2013 como parte de inúmeros projetos de pesquisa. Esses projetos demonstraram que o *NGS* fornece o diagnóstico definitivo em cerca de 70% dos casos. Para a pesquisa de mutações na catarata congênita, o *NGS* utiliza pacotes personalizados com os 115 genes que já

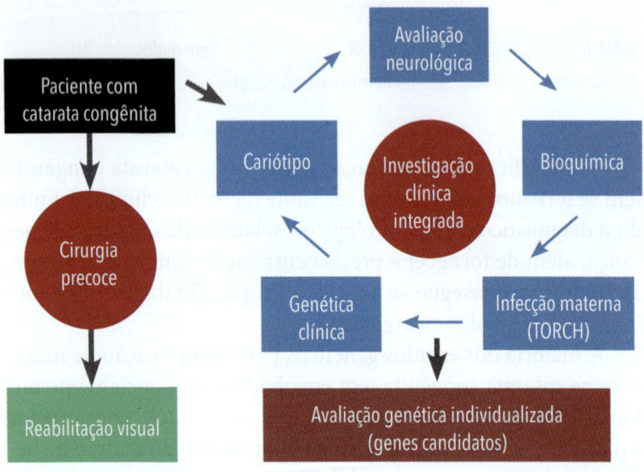

Figura 2 Tradicional conduta e investigação clínica para catarata congênita. TORCH: toxoplasmose, outras infecções (sífilis, HIV, varicela), rubéola, citomegalovírus, herpes simples 1 e 2.

foram associados à catarata congênita sindrômica e não sindrômica; com padrão de herança autossômico dominante, autossômico recessivo e ligado ao X. Essa metodologia já está integrada ao arsenal de investigação etiológica na Europa e nos Estados Unidos, aumentando a rapidez e precisão do diagnóstico, além de reduzir os custos. O diagnóstico etiológico preciso (genético-molecular) pode impactar positivamente a conduta clínica, tornando-a individualizada, além de oferecer e direcionar o aconselhamento genético, beneficiando o paciente e sua família.

A incorporação dos testes genéticos na primeira linha de investigação etiológica para catarata congênita (Figura 3) tem demonstrado maiores índices de sensibilidade e confirmação diagnóstica mais precoce, em comparação à avaliação clínica tradicional. No entanto, esse novo protocolo de pesquisa apresenta ainda algumas limitações na aplicação clínica, que poderão ser

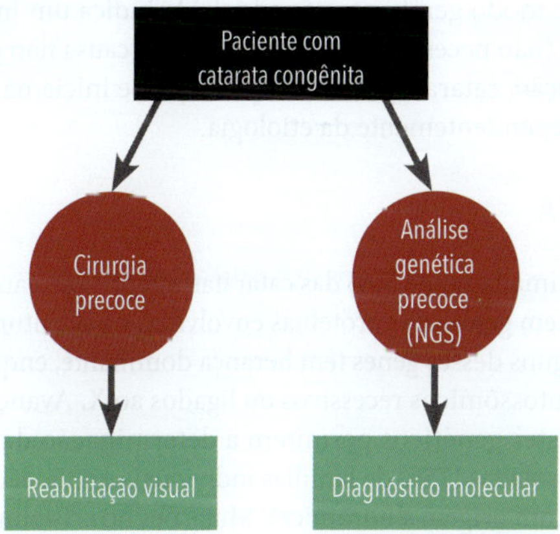

Figura 3 Atual conduta e análise genética para catarata congênita.
NGS: *Next-Generation Sequencing.*

melhoradas com a difusão do conhecimento em genética, treinamento e acesso às novas tecnologias e aos testes genéticos.

CATARATA CONGÊNITA

A presença de opacidade cristaliniana ao nascimento indica claramente a catarata congênita, porém o reconhecimento da opacidade em idade superior, ou seja, infantil, nem sempre exclui ser congênita, com diagnóstico tardio. É de extrema importância descrever o tipo morfológico da catarata antes de operá-la, para que, por meio de um estudo posterior, seja possível correlacionar uma etiologia genética ou associar com doenças sistêmicas.

CATARATA JUVENIL E ADQUIRIDA

A catarata adquirida é aquela que se apresenta por causas externas. De modo geral, catarata adquirida indica um início após a infância (não necessariamente mostra uma causa não genética). Por definição, catarata juvenil é aquela que se inicia na idade juvenil, independentemente da etiologia.

ETIOLOGIA

Aproximadamente 50% das cataratas infantis são causadas por mutações em genes, nas proteínas envolvidas na estrutura do cristalino. Alguns desses genes têm herança dominante, enquanto outros são autossômicos recessivos ou ligados ao X. Avanços recentes nos testes genéticos permitem a determinação da causa de cataratas isoladas (75% de famílias individuais e 63% daquelas das cataratas com origem sindrômica). Mutações no cristalino são responsáveis por 50% das cataratas isoladas (não associadas a anormalidades sistêmicas).

Alterações metabólicas podem causar catarata e apresentar morfologias peculiares, que indicam sua causa. O trauma ocular representa a maior causa de cataratas adquiridas na infância. Cataratas traumáticas são mais comuns em meninos, como resultado de traumas contusos ou penetrantes do olho (Figura 4).

CATARATA SECUNDÁRIA

- Uveíte: a catarata pode desenvolver-se como resultado de inflamação ocular crônica ou secundária ao uso de corticoides (Figura 5).
- Tumores intraoculares: é muito incomum o desenvolvimento da catarata como consequência do tumor intraocular. O tratamento do tumor com radioterapia pode levar ao desenvolvimento da catarata, que deve ser operada.
- Descolamento de retina: mais comum após traumas ou em associação à síndrome de Stickler.
- Infecção materna: a causa mais comum é a rubéola.
- Iatrogênica: pode ser causada por radiação, esteroides sistêmicos, vitrectomia e *laser* para tratamento da retinopatia da prematuridade.

MORFOLOGIA

- Total ou difusa: o aspecto é de catarata branca total e não há causa específica (Figura 6).
- Polar anterior: a opacidade está na cápsula anterior e pode se estender um pouco para a câmara anterior; mede em geral 1,5 mm de diâmetro. A maioria é estável e não interfere na visão. Pode ter herança dominante, especialmente em casos bilaterais. As ocorrências unilaterais podem estar associadas à anisometropia (astigmatismo ou hipermetropia) (Figura 7).

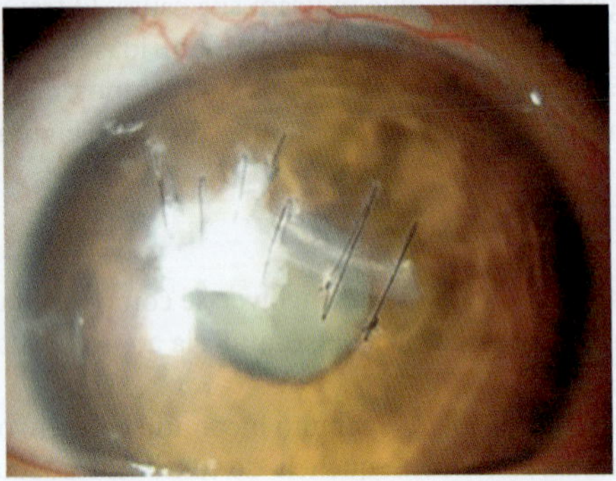

Figura 4 Catarata traumática.

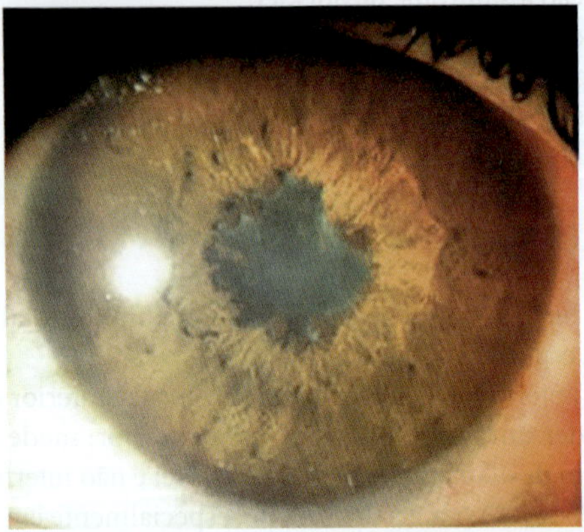

Figura 5 Catarata pós-uveíte.

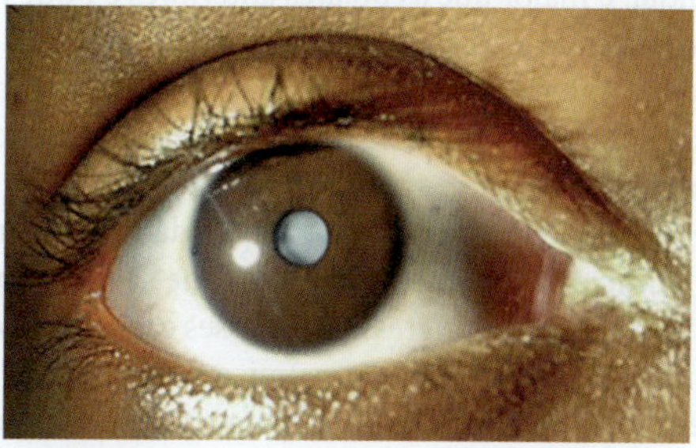

Figura 6 Catarata total.

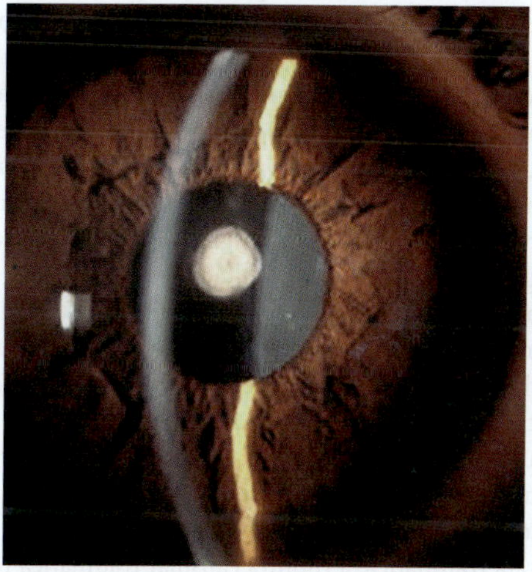

Figura 7 Catarata polar anterior.

- Piramidal: é maior que as polares anteriores e pode progredir, comprometendo a visão e podendo ser necessária a sua remoção.
- Lenticone anterior: ocorre com protrusão da área central da cápsula anterior, com ou sem opacidades. É característica na síndrome de Alport.
- Lamelar: neste tipo de catarata, a opacidade é de uma lamela entre o núcleo e a camada cortical (que são transparentes). Pode ser estável ou progressiva e, nesses casos, apresenta bom prognóstico cirúrgico. É autossômica dominante.
- Nuclear fetal: as opacidades ocupam a área central do cristalino, medindo de 2,5 a 5 mm, podendo ter densidades variáveis e estar associadas a microftalmia (nesse caso, mais propensas ao glaucoma pós-cirúrgico) (Figura 8).
- Polar posterior: neste tipo de catarata, a opacidade está na cápsula posterior (diferente de quando a opacidade é subcapsular). É determinada geneticamente, e algumas estão associadas a mutações (Figura 9).
- Lenticone posterior: a cápsula central ou paracentral é afinada e apresenta uma protrusão posterior, usualmente no local em que o sistema hialoide se adere no olho. A maioria dos casos é unilateral (pode ser bilateral). Ruptura espontânea pode ocorrer, levando à abrupta progressão para catarata total. A cirurgia costuma ter bons resultados visuais.
- Subcapsular posterior: pode ser congênita, mas é mais comum na forma adquirida, como resultado de trauma ou uso de esteroide. Salienta-se que a opacidade é no córtex e não envolve a cápsula posterior (Figura 10).
- Vasculatura fetal persistente: as opacidades são geralmente capsulares e podem estar associadas a enrugamento, afinamento e vascularização da cápsula.
- Catarata traumática: a ruptura capsular traumática resulta em hidratação súbita do cristalino e formação imediata de catarata

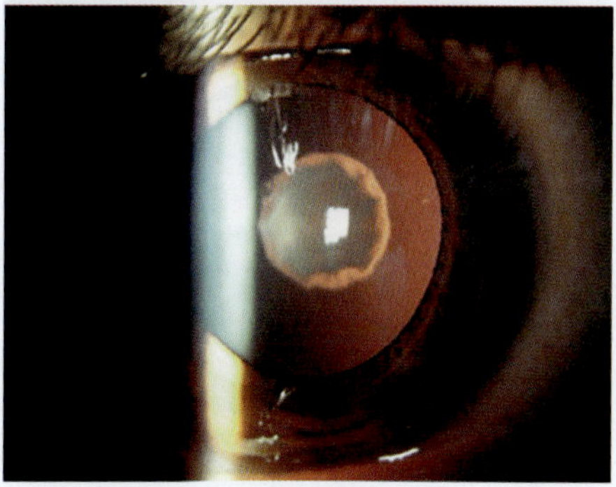

Figura 8 Catarata nuclear.

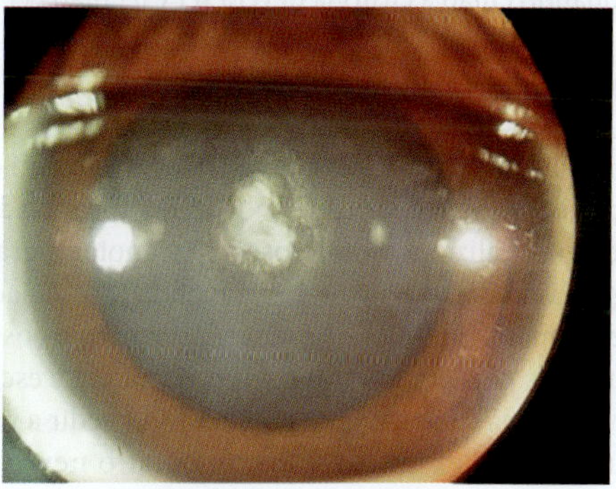

Figura 9 Catarata polar posterior.

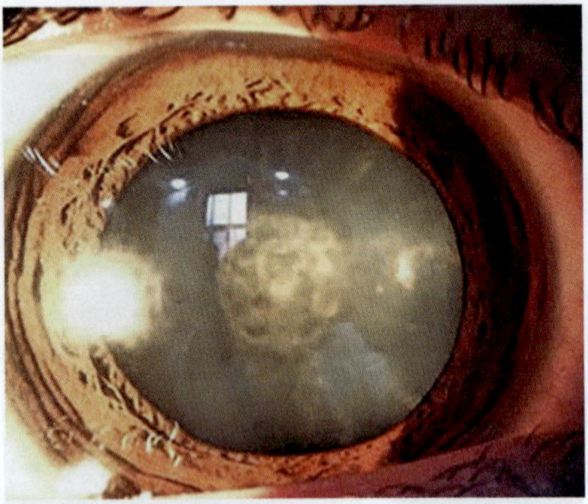

Figura 10 Catarata subcapsular posterior.

total branca. Entretanto, o córtex cristaliniano, eventualmente presente na câmara anterior, pode ser bem tolerado por alguns dias, quando então a cirurgia deverá ser executada (Figura 11).

ROTINA PRÉ-OPERATÓRIA

Inclui história da gravidez (p. ex., uso de drogas ou doenças). A avaliação da visão é conduzida por testes apropriados para a idade. Deve-se realizar a biomicroscopia e anotar a gravidade, a morfologia da catarata e qualquer anormalidade associada de córnea ou de segmento anterior. O exame dos irmãos e dos pais deve ser incentivado, pois poderá trazer informações que esclareçam a hereditariedade da catarata. Quando possível, medir a pressão intraocular. Deve-se examinar e documentar o nervo óptico, a retina e a fóvea. Se a opacidade inviabilizar esse exame, deve-se solicitar a ultrassonografia. Nas cataratas unilaterais, não são necessários testes laboratoriais específicos. Nas cataratas bilaterais,

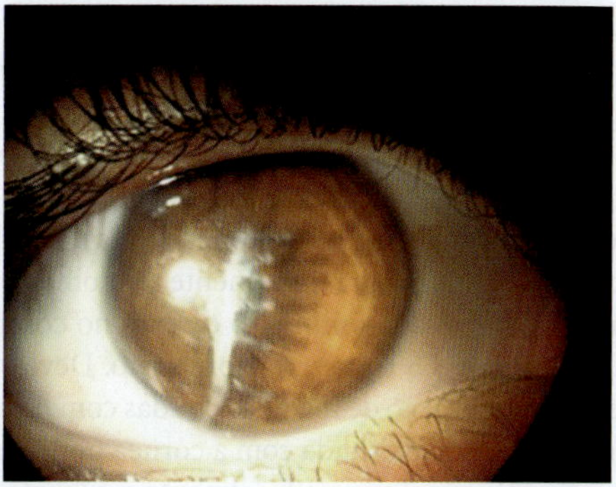

Figura 11 Catarata traumática.

se houver história familiar de catarata, o paciente não tiver problemas clínicos e os pais apresentarem opacidades cristalinianas, a avaliação sistêmica e laboratorial não será necessária. Se não houver história familiar de catarata, torna-se necessário solicitar uma avaliação pediátrica, pois a catarata pode estar associada com doenças sistêmicas ou metabólicas. É preciso indicar os seguintes exames laboratoriais: urina – açúcares redutores, TORCH (toxoplasmose, rubéola, citomegalovírus, varicela), VDRL, níveis sanguíneos de cálcio, fósforo, glicose e galactoquinase. O geneticista poderá ser envolvido. A maioria das cataratas é autossômica dominante. As recessivas e as ligadas ao X são menos comuns.

A seleção do poder da lente intraocular representa um dos maiores desafios em longo prazo para as crianças submetidas à cirurgia de catarata. A maioria das surpresas refracionais é atribuída à miopização causada pelo crescimento axial do olho. As alterações imediatas de refração podem ser atribuídas a erros no cálculo do poder das lentes intraoculares.

O objetivo final da seleção do poder dióptrico da lente intraocular é prover um curso ideal de refração, entre a implantação da lente e o período adulto, com a melhor acuidade visual possível.

A medida do comprimento axial é o mais importante fator para se obter uma biometria com acurácia. Nos adultos, cada milímetro no erro do comprimento axial afeta cerca de 2,5 D de erro biométrico. Nas crianças, que tipicamente têm olhos pequenos, de 20 mm ou menos, cada milímetro de erro no comprimento axial leva a cerca de 3,75 D de erro biométrico. Deve-se ter cuidado especial na utilização de medidas obtidas com biômetros de imersão, pois o contato da sonda com a córnea pode resultar em depressão corneal e sinalizar artificialmente o encurtamento da mensuração do comprimento axial.

Vários estudos demonstraram o aplanamento progressivo dos valores ceratométricos à medida que a criança torna-se mais velha. Estudos reportam que os valores médios de K em pacientes recém-nascidos são de 47,50 D, enquanto crianças de 2 a 4 anos apresentam 43,69 D, então concluíram que os valores de K atingem valores adultos com 3 anos de idade. Foi demonstrado que olhos normais, não operados, apresentam menor miopização se comparados aos olhos afácicos, e isso ocorre por um declínio no poder de refração do cristalino, de 34,4 D para 18,8 D, e o mesmo não acontece com as lentes intraoculares implantadas. Por esse motivo, ao calcular os valores de biometria, rejeita-se a ideia de objetivar a emetropia no momento da cirurgia, mas opta-se por deixar o paciente infantil inicialmente hipermétrope. É importante salientar que, em pacientes pediátricos, haverá, com maior frequência, um aumento de erros na mensuração do comprimento axial, o que, consequentemente, trará enganos no poder final da lente intraocular. Para tentar minimizar essa situação, é recomendável que as medidas de comprimento axial (idealmente obtidas com ceratômetro manual) e os valores ceratométricos sejam obtidos com anestesia geral. Vale lembrar que o ceratômetro manual não é o instrumento preferido para medir os eixos de astigmatismos, mas a literatura sugere que ele realiza medidas de K com bom resultado. Essa medida deve ser obtida sem o uso do blefarostato. Recomenda-se manter hidratada a superfície ocular e que cada olho seja mensurado duas vezes, a fim de aumentar a acurácia. Deve-se calcular a média dessas medidas, para se obter o número final do K.

Plager et al. recomendam programar a biometria para deixar a criança com +5 dioptrias aos 3 anos de idade, +4 dioptrias aos 4 anos, +3 dioptrias aos 5 anos, +2,25 dioptrias aos 6 anos, +1,5 dioptria aos 7 anos, +0,50 dioptria aos 10 anos e plano aos 13 anos. Porém, deve-se levar em consideração a análise caso a caso de outras características, como lateralidade (um ou dois olhos), *status* da ambliopia (densa ou moderada), adesão ou não ao uso do óculos e história familiar de miopia.

O ideal é almejar a moderada hipermetropia, imediatamente após a implantação e, com o crescimento da criança, obter uma refração mais equilibrada na fase adulta.

MOMENTO CIRÚRGICO E PERÍODO CRÍTICO

Em 1970, Hubel e Wiesel introduziram os conceitos de "período latente" e "período crítico" para o desenvolvimento visual. Durante o período latente, a privação da visão pode ter reversibilidade relativa, porém, no período crítico, a recuperação da visão é impossível.

A idade ideal para realizar a cirurgia em casos de catarata unilateral é de 6 semanas. Após este período, haverá um declínio linear nos resultados visuais.

Nos casos de catarata bilateral congênita, a cirurgia deve ocorrer por volta da oitava semana (com intervalo de 7 dias entre um olho e outro) para se obter os melhores resultados.

Sabe-se que o tratamento da catarata na população infantil impõe dificuldades maiores do que as encontradas nos adultos. A anatomia é menor, com um comprimento axial menor e maior curvatura corneal e, embora a catarata seja normalmente removida com facilidade, por aspiração, a elasticidade aumentada do saco capsular faz com que a realização da capsulorexis, anterior ou posterior, seja mais imprevisível. Fazer capsulotomia em uma criança é fundamentalmente diferente de criar uma capsulotomia em um adulto.

Uma capsulorexis bem dimensionada e bem formada é de vital importância para o implante primário ou secundário de lentes intraoculares, pois influenciará na posição da lente e, consequentemente, diminuirá o risco de descentração.

Uma nova geração de *laser* femtosegundo, guiado por imagem, parece ser útil para a realização da capsulorexis em pacientes infantis. Em pacientes adultos, demonstrou-se que o *laser* femtosegundo pode obter capsulotomias com diâmetros e circularidade perfeitos. Nas crianças, entretanto, a elevada elasticidade da cápsula em geral resulta em significante aumento no diâmetro da capsulotomia, imediatamente após a sua realização.

O momento cirúrgico e o alvo da refração da lente a ser implantada, além da correção refrativa pós-operatória, ainda são controversos, particularmente em pacientes com menos de 12 meses. O cálculo biométrico em um olho que esteja crescendo traz algumas dificuldades, pois, ao se implantar uma lente intraocular visando à emetropia imediata, induz-se uma significativa miopia futura, em função do crescimento axial.

A despeito dessas dificuldades, a maior causa de declínio da visão pós-operatória é a opacidade de cápsula posterior e a reopacificação do eixo visual (Figura 12). Se a cápsula posterior for deixada intacta, sua opacificação atingirá cerca de 80% dos casos, aumentando, consequentemente, o risco de ambliopia. Sendo assim,

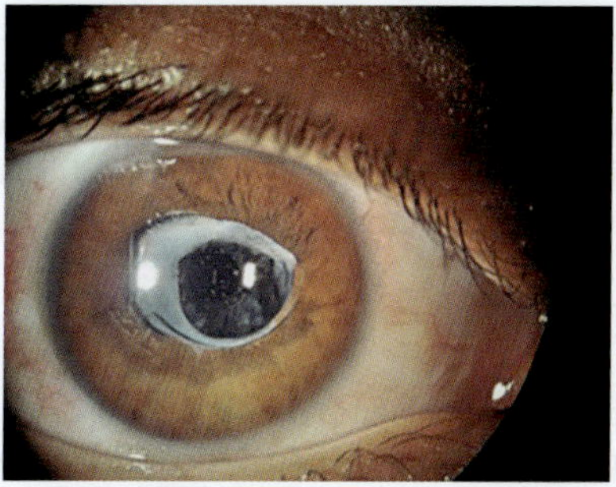

Figura 12 Reopacificação do eixo visual.

a realização da capsulotomia primária posterior é um procedimento mandatório na cirurgia da catarata pediátrica, especialmente nos pacientes com menos de 1 ano de vida. Esse passo adicional reduz de forma significativa a incidência de reopacificação do eixo visual, mas não elimina totalmente essa possibilidade. Por essa razão, a vitrectomia anterior é rotineiramente realizada, na cirurgia da catarata congênita, nos pacientes com até 1 ano de vida.

Não há consenso entre os cirurgiões de catarata congênita sobre o momento ideal para a implantação da lente intraocular em crianças. Alguns advogam a implantação precoce primária da lente intraocular, enquanto outros preferem prevenir a ambliopia com lentes de contato e aguardar alguns anos para fazer a implantação secundária da lente intraocular na criança.

MEDICAÇÕES PÓS-OPERATÓRIAS

- Antibióticos: colírios de moxifloxacin ou tobramicina são os mais utilizados e devem ser instilados quatro vezes ao dia, por 10 dias. Não é habitual o uso de antibióticos sistêmicos.

- Esteroides: colírios de prednizolona devem ser instilados e a frequência recomendada vai depender da gravidade da inflamação, porém, via de regra, inicia-se no primeiro mês a cada 3 horas.
- Midriáticos: a instilação de cicloplégico é utilizada em situações de inflamação exacerbada.

REABILITAÇÃO VISUAL

Para os pacientes com poucos meses de vida, a refração deve ser prescrita para promover a boa visão de perto. Para crianças a partir de 2 anos, prescreve-se a correção bifocal. Para pacientes usuários de lentes de contato, deve-se prescrever a sobrecorreção para perto.

Para os pacientes afácicos, pós-lensectomia, o uso de lentes de contato representa boa opção, pois permite o ajuste dinâmico da refração.

O combate à ambliopia deve ser iniciado o mais precocemente possível. A oclusão, a estimulação visual e o acompanhamento de profissional habilitado aumentam as possibilidades do desenvolvimento visual.

COMPLICAÇÕES

As principais complicações são opacificação do eixo visual, glaucoma secundário, complicações inflamatórias, ceratites pós-uso de lentes de contato, descentrações da lente intraocular, endoftalmite, descolamento de retina, miopização progressiva e estrabismo, especialmente nos casos unilaterais.

CONCLUSÃO

Em resumo, o sucesso para obtenção de boa visão em pacientes com catarata congênita vai depender de diagnóstico e intervenção cirúrgica precoces, prevenção de complicações peroperatórias e pós-operatórias, estimulação da visão e combate à ambliopia.

LEITURA COMPLEMENTAR

1. Asbell PA, Chiang B, Somers ME, Morgan KS. Keratometry in children. CLAO J. 1990;16(2):99-102.
2. Dahan E, Drusedau MU. Choice of lens and dioptric power in pediatric pseudophakia. J Cataract Refract Surg. 1997;23(Suppl 1):618-23.
3. Deng H, Yuan L. Molecular genetics of congenital nuclear cataract. Eur J Med Genet. 2014;57(2-3):113-22.
4. Dick HB, Schultz T. Femtosecond laser-assisted cataract surgery in infants. J Cataract Refract Surg. 2013;39(5):665-8.
5. Ehlers N, Sorensen T, Bramsen T, Poulsen EH. Central corneal thickness in newborns and children. Acta Ophthalmol (Copenh). 1976;54(3):285-90.
6. Foster A, Gilbert C, Rahi J. Epidemiology of cataract in childhood: a global perspective. J Cataract Refract Surg. 1997;23(Suppl 1):601-4.
7. Friedman NJ, Palanker DV, Schuele G, Andersen D, Marcellino G, Seibel BS, et al. Femtoseccond laser capsulotomy. J Cataract Refract Surg. 2011;37(7):1189-98.
8. Gillespie RL, O'Sullivan J, Ashworth J, Bhaskar S, Williams S, Biswas S, et al. Personalized diagnosis and management of congenital cataract by next-generation sequencing. Ophthalmology. 2014;121(11):2124-37.e1-2.
9. Gordon RA, Donzis PB. Refractive development of the human eye. Arch Ophthalmol. 1985;103(6):785-9.
10. Hosal BM, Biglan AW. Risk factors for secondary membrane formation after removal of pediatric cataract. J Cataract Refract Surg. 2002;28(2):302-9.
11. Hubel DH, Wiesel TN. The period of susceptibility to the physiological effects of unilateral eye closure in kittens. J Physiol. 1970;206(2):419-36.
12. Musleh M, Ashworth J, Black G, Hall G. Improving diagnosis for congenital cataract by introducing NGS genetic testing. BMJ Qual Improv Rep. 2016;5(1):1-7.
13. Newman WG, Black GC. Delivery of a clinical genomics service. Genes 2014;5(4):1001-17.

14. Pichi F, Lembo A, Serafino M, Nucci P. Genetics of congenital cataract. Dev Ophthalmol. 2016;57:1-14.
15. Plager DA, Kipfer H, Sprunger DT, Sondhi N, Neely DE. Refractive change in pediatric pseudophakia: 6-year follow-up. J Cataract Refract Surg. 2002;28(5):810-5.
16. Ram J, Gupta N, Sukhija JS, Chaudhary M, Verma N, Kumar S, et al. Outcome of cataract surgery with primary intraocular lens implantation in children. Br J Ophthalmol. 2011;95(8):1086-90.
17. Vasavada AR, Praveen MR, Tassignon MJ, Shah SK, Vasavada VA, Vasavada VA, et al. Posterior capsule management in congenital cataract surgery. J Cataract Refract Surg. 2011;37(1):173-93.
18. Wilson ME Jr. Anterior lens capsule management in pediatric cataract surgery. Trans Am Ophthalmol Soc. 2004;102:391-422.
19. Wilson ME, Trivedi RH. Pediatric cataract surgery: operative and postoperative issues. In: Wilson ME, Saunders RA, Trivedi RH (eds.). Pediatric ophthalmology: current thought and a practical guide. New York: Springer; 2009. p.326-43.
20. Wright KW. Visual development, amblyopia, and sensory adaptations. In: Wright KW (ed.). Pediatric ophthalmology and strabismus. New York: Springer-Verlag; 2003. p.157-71.
21. Yohe S, Hauge A, Bunjer K, Kemmer T, Bower M, Schomaker M, et al. Clinical validation of targeted next-generation sequencing for inherited disorders. Arch Pathol Lab Med. 2015;139(2):204-10.

Princípios básicos da cirurgia refrativa

4

Adamo Lui Netto
Giovana A. Fioravanti Lui

INTRODUÇÃO

A cirurgia refrativa é o procedimento que visa à correção cirúrgica de um erro refracional. A cirurgia a *laser* surgiu no início dos anos 1990, com o *Excimer Laser*, utilizado para a ablação do tecido corneal, por meio de duas técnicas principais: a ceratectomia fotorrefrativa (PRK) e a ceratomileusis assistida pelo *Excimer Laser in situ* (LASIK).

SELEÇÃO DO PACIENTE

- Exame refracional estabilizado há 1 ano ou mais.
- Questionar o motivo:
  - estético (cosmético);
  - intolerância ao uso de lentes de contato;
  - prática de esportes: a cirurgia refrativa pode beneficiar o paciente praticante de esportes *outdoor*;
  - atividade profissional: não são bons candidatos os pacientes expostos a fornos industriais e ambiente poluídos e secos.

- Anamnese completa:
  - antecedentes pessoais: diabete melito, alergias, doenças imunológicas etc.;
  - uso de medicação: questionar o uso de medicamentos que interferem no fluxo lacrimal alterando a superfície ocular; por exemplo, antidepressivos tricíclicos, isotretinoína, anti-histamínicos e diuréticos utilizados de forma contínua. Orientar o paciente quanto à piora do ressecamento ocular após cirurgia refrativa e, nos casos mais graves, contraindicar a cirurgia;
  - cirurgias oculares prévias;
  - história prévia de infecção ocular;
  - história familiar de ectasia de córnea.
- Exame oftalmológico completo: acuidade visual com e sem correção, refração dinâmica e estática, biomicroscopia, pressão intraocular e mapeamento de retina.
- Exames complementares: topografia de córnea, paquimetria da córnea e outros exames complementares. Pacientes usuários de lentes de contato devem suspender o uso da lente por 2 a 4 semanas antes de realizar os exames citados.

TOPOGRAFIA DE CÓRNEA

A topografia tem por finalidade o estudo da superfície anterior da córnea, avaliando o tipo de astigmatismo corneal. Assim, é possível diagnosticar alterações corneais que contraindiquem o procedimento, como irregularidade ou astigmatismo assimétrico.

PAQUIMETRIA CORNEAL

É a medida da espessura da córnea, um exame essencial para a indicação de cirurgia refrativa. Pode ser avaliada por meio de paquimetria ultrassônica, biomicroscopia ultrassônica (UBM), Orbscan e Pentacam, entre outros.

ABERROMETRIA

É um aparelho que mede as aberrações de baixa e alta ordens do sistema óptico. As informações fornecidas por esses aparelhos são importantes no pré-operatório (principalmente em reoperações de cirurgia refrativa) e no pós-operatório (p. ex., em pacientes com queixas de distorção de imagens).

CONTRAINDICAÇÕES

- Miopia acima de 8 dioptrias.
- Hipermetropia acima de 4 dioptrias.
- Astigmatismo superior a 3 dioptrias cilíndricas.
- Pacientes com menos de 21 anos ou mais de 60 anos.
- Córneas finas, menores que 500 micra.
- Ceratocone (suspeita ou diagnosticado).
- "Olho único".
- Opacificação do cristalino.
- Gravidez e lactação.
- História prévia de herpes ocular.
- História prévia de uveíte: alguns artigos sugerem que a cirurgia pode reativar alguns tipos de uveíte.
- Algumas doenças da retina (retinopatia diabética, retinopatia hipertensiva, degeneração macular).
- Doenças sistêmicas:
  - diabete descompensado;
  - doenças autoimunes (artrite reumatoide, lúpus eritematoso sistêmico etc.);
  - aids.

Contraindicações relativas

- História ou suspeita de glaucoma: há perda dos parâmetros para a medida da pressão intraocular após cirurgias refrativas. Pacientes já com diagnóstico de glaucoma devem ter a cirurgia contraindicada, e aqueles com suspeita devem ser bem avaliados quanto ao diagnóstico de glaucoma e bem orientados pelo médico a respeito de seu quadro clínico. Há controvérsia na literatura quanto à indicação ou não da cirurgia.
- História de estrabismo (pacientes amblíopes): é importante pesquisar descompensação do estrabismo com hipo ou hipercorreções.
- Alterações retínicas que predispõem ao descolamento de retina (como degeneração *Lattice*) devem ser tratadas antes da cirurgia.
- Perfil dos pacientes:
  - constantemente insatisfeitos;
  - exigentes;
  - com expectativas irreais;
  - desmotivados.

ESCLARECIMENTOS AO PACIENTE

- Orientar sobre a técnica cirúrgica proposta.
- Esclarecer o objetivo da cirurgia: diminuir a dependência dos óculos e/ou das lentes de contato e da eventual possibilidade do uso de óculos após a cirurgia.
- Assinar o termo de consentimento livre e esclarecido.

É importante avaliar todos os dados pré-operatórios para a segurança da equipe médica e também a do paciente e deixá-lo ciente de que a cirurgia refrativa é um procedimento para reduzir a ametropia, sem a obrigação de eliminá-la completamente, podendo ocorrer casos de hipo ou hipercorreções. "A medicina é uma atividade de meio e não de fim, por isso nunca se pode prometer resultados perfeitos."

TÉCNICAS CIRÚRGICAS

PRK

A cirurgia de PRK consiste na remoção da camada epitelial da córnea e sua membrana basal, seguida de aplicação de fotoablação da camada de Bowman e estroma anterior.

LASIK

A técnica consiste na confecção de uma lamela pediculada que envolve o epitélio, a membrana limitante externa (membrana de Bowman) e o estroma anterior da córnea, pelo uso de um microceratótomo ou do *laser* de femtosegundo, seguido pela fotoablação do estroma com o *Excimer Laser*.

A lamela produzida pelo *laser* de femtosegundo tende a ser mais uniforme do centro para a periferia, ao passo que a realizada com o microcerátomo é tipicamente mais espessa na periferia e fina no centro. Além disso, os estudos apontam que o *laser* tende a produzir lamelas com menor variabilidade em sua espessura final.

A técnica cirúrgica empregada deve levar em consideração o exame oftalmológico completo, avaliando principalmente o perfil da córnea de cada paciente, bem como o total de dioptrias a ser corrigido.

LEITURA COMPLEMENTAR

1. Bechara SJ, Garcia R, Medeiros FW, Barreto Jr J, Vieira Netto M. Guia prático de cirurgia refrativa. Porto Alegre: Artmed; 2009. p.25-30.
2. Buratto L, Brint S. Preparacion para la cirurgia. In: Buratto L, Brint S (eds.). Lasik: técnicas cirúrgicas y complicaciones. Thorofare: Slack; 2000. p.15-7.
3. Campos M, Ambrosio Jr R, Chamon W. Cirurgia refrativa. Rio de Janeiro: Cultura Médica; 2011. p.120-8.
4. Centurion V. Manual de Lasik. Rio de Janeiro: Cultura Médica; 2001. p.17-22.
5. Lui Netto A, Lui GAF, Lui ACF, Lui TAF, Andrade MA. Ceratectomia fotorrefrativa (PRK) com mitomicina C a 0,02 por cento para correção de grau acentuado de astigmatismo hipermetrópico composto secundário a cirurgia de ceratotomia radial (RK). Rev Bras Oftalmol. 2009;68(3):156-60.
6. Parecer Cremec n. 27/2007 de 01/12/2007.
7. Paul T, Lim M, Starr CE, Lloyd HO, Coleman J, Silverman RH. Central corneal thickness as measured by Orbscan II, Ultrasound pachymeter and Artemis-2. J Cataract Refract Surg. 2008;34(11):1906-12.
8. Polisuk P. Topografia da córnea: atlas clínico. 2.ed. Rio de Janeiro: Cultura Médica; 2004. p.21-50.
9. Ruiz Alves M. Chamon W, Nosé W. Cirurgia refrativa. 2.ed. Rio de Janeiro: Cultura Médica; 2007. p.21-8.
10. Ruiz-Moreno JM, Alió JL. Incidence of retinal disease following refractive surgery in 9,239 eyes. J Refract Surg. 2003;19(5):534-47.
11. Silva Filho O, Schor P, Campos M, Abreu MT, Beer SMC. Validade da topografia de córnea na cirurgia refrativa com excimer laser. Arq Bras Oftalmol. 2003;66(6):775-9.

Estrabismo 5

Carlos Souza-Dias
Mauro Goldchmit

MOTRICIDADE E SENSORIALIDADE

Função motora

A oculomotricidade é realizada por seis músculos em cada olho, quatro retos (medial, lateral, superior e inferior) e dois oblíquos (inferior e superior).

Quando o olho está em posição primária do olhar (PPO, olhando diretamente para a frente), o reto medial aduz o olho e o lateral o abduz; o reto superior eleva (função principal), aduz e intorce; o reto inferior abaixa (função principal), aduz e extorce o olho. O oblíquo inferior eleva o olho, abduz e extorce (função principal); o oblíquo superior abaixa, abduz e intorce o olho (função principal). É importante notar que a função principal desses dois músculos é exercida fundamentalmente com o olho em adução; em abdução, essa função praticamente desaparece.

É importante saber que essas funções modificam-se com o olho em posição do olhar diferente da PPO.

Isso refere-se ao movimento de cada olho, independentemente da existência do outro.

Em seguida, serão abordados os movimentos simultâneos dos olhos, que trabalham de forma coordenada.

Quando os olhos dirigem-se para a direita, diz-se que houve dextroversão; para a esquerda, levoversão; para cima, supraversão; e para baixo, infraversão. Portanto, esses movimentos chamam-se versões.

Há duas leis que regem a perfeita coordenação desses movimentos:

1. Lei de Hering: quando um olho, por exemplo, abduz, o outro aduz exatamente na mesma medida, para que as imagens de cada olho formem-se em ambas as fóveas. Se um olho aduz, o outro abduz também na mesma medida.
2. Lei de Sherrington: quando um músculo contrai-se, o seu antagonista direto relaxa na mesma proporção, de modo que o movimento seja harmônico.

Os olhos realizam dois tipos fundamentais de movimento: um rápido, denominado sacádico, cuja função é mudar o olhar de um objeto para outro, e um lento, chamado persecutório, que serve para acompanhar um objeto que se move. O primeiro tem origem neural no córtex frontal e é voluntário, e o segundo no córtex occipital e é involuntário. O indivíduo é incapaz de realizar uma perseguição sem que esteja olhando para um objeto em movimento; se deseja fazê-la, o movimento é realizado à custa de pequenas sacadas.

As versões são movimentos dos olhos na mesma direção e no mesmo sentido. Quando os olhos observam um objeto que deles se aproxima ou deles se distancia, realizam um movimento na mesma direção, mas em sentidos opostos, chamado versão. Ao aproximar-se do objeto de atenção, fazem uma convergência, e, ao distanciar-se do objeto, fazem uma divergência. Esta última não pode realizar-se além do paralelismo dos olhos.

Quando ambos os olhos dirigem-se a um determinado ponto do espaço, diz-se que estão em ortotropia. Se cada olho dirige-se a pontos diferentes do espaço, diz-se que estão em heterotropia.

Os músculos oculomotores são inervados por três nervos cranianos: o terceiro nervo (também chamado motor ocular comum) inerva os músculos retos, o oblíquo inferior e o levantador da pálpebra superior; o quarto nervo (também chamado troclear ou patético) inerva o oblíquo superior; e o sexto nervo (também chamado abducente) inerva o reto lateral.

Diagnóstico e medida dos desvios binoculares

O primeiro exame é a simples inspeção, por meio da qual o examinador constata a existência do desvio. Esse exame só é útil em desvios além de certo ângulo. Os microdesvios só podem ser constatados mediante exames mais detalhados. Porém, esses pequenos desvios constituem também o estrabismo, condição patológica, e precisam, por isso, ser constatados e tratados.

O segundo exame é o teste de cobertura ou teste motor, mais frequentemente chamado *cover-test*. Inicialmente, com o paciente olhando para um objeto (ou um ponto luminoso), situado à distância de aproximadamente 6 metros, ou a 33 centímetros, oclui-se um dos olhos e observa-se o outro. Se este não se movimenta, demonstram-se duas situações: há ortotropia ou o olho ocluído é o que está desviado. Passa-se, então, a ocluir o outro olho; se o desocluído não se move, está diagnosticada a ortotropia. Se, ao ocluir um olho, o não ocluído é portador de desvio convergente, realiza uma rápida abdução para fixar o objeto; se o desvio é divergente, realiza uma adução. Se o desvio é vertical e o olho desocluído está desviado para cima, abaixa-se rapidamente; se estiver desviado para baixo, levanta-se rapidamente. Os desvios torcionais não podem ser detectados com o *cover-test*; o seu diagnóstico será descrito adiante.

Na Figura 1, demonstra-se o algoritmo para o diagnóstico do tipo de estrabismo, mediante o *cover-test*.

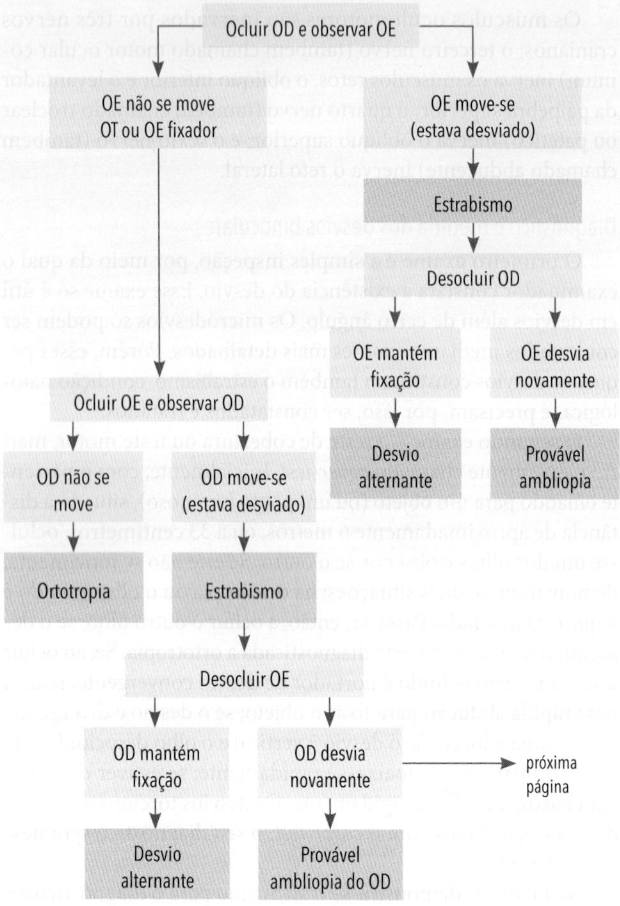

Figura 1 Algoritmo para diagnóstico do tipo de estrabismo, mediante *cover-test*. *(continua)*

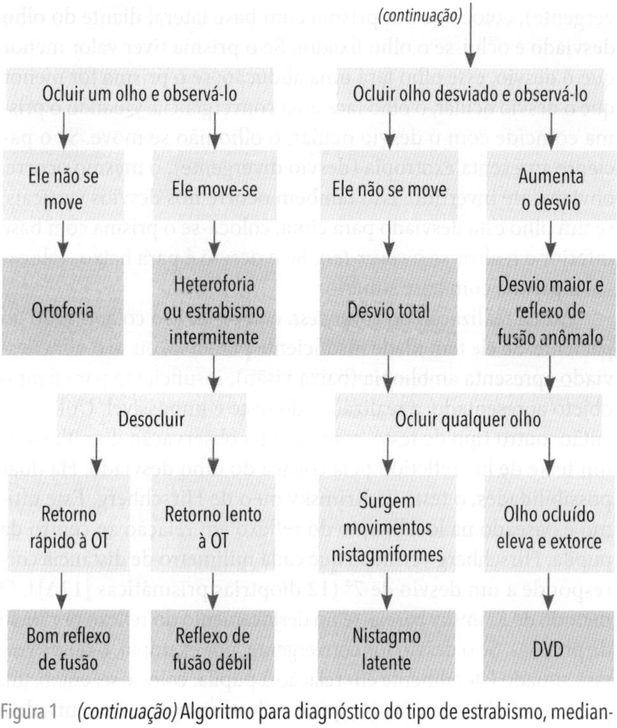

Figura 1 *(continuação)* Algoritmo para diagnóstico do tipo de estrabismo, mediante *cover-test*.

Medida da magnitude do ângulo de desvio

Ao realizar-se o *cover-test* com auxílio de prismas, pode-se avaliar a grandeza dos desvios. Neste caso, o teste é denominado *cover-test* alternado com prismas. O tamanho do desvio é expresso em dioptrias prismáticas (um grau de ângulo correspondente a sete dioptrias).

Suponha-se que o paciente apresente esotropia (desvio convergente); coloca-se um prisma com base lateral diante do olho desviado e oclui-se o olho fixador. Se o prisma tiver valor menor que o desvio, esse olho fará uma abdução; se o prisma for menor que o desvio ocular, o olho fará uma convergência. Quando o prisma coincide com o desvio ocular, o olho não se move. Se o paciente apresenta exotropia (desvio divergente), o mesmo ocorre, obviamente invertido. Isso também ocorre nos desvios verticais; se um olho está desviado para cima, coloca-se o prisma com base inferior e realiza-se o *cover-test*. Se o desvio é para baixo, coloca-se o prisma com base superior.

Para a realização do *cover-test*, é necessária a colaboração do paciente. Se ele tem idade insuficiente para isso, ou se o olho desviado apresenta ambliopia (baixa visão), insuficiente para fixar o objeto apresentado, a realização do teste é impossível. Utiliza-se, então, outro tipo de teste, com base na observação do reflexo de um feixe de luz refletido pela córnea do olho desviado. Há duas possibilidades, o teste de Krimsky ou o de Hirschberg. Este último é baseado na localização do reflexo em relação ao centro da pupila. Hirschberg verificou que cada milímetro de distância corresponde a um desvio de 7° (12 dioptrias prismáticas [12Δ]). O método de Krimsky baseia-se no deslocamento do reflexo por meio de prismas. Se o desvio for convergente, por exemplo, o reflexo estará situado lateralmente em relação à pupila; coloca-se, então, um prisma com base lateral, até que o reflexo apresente-se centrado à pupila; o valor desse prisma determina o tamanho do desvio.

Os desvios oculares (estrabismos) podem ser de dois tipos: comitantes ou incomitantes. Os comitantes são os que não se modificam em nenhuma direção do olhar; é o caso dos estrabismos assim chamados essenciais; os incomitantes são os que apresentam tamanho e/ou direção do desvio distinto nas diferentes posições do olhar. Neste último caso, o *cover-test* pode também ser utilizado, colocando-se os prismas sempre diante do olho desviado.

Os desvios incomitantes podem ser causados por dois fenômenos: a falta de força muscular (paralisia ou paresia) ou a limitação de certo movimento ocular causada por algo que o impeça, como aderências ou inelasticidade de algum músculo. Neste caso, é preciso que se identifique a causa, o que se consegue mediante certos testes.

A força muscular é obtida por meio do teste de força gerada. Pede-se ao paciente que olhe para a direção oposta à limitação do movimento, fixa-se o olho afetado com uma pinça presa à conjuntiva próxima ao limbo e pede-se a ele que olhe rapidamente para o lado oposto. No caso de paralisia, o examinador não sente força; no caso de força normal, isso é percebido na pinça. Em uma paresia (perda parcial de força), sente-se força menor que a normal. No caso de impossibilidade da realização do teste por intolerância por parte do paciente, lança-se mão da eletro-oculografia, realizada por um instrumento especial. Não cabe nesta obra a exposição de detalhes sobre esse método.

A limitação de movimento causada por restrição mecânica pode ser diagnosticada pelo teste de dução passiva: fixa-se o olho por meio de uma pinça e tenta-se levá-lo para o lado da restrição; com isso, pode-se diferenciar uma restrição mecânica de uma limitação por falta de força.

A Figura 2 traz um algoritmo para o diagnóstico da origem da limitação de movimento, ou seja, da comitância ou incomitância do desvio, com base nos testes já citados.

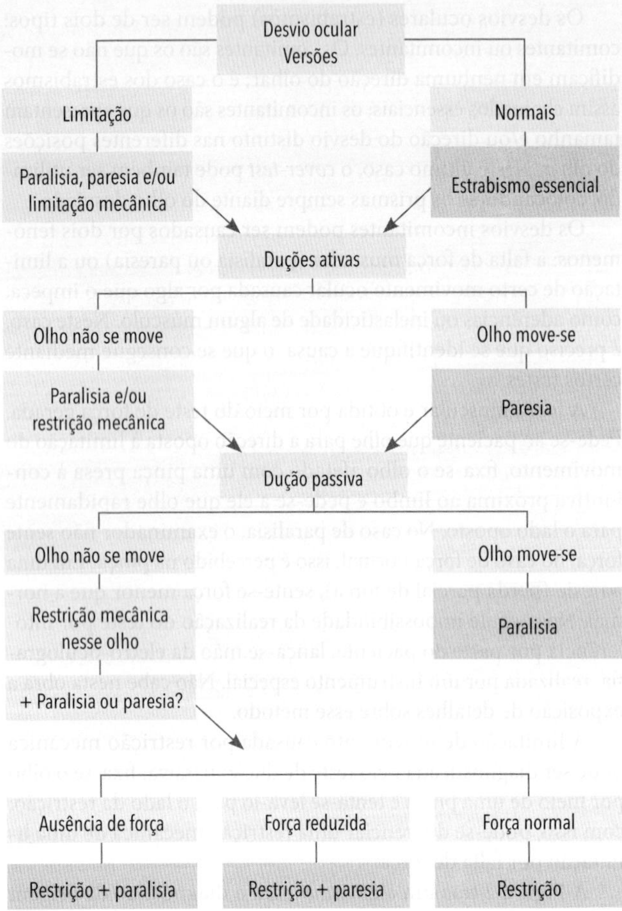

Figura 2 Algoritmo para o diagnóstico da origem da limitação de movimento.

Os desvios torcionais dos olhos (o olho gira em torno do seu eixo anteroposterior) podem ser observados e medidos mediante a observação da posição relativa entre o disco óptico e a fóvea, pela retinografia.

Testes subjetivos para observação e medida dos desvios oculares

Os desvios podem ser constatados e medidos por meio da informação dada pelo paciente sobre a posição relativa e a distância entre as duas imagens diplópicas. Isso é obtido pela dissociação entre os olhos, produzida separando-se a imagem vista por cada olho, o que pode ser obtido por meio de vidros polarizados em direções ortogonais ou vidros de cor verde diante de um olho e vermelho diante do outro, ou antepondo diante de um olho os cilindros de Maddox, que transformam um ponto luminoso em um traço retilíneo (Figura 3).

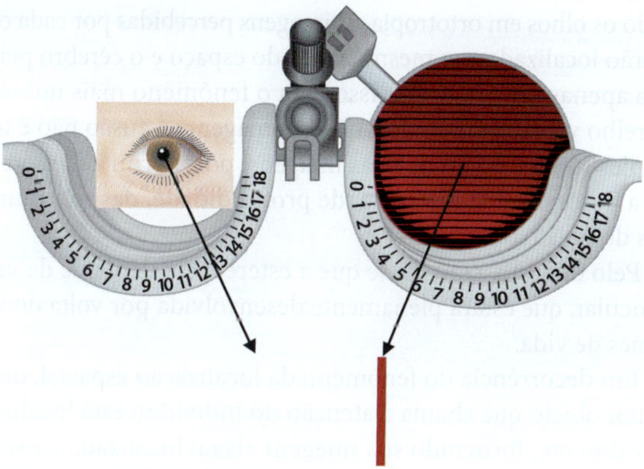

Figura 3

Função sensorial

Os olhos são aparelhos que recebem a energia luminosa e a transformam em sinais nervosos, que são levados ao córtex cerebral, por meio das vias ópticas, nas quais são transformados em percepção de imagens conscientes. Essas imagens são percebidas em formas (acuidade visual) e localização espacial em referência à posição corporal.

Pouco após nascer, o indivíduo aprende a localizar em sua frente o estímulo localizado em sua fóvea; em relação a isso, aprende a localizar lateralmente os estímulos que estão em cada ponto correspondente da retina periférica. Simultaneamente, essa imagem localizada na fóvea começa a promover o estímulo necessário dessa área retínica, com isso iniciando o desenvolvimento do que se chama de acuidade visual, que atingirá o valor que terá no resto da vida em torno dos 5 anos de idade.

Isso ocorre simultaneamente em ambos os olhos; então, estando os olhos em ortotropia, as imagens percebidas por cada olho estarão localizadas no mesmo lugar do espaço e o cérebro perceberá apenas uma imagem. Isso gera o fenômeno mais nobre do aparelho visual, a fusão dessas duas imagens. A fusão não é uma simples superposição de duas imagens, pois permite a estereopsia, a percepção de distância, de profundidade, das três dimensões do objeto observado.

Pelo exposto, conclui-se que a estereopsia depende da visão binocular, que estará plenamente desenvolvida por volta do sexto mês de vida.

Em decorrência do fenômeno da localização espacial, quando um objeto que chama a atenção do indivíduo está localizado lateralmente, formando sua imagem visual localizada na retina periférica, há o que se chama de reflexo de fixação; os olhos realizam um movimento rápido para localizar as imagens sobre ambas as fóveas. Se um dos olhos estiver ocluído, esse reflexo surge monocularmente.

Alterações da visão binocular

Portanto, conclui-se que a existência da visão binocular normal exige que os olhos estejam em ortotropia. Se um olho estiver congenitamente desviado, as imagens retínicas cairão na fóvea do olho fixador e em um ponto periférico da retina do olho desviado. Este aprenderá a localizar a imagem nesse ponto, o que gera a correspondência retínica anômala, não permitindo a percepção estereoscópica. O desenvolvimento da correspondência anômala ocorre somente se o desalinhamento dos olhos acontecer nos primeiros meses da vida. Se ocorrer na idade adulta (após os 7 anos), o paciente perceberá a imagem do objeto fixado em duplicata, pois o olho fixador irá percebê-lo em frente, e o desviado, por ter a imagem localizada na retina periférica, irá vê-lo lateralmente, fenômeno denominado diplopia.

Se esse fenômeno existir nos primeiros meses de vida e o olho desviado permanecer sempre nessa posição, o cérebro desenvolverá o fenômeno chamado supressão, o que elimina a diplopia. A consequência disso é que a fóvea desse olho deixa de ser estimulada, o que é necessário ao desenvolvimento da acuidade visual, e esse olho terá visão deficiente, o que é chamado de ambliopia estrábica. Se essa condição perdurar muito, o reflexo de fixação desse olho não se desenvolverá e haverá o fenômeno denominado fixação excêntrica, pois a função normal da fóvea não se desenvolve. Essa complicação pode ser observada mediante um oftalmoscópio especial, que projeta na retina uma pequena estrela, que o indivíduo normal localizará na sua fóvea; se há fixação excêntrica, o observador verá a estrela localizada fora da fóvea.

Como já explicado, todos esses fenômenos visuais desenvolvem-se durante os primeiros meses de vida. Há, então, um período da vida da criança em que esses atributos visuais podem desenvolver-se normalmente ou anomalamente. Ele é chamado período crítico, que termina em torno dos 7 anos, quando tudo já está arraigado. Após essa idade, um desalinhamento binocular gerará diplopia, que somente poderá ser eliminada com a correção terapêutica do desvio.

ESOTROPIAS

Esotropia comitante adquirida

Esta é a forma mais frequente de esotropia (ET). Possui outros nomes, como ET essencial adquirida não acomodativa.

O seu início ocorre geralmente após os 6 meses de vida até cerca de 3 anos. Há inúmeros casos de incidência familiar (Figura 4). O início pode ser abrupto, seguindo um episódio estressante qualquer, como um susto, uma febre, um traumatismo físico etc., ou iniciar-se paulatinamente, no começo sob a forma intermitente, amiudando os períodos de desvio até tornar-se permanente, aumentando depois o desvio com o passar do tempo. Embora possa ser alternante desde o início, portanto sem ambliopia, muitas vezes é monocular. A ambliopia, nesses casos, é mais pro-

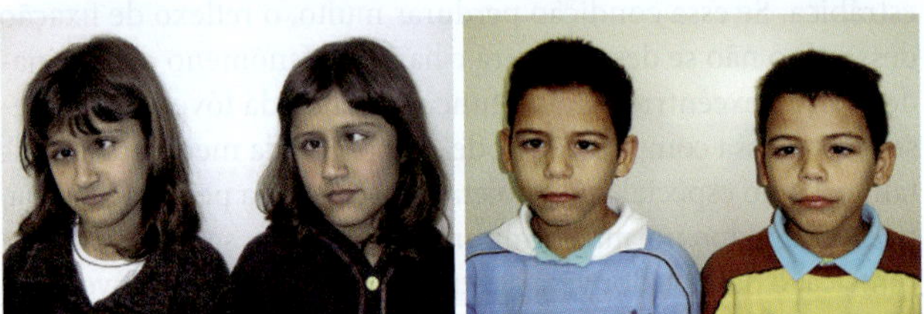

Figura 4 Exemplos de irmãos gêmeos com esotropia comitante adquirida.

funda quanto mais tempo ela existir sem tratamento. A hipermetropia quando existe não é alta e influi pouco sobre a magnitude do desvio.

Nesses casos, é comum encontrar-se anisotropias em "A" ou "V", geralmente com disfunção de oblíquos. As características da síndrome de Ciancia não são encontradas nestes casos, como a DVD, a limitação de abdução e o nistagmo latente.

Tratamento

A investigação da existência de ambliopia é o primeiro passo no exame do paciente. Em caso positivo, ela deve ser tratada antes de se pensar na correção motora.

O tratamento motor é quase sempre cirúrgico. Porém, antes de planejar a operação, uma semiologia motora completa se impõe. É preciso medir os desvios nas diversas posições do olhar, com fixação de longe e de perto, com e sem a correção óptica total de eventual ametropia. A investigação das anisotropias é essencial. O estudo cuidadoso das versões e duções é de fundamental importância. Os fatores de supercorreção citados para a síndrome de Ciancia são também válidos aqui. No entanto, se o paciente exibir uma hipermetropia maior do que 3 D, o diagnóstico da ET passa a ser de ET acomodativa ou parcialmente acomodativa, e não mais de ET comitante adquirida. A sua presença leva, também neste caso, ao adiamento da operação.

Nos casos em que o desvio é pequeno, ao redor de 15^{Δ}, com correspondência retínica anômala harmônica, isto é, o ângulo objetivo é igual ao ângulo de anomalia, a correção cirúrgica costuma oferecer maus resultados, pois o paciente muitas vezes retorna ao desvio anterior dos olhos, para voltar àquela situação sensório-motora já arraigada.

Em casos com desvio em torno de 30^{Δ}, a operação sobre dois músculos oferece bons resultados. Esses dois músculos podem ser do mesmo olho, com retrocesso do reto medial de 5 a 6 mm e ressecção do lateral de 7 a 8 mm, ou a cirurgia pode ser bilateral, com retrocesso dos retos mediais de 4 a 6 mm.

As anisotropias alfabéticas devem ser sempre corrigidas.

Em casos de maior desvio, acima de 35^{Δ}, é aconselhável dividir a correção entre três músculos retos, geralmente o retrocesso dos retos mediais e a ressecção de um lateral. Em desvios muito grandes, acima de 55^{Δ}, prefere-se operar os quatro retos horizontais.

Esotropia congênita

A assim chamada esotropia congênita, ou síndrome de Ciancia, tem início entre dois ou três meses de vida. É uma esotropia de grande ângulo (> 35^{Δ}), com fixação em adução com posição compensadora de cabeça (gira para a direita ou para a esquerda a fim de fixar com o olho aduzido) (Figura 5), limitação de abdução com nistagmo sacádico à abdução, torcicolo horizontal e torcional (Figura 6), hipermetropia baixa ou moderada, ambliopia de profundidade variável, divergência vertical dissociada, nistagmo latente, disfunções de músculos oblíquos (Figura 7), assimetria no nistagmo optocinético e nos potenciais visuais evocados. A comprovação diagnóstica é clínica. O desvio deve ter sido notado nos primeiros meses de vida. As características clínicas descritas são suficientes para confirmar o diagnóstico.

Mais raramente, existe a síndrome de Ciancia monocular, na qual um dos olhos apresenta lesão orgânica (congênita ou adquirida precocemente) e desenvolve as características descritas (Figura 8). A preocupação inicial diante de um paciente com esotropia congênita é a investigação da existência de ambliopia que, quando presente, deve ser tratada. Caso não haja ambliopia ou ela tenha sido tratada, ou nos casos felizmente mais raros, de ambliopia profunda intensa e nistagmo sacádico na tentativa de abdu-

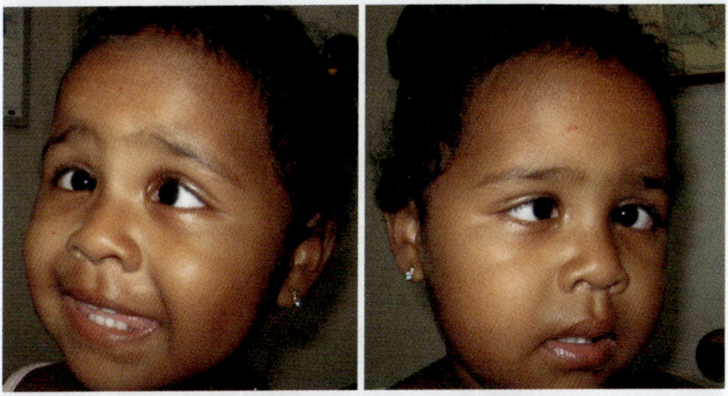

Figura 5 Paciente com esotropia congênita, desvio de grande ângulo, torcicolo horizontal para fixar com o olho em adução e limitação bilateral da abdução.

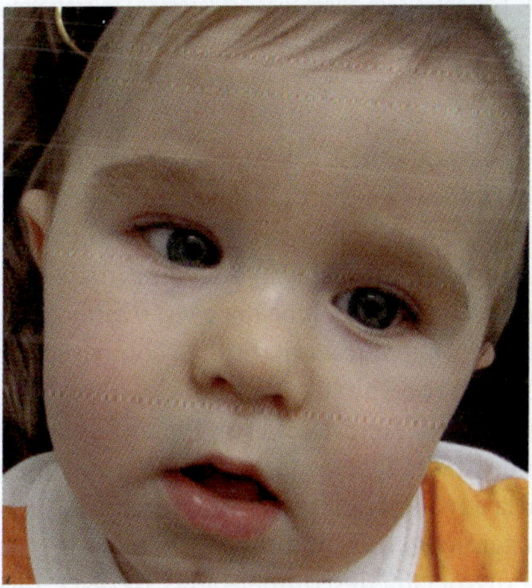

Figura 6 Paciente com esotropia congênita e torcicolo torcional.

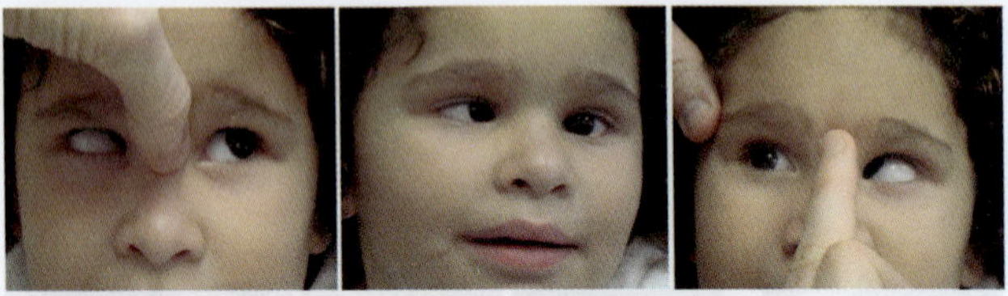

Figura 7 Paciente com esotropia congênita e hiperfunção bilateral de oblíquo inferior.

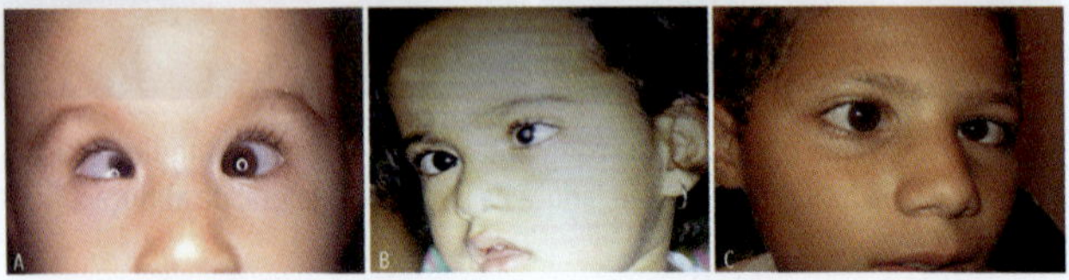

Figura 8 Três pacientes com anomalias oculares: (A) microftalmia, (B) catarata congênita e (C) glaucoma congênito. Note-se, em todos os casos, o olho não afetado com características da síndrome de Ciancia.

ção, em que pelas características motoras o tratamento da ambliopia é ineficaz, indica-se a correção cirúrgica do desvio, para depois tentar o tratamento da ambliopia.

Há controvérsia com relação à melhor idade para realizar a operação, na tentativa de obtenção de visão binocular. Nossos resultados demonstram que a microtropia com visão binocular periférica é o melhor resultado a ser obtido, o que está de acordo com os achados de Prieto-Díaz et al. Prefere-se operar em torno de um ano de idade. Sabe-se também que, pela possibilidade de ser necessária a reoperação (por esotropia residual, exotropia consecutiva, surgimento de hiperfunção de oblíquos e/ou divergência vertical dissociada descompensada), deve-se alcançar o alinhamento ocular antes dos dois anos de idade.

A operação indicada deve sempre conter no seu planejamento o retrocesso dos músculos retos mediais. O número de milímetros a serem retrocedidos depende da magnitude do desvio na posição primária do olhar, podendo algumas vezes haver necessidade de agregar a ressecção de um ou dois dos músculos retos laterais. Em nossa experiência, o retrocesso dos músculos retos mediais não deve ser maior que 6,5 mm pelo risco de supercorreção tardia. Em nossas mãos, o duplo retrocesso dos músculos retos mediais corrige no máximo 45 a 50$^{\Delta}$ na posição primária do olhar. Na presença de hiperfunção dos músculos oblíquos, estes também devem ser debilitados no mesmo ato cirúrgico. Ainda que mais rara, pode haver hiperfunção dos músculos oblíquos superiores com anisotropia em A. Nesse caso, os oblíquos superiores devem ser debilitados, pois, se na correção do desvio horizontal restar exotropia em infraversão, esta poderá desestabilizar, ao longo do tempo, o desvio na posição primária.

Alguns autores preferem, ao invés de cirurgia, a aplicação de toxina botulínica nos músculos retos mediais. Gursoy et al. recentemente compararam o retrocesso dos retos mediais com o uso de toxina botulínica em 51 crianças portadoras de esotropia congênita, acompanhadas por 4 anos, e concluíram que a taxa de sucesso foi similar. Entretanto, prefere-se indicar a cirurgia sempre que houver disfunção de músculos oblíquos e/ou divergência vertical dissociada associadas à esotropia, pela necessidade de tratamento simultâneo de todas essas alterações.

A família da criança a ser operada deve ser informada da possibilidade de que, em algum momento no período pós-operatório, haja a necessidade de nova intervenção cirúrgica. Sabe-se que o aparecimento tanto de esotropia residual como de exotropia consecutiva pode ocorrer, assim como hiperfunção de oblíquos e/ou a DVD, exigindo nova correção cirúrgica.

O desvio alternante pré-operatório informa que não há ambliopia. Após a operação ou aplicação de toxina botulínica, a prevenção da ambliopia é fundamental. Estando os olhos alinhados, a acuidade visual deve ser monitorada (potencial visual evocado, cartões de Teller, entre outros métodos) para diagnosticar e tratar a ambliopia que pode surgir.

Esotropia acomodativa

Este é um tipo de esotropia menos frequente, com características muito especiais. Trata-se de uma esotropia intermitente, e em consequência com visão binocular sensorialmente normal, que se manifesta com a ativação da acomodação. Há um tipo de esotropia, a qual muitos denominam acomodativa, mas que não é intermitente; quando parece estar em ortotropia, há na realidade um pequeno desvio, invisível a olho nu, mas que impede a existência de fusão normal. Costuma-se chamar esse estrabismo de pseudoacomodativo. Há outro caso em que o paciente apresenta um desvio permanente, que aumenta consideravelmente ao relaxar a acomodação, chamado de esotropia mista. É então condição *sine qua non* para o diagnóstico de esotropia acomodativa que o paciente apresente estereopsia normal. O surgimento do desvio ocorrerá mais tardiamente que o estrabismo essencial.

Há dois tipos de esotropia acomodativa, segundo sua patogenia: as causadas por hipermetropia e as provocadas por excesso de convergência (elevada CA/A).

Como esses pacientes têm fusão normal, o problema é apenas motor. A eliminação desse problema depende de um desses tipos de estrabismo.

Os casos provocados por hipermetropia resolvem-se com a correção óptica. Raramente, é preciso associar cirurgia, porque o simples uso dos óculos não resolve inteiramente o problema. Esse estrabismo é muito mais frequente em crianças, porque na adolescência tanto a hipermetropia quanto a relação CA/A tendem a diminuir; quando a hipermetropia não é alta (menos de 4DE), é comum poder livrar-se dos óculos nessa fase da vida.

Quando o fator patogênico não é a hipermetropia, e sim o excesso de convergência por unidade de acomodação (elevada relação CA/A), o que há a fazer é reduzir a necessidade de acomodar. Esses casos são também mais comuns na infância. Para reduzir a necessidade acomodativa, é necessário prescrever lentes positivas somente para visão próxima. Se o paciente for hipermétrope, deve usar bifocal. Esse tipo de esotropia também tende a melhorar, e o paciente chega mesmo a livrar-se dos bifocais ou, às vezes, inclusive dos óculos.

Se em algum raro caso a correção óptica não eliminar totalmente o desvio, é preciso operar. Nesse caso, pequenos retrocessos do(s) reto(s) medial(is) resolvem o problema.

Esotropia associada à alta miopia

Nos altos míopes, é possível observar ET essencial ligada à alta miopia e ET progressiva do alto míope. Esta última compreende pa-

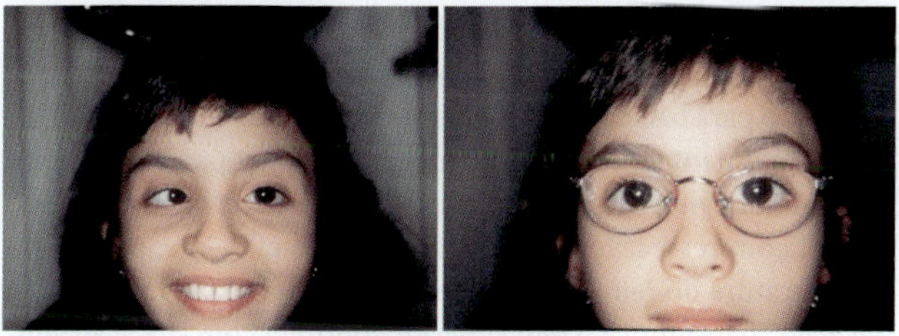

Figura 9 Paciente com esotropia acomodativa, sem e com óculos.

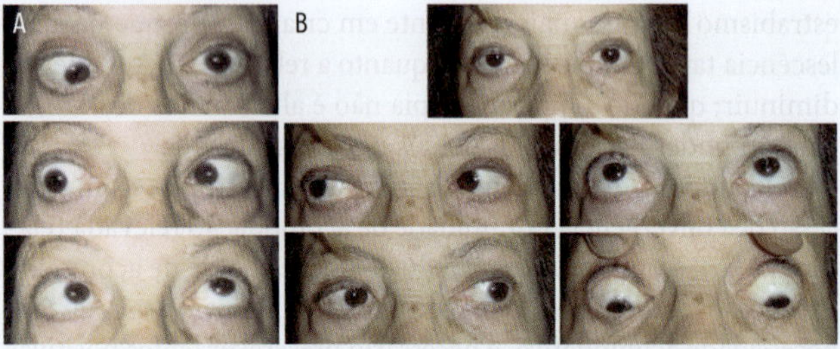

Figura 10 Paciente portadora de esotropia progressiva da alta miopia no olho direito. Situações pré-operatória (A) e pós-operatória (B).

cientes míopes que desenvolvem ET progressiva, de início tardio (geralmente quinta ou sexta década de vida), que aumenta até que os olhos fiquem fixos em uma ET de grande ângulo, geralmente associada à hipotropia. São em geral bilaterais, e a abdução e a elevação encontram-se gravemente limitadas. O único fator de risco conhecido a ela associado é a presença de miopia maior que 6 DE. Nestes, observa-se um estafiloma superotemporal, que provoca mudança no trajeto dos músculos retos lateral (que têm sua função abdutora diminuída e ganho de função abaixadora) e superior (diminuição da função elevadora e ganho da função adutora), causando dessa maneira posicionamento do olho em infra-adução (Figura 11).

O exame de ressonância magnética da órbita demonstra mudança no direcionamento dos músculos oculomotores; o reto lateral está deslocado para baixo, e o reto superior, medialmente (Figura 11).

O tratamento é essencialmente cirúrgico. O posicionamento anômalo dos músculos faz com que o simples retrocesso do reto medial com ressecção do reto lateral seja ineficiente, pois, além da contratura do reto medial, a ressecção do reto lateral aumenta sua ação abaixadora e o reto superior continua com sua ação adutora exagerada. Dá-se preferência à técnica cirúrgica de Yamada,

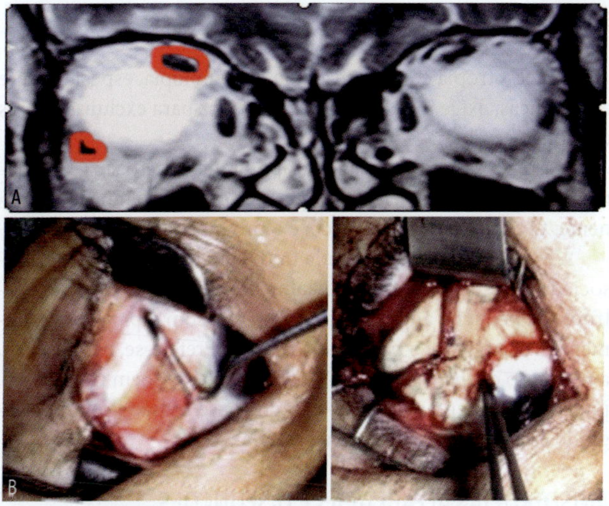

Figura 11 Paciente com esotropia progressiva da alta miopia. (A) Imagem de ressonância magnética mostrando o reto superior deslocado medialmente e o lateral inferiormente. (B) Fotos cirúrgicas mostrando as metades musculares inseridas entre esses dois músculos e a ectopia do reto lateral.

em que se realiza transposição da metade lateral do reto superior e superior do reto lateral com fixação escleral dos feixes transpostos a 7 mm do limbo (fio inabsorvível), no local intermediário entre as inserções desses músculos, com a finalidade de obter normalização do trajeto muscular, associada ao retrocesso do reto medial (Figura 11).

Yokohama et al. realizaram grande retrocesso do reto medial e junção dos músculos reto lateral e superior, obtendo resultado satisfatório.

Não existe prevenção para esses casos.

Esotropia comitante aguda com diplopia

Uma esotropia comitante aguda com diplopia, especialmente em crianças, exige investigação neurológica para excluir tumores do tronco cerebral.

A esotropia comitante aguda tipo Franceschetti surge agudamente, com início intermitente, passando com o tempo à permanente. O tratamento é cirúrgico, e o prognóstico é bom.

A esotropia comitante aguda tipo Bielschowsky em geral é associada à pequena miopia. Inicialmente, apresenta-se como esotropia de pequeno ângulo à visão distante, com diplopia. O tratamento é cirúrgico, e o prognóstico é bom. Prefere-se, nesses casos, a ressecção de um ou de ambos os retos laterais. Sem tratamento, pode vir a aumentar o ângulo e estender-se à visão próxima, exigindo estratégica cirúrgica mais ampla.

ANISOTROPIAS ALFABÉTICAS E DISFUNÇÕES DOS MÚSCULOS OBLÍQUOS

Anisotropias alfabéticas configuram um tipo de estrabismo em que a magnitude do desvio horizontal varia entre a supra e a infraversão. Quando em uma esotropia o desvio é maior à infra que à supraversão, diz-se que há anisotropia em V; se o desvio for maior em supra que em infraversão, ocorre anisotropia em A. Na exotropia, ocorre o inverso.

Há também outros tipos de anisotropias alfabéticas, como em X, em Y ou em λ. Se todo o desvio for convergente, diz-se haver esotropia em V ou A; se todo for exotropia, há exotropia em A ou V. Porém, há as anisotropias mistas, podendo haver esotropia em uma das posições e exotropia na outra e vice-versa.

A patogenia das anisotropias é variável. Na maioria dos casos, é causada por disfunções dos músculos oblíquos. A hiperfunção dos oblíquos inferiores pode ocasionar anisotropia em V; a dos oblíquos superiores provoca anisotropia em A. No entanto, pode haver disfunção dos oblíquos sem anisotropia, assim como anisotropias sem disfunção dos oblíquos. Nesse caso, a patogenia é discutível.

Há, entretanto, casos em que há anisotropia e hiperfunção dos oblíquos correspondentes, mas a magnitude da disfunção é pequena em relação à grandeza da anisotropia, mostrando que a patogenia nesse caso é mista. A eliminação cirúrgica da disfunção dos oblíquos reduz a anisotropia, mas não a elimina inteiramente, exigindo providência adicional.

Uma causa especial de anisotropia em V é a paresia bilateral do oblíquo superior, que exige estratégia cirúrgica própria.

Essas incomitâncias do meridiano vertical são normais até certo ponto. Considera-se normal uma incomitância em V de até cerca de 15^{Δ} e em A até 10^{Δ}.

O tratamento é cirúrgico. Se a anisotropia for causada por hiperfunção dos músculos oblíquos, o debilitamento deles eliminará a incomitância, total ou parcialmente. Nos casos em que não houver disfunção de oblíquos, a técnica mais utilizada será a de transposição vertical dos músculos horizontais. No caso de forma em V, transpõem-se os retos mediais para baixo ou os laterais para cima. No caso de forma em A, sobem-se os retos mediais e descem-se os laterais. No caso de ambliopia, em que não se deseja operar o olho são, pode-se apelar para a técnica de Goldstein: no caso de forma em V, opera-se apenas o olho amblíope; no caso de forma em V, desce-se o reto medial e eleva-se o lateral; no caso de forma em A, faz-se o inverso. Note que, ao reinserir os músculos, deve-se respeitar a espiral de Tillaux.

Em 1970, Bietti propôs, para a correção das anisotropias de pequena monta, sem disfunção dos oblíquos, em vez da transposição dos músculos retos, sua reinserção oblíqua. Esta estratégia corresponde a uma transposição. Suponha-se que se reinsira um reto medial com sua margem superior mais próxima ao limbo que a inferior; isso corresponde a uma transposição superior do músculo, pois a resultante da sua força é transferida para cima; se reinserir as fibras inferiores mais perto do limbo que as superiores, isso corresponderia a uma transposição inferior, pois a resultante da força do músculo aproxima-se de sua margem inferior. Porém, talvez por descuido, na sua publicação a proposta está invertida.

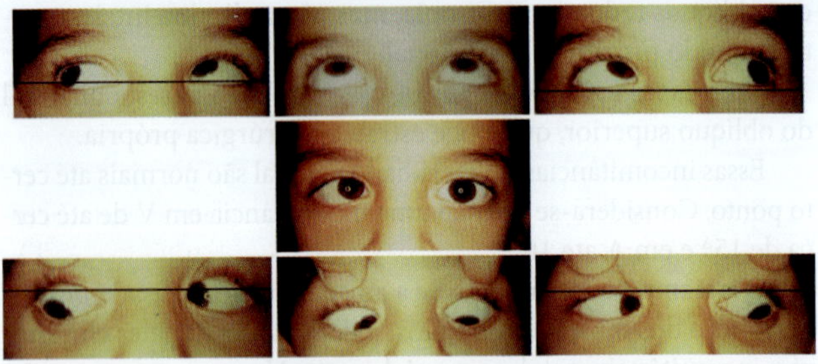

Figura 12 Paciente com anisotropia em V, com hiperfunção dos oblíquos inferiores e hipofunção dos oblíquos superiores.

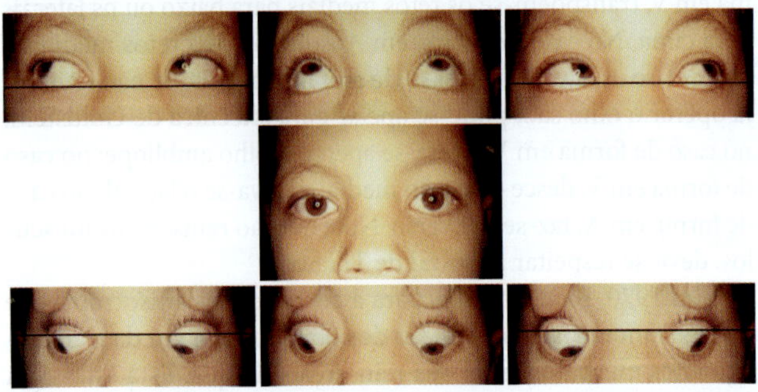

Figura 13 Paciente com anisotropia em A, com hiperfunção dos oblíquos superiores.

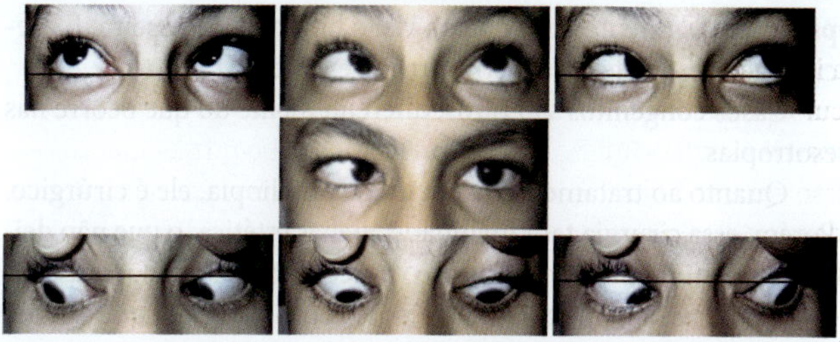

Figura 14 Paciente com anisotropia em A, sem disfunção dos oblíquos.

EXOTROPIA

A exotropia (XT) é um estrabismo horizontal divergente. Tem por característica grande número de casos intermitentes X(T), portanto com visão binocular sensorialmente normal. De 319 dos nossos pacientes exotrópicos, 170 eram intermitentes. Sua frequência, no nosso meio, é menor que a da esotropia.

Há uma classificação clássica das exotropias, segundo a diferença da magnitude do desvio ao olhar ao longe e de perto, proposta por Duane. Essa classificação teria como base a patogenia de cada grupo e teria importância quanto ao planejamento cirúrgico, mas há controvérsias a esse respeito. Acredita-se que a exotropia seja causada por posicionamento anatômico anômalo dos olhos em divergência.

Exotropia permanente (XT)

Neste caso, o paciente nunca apresenta visão binocular normal. Geralmente, há total incoordenação sensorial entre os olhos, como nos animais com órbitas opostas. Assim como descrito no item sobre esotropias, pode existir também a microexotropia (XT pseudointermitente), em que há visão binocular grosseira. É preciso saber estabelecer a distinção entre ela e a X(T).

Casos congênitos são raros, diferentemente do que ocorre nas esotropias.

Quanto ao tratamento, além do da ambliopia, ele é cirúrgico. Porém, essa cirurgia tem finalidade apenas estética, o que não deixa de ter muita importância sob o aspecto emocional, pois a consecução de visão binocular não é possível. A idade em que se opera depende de considerações estéticas e psicológicas.

O planejamento cirúrgico depende do tipo de XT, da magnitude do desvio e da possível existência de disfunção de músculos oblíquos e anisotropia.

É frequente a existência de discreta contratura dos retos laterais, o que provoca um quadro que sugere hiperfunção de ambos os músculos oblíquos (Figura 15).

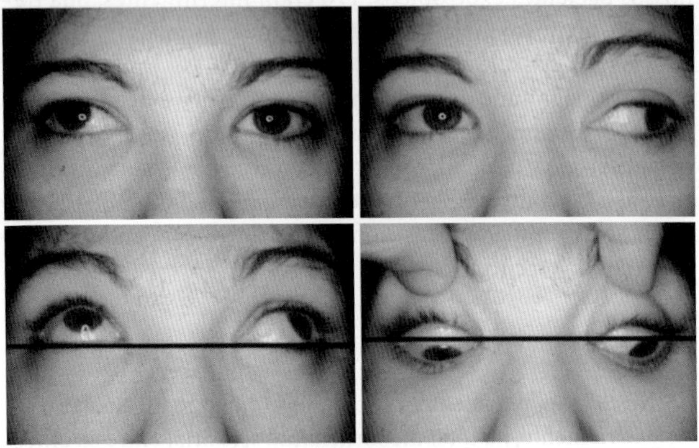

Figura 15 Paciente com exotropia permanente do olho direito, com contratura do reto lateral desse olho. Note-se a pseudo-hiperfunção de ambos os músculos oblíquos.

Exotropia intermitente

A X(T) é um tipo de estrabismo muito especial em alguns aspectos. É condição *sine qua non* para que se diagnostique a presença de estereopsia normal; se ela é testada com o teste de Titmus, não pode ultrapassar 60"; se testada com o teste de Lang 1, é preciso que o paciente reconheça pelo menos duas das suas três figuras. Algumas raras vezes, o teste de Titmus mostra estereopsia um pouco menor, de 80" ou 100"; nestes casos, se for realmente X(T), após a correção cirúrgica do desvio a estereopsia se normaliza, pois ela era prejudicada pela supressão, que deixou de existir. Se não normalizar, trata-se de microexotropia, como será comentado adiante.

Nos momentos de ortotropia, a visão binocular é normal; nos momentos de desvio, a única alteração da visão binocular é a supressão, pois raramente os pacientes queixam-se de diplopia.

O prognóstico cirúrgico é bom, conseguindo-se *restitutio ad integrum*, embora às vezes o tratamento seja trabalhoso.

Na nossa experiência, a idade de surgimento da X(T) não se diferencia da maioria dos outros tipos de estrabismo.

A supressão dá início a um círculo vicioso: quanto mais o paciente suprime, mais desvia, e quanto mais desvia, mais suprime. Com isso, a frequência dos desvios tende a aumentar, até chegar ao ponto em que a exotropia parece permanente; mas nunca se pode dizer que seja realmente permanente, pois a XT é outro tipo de estrabismo; uma X(T) não pode transformar-se em uma XT e *vice-versa*, como discutido mais adiante.

A X(T) não provoca sintomas, diferentemente do que ocorre na exoforia, em que o esforço visual pode provocar astenopia.

Um sinal frequente, que auxilia o diagnóstico, é o hábito do paciente fechar um dos olhos mediante iluminação intensa.

A ambliopia é infrequente, embora possa às vezes ser observada, porém sempre discreta.

Quanto às condições motoras, o desvio pode ser maior que de perto quando o paciente fixa algo ao longe [X(T), por excesso de divergência], ou ao fixar objeto próximo (insuficiência de convergência), ou apresentar desvios iguais nas duas distâncias [X(T) básica].

O nome "excesso de divergência" pode ser um erro semiológico; o paciente pode apresentar menor desvio à visão próxima por conta de convergência acomodativa. Nesse caso, passa a chamar-se pseudoexcesso de divergência. O esclarecimento da questão deve ser conseguido compensando-se a acomodação ao olhar para perto por meio de lentes convexas (3,00 D). Com isso, provavelmente, o desvio passa a igualar-se ao de longe, mostrando tratar-se de uma X(T) básica. O excesso de divergência real é raro.

Outro fator que pode simular o excesso de divergência é a chamada vergência lenta ou adaptação vergencial ao prisma. Ao se colocar um prisma de cerca de 8^{Δ} com base lateral diante de um dos olhos de uma pessoa normal e pedir que olhe algo ao longe durante um pequeno tempo e, em seguida retira-se o prisma e realiza-se imediatamente um *cover test*, verifica-se que há uma esotropia de 8^{Δ}; seu aparelho visual adaptou-se ao prisma e essa nova posição binocular passa a ser o seu ponto zero. Na X(T), o paciente, para colocar os olhos em ortotropia, precisa fazer permanentemente um esforço de convergência; este esforço assemelha-se ao que se faz ao colocar o prisma; há uma adaptação do aparelho visual a esse desvio, que desaparece em poucos segundos. Para eliminar esse fenômeno, ao diagnosticar o real desvio do paciente, deve-se ocluir um dos olhos durante cerca de uma hora e depois examiná-lo imediatamente, antes que tenha os dois olhos descobertos.

As anisotropias alfabéticas não são frequentes na X(T), assim como as disfunções dos músculos oblíquos. No entanto, é quase regra encontrar redução do desvio às lateroversões. Em um trabalho, encontrou-se redução média de 23,53$^{\Delta}$ ± (8$^{\Delta}$ a 60$^{\Delta}$). Não se encontrou relação causal entre esse fato e a supercorreção cirúrgica.

Classificam-se as exotropias segundo a dificuldade diagnóstica:

1. Exoforia.
2. Exotropia de difícil constatação.
3. Exotropia intermitente com diplopia ocasional (pouca supressão).
4. Exotropia intermitente sem diplopia (supressão).
5. Exotropia aparentemente permanente.
6. Exotropia permanente.

A dificuldade encontra-se nos itens 2 e 5. Os pais informam que seu filho desvia às vezes os olhos; examinou-se a criança, mas nada foi encontrado (tipo 2). Pode ser falsa a impressão dos pais, mas pode ser uma exotropia intermitente de difícil constatação. Há certas manobras que facilitam o diagnóstico. Na maioria das vezes, consegue-se surpreender o desvio ao se olhar a criança sem que ela perceba que está sendo examinada. Se necessário, repete-se a consulta observando o paciente já na sala de espera. É útil, nesses casos, ocluir um dos olhos por cerca de uma hora e tornar a examiná-lo.

Deve-se perguntar aos pais se a criança tem o hábito de fechar um dos olhos mediante luz intensa, antes de afirmar que seu filho não é estrábico. Entretanto, a experiência mostra que em medicina não se deve afirmar nada peremptoriamente.

Outras vezes ocorre o inverso, a criança desvia permanentemente os olhos, mas os pais dizem que às vezes o desvio desaparece. Não se deve afirmar que se trata de uma exotropia permanente antes de aplicar os testes que tendem a compensar o desvio.

A inspeção camuflada também tem o seu valor. Pede-se ao paciente que fixe uma pequena figura, rica em detalhes, à distância de 30 cm e levemente abaixo do nível dos olhos. Para melhorar o teste, é útil antepor lentes negativas aos seus olhos. Dessa maneira, quase sempre, o paciente compensa o desvio e funde as imagens.

Uma vez diagnosticada a X(T), é preciso examinar a qualidade da visão binocular; oclui-se um dos olhos para que o desvio manifeste-se e logo se desoclui; a velocidade em que o paciente recupera a ortotropia mostra a profundidade da supressão: se ela é profunda, ele demora a compensar o desvio e às vezes o auxilia com uma piscadela. Se há pouca supressão, a compensação é rápida.

O planejamento cirúrgico exige que se considere o maior desvio observado. Para isso, é preciso que se oclua um dos olhos durante no mínimo 30 minutos e, em seguida, meça-se o desvio com olhar distante, sem deixar que o paciente tenha seus dois olhos abertos, depois mede-se o desvio com olhar próximo.

O tratamento cirúrgico da X(T) deve levar em consideração a tendência desse tipo de estrabismo recidivar. Na tentativa de evitar a recidiva, o ideal é conseguir pequena supercorreção cirúrgica, de aproximadamente 10^{Δ}. A subcorreção leva frequentemente à recidiva. Lê-se em certos trabalhos que se deve operar em desvios maiores de 15^{Δ}; não concordamos com isso. A indicação cirúrgica depende da frequência do desvio. Há pacientes com grandes desvios que desviam raramente e outros, com menos que esse valor, que desviam frequentemente. A frequência do desvio depende da intensidade da supressão, variável entre os pacientes.

Assim como na esotropia, há a microexotropia, que não deixa de ser uma XT. Os pacientes apresentam visão binocular anômala, com estereopsia grosseira. É imperioso saber diferenciá-la da X(T), pois o prognóstico não é tão bom como o desta.

DIVERGÊNCIA VERTICAL DISSOCIADA (DVD)

Bielschowsky, em 1938, descreveu pela primeira vez essa forma de estrabismo denominada divergência vertical dissociada (DVD), que corresponde a um movimento supranuclear complexo, caracterizado por elevação, abdução e extorsão do olho, que surge espontaneamente (Figura 16) ou com a redução da iluminação ou nitidez da imagem (Figura 17). O paciente pode apresentar-se com desvio manifesto (forma descompensada) ou com desvio que surge apenas durante o exame, com a oclusão de um olho (forma compensada).

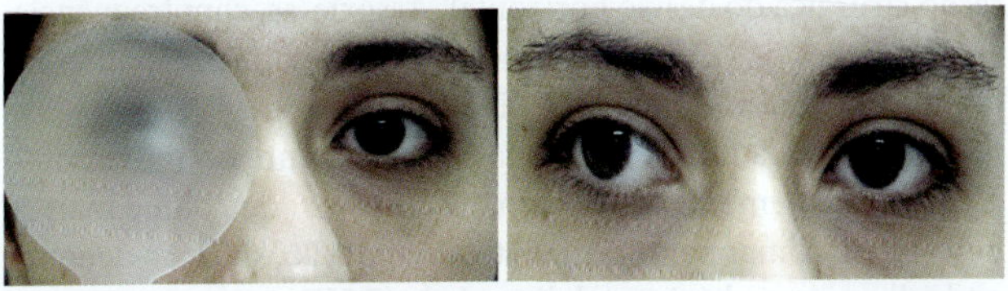

Figura 16 Paciente portadora de divergência vertical dissociada. Note-se que, à esquerda, não há hipertropia, a qual surge ao ocluir-se seu olho direito.

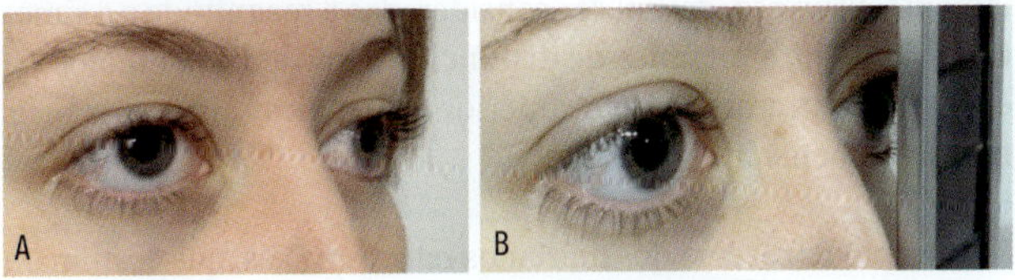

Figura 17 Paciente portadora de divergência vertical dissociada (DVD). Fenômeno de Bielschowsky. (A) DVD descompensada no olho direito. (B) O olho direito desce quando se interpõe um filtro vermelho da barra de filtros de Bagolini diante do olho esquerdo.

Ainda que a DVD possa manifestar-se unilateralmente (olhos amblíopes), é uma entidade bilateral, o que pode ser verificado mediante o fenômeno de Bielschowsky (Figura 16): o paciente, ao fixar um foco luminoso, tem um dos olhos ocluído e este faz o movimento de elevação, abdução e extorsão; mantendo-se o oclusor na frente deste olho, antepõe-se ao olho fixador um filtro vermelho da barra de filtros crescentes de Bagolini. Aumentando-se a intensidade dos filtros (com consequente diminuição da iluminação), o olho ocluído faz o movimento oposto ao inicial – abaixamento, adução e intorção – até alcançar a altura inicial.

A DVD está intimamente relacionada com a síndrome de Ciancia, podendo muitas vezes manifestar-se algum tempo após a correção cirúrgica do desvio horizontal. Associa-se, com frequência, às disfunções dos músculos oblíquos, principalmente o inferior, o que pode causar dificuldade diagnóstica.

Ainda que a hipertropia seja o componente do movimento mais frequentemente observado, há casos em que o que mais se percebe é o componente horizontal de abdução, situação denominada divergência horizontal dissociada (DHD), muitas vezes surgindo após eliminação do componente vertical.

O tratamento é essencialmente cirúrgico e está indicado quando a DVD apresenta-se descompensada. Para a decisão do planejamento cirúrgico, devem ser consideradas a magnitude e a simetria do desvio, a presença de disfunção de músculos oblíquos e a eventual contratura do reto superior. As técnicas cirúrgicas mais frequentemente utilizadas são:

1. Amplo retrocesso dos músculos retos verticais, que costumam ter mais de 10 mm; em casos de ambliopia, o número de milímetros de retrocesso de um só reto superior deve ser menor.
2. Transposição anterior dos músculos oblíquos inferiores, descrita por Elliott e Nankin.

Essa técnica pode ser utilizada com o oblíquo inferior hiperfuncionante ou normofuncionante. Na presença de hiperfunção dos músculos oblíquos superiores e anisotropia em A, associa-se a uma das técnicas de debilitamento dos oblíquos superiores. A ressecção do reto inferior é uma opção quando já foram utilizadas as técnicas anteriormente descritas e ainda resta desvio vertical. É fundamental saber que nenhuma técnica elimina a DVD, mas tem o objetivo de deixá-la na forma compensada.

SÍNDROMES ESTRABOLÓGICAS ESPECIAIS

Síndrome de Duane

É também denominada síndrome de Stilling-Türk Duane ou síndrome de retração congênita. Com frequência relativamente alta, entre 1.450 pacientes estrábicos, foram encontrados 29 casos (2%) de portadores dessa síndrome. Entre 97 casos de síndrome de Duane, 90 eram unilaterais e 7 bilaterais; 76 tinham afetado o olho esquerdo (84,4%) e 14 o direito (15,5%); 47 eram do sexo feminino (52,2%) e 43 do masculino (47,8%).

1. Limitação ou ausência de abdução.
2. Adução normal ou limitada.
3. Retração do bulbo ocular com estreitamento da rima palpebral à adução.
4. Alargamento da rima palpebral à abdução; movimentos verticais anômalos (*upshoot* e *downshoot*).

Porém, como nem todos os pacientes apresentam todas essas características, Huber, em 1970, propôs uma classificação:

- Tipo I: abdução mais limitada que a adução (Figura 18).

- Tipo II: adução mais limitada que a abdução (Figura 19).
- Tipo III: limitação tanto de adução quanto da abdução (Figura 20).

Em nossa opinião, o tipo III não existe, pois trata-se de um caso mais acentuado e, portanto, questão de intensidade. O tipo I é muito mais frequente que o tipo II.

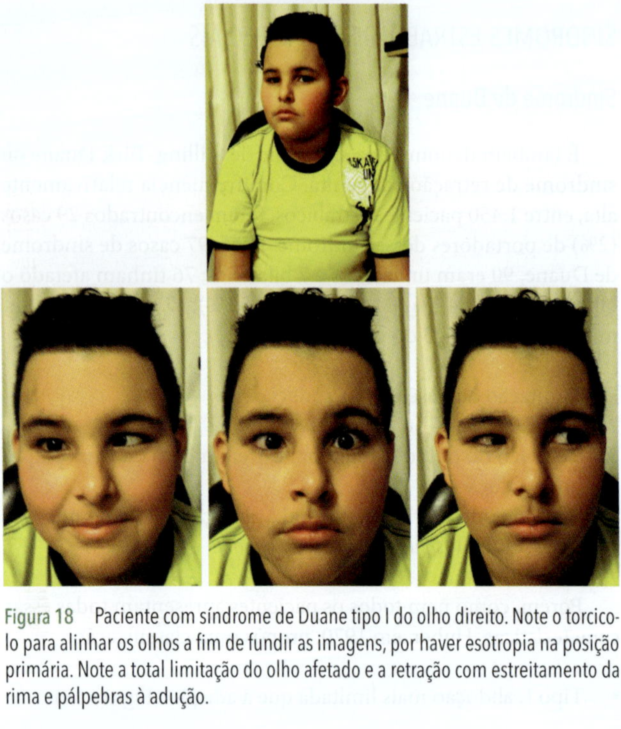

Figura 18 Paciente com síndrome de Duane tipo I do olho direito. Note o torcicolo para alinhar os olhos a fim de fundir as imagens, por haver esotropia na posição primária. Note a total limitação do olho afetado e a retração com estreitamento da rima e pálpebras à adução.

Com o paciente fixando com seu olho são, o afetado pode estar em posição primária (ortotropia), em adução (esotropia) ou abdução (exotropia). A esotropia é a mais frequente.

Como com muita frequência os pacientes apresentam visão binocular normal, adotam torcicolo para alinhar os olhos, girando a cabeça para o lado afetado no caso de esotropia (Figura 18) ou para o lado oposto em caso de exotropia (Figura 19).

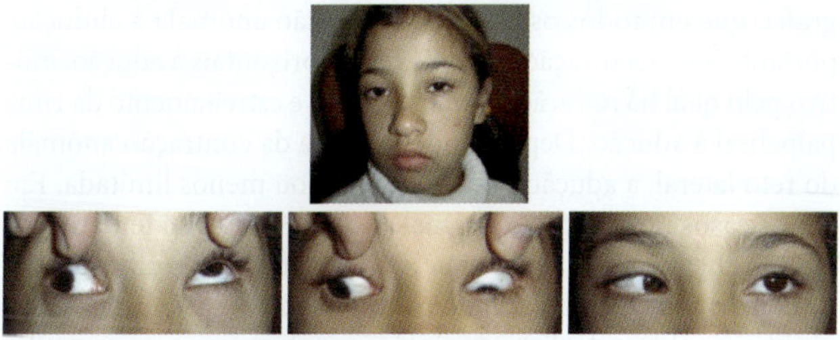

Figura 19 Paciente com síndrome de Duane tipo I muito intensa do olho esquerdo. Note a esotropia na posição primária, a total limitação de abdução do olho afetado e a forte limitação à adução, com retração e estreitamento da rima e pálpebras ao tentar aduzir com os olhos na posição horizontal. Ao aduzir com o olho fixador direito em infradução, o esquerdo posiciona-se em forte infradução (*downshoot*); ao aduzir com o olho fixador direito em supraversão, o esquerdo sobe fortemente (*upshoot*).

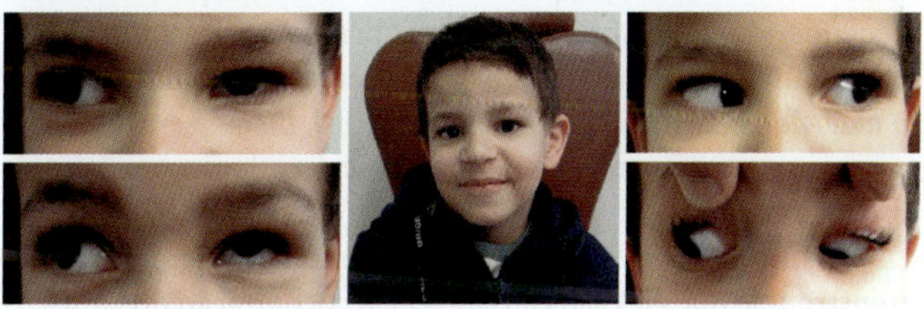

Figura 20 Duane tipo III.

Na Figura 20, nota-se que tanto a adução quanto a abdução são limitadas; na tentativa de adução, o olho afetado, em vez de aduzir, sobe ou desce marcadamente.

Nos casos bilaterais, ambos os olhos podem possuir o mesmo tipo de síndrome ou um olho de um tipo e o outro de outro tipo.

Há geralmente forte tendência à contratura do reto medial nos casos do tipo I e do lateral no tipo II.

Quanto à patogenia, Huber demonstrou, mediante eletromiografia, que em todos os casos há contração anômala à abdução, portanto há cocontração dos dois retos horizontais à adução, motivo pelo qual há retração do bulbo ocular e estreitamento da rima palpebral à adução. Dependendo da força da contração anômala do reto lateral, a adução pode estar mais ou menos limitada. Em certos casos raros, a força anômala do reto lateral na tentativa de adução chega a ser maior do que a do reto medial e o olho, em vez de aduzir, abduz, configurando o que se denomina abdução sinérgica (antes chamada divergência sinérgica), pois enquanto o olho são abduz, o afetado também abduz (Figura 21). Pela primeira vez, demonstrou-se que esse tipo de estrabismo é uma forma de síndrome de Duane.

Estudos anatômicos demonstraram que, no tipo I, o reto lateral não é inervado na tentativa de abdução e que, na adução, há fuga de parte das fibras nervosas destinadas ao reto medial para inserir-se no reto lateral, provocando a sua contração na adução. Dependendo da quantidade dessas fibras nervosas anômalas, a força contrática anômala do reto lateral varia; por outro lado, quanto mais fibras saem do nervo do reto medial, menor será a sua força e, consequentemente, mais limitada será a adução e mais equilibrada a cocontração.

Quanto aos movimentos verticais anômalos, em 1976, demonstrou-se que eles são causados pela cocontração dos músculos retos horizontais. Se, na adução, o olho localiza-se em ligeira

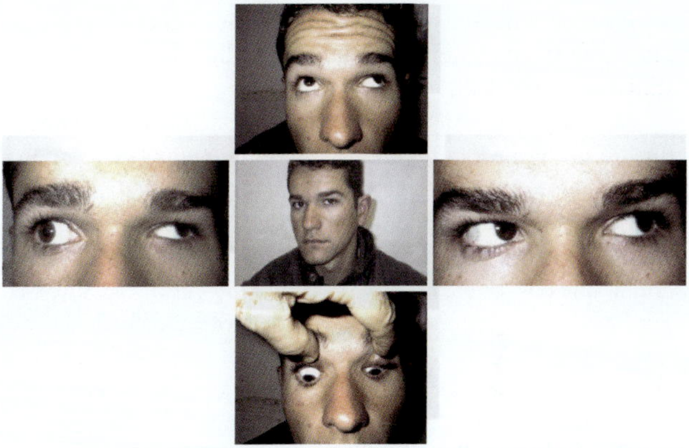

Figura 21 Abdução sinérgica.

elevação, cria-se um vetor elevador que eleva o olho; se nesse momento ele está ligeiramente abaixado, o vetor criado é abaixador.

É frequente encontrar nesses pacientes outras malformações congênitas associadas à síndrome de Duane, no tórax, nos membros, na coluna vertebral etc.

Existem certos tipos bizarros de síndrome de Duane. O menos raro é a chamada síndrome de Duane tipo IV (Figura 22), na qual, na supraversão, um dos retos laterais é inervado e o olho abduz, configurando a forma em Y; em outros casos, o reto lateral é inervado em infraversão, configurando a forma de lambda. Em outros casos, ao tentar aduzir, o olho abaixa (Figura 23) ou, em outro caso, ao tentar abduzir ele abaixa (Figura 24).

O tratamento da síndrome de Duane é cirúrgico; sua finalidade é corrigir o torcicolo e o estrabismo para sua posição primária, além de reduzir a tendência à contratura muscular.

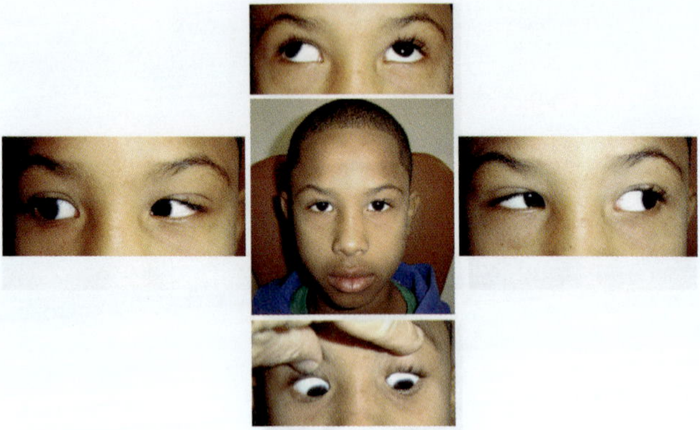

Figura 22 Síndrome de Duane tipo IV.

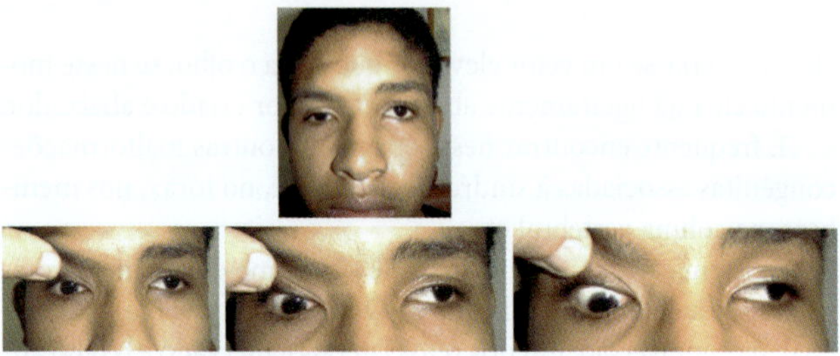

Figura 23 Duane estranho 1.

No caso de Exo-Duane, a estratégica cirúrgica é o retrocesso de ambos os retos mediais. O retrocesso do reto medial do olho tem por finalidade, mediante as leis de Hering e Sherrington, limitar o desenvolvimento da contratura do reto medial do olho

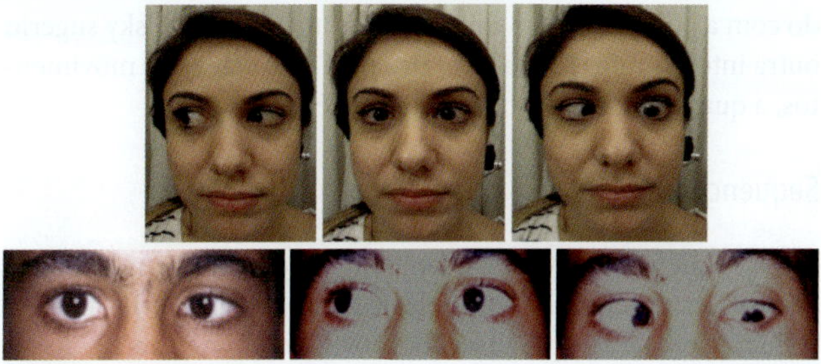

Figura 24 Duane estranho invertido.

afetado. É preciso considerar o fato de que cada milímetro de retrocesso do reto medial do olho afetado causa efeito debilitante maior do que a mesma operação em estrabismos comitantes.

Quanto ao Exo-Duane, deve-se retroceder o reto lateral do olho afetado, retrocesso que chega a ser amplo. Neste caso, não se toca no olho são.

No caso de síndrome de Duane bilateral, cada olho deve ser encarado separadamente, a fim de colocá-lo na posição primária. Porém, é importante lembrar que, se o paciente apresentar fusão normal em alguma posição do olhar diferente da posição primária, com consequente torcicolo, é muito perigoso tentar corrigir cirurgicamente esse torcicolo, pois pode-se provocar diplopia difícil de eliminar.

Quanto aos movimentos verticais anômalos, no caso de Exo-Duane, frequente na síndrome tipo II, o simples retrocesso do reto lateral pode eliminá-lo ou reduzi-lo, pois diminui a sua tendência a resvalar sobre a esclera, criando esses vetores verticais. No caso de síndrome de Duane tipo I muito intenso, esses movimentos podem ser muito amplos e recomenda-se o retrocesso de ambos os retos horizontais, dosando-o em cada músculo de acordo com a posição ocular em posição primária. Jampolsky sugeriu outra interessante técnica cirúrgica para eliminar esses movimentos, a qual já experimentamos com sucesso.

Sequência de Möbius

A sequência de Möbius, também denominada síndrome de Möbius, caracteriza-se por diplegia facial do tipo periférico, geralmente bilateral, e paralisia dos movimentos horizontais. Associadas a ela, há outras anomalias congênitas localizadas preferencialmente nos membros, língua, dentes, tórax (síndrome de Poland), além de autismo em poucos casos (Figura 25).

O que mais chama a atenção é a falta de expressões faciais, com a boca entreaberta e dislalia. A paralisia facial provoca uma face característica, inexpressiva (Figura 25). Pode existir ortotropia, mas em geral há estrabismo, mais frequentemente esotropia;

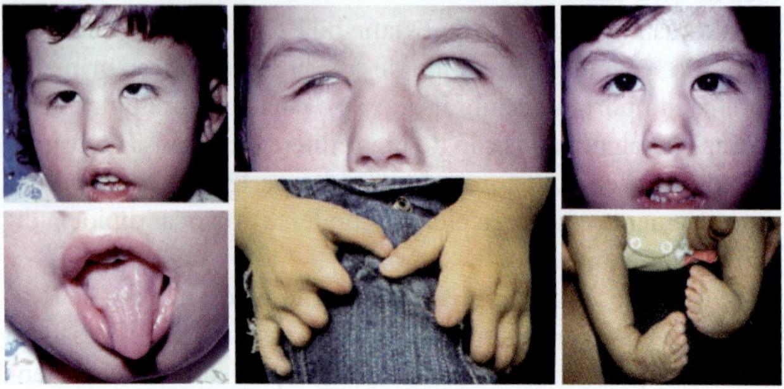

Figura 25 Paciente portador de sequência de Möbius. Note o fácies característico, com a boca entreaberta, o fenômeno de Bell ao tentar fechar os olhos, a hipoplasia lingual, os pés varos supinados ("pé torto") e a esotropia. À direita, após a cirurgia para correção da esotropia.

a exotropia é rara (Figura 26). Uma complicação grave é a impossibilidade de a criança sugar, o que exige alimentação extraoral (Figura 26). Como não podem realizar lateroversões, quando se pede que as façam, realizam uma convergência, para fixar o objeto localizado na posição oposta; poderia-se, por semelhança com a síndrome de Duane, chamar esse movimento de adução sinérgica (Figura 27).

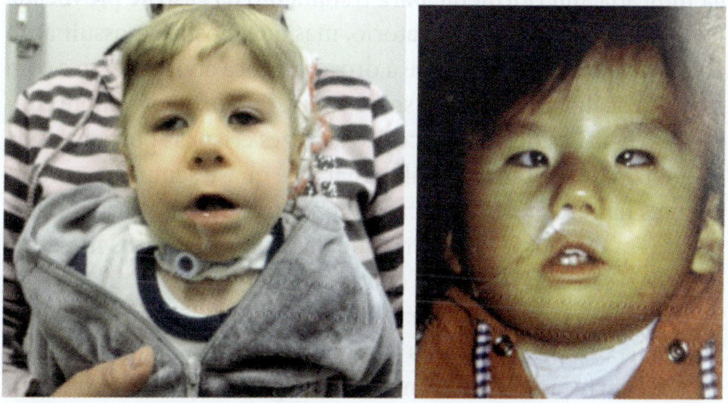

Figura 26 Dois bebês portadores de sequência de Möbius. (A) Exotropia e deformidade oral que impede a sucção. (B) Esotropia, sonda nasogástrica para alimentação.

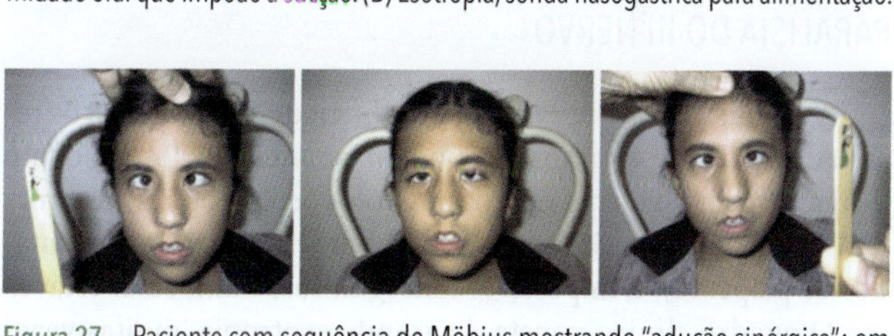

Figura 27 Paciente com sequência de Möbius mostrando "adução sinérgica"; em decorrência da incapacidade de realizar lateroversões, provoca convergência para fixar objeto situado à sua esquerda com seu olho direito e vice-versa.

A função mental é geralmente normal, mas pode haver perturbação, como atraso mental ou, como citado, autismo. No entanto, há geralmente alguma perturbação emocional, causada não só pela aparência física como pelo fato de que, como não conseguem falar corretamente e sorrir, terminam por criar a neurose.

A patogênese é muitas vezes desconhecida, mas atualmente há uma etiologia bastante frequente: as mulheres, na tentativa de induzir ao abortamento, utilizam o Cytotec® (misoprostol), droga indicada anteriormente para tratamento da gastrite provocada pela ingestão de anti-inflamatório, mas que mostrou possuir ação abortiva; porém, nem sempre a droga provoca abortamento e com frequência algumas crianças sobrevivem. Porém, nem sempre conseguem esse desiderato, nascendo às vezes crianças portadoras da sequência de Möbius. A malformação é quase sempre esporádica, mas há raros relatos de casos familiares. A explicação teratogênica é a disrupção da artéria subclávia nos primeiros meses da gravidez, causada pela forte contração uterina.

O tratamento visa à correção ortopédica, principalmente a anomalia dos pés (pés varos supinados – Figura 25) e o estrabismo. Na correção deste último, nota-se geralmente forte inelasticidade do reto medial e, às vezes, também do lateral.

PARALISIA DO III NERVO

A paralisia do III nervo é a mais difícil de ser tratada, e os resultados cirúrgicos raramente podem ser satisfatórios, pelo fato de que esse nervo inerva muitos músculos oculomotores (reto medial, retos superior e inferior e oblíquo inferior, além do levantador da pálpebra). É impossível conseguir fusão binocular estável.

O quadro clínico consta de grande exotropia, muitas vezes com pequena hipotropia, limitação total de adução e movimentos verticais, além de blefaroptose, midríase e falta de acomodação (Figura 28).

Porém, nem sempre todos os músculos são afetados; pode haver, por exemplo, lesão somente da divisão superior do nervo, afetando o reto superior, levantador da pálpebra superior, ou da divisão inferior, afetando os outros músculos. Há, também, a chamada paralisia isolada dos músculos levantadores ou paralisia isolada de qualquer um dos músculos inervados pelo nervo.

Na maioria dos casos, a paralisia do III nervo é adquirida, mas não é infrequente a paralisia congênita, às vezes bilateral. Neste caso, pode ser que os músculos intrínsecos sejam poupados e não haja contratura do reto medial.

No raro caso de lesão nuclear do músculo, o reto superior do lado afetado não é paralisado, mas o do olho contralateral sim, pois as fibras radiculares deste último são as únicas cruzadas.

Um fato interessante e frequente nas paralisias adquiridas é a regeneração aberrante: ao se regenerarem, algumas fibras nervo-

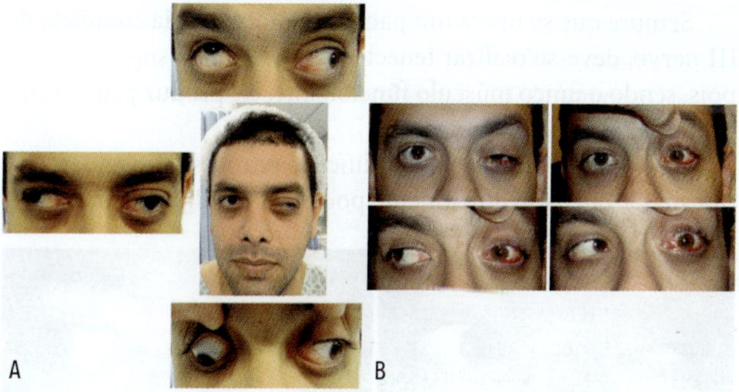

Figura 28 Paciente portador de paralisia do III nervo. (A) Situação pré-operatória. (B) Após reinserção do reto lateral no periósteo da órbita e ressecção do reto medial.

sas se dirigem de forma anômala a músculos errados. A situação mais frequente é que as fibras que deveriam se dirigir ao reto medial vão ao levantador da pálpebra, de modo que, ao tentar aduzir o olho, a pálpebra se levanta (Figura 29), fenômeno chamado pseudo-Graefe, por semelhança com o verdadeiro sinal, presente na doença de Graves.

A etiologia da paralisia do III nervo é muito variada, frequentemente traumática, por cirurgia intracraniana, aneurismas vasculares.

O tratamento cirúrgico visa principalmente à eliminação da exotropia, causada pela paralisia do reto medial. No entanto, é preciso refletir sobre a vantagem disso, pois a sua finalidade seria apenas estética; porém, duas situações contrariam essa vantagem, pois a blefaroptose esconde o olho e a cirurgia para eliminá-la leva um grande risco à córnea, pois esses pacientes não possuem o fenômeno de Bell, e haverá diplopia incurável. No caso de paralisia congênita, não haverá diplopia e uma pequena blefaroplastia poderá ser realizada.

Sempre que se opera um paciente com paralisia completa do III nervo, deve-se realizar tenectomia do oblíquo superior (OS), pois, sendo o único músculo funcionante, ele produz pequena hipotropia.

A eliminação da exotropia é difícil; o retrocesso do reto lateral, por maior que seja, dificilmente pode levar o olho à posição pri-

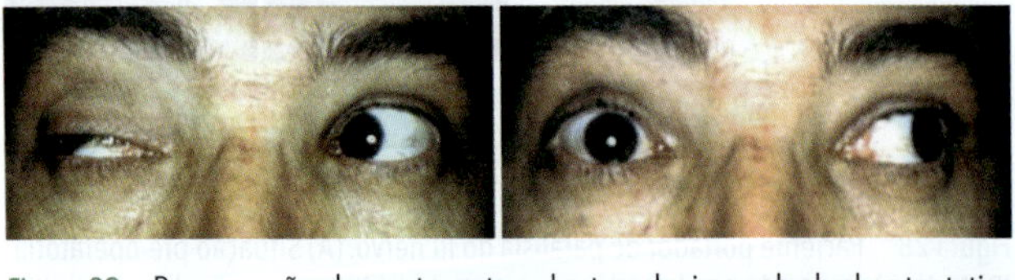

Figura 29 Regeneração aberrante; note a abertura da rima palpebral na tentativa de adução do olho direito.

mária do olhar (PPO). A única possibilidade de conseguir isso é pela desinserção do músculo e a reinserção ao periósteo da órbita.

No entanto, há casos em que resta pequena força no reto medial, em que um grande retrocesso-ressecção pode oferecer resultado satisfatório. Nesse caso, está indicada a operação semelhante no olho não afetado. Isso transfere a posição de repouso desse olho medialmente e o paciente, ao fixar com esse olho, deve realizar uma abdução; pela lei de Hering, o reto medial deveria ser inervado, mas, havendo regeneração aberrante, a pálpebra desse olho abre.

Nas paralisias isoladas de músculos inervados pelo III nervo, a correção cirúrgica será a indicada especificamente para cada caso.

PARESIAS DO IV NERVO

O IV nervo inerva um só músculo oculomotor, o OS. A paresia do OS tem grande importância clínica por conta de dois fatores importantes, a sua alta incidência e o bom prognóstico cirúrgico, desde que bem diagnosticada, planejada e operada. Esse bom prognóstico é decorrente do fato de que, com muita frequência, os pacientes apresentam visão binocular sensorialmente normal. Ao contrário das outras paralisias oculomotoras, há grande contingente de paresias do IV nervo congênitas.

O subtítulo desta seção é paresias e não paralisias, porque na grande maioria dos casos resta alguma força muscular; a paralisia do OS, embora ocorra, é bastante mais rara.

O estudo da paresia do OS comporta duas partes, a da paresia unilateral e a da paresia bilateral.

Quanto à etiologia, há grande contingente de paresias do OS cuja causa desconhecemos. No entanto, há também importante frequência de causas traumáticas. O IV nervo é o mais longo e o mais delgado dos nervos oculomotores, motivo pelo qual é muito sujeito a lesões traumáticas ou compressivas. Há também pequena frequência de paresia bilateral, cujo diagnóstico e tratamento cirúrgico merecem comentário específico, como será visto mais adiante; o local dessa lesão deve ser o véu medular anterior, abaixo da placa quadrigêmina, da qual emergem as raízes dos IV nervos, já cruzados. Além das causas nervosas, há a possibilidade de lesão direta ao tendão do músculo ou após cirurgia para correção de síndrome de Brown.

Paresia unilateral

O diagnóstico da paresia unilateral do oblíquo superior é feito com base em oito sinais característicos, na seguinte sequência de importância: hipertropia do olho afetado que aumenta na lateroversão oposta ao olho afetado, hiperfunção do oblíquo inferior desse olho, aumento da hipertropia à inclinação cefálica para o lado do olho afetado (teste de Bielschowsky), torcicolo para o lado oposto a esse olho, diplopia vertical (imagem do olho afetado mais baixa que a do outro olho), anisotropia em V, geralmente de pequena monta, e hipofunção do oblíquo superior afetado (Figura 30). Não é raro observar-se pseudo-hiperfunção do oblíquo superior contralateral, causada por contratura do reto superior do olho afetado, como se nota discretamente na figura.

É frequente observar paresia do oblíquo superior em pacientes com plagiocefalia (Figura 31).

O tratamento clínico da paresia unilateral do OS é apenas sintomático, por meio de prismas, mas somente em casos discretos, com desvio muito pequeno, em pacientes que não podem ou não desejam submeter-se à cirurgia. O tratamento curativo é cirúrgico. O prognóstico cirúrgico é bom, como dito anteriormente. Po-

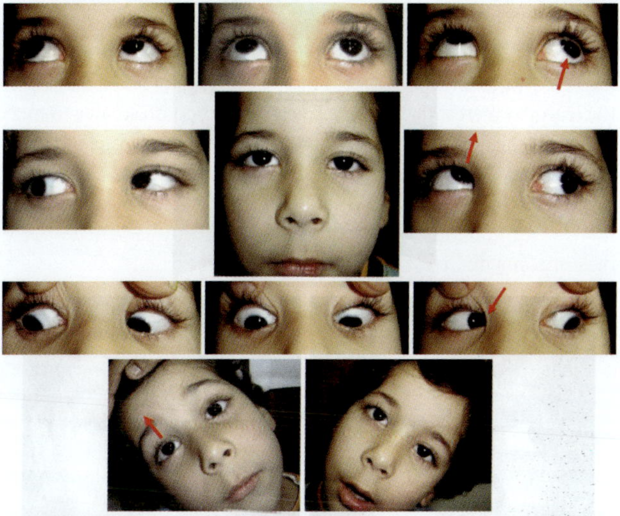

Figura 30 Paciente com paresia unilateral do olho direito. Notam-se a hiperfunção do oblíquo inferior direito, a hipofunção do oblíquo superior direto, a hipertropia direita à inclinação cefálica para a direita (teste de Bielschowsky) e a anisotropia em V.

rém, o planejamento dessa cirurgia não é fácil, dependendo basicamente da distribuição da magnitude da hipertropia nas onze posições diagnósticas: posição primária, levo, dextro, supra e infraversões, as quatro posições oblíquas e as duas posições da manobra de Bielschowsky. A exposição do planejamento cirúrgico para cada um dos quadros clínicos é muito extensa, não cabendo em um capítulo de um livro resumido, mas poderá ser lida em um tratado mais detalhado.

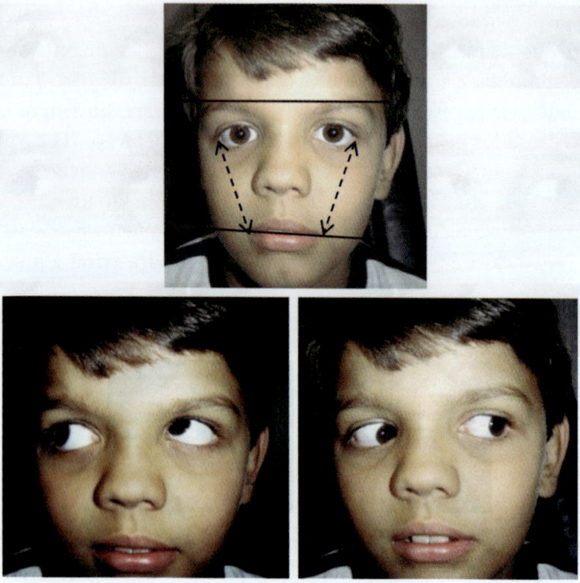

Figura 31 Paciente com paresia do oblíquo superior esquerdo e plagiocefalia. Notam-se, principalmente em dextroversão, a distância entre a comissura labial direita e o canto lateral do olho direito e a maior distância no lado esquerdo.

Paresias bilaterais

Para tratar das paresias bilaterais do OS, é necessário dividir a seção em duas eventualidades: as paresias bilaterais assimétricas e as simétricas (ou ligeiramente assimétricas) quanto à intensidade da força dos músculos afetados.

Inicialmente, aborda-se a paresia assimétrica. Neste caso, a diferença entre os quadros clínicos de cada lado é tão grande que os sinais provocados pela paresia mais leve são mascarados pelos da mais acentuada, de forma que dificilmente se pode diagnosticar a bilateralidade à primeira vista. Opera-se, então, o quadro provocado pela paresia mais intensa e, após a cirurgia, surgem os sinais causados pela mais leve, exigindo nova operação. Há certos sinais pré-operatórios sugestivos da bilateralidade: a inversão da hipertropia, por menor que seja, na supralevoversão do lado do olho afetado e/ou do fenômeno de Bielschowsky, para o lado oposto. Nesse caso, é possível tomar providências para evitar a inversão do quadro.

A paresia simétrica, cujo quadro clínico diferencia-se inteiramente do da paresia unilateral, caracteriza-se por esotropia e extorção em infraversão; pode haver ortotropia entre a posição primária e a supraversão, obrigando o paciente a manter o mento abaixado e impedindo-o de usar óculos multifocais. Pode ou não haver hiperfunção dos oblíquos inferiores, mas na maioria das vezes não há. No primeiro caso, o debilitamento desses músculos pode resolver o problema. Quando não há hiperfunção dos oblíquos inferiores, o tratamento cirúrgico clássico é o encurtamento do tendão dos OS. Essa estratégia nem sempre consegue eliminar os desvios e provoca a incômoda síndrome de Brown. Em 1982, foi proposta nova estratégia, com base no reequilíbrio das forças: o grande retrocesso de ambos os retos inferiores, para reequilibrar suas forças horizontal e torcional. Bons resultados têm sido obtidos, eliminando a esotropia e a extorção em infraversão. Se houver pequena hipertropia na posição primária, é possível realizar retrocessos assimétricos desses músculos.

PARALISIA DO VI NERVO

O VI nervo inerva apenas o músculo reto lateral (RL). A paralisia do RL é a mais frequente das paralisias oculomotoras, porém, raramente é congênita. Ela causa, inicialmente, uma esotropia de cerca de 30^{Δ}. Se não tratada, esse desvio aumenta por conta da contratura do reto medial.

Em razão do longo trajeto do VI nervo, além do fato de fazer um ângulo reto ao redor do osso petroso, há grande possibilidade da sua lesão. A hipertensão intracraniana projeta o tronco cerebral para baixo e distende o nervo, causando paralisia. Ele pode também ser lesado no seio cavernoso. Há muitas outras afecções nervosas que podem causar sua paralisia; uma das causas mais frequentes é o diabetes.

O diagnóstico da paralisia do RL é simples:

1. Esotropia de cerca de 30 a 35^{Δ} inicialmente, que pode aumentar com o tempo.
2. Acentuada limitação de abdução (o olho não ultrapassa a PPO).
3. Abdução passiva livre no início, mas que pode tornar-se positiva com o tempo.
4. Força gerada pelo RL ausente ou velocidade sacádica de abdução muito lenta; esse teste é importante para verificar se há alguma força remanescente (paresia), pois o tratamento seria diferente.

O tratamento clínico visa a impedir a evolução da contratura do reto medial (RM), enquanto não chega o momento de operar. Isso é obtido com a injeção de toxina botulínica no RM.

Tratamento cirúrgico: antes de operar, é necessário estar convencido de que a força do RL não vai recuperar-se. Para isso, adota-se o método de examinar o paciente a cada 15 dias, para verificar se o quadro clínico não melhora, medindo o desvio e observando a força muscular, isso após o desaparecimento da ação da toxina botulínica. Se em 3 meses não houver melhora ou se estiver piorando, opera-se imediatamente.

Há duas estratégias cirúrgicas: o amplo retrocesso do reto medial e a grande ressecção do lateral. Não se indica essa estratégia, porque ela reduz muito a amplitude dos movimentos horizontais e frequentemente recidiva. Recomenda-se a transposição da metade lateral dos retos verticais em direção ao RL, do tipo Carlson & Jampolsky, com ou sem retrocesso do reto medial, dependendo da existência ou não de contratura e, neste caso, dosando-se o tamanho do retrocesso de acordo com a intensidade dela. Essa cirurgia tem a grande vantagem de evitar a hipertropia pós-operatória, que só ocorre com as outras técnicas (Figura 32). Se antes da operação houver alguma pequena força do RL, a abdução com ela obtida pode ser bastante satisfatória.

No caso de paresia do RL, a cirurgia de retrocesso-ressecção resolverá o problema.

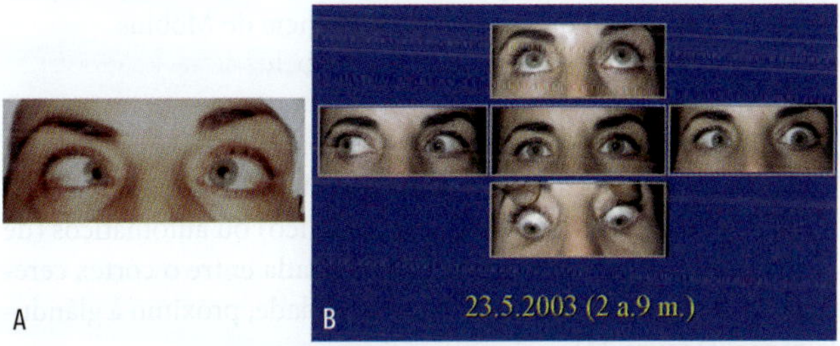

Figura 32 Paciente portadora de paralisia bilateral do VI nervo. (A) Situação pré-operatória; o paciente não podia abduzir ambos os olhos. (B) Situação após cirurgia de Carlson & Jampolsky bilateral; notam-se a ótima abdução do olho direito e a limitada no esquerdo. Portanto, no olho direito, havia força residual do reto lateral, ao passo que no esquerdo havia verdadeira paralisia.

TIPOS ESPECIAIS DE PARALISIAS OCULOMOTORAS

Paralisias supranucleares

Paralisia conjugada da lateroversão

Se a lesão localiza-se entre o córtex cerebral e os centros intermediários de lateralidade, ou no próprio centro, o paciente fica impossibilitado de olhar para os lados. A paralisia pode ser dos movimentos voluntários, automáticos ou ambos. Esses centros localizam-se nos núcleos dos VI nervos ou nas suas proximidades. Nesse centro, há fibras destinadas a formar o VI nervo ipsolateral e fibras internucleares que, através do fascículo longitudinal medial, atingem o subnúcleo do reto medial contralateral, no núcleo do III nervo. Ficam, então, paralisados os músculos reto lateral ipsolateral e o reto medial contralateral. Portanto, o paciente fica impossibilitado de olhar para o lado da lesão. O exemplo típico desse fenômeno é o que ocorre na sequência de Möbius.

Síndrome de Parinaud

Impossibilidade de realizar versões verticais. Pode estar eliminada a supraversão, a infraversão ou ambas. Podem estar eliminados os movimentos voluntários (sacádico) ou automáticos (de seguimento). É causada por lesão localizada entre o córtex cerebral e o centro intermediário de verticalidade, próximo à glândula pineal (Figura 33).

Oftalmoplegia internuclear anterior

Síndrome rara, provocada frequentemente por acidente vascular cerebral. Causada por lesão do fascículo longitudinal medial, que provoca interrupção das fibras nervosas que provêm do centro intermediário de lateralidade e dirigem-se ao subnúcleo do reto medial contralateral. Quando o paciente quer olhar para

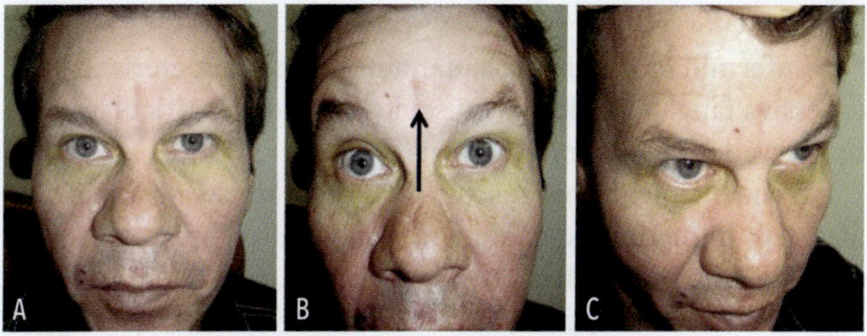

Figura 33 Síndrome de Parinaud. (A) Olhos em posição primária. (B) Impossibilidade de elevação voluntária. (C) Elevação reflexa dos olhos ao movimento de abaixamento da cabeça.

o lado, o olho ipsolateral não aduz; entretanto, ele aduz à convergência, porque as fibras destinadas a esse movimento são diferentes (Figura 34).

Paralisia unilateral de elevação

É um quadro raro, caracterizado por incapacidade de supradução, tanto em adução quanto em abdução, mas o fenômeno de Bell está preservado e não há desvio na posição primária, o que a diferencia da chamada paralisia dos elevadores, em que há hipotropia nessa posição.

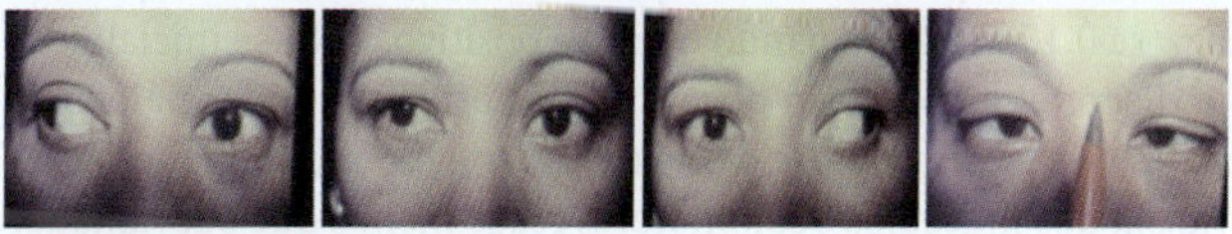

Figura 34 Oftalmoplegia internuclear anterior bilateral. Notam-se a impossibilidade de adução bilateral nas lateroversões e a adução normal na convergência.

Miastenia grave

Enfermidade neuromuscular autoimune, caracterizada por excessiva fatigabilidade dos músculos estriados, particularmente os inervados pelos nervos craniais.

Frequentemente, os músculos oculomotores são os primeiros afetados, mimetizando qualquer outro quadro clínico oculomotor e blefaroptose. Muitas vezes, a enfermidade mantém-se restrita a esses músculos permanentemente; outras vezes, após algum tempo, generaliza-se. Ela é incurável, mas pode apresentar remissões espontâneas.

Sua patogenia parece ser a impossibilidade de o impulso nervoso ativar a placa receptora da acetilcolina muscular. Parece haver relação com o timoma. Alguns pacientes apresentam anticorpos antirreceptores de acetilcolina, o que serve para auxiliar o diagnóstico.

O diagnóstico é feito pelo quadro clínico, auxiliado por certos testes. Estes são feitos mediante uso de determinadas drogas. Inicialmente, no Brasil, utilizava-se o edrofônio (Tensilon®), importado. Hoje, prefere-se, por sua facilidade de aquisição e menor preço, a neostigmina (Prostigmina®). É clássico o uso dessa droga por via endovenosa, mas recomenda-se a via intramuscular. Esta tem vantagens sobre aquela, pois, apesar da maior demora do início do seu efeito, dura muito mais. O edrofônio termina seu efeito em poucos minutos, enquanto a neostigmina dura até cerca de meia hora. Em adultos, injeta-se uma ampola (1,5 mg) no início; se não produz efeito, injeta-se mais uma. Em crianças, utiliza-se 0,15 mg/kg. Quando o teste é positivo, nota-se inicialmente discreta fasciculação dos músculos orbiculares das pálpebras antes que a blefaroptose desapareça parcial ou totalmente. A paralisia dos músculos oculomotores reage menos que o levantador da pálpebra. É prudente ter em mãos uma ampola de atropina para o caso raro de reações colinérgicas (Figura 35).

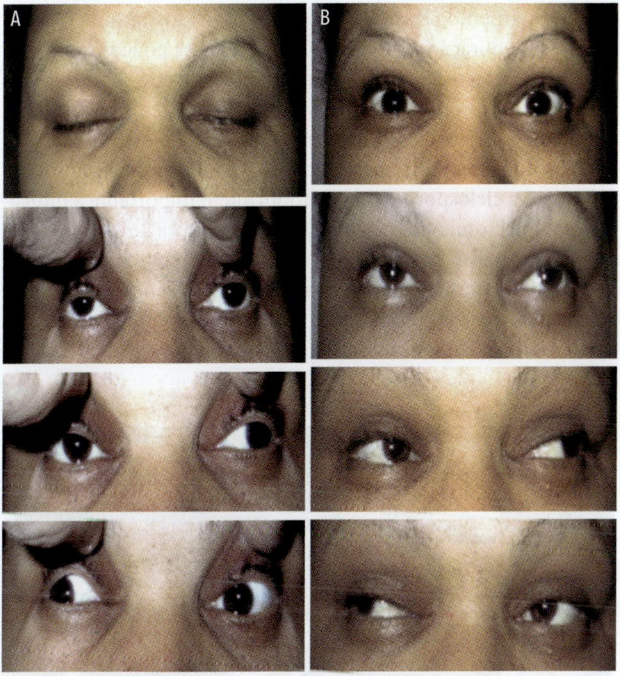

Figura 35 Teste de prostigmina em paciente portadora de miastenia grave. (A) Situação antes da injeção. (B) Cinco minutos após a injeção.

Há também um teste eletrofisiológico, simples e útil. O teste sorológico, que investiga a presença dos anticorpos antirreceptores de acetilcolina, é útil como auxiliar no diagnóstico, mas falha em boa porcentagem de pacientes. Há o crioteste, com aplicação de gelo sobre o olho fechado, pois a miastenia melhora com o frio.

O tratamento clássico é feito com a piridostigmina (Mestinon®). Tem duração de cerca de 4 horas e causa poucos efeitos colaterais muscarínicos. Essa droga tem pouco efeito sobre os músculos oculomotores. O uso dos corticosteroides, sim, pode ter algum efeito sobre eles. Mas, como essa droga não deve ser utilizada prolongadamente, pode-se apelar para os imunossupressores, como a ciclosporina ou a azatioprina. É importante a indicação da timectomia nos casos de timoma (Figura 36).

Outras causas de paralisia oculomotora são o traumatismo direto sobre os músculos e a miosite. Uma afecção rara é a oftalmoplegia externa progressiva, que afeta inicialmente os músculos oculomotores e o levantador da pálpebra, estendendo-se, às ve-

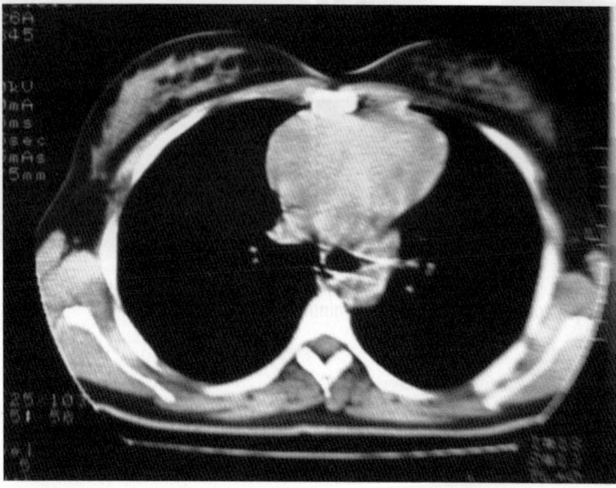

Figura 36 Radiografia de tórax mostrando timoma em paciente com miastenia grave.

zes, a outros músculos faciais, do pescoço e dos ombros. É geralmente bilateral e simétrica. Ela é progressiva, sem remissões e não responde a nenhum tratamento.

ESTRABISMOS RESTRITIVOS

Na seção sobre paralisias oculomotoras, foram discutidos os estrabismos incomitantes causados por falta de força de um ou mais músculos extraoculares. Nesta seção, abordam-se os estrabismos provocados por anomalias das forças passivas. Essas anomalias podem ser provocadas por diversos fatores, entre eles os mais frequentes são: contraturas musculares, aderências pós-operatórias, especialmente após reoperações, cirurgia para descolamento de retina, fibroses musculares, congênitas ou adquiridas, orbitopatia de Graves e miosite.

Para o seu diagnóstico, utilizam-se os testes citados no item sobre motricidade ocular. Os mais importantes são: observação antes de iniciar a operação, sob anestesia geral profunda; dução passiva; e teste do equilíbrio das forças elásticas (*spring test balance test*), proposto por Jampolsky e Bicas em 1975.

O tratamento cirúrgico desse tipo de estrabismo exige conhecimento dos testes perioperatórios e experiência cirúrgica.

Síndrome de Brown

Em 1950, Harold Brown descreveu uma síndrome, que denominou síndrome da bainha do oblíquo superior. Ela caracteriza-se principalmente por forte limitação de elevação do olho em adução, tanto ativa quanto passiva, mas nota-se também arregalamento do olho afetado na adução e exotropia na supraversão. É em geral monocular, mas há casos binoculares. Normalmente, é esporádica, mas há raros casos familiares.

Na PPO, pode haver ortotropia ou, nos casos mais intensos, certa hipotropia, que se acentua à adução (Figura 37). A elevação central geralmente também é limitada, embora menos que em adução; em abdução, o caso típico seria a elevação livre, mas há casos em que há ligeira limitação. Em alguns raros casos, pode-se conseguir a elevação do olho em adução mediante manobra digital (Figura 37). Alguns pacientes adotam discreto torcicolo, inclinando a cabeça para o lado do olho afetado ou isso mais levantamento do mento (Figura 38). O OS pode estar normo ou hiperfuncionante.

Quanto à patogenia, Brown, ao descrever a síndrome, acreditava que ela fosse causada por inelasticidade da bainha do tendão do OS; no entanto, posteriormente, verificou-se que, embora essa causa possa existir em raros casos, na maioria das vezes ocorre por inelasticidade do músculo OS ou por anomalia da tróclea, que impede o deslizamento do tendão em seu interior.

O tratamento da síndrome é cirúrgico. Deve-se operar apenas nos casos em que há hipertropia na PPO ou torcicolo. Há casos sem hipertropia nessa posição, mas, se o olho afetado for o dominante, há forte elevação secundária do outro olho. A operação mais frequente é o alongamento do tendão do OS. Contudo, nos casos muito acentuados, pode-se realizar a tenotomia do OS medialmente ao reto superior.

A correção cirúrgica pode acarretar um quadro de paresia do OSD, com hiperfunção do OI ipsolateral.

Muitas vezes, a cirurgia é frustrante, pois depois dela o paciente encontra-se tal como era antes. Nesse caso, há que esperar, pois o quadro pode melhorar com o passar do tempo.

A síndrome é geralmente congênita, mas pode haver casos adquiridos por processo inflamatório abrangendo a região da tróclea. Esses casos podem responder satisfatoriamente com injeção de corticoide nessa região ou por via oral.

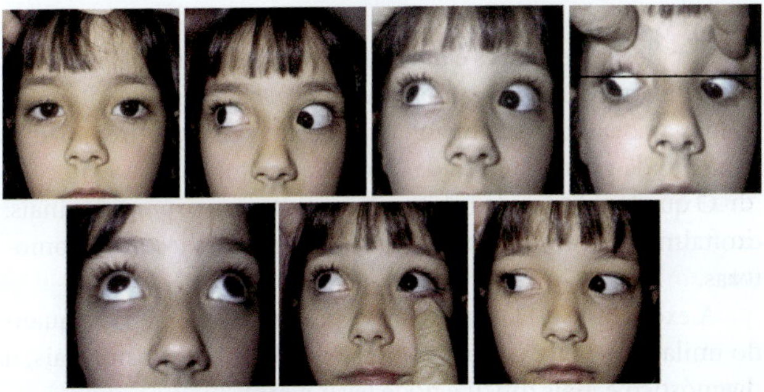

Figura 37 Síndrome de Brown. Notam-se a restrição de elevação do olho em adução, a ortotropia em posição primária, a divergência e supraversão e a discreta hiperfunção do oblíquo superior.

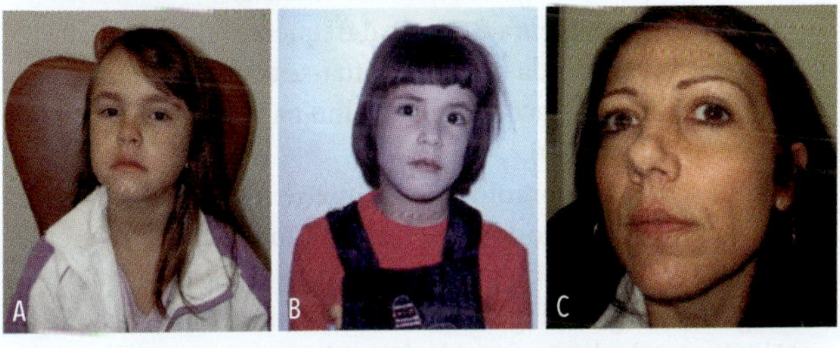

Figura 38 Torcicolo causado pela síndrome de Brown. As três pacientes apresentavam a síndrome no olho esquerdo. (A) A paciente girava ligeiramente a cabeça para o lado oposto e inclinava-a para o lado do olho afetado. (B) Essa paciente apenas inclinava a cabeça para o lado do olho afetado. (C) Paciente que levantava o mento e girava a cabeça para o lado afetado, de modo a colocar o olho na posição oposta à de maior manifestação da síndrome para fundir as imagens.

Orbitopatia da moléstia de Graves

A moléstia de Graves é uma enfermidade autoimune, mais frequente em mulheres, que afeta vários órgãos independentemente, mas associados. Acompanha-se em geral de hipertireoidismo, aumento da glândula tireoide (bócio) e orbitopatia.

O quadro clínico da orbitopatia caracteriza-se por três sinais: exoftalmia, retração da pálpebra superior e alterações oculomotoras.

A exoftalmia está quase sempre presente e assimétrica; quando unilateral e os exames funcionais da tireoide são normais, o diagnóstico é mais difícil e pode levar a erro.

A magnitude da exoftalmia é variável e pode ser muito intensa (Figura 39), às vezes necessitando de cirurgia de descompressão da órbita para evitar lesão ao nervo óptico. Inicialmente, acompanha-se de edema periocular, congestão das veias conjuntivais e quemose, que pode chegar a ser muito intensa.

A retração da pálpebra é um sinal frequente (sinal de Dalrymple) (Figura 40). A borda palpebral situa-se acima da margem superior do limbo e não acompanha o olho na infraversão (sinal de von Graefe) (Figura 40).

Os músculos oculomotores estão quase sempre afetados, tornando-se inelásticos; todos podem estar, mas o mais frequentemente afetado é o reto inferior, provocando hipotropia, que pode ser de grande ângulo. É geralmente bilateral e assimétrica (Figura 41). O teste de dução forçada é positivo.

Quanto ao diagnóstico, a imagem de ressonância magnética das órbitas é a mais demonstrativa, por visualizar o espessamento muscular, que, entretanto, preserva o tendão, ao contrário do que se vê na miosite (Figura 42).

Os exames para a função tireóidea são úteis.

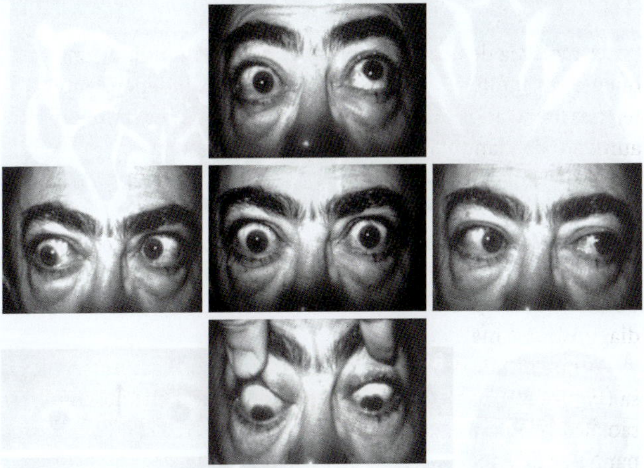

Figura 39 Moléstia de Graves, com grande exoftalmia e limitação de elevação do olho direito.

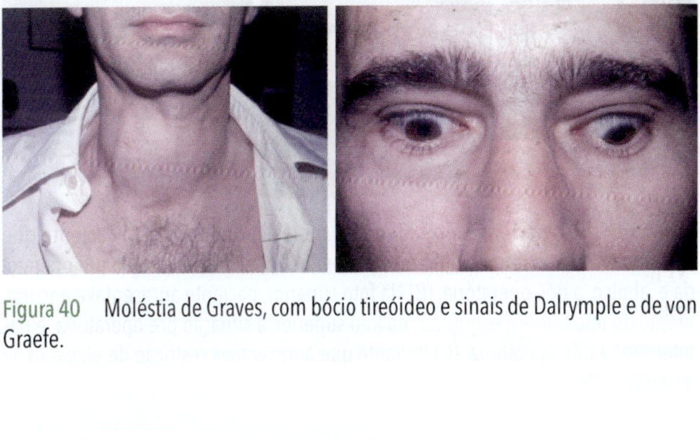

Figura 40 Moléstia de Graves, com bócio tireóideo e sinais de Dalrymple e de von Graefe.

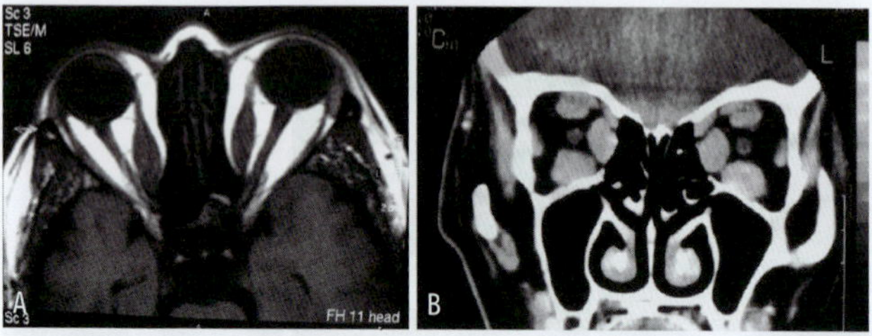

Figura 41 Moléstia de Graves. Note o espessamento dos músculos oculomotores. Em A, estão espessados os retos mediais, preservando os tendões. Em B, estão espessados todos os músculos.

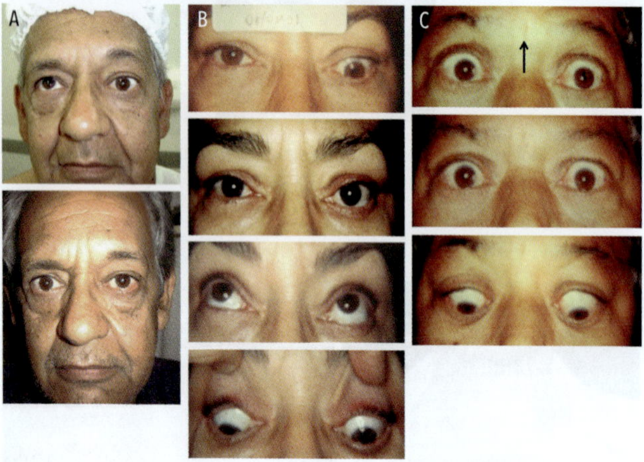

Figura 42 Três pacientes portadores de moléstia de Graves. (A) Paciente que apresentava encurtamento do reto superior direito; acima, a situação pré-operatória e, abaixo, a pós-operatória. (B) Na foto superior, paciente apresentava encurtamento do reto inferior esquerdo; na foto superior, a situação pré-operatória, e nas inferiores a pós-operatória. (C) Paciente que apresentava restrição de elevação de ambos os olhos.

O tratamento tem duas fases; a parte clínica compete ao endocrinologista. Na fase aguda, os corticosteroides são úteis. O tratamento das perturbações oculomotoras é cirúrgico. No entanto, a cirurgia deve esperar até que o quadro esteja controlado e o quadro oculomotor esteja estabilizado. A estratégia é sempre o retrocesso do músculo encurtado (Figura 41).

Fibroses dos músculos oculomotores

Fibrose generalizada de Brown

Quadro congênito, não progressivo, hereditário autossômico dominante e típico: blefaroptose, olhos dirigidos para baixo por conta da inelasticidade do reto inferior, o que obriga a manter forte elevação do mento e forte convergência na tentativa de supraversão. No plano horizontal, pode haver ortotropia, exotropia ou, mais frequentemente, exotropia (Figura 43). Apresenta alta incidência familiar (Figura 44). Alguns pacientes apresentam também outras anomalias congênitas. O prognóstico cirúrgico não é favorável e consta de amplo retrocesso dos retos inferiores, mas corre-se o risco de os eixos ópticos ficarem escondidos pela blefaroptose, e a cirurgia para levantamento das pálpebras é perigosa, por risco de ressecamento da córnea. A estratégia é realizar essas cirurgias com moderação. No caso de desvio horizontal, pode-se corrigi-lo simultaneamente.

Fibroses isoladas

São geralmente esporádicas, unilaterais e de um só músculo (Figuras 45 e 46). O músculo afetado com maior frequência é o reto inferior, mas já foi observada fibrose do reto superior e dos horizontais.

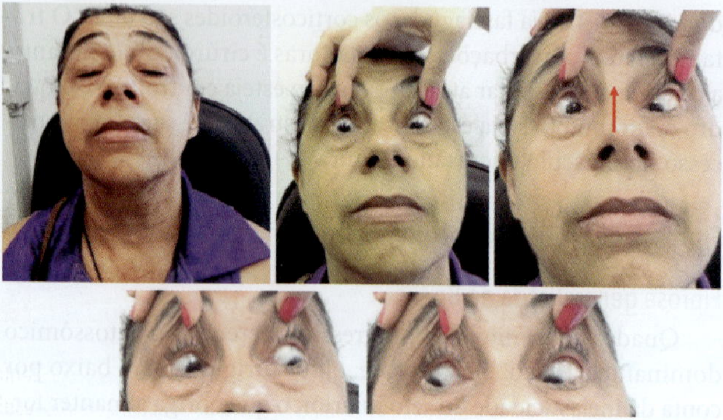

Figura 43 Fibrose generalizada de Brown; notam-se a total restrição de elevação dos olhos e a convergência na tentativa de elevação. As versões laterais estão preservadas.

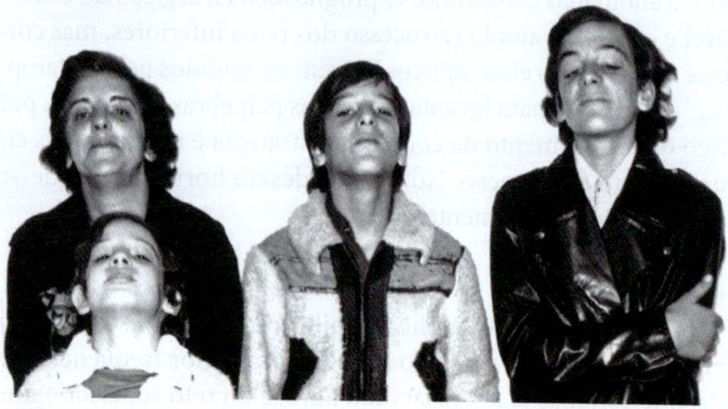

Figura 44 Mãe e três filhos com fibrose generalizada de Brown. Há mais um filho com a síndrome, que não aparece na foto.

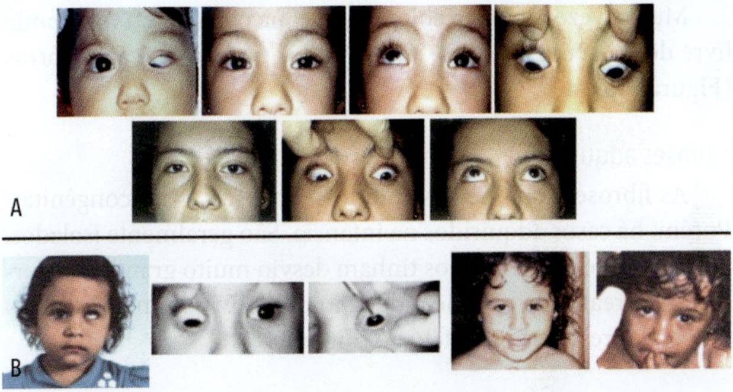

Figura 45 Duas pacientes com fibrose muscular isolada congênita. (A) A paciente apresentava fibrose do reto inferior esquerdo; as fotos superiores mostram o resultado após um mês da cirurgia (tenotomia livre do reto superior) e as inferiores, após 15 anos. Note a melhora do quadro com o passar do tempo. (B) Paciente que apresentava fibrose do reto superior. As três fotos da esquerda mostram a situação pré-operatória, com grande hipertropia esquerda, restrição à elevação e dução passiva positiva. As duas fotos da direita mostram a situação pós-operatória.

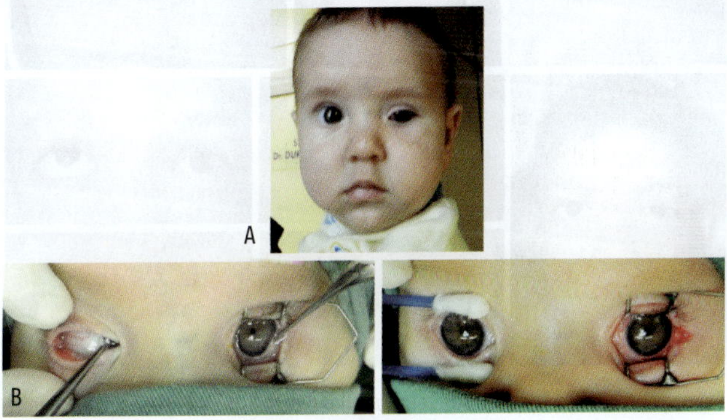

Figura 46 Paciente com fibrose congênita do reto lateral esquerdo. (A) Grande exotropia pré-operatória. (B) Situação perioperatória.

Muitas vezes, a única coisa possível na cirurgia é a tenotomia livre do músculo afetado. Os resultados podem ser satisfatórios (Figuras 45 e 46).

Fibroses adquiridas

As fibroses comentadas anteriormente são todas congênitas. Porém, há casos adquiridos na infância. São geralmente isolados. Todos os que presenciamos tinham desvio muito grande, e a correção foi realizada por meio de tenotomia livre do músculo afetado, com resultado satisfatório (Figura 47).

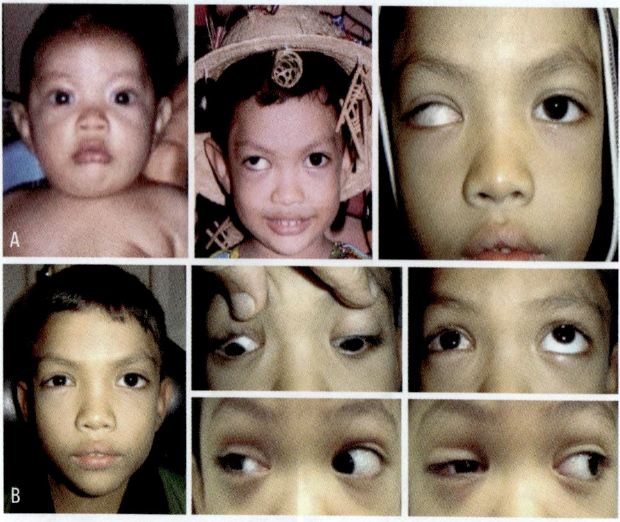

Figura 47 Fibrose adquirida do reto superior direito. (A) Evolução da fibrose entre o quarto e o oitavo mês. (B) Situação após tenotomia livre do reto superior e retrocesso do reto lateral.

Fraturas orbitárias

A fratura dos ossos periorbitários tem sido frequente, por conta dos acidentes de trânsito. A mais frequente é a do pavimento orbitário, seguida pela da parede medial. Cada uma delas causa quadro clínico próprio, que exige a participação cirúrgica do especialista em cabeça e pescoço, além do oftalmologista. São quadros geralmente graves e de difícil solução. A sua descrição é longa e não cabe ser abordada nesta obra.

NISTAGMO

O nome nistagmo provém do grego *nistagmós* e descreve os movimentos da cabeça para a frente e para trás da pessoa que adormece sentada.

Há diversas definições para o nistagmo, mas prefere-se a de Kestenbaum: "nistagmos são movimentos involuntários de vai e vem dos olhos, rítmicos e repetidos".

Como há vários tipos de nistagmo, aqui serão comentados apenas os que podem ser modificados em benefício dos pacientes.

A patogenia é terreno ainda hipotético; as considerações a esse respeito fogem do escopo desta obra.

O mais frequente na clínica é o infantil, que não causa sintomas visuais. Os adquiridos provocam oscilopsia e vertigem. A patogenia deles também foge ao escopo desta obra.

Classificam-se os tipos de nistagmo segundo algumas das suas características.

Quanto à velocidade das fases:

1. Nistagmo sacádico: as fases têm velocidades distintas, uma lenta e uma oposta, rápida.

Quanto à forma de aparecimento:

1. Nistagmo espontâneo: manifesta-se sem que seja necessário fator provocante. Os mais frequentes são os infantis, idiopáticos, denominados "motores", ou provocados por baixa visão. Pode ser intermitente, como o *nystagmus nutans*.
2. Nistagmos provocados por certas manobras:
   A. Nistagmo latente, próprio da síndrome de Ciancia, que surge na oclusão de um olho.
   B. Nistagmo optocinético, normal, provocado pela observação de objetos que se deslocam, como uma corrida de automóveis ou provocado pelo tambor de Bárány.
   C. Nistagmo vestibular, normal, provocado, térmico ou rotatório.
   D. Nistagmo patológico das lateroversões forçadas.
   E. Nistagmo voluntário, possível em certas pessoas.

Quanto à frequência: refere-se ao número de oscilações por unidade de tempo. As frequências mais comuns são entre 100 e 300/minuto, mas há os muito mais rápidos, como o voluntário.

Quanto à direção e ao sentido: horizontal, vertical ou rotatório. Pode haver combinações entre eles.

Nem sempre é possível enquadrar um nistagmo estritamente dentro de uma dessas categorias, pois muitas vezes os movimentos alteram-se de um momento para o outro, sujeitos a certos fatores, como atenção e direção do olhar. Pode haver, embora raro, o nistagmo monocular, como na esclerose múltipla; mas, nesses casos, observando-se atentamente, é possível detectar finos e rápidos movimentos também no outro olho.

O nistagmo infantil pode causar torcicolo, pois em certa posição do olhar sua frequência e a amplitude diminuem, melhorando assim a acuidade visual (Figura 48). Outras vezes, ele bloqueia-se em convergência (Figura 49), em supraversão (Figura 50) ou

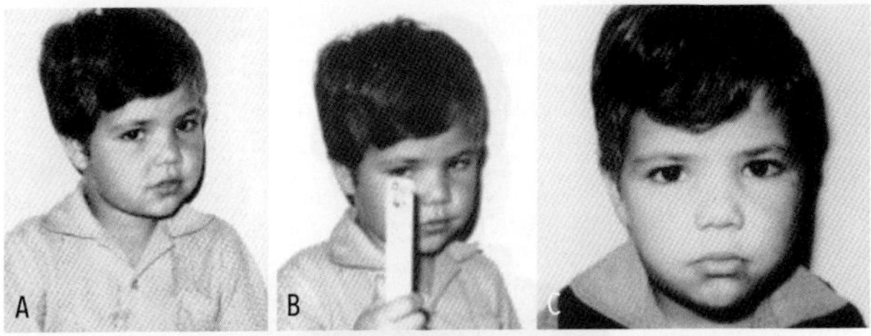

Figura 48 (A e B) Paciente com torcicolo para impedir nistagmo que bloqueia em dextroversão. (C) Eliminação do torcicolo após operação de Kestenbaum.

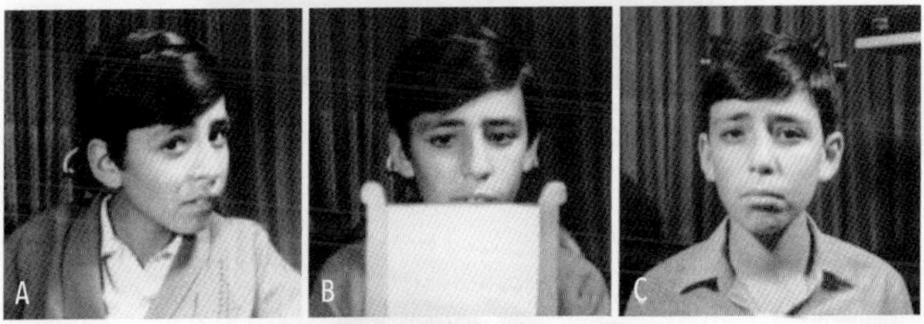

Figura 49 (A e B) Paciente com torcicolo para bloquear o nistagmo em convergência. (C) Eliminação do torcicolo após cirurgia de Kestenbaum.

com inclinação da cabeça (Figura 51). Porém, o torcicolo pode ser complexo quando a posição de bloqueio for mista (Figura 52).

O tratamento clínico é frustrante. Já foi tentado sem resultado, como o baclofen.

O tratamento cirúrgico visa a correção do torcicolo nos casos em que ele se bloqueia fora da posição primária. Há duas técnicas mais utilizadas: a de Kestenbaum e a de Anderson, propostas em 1953.

A técnica de Kestenbaum, indicada para o nistagmo horizontal que se bloqueia em posição lateral, consta de amplo retroces-

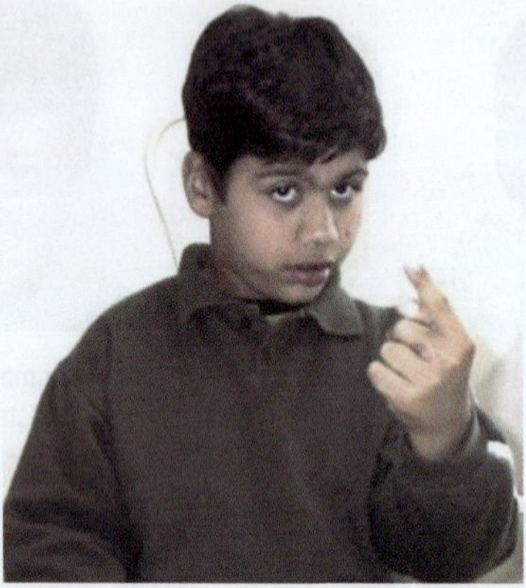

Figura 50 Paciente com torcicolo para impedir nistagmo que bloqueia em supraversão.

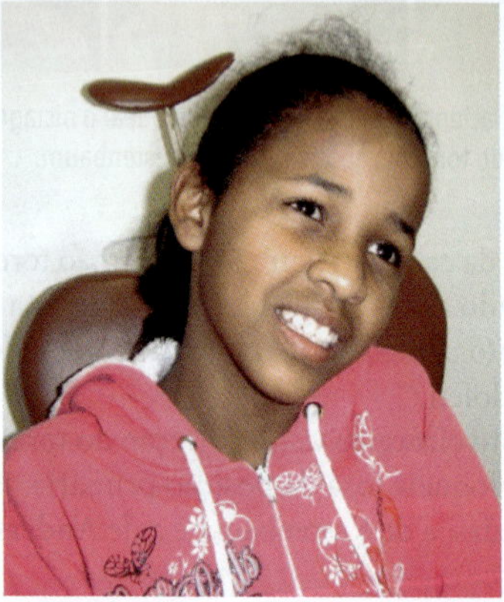

Figura 51 Paciente com torcicolo para impedir nistagmo que bloqueia com inclinação da cabeça para a esquerda.

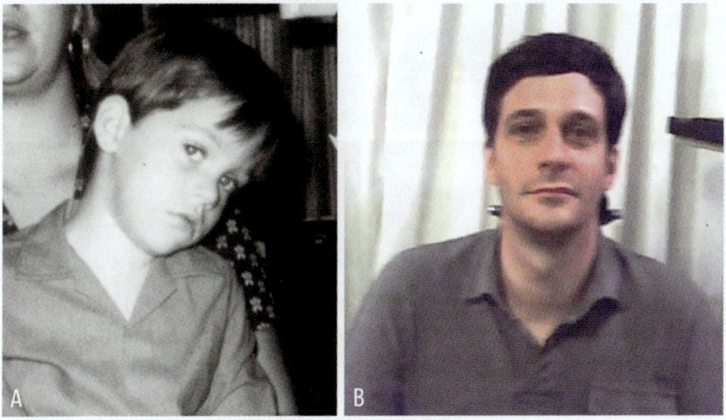

Figura 52 (A) Nistagmo com torcicolo que bloqueia em dextroversão e com inclinação da cabeça para o lado oposto. (B) Situação do paciente trinta anos depois, após cirurgia de Kestenbaum e cirurgia torcional.

so do reto lateral do olho do lado da posição de bloqueio e ressecção do reto medial desse olho, retrocesso do reto medial do outro olho e ressecção do reto lateral desse olho. Contudo, essa cirurgia precisa ser muito ampla, pois é necessário criar certa restrição à lateroversão para o lado do bloqueio. O retrocesso do reto medial é levemente menor que o do lateral. Por exemplo, retrocesso do lateral de 10 mm e do medial de 8 mm.

Anderson propôs, obedecendo ao mesmo princípio, realizar apenas os retrocessos, porém de magnitude ainda maior.

No nistagmo com posição de bloqueio em versões verticais, o princípio é o mesmo. Se a posição de bloqueio é em supraversão, retrocedem-se os retos superiores; se em infraversão, os inferiores. Se essas posições são muito forçadas, é possível também ressecar os retos oponentes.

Há nistagmos associados a estrabismo; nesses casos, o olho dominante bloqueia-se em uma posição excêntrica. Por exemplo,

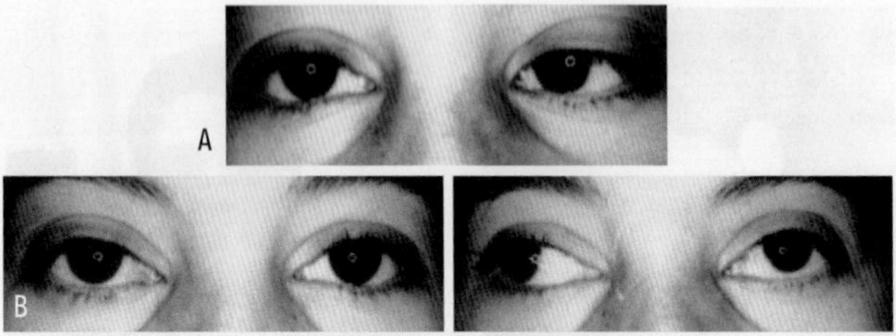

Figura 53 Menino com esotropia comitante do olho esquerdo. (A) Situação pré-operatória. (B) Situação após injeção de toxina botulínica no reto medial do olho esquerdo. Notam-se o desaparecimento da esotropia e a paralisia do reto medial.

realiza-se a técnica citada nesse olho; se o outro olho estiver em esotropia e o dominante bloqueia em abdução, a esotropia aumentará. Nesse caso, prefere-se operar o dominante e aguardar para observar a magnitude dela e depois operá-la. Se o olho estrábico estiver em exotropia e o dominante bloqueia em abdução, a sua operação tenderá a corrigi-la.

Bicas propôs bloquear esses nistagmos mediante forças geradas por campo magnético. A base do método é o fato de que as forças magnéticas agem sem contato com o olho. Essa força é causada por ímãs, que geram forças magnéticas intensas, com tamanhos reduzidos. Os ímãs são fixados no periósteo da órbita, na região interna ao rebordo orbitário, e uma placa metálica sobre a esclera, sob a conjuntiva e a cápsula de Tenon.

TRATAMENTO FARMACOLÓGICO DO ESTRABISMO

Toxina botulínica

Quando um músculo é paralisado, o olho desvia em direção ao seu antagonista. O músculo que permanece relaxado sofre um processo chamado contratura, caracterizado por encurtamento e consequente prejuízo de elasticidade, causada por perda de sarcômeros. O que ficou estirado alonga-se com o tempo, por ganho de sarcômeros. Essa é a explicação para o fato de que, por exemplo, se um reto lateral readquire sua força após uma paralisia, o paciente permanece com esotropia, exigindo cirurgia.

Com base nesse fenômeno, Scott e Ross propuseram a injeção de toxina botulínica no antagonista do músculo paralisado; essa droga produz paralisia temporária do músculo, impedindo a sua contratura, até que o músculo paralisado recupere sua força, ou o desvio será corrigido por cirurgia.

Produzida pelo *Clostridium botulinum*, a toxina apresenta sete frações antigênicas: A, B, C, D, E, F e G. Por razões técnicas, somente a fração A tem sido utilizada. Seu mecanismo parece ser o bloqueio da liberação da acetilcolina nas sinapses. Após a cessação do seu efeito, o músculo segue funcionando normalmente.

O produto é fabricado com o nome de Botox®, mas há outros laboratórios que o produzem com outros nomes. O Botox® é oferecido em frasco com 100 U de toxina tipo A em forma liofilizada.

A injeção intramuscular é feita com agulha especial recoberta por silicone, que funciona como eletrodo. Este é conectado pelo eletromiógrafo, que produz um som característico quando a extremidade descoberta da agulha penetra no músculo; então, a droga é injetada em quantidade variável, entre 50 e 150 µL, dependendo do caso.

Mendonça desenvolveu uma pinça especial para a injeção, independentemente do eletromiógrafo, que ficou conhecida como "pinça de Mendonça".

A injeção é realizada sob anestesia tópica em adultos e sob anestesia geral em crianças.

Experiência clínica: nunca observamos efeito sistêmico da droga. A única complicação observada é o extravasamento para outros músculos, como o levantador da pálpebra, o que ocorre com certa frequência, provocando blefaroptose temporária.

O efeito da droga perdura por 20 a 50 dias. Assim que ele se inicia, o desvio diminui, podendo chegar à sua inversão. Em seguida, esse efeito começa a diminuir e o olho retorna em direção ao desvio inicial. Se ele ultrapassa a posição primária, a injeção é repetida.

Scott e Kraft observaram redução da contratura muscular, exceto na moléstia de Graves.

Há vários trabalhos exibindo seus efeitos sobre o estrabismo, por exemplo, o de Almeida Santos. Analisando seus resultados em 128 pacientes, com 604 injeções, 99 em esotropia, 28 com exotropia e um com hipertropia, ele chegou às seguintes conclusões: bons resultados nas paralisias do VI nervo, bons resultados nas esotropias menores que 30^{Δ}, maus resultados nas exotropias e resultado nulo em um paciente com orbitopatia de Graves. A média das injeções foi de três.

A toxina botulínica tem sido aplicada na distonia da musculatura facial e, em seguida, passou a ser usada com finalidade estética e em outras alterações musculares.

Bupivacaína

Tem sido observado em animais de laboratório que a injeção de bupivacaína no músculo produz degeneração das fibras musculares, com dissolução das miofibrilas da banda Z. Outras estruturas não são destruídas, como as células-satélites, que produzem as células musculares. As células inflamatórias e os macrófagos removem as fibras musculares degeneradas em poucos dias. Após cerca de dois dias, as células-satélites são ativadas e inicia-se a regeneração do músculo, que atinge sua dimensão e força anterior, mas continua o crescimento por cerca de 180 dias.

Scott et al. observaram que o estrabismo que surge após a cirurgia da catarata também resulta da hipertrofia muscular induzida pela bupivacaína. Com essa observação, eles tiveram a ideia de empregar a droga com finalidade de corrigir o estrabismo, aumentando a força do músculo fraco ou do músculo oposto ao sentido do desvio em estrabismo comitante, efeito inverso ao da toxina botulínica. Injetaram 1,0 a 4,5 cc de bupivacaína no reto lateral de seis pacientes esotrópicos. A droga melhorou o alinhamento de quatro deles. Depois, Scott et al. experimentaram injetar toxina botulínica no antagonista do músculo em que injetaram a bupivacaína. O tratamento corrigiu uma média de 19,7 de desvio horizontal, e com injeção de bupivacaína aumentaram 5,8%.

A partir de então, a droga tem sido empregada no tratamento do estrabismo com bons resultados.

A CIRURGIA DO ESTRABISMO

A cirurgia é um capítulo essencial da estrabologia, pois a maioria dos casos é cirúrgica. Entretanto, é um capítulo extremamente longo, impossível de expor em um manual.

Para quem deseja ingressar na subespecialidade do estrabismo, indicam-se os livros *Os estrabismos – teoria e casos comentados* (Souza-Dias e Goldchmit) e *Estrabismo* (Prieto-Diaz e Souza-Dias).

LEITURA COMPLEMENTAR

1. Almeida Santos E. Tratamento farmacológico. In: Souza Dias C, Almeida H. Estrabismo, CBO. São Paulo: Roca; 2003. p. 105.
2. Anderson JR. Causes and treatment of congenital nystagmus. Br J Ophthalmol. 1953;37:267.
3. Bicas HEA. Ajustamentos posicionais oculares e estabilizações do equilíbrio oculomotor sem impedir rotações. Arq Bras Oftalmol. 1998;61(3):2943. Trabalho agraciado com o prêmio Oftam-CBE, 1998.

4. Bielschowsky A. Disturbances of the vertical motor muscles of the eyes. Arch Ophthalmol. 1938;20:175.
5. Bradley WG. Muscle fiber splitting. In: Mauro A (ed.). Muscle regeneration. New York: Raven Press; 1979. p. 2l5-32.
6. Brown H. Congenital structural muscle anomalies. In: Allen J. Strabismus ophthalmic symposium. 2.ed. St. Louis: Mosby; 1950. p. 205.
7. Carlson MR, Jampolsky A. An adjustable transposition procedure for abduction deficiencies. Am J Ophthalmol. 1979;87:382.
8. Ciancia A. La esotropía con limitación de abducción en el lactante. Arch Oftalmol B Aires. 1962;36:207.
9. Duane A. A new classification of the motor anomalies of the eyes based on physiologic principles, together with their symptoms, diagnosis and treatment. Ann Ophtalmol Otolaryngol. 1896;5:969.
10. Ejzenbaum F, Goldchmit M, Souza-Dias CR. Surgical correction of progressive high myopic esotropia by Yamada's technique: report of two cases. Arq Bras Oftalmol. 2005;68(4):547-50.
11. Ejzenbaum F, Goldchmit M, Souza-Dias C, Vadas MFG. Correção cirúrgica do estrabismo horizontal em portadores de alta miopia. Arq Bras Oftalmol. 2001;64(2):97-101.
12. Elliott RL, Nankin SJ. Anterior transposition of the inferior oblique. J Pediatr Ophthalmol Strabismus. 1981;18:35.
13. Goldchmit M, Scott ASB. Avaliação da motilidade extrínseca ocular de pacientes facectomizados sob anestesia retrobulbar. Arq Bras Oftalmol. 1994;57:114.
14. Goldstein JH. Monocular vertical displacement of the horizontal rectus muscles in the A and V patterns. Am J Ophthalmol. 1967;64:265.
15. Gursoy H, Basmak H, Sahin A, Yildirin N, Aydin Y, Colak E. Long-term follow-up of bilateral botulinum toxin injections versus bilateral recessions of the medial rectus muscles for treatment of infantile esotropia. J AAPOS. 2012;16(3):269-73.
16. Huber A. Duane's retraction syndrome. Considerations on pathogenesis and aetiology of the different forms of Duane's retraction syndrome. Im Strabismus 1969. London: Henry Kimpton; 1970. p. 36.
17. Jampolsky A. Superior rectus contracture syndrome. In: Lennerstrand G (ed.). Update on strabismus and pediatric ophthalmology. Proceedings of the Joint International Strabismological Association (ISA) and Ame-

rican Association of Pediatric Ophthalmology & Strabismus (AAPOS) Meeting, Vancouver, Canada, June 1994. Ann Arbor, MI: CRC Press; 1995. p. 279.

18. Jampolsky A. The forced head tilt test: some facts and fictions. In: Prieto-Díaz J (ed.). Actas del XII Congreso del Consejo Latinoamericano de Estrabismo (CLADE). La Plata, Argentina: Gráfica Lifra; 1996. p. 209.
19. Jampolsky A, Bicas HEA. Balancing of tonic and mechanical forces in strabismus surgery. Apresentado ao X Congresso Panamericano de Oftalmologia, Porto Rico, 1975. [Não publicado.]
20. Jampolsky AS. Duane syndrome. In: Rosenbaum AL, Santiago AOP. Clinical strabismus management. Saunders; 1999. p. 325.
21. Kestenbaum A. Une nouvelle opération du nystagmus. Bull Soc Ophthalmol Fr. 1953;6:599.
22. Komorowsky TE, Shepard B, Okland S, Carlson BM. An electrion microscopic study of local anesthetic-induced skeletal muscle fiber degeneration and regeneration in the monkey. J Orthop Res. 1990;8:495-503.
23. Krzizok TH, Kaufmann H, Traupe H. New approach in strabismus surgery in high myopia. Br J Ophthalmol. 1997;81(8):625-30.
24. Mendonça TFS, Cronemberger MF, Lopes MCE, Nakanami CR, Bicas HEA. Electromyograph assistance and Mendonça's forceps – a comparison between two methods of botulinum toxin A injection into the extraocular muscle. Arq Bras Oftalmol. 2005;68(2):245.
25. Morad Y, Kowal L, Scott AB. Lateral rectus muscle disinsertion and reattachment to the lateral orbit wall. Br J Ophthalmol. 2005;89:983.
26. Neely D, Helveston E, Thuente D, Plager D. Relationship of dissociated vertical deviation and the timing of initial surgery for congenital esotropia. Ophthalmology. 2001;108:487.
27. Prieto-Díaz J (ed.). Actas del XII Congreso del Consejo Latinoamericano de Estrabismo. La Plata; 1997. p. 139.
28. Prieto-Díaz J. Algunos comentarios sobre la esotropía congénita. Arch Oftalmol B Aires. 1991;66:40.
29. Prieto-Díaz J. Five years follow-up of large (6-9 mm) bimedial recession in the management of early onset, infantile esotropia with Ciancia syndrome. Binocular Vision. 1986;1:209.
30. Prieto-Díaz J. Large bilateral medial rectus recession in early esotropia with bilateral limitation of abduction. J Ped Ophthalmol Strabismus. 1980;17:101.

31. Prieto-Díaz J. Surgical management of congenital (or infantile) esotropia with Ciancia syndrome. In: 2nd International Symposium on Strabismus. Barcelona: Jims; 1988. p. 303.
32. Prieto-Díaz J, Prieto-Díaz IM. Long-term outcome of treated congenital/infantile esotropia: does early surgical binocular alignment restoring (subnormal) binocular vision guarantee stability? Binocular Vision. 1998;4:249.
33. Prieto-Díaz J, Souza-Dias C. Estrabismo. Buenos Aires: Ediciones Científicas Argentinas; 2005.
34. Prieto-Díaz J, Souza-Dias C. Strabismus. 4.ed. Woburn: Butterworth Heinemann; 2000. p. 155.
35. Rosenblatt JD, Woods RI. Hypertrophy of rat extensor digitorum longus muscle injected with bupivacaine. A sequential histochemical. Immune histochemical, histological and morphometric study. J Anat. 1992;181:11.
36. Scott AB, Kraft SP. Botulinum toxin injection in the management of lateral rectus paresis. Ophthalmologica. 1985;92:676.
37. Scott AB, Miller J, Kevin R, Shien BS. Bupivacaine injection in the lateral rectus to treat esotropia. JAAPOPS. 1999;13(2):199.
38. Scott AB, Ross ASK. Botulinum injection treatment of congenital esotropia. Smith Kettlewell Eye Research Foundation. Não publicado, 1985.
39. Souza-Dias C. Asymmetrical bilateral paresis of the superior oblique muscle. Journal of AAPOS. 2007;11(1):12.
40. Souza-Dias C. Considerações etiopatogênicas e tratamento cirúrgico do fenômeno conhecido por upshoot e downshoot que acompanha a síndrome de Duane em alguns pacientes. Rev Bras Oftalmol. 1978.
41. Souza-Dias C. Considerações etiopatogênicas sobre a assim chamada "divergência sinérgica". Rev Latinoamericana de Estrabismo. 1979;3:42.
42. Souza-Dias C. Estrabismo: cirurgia dos músculos oblíquos – indicações e técnicas. São Paulo: Santos; l982.
43. Souza-Dias C. Peculiaridades de diagnóstico e indicações cirúrgicas em alguns casos de paresia bilateral do oblíquo superior. Rev Bras Oftalmol. 1973;35:245.
44. Souza-Dias C. Surgical management of superior oblique muscle paresis. In: Moore S, Mein J, Stockbridge L (eds.). Orthoptic; past, present, future. New York: Stratton Intercontinental; 1976. p. 379.

45. Souza-Dias C, Goldchmit M. Os estrabismos: teoria e casos comentados. Cultura Médica: Rio de Janeiro; 2011. p. 104-11, 122, 171-87, 224-35, 259-314, 512.
46. Souza-Dias C, Uesugui CF. Postoperative evolution of the planned initial overcorrection in intermittent exotropia. Binocular Vision. 1993;8:141.
47. Yamada M, Taniguchi S, Muroi T, Satofuka S, Nishina S. Rectus eye muscle paths after surgical correction of convergent strabismus fixus. Am J Ophthalmol. 2002;134(4):630-2.
48. Yokohma T, Ataka S, Tabushi H, Shiraki K, Miki T. Treatment of progressive esotropia caused by high myopia: a new surgical procedure based on its pathogenesis. In: Jan Tjeerd de Faber (ed.). European Strabological Association; Meeting (27th 2001, Firenzi). Transactions. Lisse: Sweets & Zeitilinger; 2002, p. 45.

6 Glaucoma

Niro Kasahara
Maurício Della Paolera

CONCEITO E CLASSIFICAÇÃO

Glaucoma é uma neuropatia óptica crônica, progressiva e multifatorial caracterizada pela perda de tecido neural no disco óptico. Ela resulta na aparência típica da cabeça no nervo óptico, conhecida como escavação, e no defeito correspondente no campo visual. A doença é a segunda causa de cegueira no mundo e a principal de cegueira irreversível. A forma mais prevalente é o glaucoma primário de ângulo aberto (GPAA), que acomete cerca de 2% dos indivíduos com mais de 40 anos. No mundo, em 2015, 57,5 milhões de pessoas foram afetadas pela doença e, em 2020, estima-se em 65,5 milhões o número de acometidos.

Os sintomas iniciais do glaucoma são sutis, por isso mais da metade dos indivíduos afetados não sabe ter a doença. O diagnóstico precoce é importante, pois o prognóstico será bom se, por um lado, o tratamento for instituído cedo no curso da doença; por outro lado, não tratar pode levar à cegueira irreversível.

Os principais fatores de risco para o glaucoma são idade avançada, história familiar, etnia negra, córnea fina e pressão intraocular (PIO) elevada. O único fator de risco tratável é a PIO elevada, e as terapêuticas disponíveis objetivam reduzi-la.

O glaucoma pode ser classificado como aberto ou fechado, de acordo com a amplitude do ângulo formado pela face posterior da córnea e o folheto anterior da íris. Pode ainda ser classificado em primário ou secundário, dependendo da identificação ou não de uma causa específica, como efeito colateral de medicações ou excesso de pigmentação, células inflamatórias ou material pseudoesfoliativo dentro do olho.

A elevação da PIO é apenas um fator de risco e não parte da definição do glaucoma. Por um lado, a doença pode estar presente em pacientes mesmo com PIO normal (glaucoma de pressão normal). Por outro lado, pacientes com PIO elevada, mas sem escavação e defeito correspondente no campo visual, são classificados como hipertensos oculares.

ANATOMIA DO SISTEMA DE DRENAGEM

A PIO é regulada pelo equilíbrio entre a produção do humor aquoso (HA) e sua drenagem. O HA é produzido no corpo ciliar e secretado para a câmara posterior; atravessa a pupila e chega à câmara anterior, sendo drenado pelo trabeculado, canal de Schlemm e veias episclerais e, em menor quantidade, pela via uveoescleral (Figura 1).

ANATOMIA DO NERVO ÓPTICO

Os axônios das células ganglionares da retina convergem em direção à cabeça do nervo óptico ou disco óptico, atravessam a lâmina cribriforme e chegam ao corpo geniculado lateral. Fatores tróficos necessários para o metabolismo das células ganglionares são transportados dos axônios terminais ao corpo celular, locali-

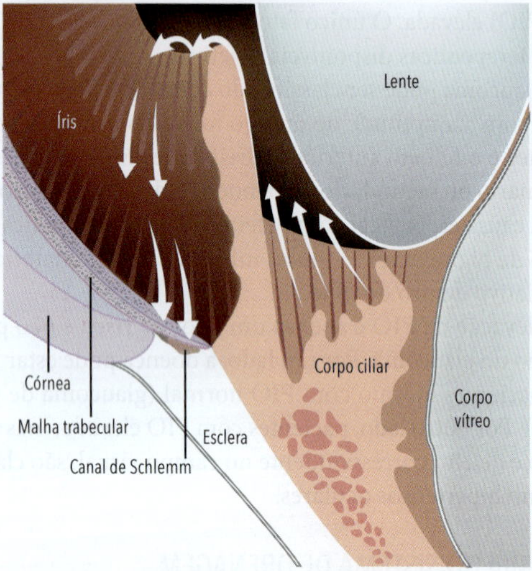

Figura 1 Fluxo do humor aquoso.

zados na retina (fluxo retrógrado), e dos axônios para o corpo geniculado lateral (fluxo anterógrado). O diâmetro do disco óptico (cerca de 1,5 mm) varia consideravelmente entre indivíduos. A convergência dos axônios no disco é visível no tecido conhecido como rima neural e tem coloração rosa-alaranjada. A ausência de tecido neural no centro do disco óptico forma uma depressão central fisiológica conhecida como escavação (Figura 2).

FATORES DE RISCO

O principal fator de risco para o desenvolvimento de glaucoma é a PIO. A PIO normal varia entre 12 e 21 mmHg. Acima de

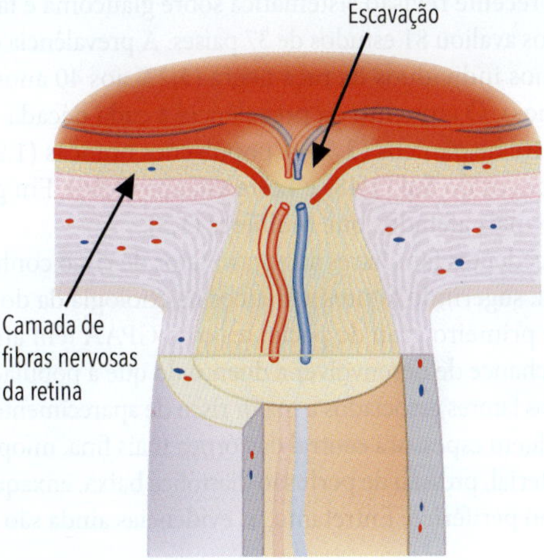

Figura 2 A cabeça do nervo óptico.

22 mmHg, é considerada hipertensão ocular. No *Baltimore Eye Survey*, o risco de glaucoma aumentou de acordo com a elevação da PIO, especialmente entre 22 e 29 mmHg (comparado a PIO < 15 mmHg) e acima de 30 mmHg (comparado a 13 a 40 mmHg). O *Barbados Eye Study Group*, em coorte de 9 anos, observou que o risco de glaucoma aumentava 12% para cada aumento de 1 mmHg na PIO. A incidência aumentava de 1,8%, para pessoas com PIO basal ≤ 17 mmHg, para 22,3%, naqueles com PIO basal > 25 mmHg. O risco atribuído era de 37% nos pacientes com PIO > 21 mmHg.

A idade é outro fator de risco importante no glaucoma. A partir da sexta década de vida, a prevalência dobra para cada década. A taxa de 0,1% na quarta década eleva-se até 10% na oitava.

Uma recente revisão sistemática sobre glaucoma e fatores demográficos avaliou 81 estudos de 37 países. A prevalência de GPAA é maior nos indivíduos da raça negra (5,2% aos 40 anos e 12,2% aos 80 anos). O aumento da prevalência a cada década de vida é maior entre hispânicos (2,31) e populações brancas (1,99) e menor nos povos do Sul (1,48) e Leste asiático (1,56). Em geral, homens são mais afetados que mulheres (1,3).

Antecedentes familiares são outro fator de risco conhecido no glaucoma, sugerindo fatores genéticos na etiologia da doença. Parentes de primeiro grau de pacientes com GPAA têm até oito vezes mais chance de desenvolver a doença do que a população geral.

Outros fatores associados a maior risco de aparecimento de glaucoma incluem espessura central da córnea mais fina, miopia, hipertensão arterial, pressão de perfusão diastólica baixa, enxaqueca e vasoespasmo periférico. Entretanto, as evidências ainda são fracas.

GENÉTICA

A maioria dos mecanismos moleculares envolvidos no desenvolvimento do glaucoma ainda não é conhecida. Nenhuma herança mendeliana simples pode explicar a transmissão familiar do glaucoma. Mutações genéticas em várias populações foram identificadas em estudos de ligação e de associação pangenômicos (GWAS). Vinte *loci* diferentes já foram descritos no GPAA, porém somente dois genes, *myocilin* e *optineurin*, são considerados causadores da doença, enquanto o papel de outros *loci*, genes e variantes ainda é controverso.

PATOGENIA

A patogenia do glaucoma não é plenamente esclarecida, mas acredita-se que no GPAA a dificuldade na drenagem do HA pelo trabeculado ocasione o aumento relativo da PIO. Esta provoca estresse mecânico nas estruturas posteriores do bulbo ocular, especialmente na lâmina cribriforme, o ponto mais frágil e pelo qual passam os axônios das células ganglionares que formam o nervo óptico. O estresse mecânico induzido pela PIO resulta em compressão, deformação e remodelagem da lâmina cribriforme e consequente interrupção do fluxo axonal retrógrado e anterógrado e morte da célula ganglionar por privação de fatores tróficos.

A atrofia neurodegenerativa também é observada nos pacientes sem elevação da PIO. Nestes indivíduos, outros fatores podem atuar concomitantemente, como comprometimento microvascular e autorregulação deficiente, estresse oxidativo, excitotoxicidade e pressão intracraniana anormalmente baixa no espaço subaracnóideo retrobulbar, levando a maior gradiente pressórico na lâmina cribriforme.

Em nível citopatológico, a morte das células ganglionares ocorre por apoptose, processo de morte celular programada que ocorre sem inflamação, caracterizado por fragmentação do DNA, adesão da cromatina à carioteca e cariorréxis; agregação de componentes citoplasmáticos e diminuição da célula; formação de vacúolos autofágicos e destruição enzimática das estruturas intracelulares. Todo esse processo é regulado pelas caspases. Uma vez ativadas, essas enzimas, proteases aspartilcisteína específicas, iniciam processo sequencial que leva à proteólise de componentes citosólicos e nucleares que culmina na destruição das células, cujos resíduos são imediatamente fagocitados por macrófagos sem deixar vestígio.

DIAGNÓSTICO

O GPAA é assintomático até os estádios mais avançados da doença. A perda do campo visual periférico é gradual e, muitas vezes, ela não é percebida pelo paciente até que seja acentuada. Acredita-se que mais de 30% das células ganglionares da retina são perdidas antes que os defeitos de campo visual sejam detectados. Os achados clínicos do GPAA incluem o ângulo iridocorneal aberto, alterações típicas do disco óptico e defeitos correspondentes no campo visual. A PIO elevada é achado comum na maioria dos pacientes.

Medida da pressão intraocular

A tonometria é o exame da medida da PIO. O tonômetro de aplanação de Goldmann é o instrumento mais utilizado na prática clínica. Além dele, existem outros modelos de tonômetro utilizados, como Tono-Pen® (digital e portátil), tonômetro de aplanação de Perkins (que pode ser utilizado com o paciente em decúbito dorsal), tonômetro de Pascal (que corrige a medida da PIO pela histerese corneal) e tonômetro de não contato.

A medida da PIO é influenciada pela medida da espessura da córnea. Indivíduos com córnea espessa podem ter medidas falsamente elevadas da PIO, ao passo que aqueles com córneas mais finas apresentam medidas da PIO hipoestimadas.

Avaliação do disco óptico

A avaliação do disco óptico é o método mais importante no diagnóstico e na avaliação da progressão da doença. Essa avaliação pode ser feita com o auxílio de lentes acessórias (Volk) na lâmpada de fenda ou com o oftalmoscópio direto sob midríase. O disco óptico é composto por uma rima neural, circular, e uma área central sem tecido neural, a escavação (Figura 3). O aumento da escavação provocado pela perda das fibras nervosas que constituem o nervo óptico é um sinal característico de glaucoma; esse

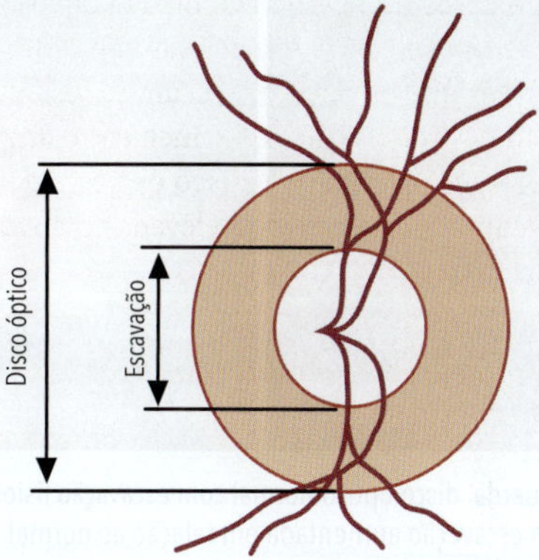

Figura 3 Representação esquemática da observação oftalmoscópica do disco óptico e da escavação.

aumento pode ser concêntrico, vertical e progressivo. Outros sinais incluem defeito localizado na rima neural (*notch*), assimetria de escavação entre os olhos, hemorragia do disco óptico e atrofia parapapilar (Figuras 4 a 6). A observação da camada de fibras nervosas da retina é difícil clinicamente, porém a fotografia do fundo de olho (retinografia) com luz aneritra pode evidenciar defeitos característicos conhecidos como sinal de Hoyt. A documentação do aspecto do disco óptico por meio da retinografia é fundamental no acompanhamento de pacientes com glaucoma ou com suspeita da doença.

Avaliação do campo visual

A perimetria (avaliação do campo visual) é utilizada para o diagnóstico funcional do glaucoma. É útil para o acompanhamen-

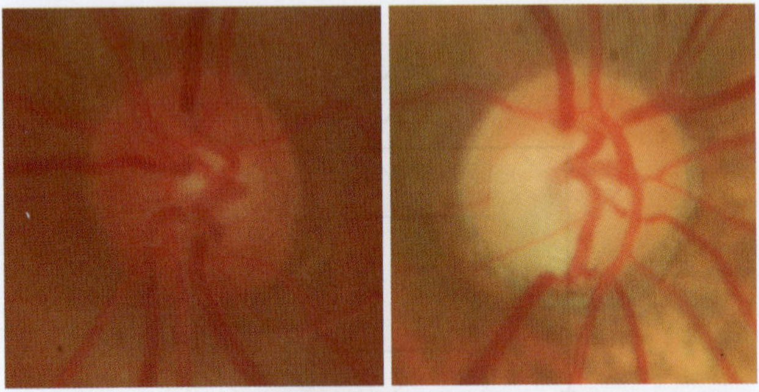

Figura 4 À esquerda, disco óptico normal com escavação fisiológica; à direita, disco óptico com escavação aumentada em relação ao normal e perda da rima neural inferior (*notch*).

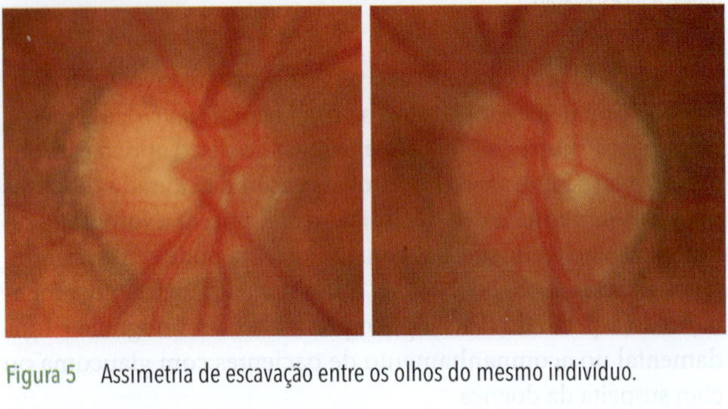

Figura 5 Assimetria de escavação entre os olhos do mesmo indivíduo.

to dos pacientes e para avaliar a progressão da doença. A perimetria computadorizada utiliza um pequeno estímulo luminoso branco (tamanho III de Goldmann) projetado em uma cúpula branca. O equipamento mais utilizado na prática clínica é o perímetro de

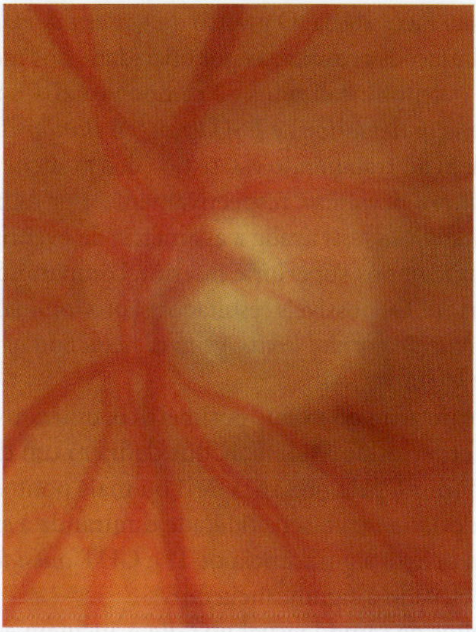

Figura 6 Hemorragia do disco óptico.

Humprey. Os programas mais utilizados são o 24-2 (que avalia os 30° centrais do campo visual) e a estratégia SITA (*Swedish Interactive Thresholding Algorithm*).

O exame impresso apresenta uma série de dados. Os índices de confiabilidade (perdas de fixação, falso-positivo e falso-negativo) indicam a atenção do paciente durante o exame. O gráfico numérico indica o valor do limiar de sensibilidade (menor intensidade luminosa percebida pelo paciente em escala logarítmica inversa) em cada ponto do campo visual e o gráfico em tons de cinza mostra a concepção visual para o examinador. O gráfico de *total deviation* (numérico e de probabilidades) compara os limiares de sensibilidade do paciente com o banco de dados normativos para a sua faixa etária. O gráfico de *pattern deviation* corrige eventuais alterações provocadas por opacidade dos meios ópticos e evidencia defeitos localizados do campo visual. Os índices globais, MD (*mean deviation*) e PSD (*pattern standard deviation*), correspondem ao tratamento estatístico dos gráficos de *total deviation* e *pattern deviation*, respectivamente. Por último, o GHT (*glaucoma hemifield test*) avalia a assimetria de eventuais defeitos entre os hemicampos superior e inferior, comparando cinco regiões simétricas. Os possíveis resultados são: *within normal limits*, *borderline*, *outside normal limits*, *general reduction of sensitivity* e *abnormally high sensitivity*.

Na interpretação do exame perimétrico, utilizam-se com frequência os critérios de Anderson, que definem um defeito glaucomatoso mínimo pela presença de 3 ou mais pontos no gráfico de *pattern deviation* com sensibilidade diminuída à significância de 5% e um deles à significância de 1%; GHT *outside normal limits* e PSD elevado à significância de 5%.

Os defeitos de campo visual no GPAA incluem escotoma arqueado superior ou inferior (Figura 7), degrau nasal que respeita o meridiano horizontal, escotoma paracentral e depressão generalizada da sensibilidade. Os pacientes fazem exames periódicos para detectar defeitos novos ou aumento dos defeitos existentes no campo visual.

Gonioscopia

A gonioscopia é o exame que avalia o ângulo da câmara anterior formado entre a face posterior da córnea e o folheto anterior da íris. Utiliza-se uma lente auxiliar (Goldmann ou Zeiss) com o paciente na lâmpada de fenda e observam-se as estruturas do ângulo, a saber, a linha de Schwalbe, o trabeculado pigmentado e não pigmentado, o esporão escleral, a sombra do corpo ciliar e a

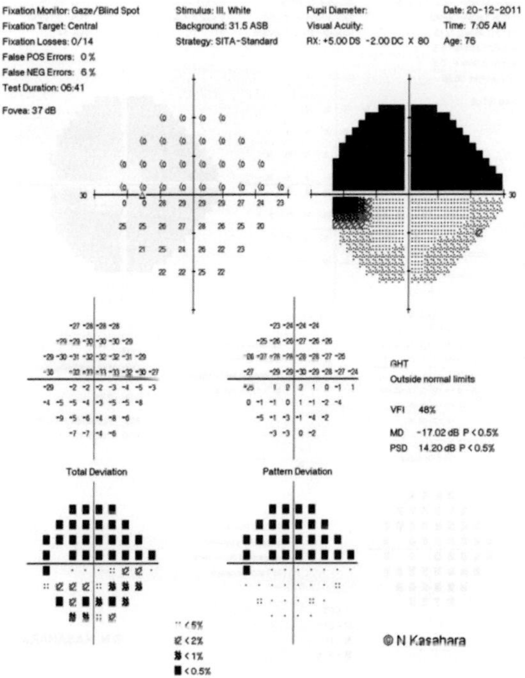

Figura 7 (A) Exame de campo visual de paciente com escotoma arqueado superior. *(continua)*

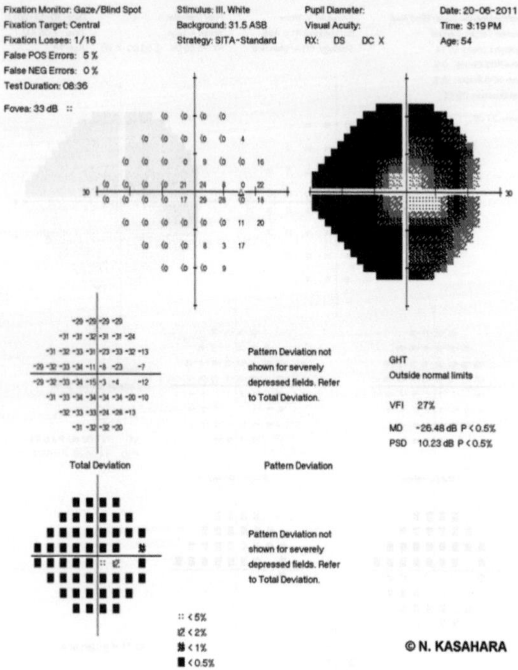

Figura 7 *(continuação)* (B) Exame perimétrico de paciente com ilha central de visão em glaucoma avançado.

raiz da íris. Quando todas essas estruturas são visíveis, o ângulo é considerado aberto.

TRATAMENTO

Objetivo

O objetivo do tratamento é reduzir a PIO para manter estáveis o nervo óptico, a camada de fibras nervosas da retina e o campo visual. Os estudos demonstram que quanto mais baixa a PIO menores as chances de progressão da doença. A PIO-alvo é considerada o valor teórico que impede a progressão do glaucoma e é diferente para cada paciente. Os estudos demonstram que a redução da PIO pode diminuir tanto o aparecimento quanto a progressão do glaucoma, mesmo nos pacientes cuja PIO não seja elevada. Todas as medicações usadas no tratamento do GPAA atuam para diminuir a PIO. O objetivo é reduzir a PIO basal em 20 a 30%. A pressão-alvo deve ser menor ainda se o paciente continua a piorar. As formas de redução da PIO incluem medicações, terapia com *laser* e cirurgia incisional.

Tratamento clínico

O tratamento clínico compreende basicamente o uso de colírios. Com frequência, os pacientes necessitam de mais de uma medicação para reduzir a PIO. As drogas antiglaucomatosas são classificadas nas seguintes categorias:

- Os análogos da prostaglandina são as medicações mais eficazes na redução da PIO e as de primeira escolha. Reduzem a PIO por aumento do fluxo uveoescleral. Apresentam poucos efeitos colaterais, entre os quais hiperpigmentação da íris, crescimento dos cílios e atrofia do tecido adiposo periorbital.

- Os bloqueadores beta-adrenérgicos diminuem a produção ativa do HA pelo corpo ciliar. Possuem mesmos efeitos colaterais dos sistêmicos e são contraindicados em pacientes com asma, doença pulmonar obstrutiva crônica (DPOC), bradicardia e miastenia *gravis*.
- Os inibidores da anidrase carbônica (IAC) tópicos ou orais diminuem a produção do HA pelo corpo ciliar; os efeitos colaterais dos IAC orais incluem fadiga, parestesias e cálculos renais. São utilizados quando se necessita de redução rápida da PIO por curto período de tempo.
- Os agonistas alfa-2-adrenérgicos diminuem a produção do HA pelo corpo ciliar e aumentam a drenagem por mecanismo não esclarecido. Provocam hiperemia conjuntival e alergia ocular.

Estas medicações são usadas em combinação para se atingir a PIO-alvo. Embora de uso tópico, podem provocar efeitos colaterais sistêmicos e devem ser inquiridas em todos os pacientes em tratamento para glaucoma.

Tratamento cirúrgico e *laser*

A trabeculoplastia a *laser* provoca diminuição da PIO por aumentar a drenagem do HA pelo trabeculado. Pode ser feita com *laser* de argônio ou *Nd:YAG laser* de frequência duplicada (trabeculoplastia seletiva). A técnica consiste na aplicação de pulsos de energia sobre o trabeculado, provocando estiramento inicial dos poros da malha trabecular; em longo prazo, acredita-se que promova a regeneração das células lesadas e, assim, a melhora da função de drenagem do HA. Está indicada para pacientes que usam medicação máxima antes de se recomendar a cirurgia incisional.

Nos casos em que a progressão do dano glaucomatoso está ocorrendo mesmo com o uso de colírios ou *laser*, ou a pressão-alvo não foi atingida, opta-se pela cirurgia antiglaucomatosa. Pacientes com glaucoma avançado e que necessitam de PIO muito baixa também são candidatos à cirurgia. A cirurgia mais utilizada é a trabeculectomia, com bom índice de sucesso, porém não isenta de complicações. Funciona por criar uma via alternativa à drenagem do HA, uma bolha entre a CA e o espaço subconjuntival (Figura 8). Apresenta insucesso de até 30% após 10 anos, e o uso de antifibróticos (mitomicina-C) previne a cicatrização no espaço subconjuntival. Todo paciente com trabeculectomia funcionante apresenta uma bolha na conjuntiva superior que corresponde ao HA represado.

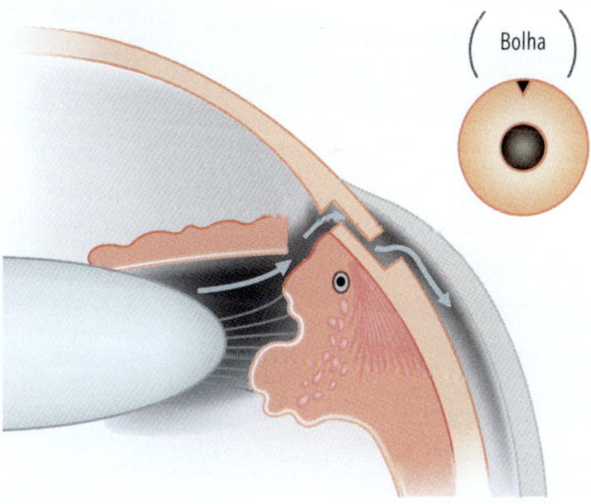

Figura 8 Representação esquemática da drenagem do humor aquoso pela bolha da trabeculectomia.

Os dispositivos artificiais de drenagem (Baerveldt e Ahmed) são constituídos por um tubo de silicone ligado a um prato externo que é fixado na esclera. Nessa técnica, o HA é drenado pelo tubo até uma cápsula fibrosa que se forma ao redor do prato do implante. São indicados nos casos em que a trabeculectomia cicatrizou ou nos olhos com altas chances de insucesso, como em formas secundárias de glaucoma.

Em última instância, os procedimentos ciclodestrutivos são indicados. A ciclofotocoagulação a *laser* diminui a produção do HA por provocar a destruição do corpo ciliar. Pela chance de diminuir a acuidade visual, esse procedimento é utilizado em glaucomas refratários a outras cirurgias e olhos com baixa visão.

Lentes de contato | 7

Adamo Lui Netto
Elisabeth Brandão Guimarães
Giovana A. Fioravanti Lui

INTRODUÇÃO

As lentes de contato (LC) são um importante recurso óptico, além das lentes oftálmicas, para a correção das ametropias. Têm também função terapêutica no tratamento de algumas doenças oculares.

INDICAÇÕES PARA O USO DE LENTE DE CONTATO

- Correção óptica das ametropias.
- Cosmética.
- Estética.
- Terapêutica.

Correção óptica das ametropias

As LC permitem melhor visão, porque acompanham o eixo visual e não apresentam as aberrações e as distorções prismáticas existentes com o uso de óculos. São recomendadas para corrigir:

- Altas ametropias: reduzem as aberrações das lentes oftálmicas.

- Astigmatismos irregulares: LC oferecem melhores condições visuais ao paciente, corrigindo erros refrativos, como a miopia e o astigmatismo irregular secundário a transplante de córnea, cirurgia refrativa, pós-trauma e ectasia corneal.
- Anisometropia: o uso dos óculos dificulta a visão binocular pela presença de aniseiconia. As LC são especialmente úteis na prevenção da ambliopia na criança, principalmente nos casos de anisometropia hipermetrópica. Nos adultos, são indicadas com o intuito de diminuir a aniseiconia nos casos de anisometropia refrativa.
- Afacia unilateral: diminui a aniseiconia e favorece a binocularidade.
- Forias: dependem do tipo de erro refracional e da exigência de acomodação. Portanto, as LC são indicadas na hipermetropia associada à esoforia, por demandarem menor acomodação, e na miopia associada à exoforia, por exigirem maior acomodação.
- Nistagmo: podem melhorar a acuidade visual por acompanharem os movimentos dos olhos, manterem o centro óptico sobre o eixo visual e diminuírem as aberrações.

Indicações cosméticas

- Encobrir opacidades corneais ou outros defeitos do segmento anterior.
- Diminuir fotofobia nos casos de albinismo, aniridia, iridectomia e coloboma de íris.
- Evitar diplopia: utilizar lente cosmética com pupila preta.

Indicações estéticas

- A maioria dos pacientes deseja substituir os óculos em busca de melhorar a aparência física e o convívio social, além de obter maior facilidade e conforto para a prática de esportes. As LC corrigem todos os tipos de ametropias.

Indicações terapêuticas

- Alívio da dor, proteção e tamponamento da córnea, facilitação da cicatrização e tratamento de olho seco grave com lentes especiais.

Vantagens das lentes de contato sobre os óculos

- Miopia: as LC reduzem o efeito de minimificação de imagens das lentes negativas.
- Hipermetropia: ao contrário do que ocorre na miopia, as LC reduzem o efeito de magnificação de imagem das lentes positivas.
- Astigmatismo regular: nas LC, há redução das aberrações induzidas pela toricidade das lentes cilíndricas.
- Presbiopia: vantagem estética por meio das técnicas de monovisão, LC bifocais, multifocais, LC para longe e óculos para perto.
- Alterar a cor dos olhos, podendo ou não proporcionar correção óptica.

INTOLERÂNCIA AO USO DOS ÓCULOS

- Deformidades faciais após trauma, ausência de nariz ou orelha, alergias ao material das armações dos óculos.

INDICAÇÕES DAS LC GELATINOSAS (LCG)

- Estética.
- Uso terapêutico.

- Lentes cosméticas.
- Nistagmo.
- Prática de esportes.
- Uso esporádico.
- Intolerância às LC rígidas gás-permeáveis (RGP).
- Local de trabalho com partículas em suspensão.

INDICAÇÕES DAS LC RÍGIDAS GÁS-PERMEÁVEIS

- Estética.
- Astigmatismo irregular.
- Opacidades ou cicatrizes corneais.
- Dificuldade de manuseio das LC gelatinosas ou intolerância a elas.
- Local de trabalho com poluentes químicos.

CONTRAINDICAÇÕES PARA O USO DE LENTE DE CONTATO

Fatores de ordem geral

- Paciente desmotivado.
- Distúrbios psicológicos.
- Crianças, idosos ou deficientes físicos sem assistência de outra pessoa para a colocação, retirada e cuidados com a LC.
- Baixo erro refracional.
- Higiene pessoal ruim, principalmente das mãos.
- Incapacidade de entender os riscos relacionados ao uso da LC.

Fatores de origens profissionais/ambientais (contraindicação relativa)

- Ambientes muito secos e/ou poluídos.
- Ambientes com produtos químicos voláteis.

Nesses casos, é importante orientar o uso dos óculos de proteção. Para as pessoas que trabalham em ambientes com ar condicionado ou muito secos, é necessário prescrever lubrificantes oculares.

Fatores relacionados a alterações oculares

Toda lesão ocular, seja ela de origem inflamatória, infecciosa ou degenerativa, deve ser tratada antes de se iniciar a adaptação de qualquer LC.

Fatores relacionados a alterações sistêmicas

- Imunodeprimidos.
- Embebição gravídica e lactação com consequente edema corneal e alteração refracional.
- Menopausa: alteração na qualidade e na quantidade do filme lacrimal.
- Hipertireoidismo com exoftalmia e ceratite decorrente de exposição corneal.
- Acne rosácea associada a ceratopatia pontilhada, dilatação dos vasos sanguíneos da conjuntiva e olho seco.
- Sinusite, rinite, asma e alergias durante os períodos de crise podem causar desconforto pelo lacrimejamento, fotofobia e congestão ocular.
- Medicações que alteram o filme lacrimal: anti-histamínicos, antidepressivos tricíclicos, isotretinoína e diuréticos.

Contraindicações absolutas

- Aids.
- Diabete melito descompensado.

- Olho seco grave com uso da LC para finalidade óptica.
- Distúrbios psiquiátricos, alcoolismo crônico.
- Infecção do sistema lacrimal.
- Qualquer quadro ocular de origem infecciosa ou inflamatória.

LIMPEZA, ASSEPSIA E CONSERVAÇÃO DAS LENTES DE CONTATO

Os depósitos das LC provêm de filme lacrimal, poluentes do meio ambiente, células da descamação da córnea, impurezas das mãos do usuário, estojos mal conservados e drogas tópicas e sistêmicas.

Todas as LC de uso diário requerem limpeza, desinfecção e conservação adequada ao material correspondente.

Recomenda-se a seguinte rotina de manutenção de ordem geral para todos os tipos de LC:

- Limpeza do estojo: com uma escova destinada a esse procedimento, lavar o estojo com água quente e detergente. A troca do estojo deve ser realizada pelo menos a cada 3 meses.
- Higiene ocular e das mãos: manter as mãos limpas e as unhas asseadas. Antes de manusear as lentes de contato, lavar as mãos com sabonete neutro, enxugando depois com toalha que não solte fiapos.
- Deve-se friccionar suavemente a LC por cerca de 20 segundos.
- A remoção de proteínas deve ser feita por meio de limpador enzimático, e sua frequência dependerá principalmente do tempo de troca e de características individuais do paciente. LC descartáveis e de troca programada frequente não precisam de limpeza enzimática.
- Realizar descarte no tempo adequado para cada tipo de LC.

A água de torneira é totalmente proibida para o enxágue das LC. O soro fisiológico não é indicado para meio de conservação e limpeza das LC, pois está sujeito à contaminação.

LEITURA COMPLEMENTAR

1. Coral-Ghanem C, Kara-José N. Lentes de contato. Rio de Janeiro: Cultura Médica; 2003.
2. Coral-Ghanem C, Kara-José N. Lentes de contato na clínica oftalmológica. 3.ed. Rio de Janeiro: Cultura Médica; 2005.
3. Lui-Netto A, Alves MR, Lui ACF, Lui GAF, Giovedi Filho R, Lui TAF, et al. Avaliação clínica comparativa de lentes progressivas na correção da presbiopia. Rev Bras Oftalmol. 2009;68:129-33.
4. Lui-Netto A, Coral-Ghanem C, Oliveira PR. Lentes de contato. Rio de Janeiro: Cultura Médica/Guanabara Koogan; 2008.
5. Lui-Netto A, Coral-Ghanem C, Oliveira PR. Lentes de contato. 2.ed. Rio de Janeiro: Cultura Médica/Guanabara Koogan; 2011.
6. Moreira SBM, Moreira H, Moreira LB. Lentes de contato. 3.ed. Rio de Janeiro: Cultura Médica; 2004. p.307-9.
7. Stein HA, Freeman MF, Stein RM, Maund LD. Residents contact lens curriculum manual. 2.ed. New Orleans: CLAO; 1999. p.143-59.

8 Neuro-oftalmologia

Fábio Ejzenbaum

ALTERAÇÕES PUPILARES (ANISOCORIA)

A reação pupilar responde a estímulos autonômicos parassimpáticos (miose) ou simpáticos (midríase). O paciente que apresenta anisocoria (diferença no diâmetro pupilar maior que 0,5 mm), possui uma alteração do sistema eferente.

Na história, é imprescindível questionar sobre sintomas associados, traumatismos, uso de colírios ou outras medicações, além de histórias de doenças pregressas (p.ex., sífilis).

Para determinar qual pupila é a anormal, o ideal é examinar o paciente em condições fotópicas (se aumentar a anisocoria, a alteração é no sistema nervoso parassimpático) e escotópicas (neste caso, a alteração é no sistema nervoso simpático).

Sistema nervoso simpático

O sistema nervoso simpático tem seu primeiro neurônio no hipotálamo, que desce pelo tronco e pela medula lateral até fazer sinapse no centro cilioespinhal de Budge (nível C8-T1). O segundo neurônio segue pelo ápice pulmonar até o gânglio cervical superior, no qual o terceiro neurônio ascende acompanhando a artéria carótida pelo seio cavernoso. Nesse ponto, as fibras responsáveis pela inervação do músculo de Müller e da pupila seguem pela fissura orbital superior acompanhando o trigêmeo. As fibras responsáveis pela sudorese da hemiface acompanham a carótida externa. Dessa maneira, o paciente com lesão do simpático apresenta pupila miótica, ptose palpebral pequena e alteração da sudorese da hemiface (Figura 1).

Nesse caso, a alteração é a síndrome de Horner (blefaroptose, miose e pseudoenoftalmo e, por vezes, alteração da sudorese da hemiface – anidrose).

A lesão pode estar no 1º neurônio (acidente vascular cerebral da região vertebrobasilar, infarto medular, tumores) ou no 2º neurônio (carcinoma do ápice pulmonar – Pancoast –, adenoma de tireoide, neurofibroma). Em crianças, principalmente nos re-

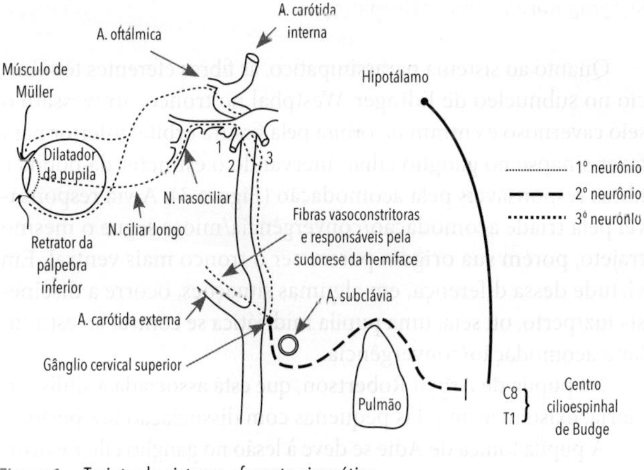

Figura 1 Trajeto do sistema eferente simpático.

cém-nascidos com heterocromia de íris, deve-se fazer diagnóstico diferencial com neuroblastoma e trauma de parto. A lesão no 3º neurônio tem como principais causas a cefaleia em *cluster*, a síndrome paratrigeminal de Reader, a otite média, a síndrome de Tolosa-Hunt e a dissecção de artéria carótida interna. Esta última condição é considerada uma emergência, e deve-se suspeitar dela quando há Horner associada à dor retroauricular com irradiação para o pescoço (Figura 2).

Quanto ao diagnóstico, utilizam-se dois colírios (que, infelizmente, não estão disponíveis no Brasil). O colírio de cocaína 10% dilata apenas a pupila normal, já o colírio de hidroxianfetamina 1% é útil ao diferenciar lesões do 1º e do 2º neurônios daquelas do 3º neurônio (nos dois primeiros casos, ocorre dilatação pupilar). Uma alternativa seria o uso de colírio de fenilefrina a 1%, que dilata as lesões pós-ganglionares.

Sistema nervoso parassimpático

Quanto ao sistema parassimpático, as fibras eferentes têm início no subnúcleo de Edinger-Westphal no tronco, atravessam o seio cavernoso e entram na órbita pela fissura orbital inferior para fazer sinapse no gânglio ciliar, inervando o esfíncter da pupila e fibras responsáveis pela acomodação (Figura 3). A via responsável pela tríade acomodação/convergência/miose segue o mesmo trajeto, porém sua origem parece ser o tronco mais ventral. Em virtude dessa diferença, em algumas situações, ocorre a discinesia luz/perto, ou seja, uma pupila midriática se contrai ao estimular a acomodação/convergência.

Na pupila de Argyll Robertson, que está associada à sífilis terciária, existem as pupilas pequenas com dissociação luz/perto.

A pupila tônica de Adie se deve à lesão no gânglio ciliar e ocorre mais comumente em mulheres jovens. No quadro agudo, en-

A

B

C

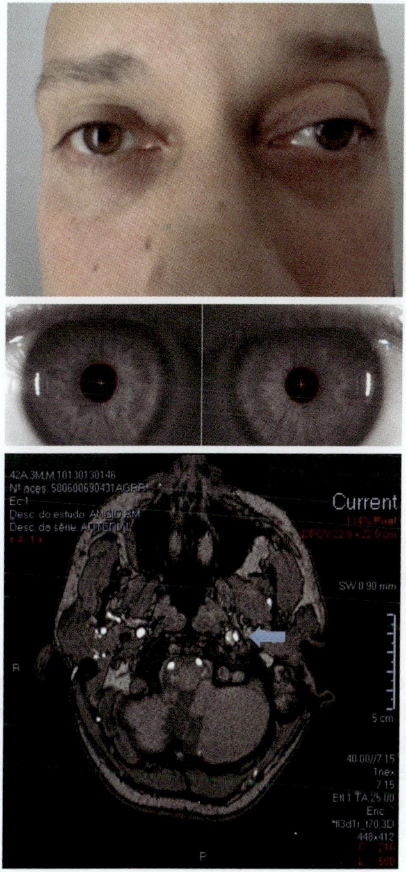

Figura 2 Paciente com síndrome de Horner por aneurisma dissecante de carótida. A) Notam-se blefaroptose e miose do OE. B) Observa-se, em maior aumento, a anisocoria. C) Observa-se (seta) o sinal do duplo lúmen (característico do aneurisma).

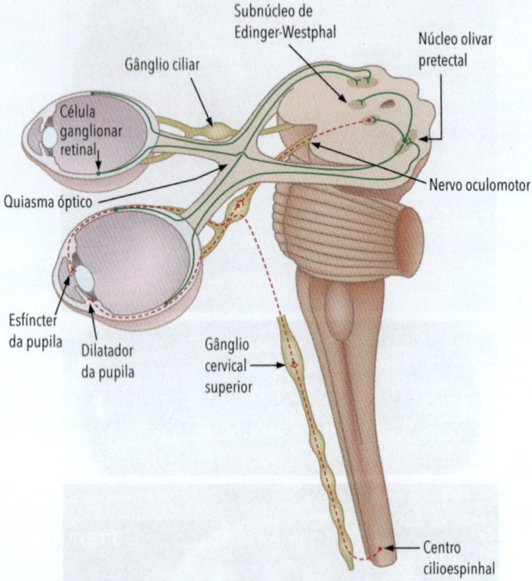

Figura 3 Via eferente do sistema nervoso parassimpático.

contram-se pupila dilatada e visão borrada para perto (déficit de acomodação). Depois, segue-se regeneração aberrante, que permite ao paciente acomodar-se normalmente, porém a pupila mantém-se dilatada, contraindo-se de forma muito lenta no estímulo de convergência. Além disso, como algumas áreas pupilares têm inervação restabelecida e outras não, há contração irregular da pupila, que origina movimentos "vermiformes" pupilares. Geralmente, associa-se à perda de reflexos tendinosos profundos. O diagnóstico é confirmado instilando-se pilocarpina 0,125%, pois, como os receptores pós-sinápticos estão hipersensibilizados, a pupila normal não se contrai e a doente fica miótica.

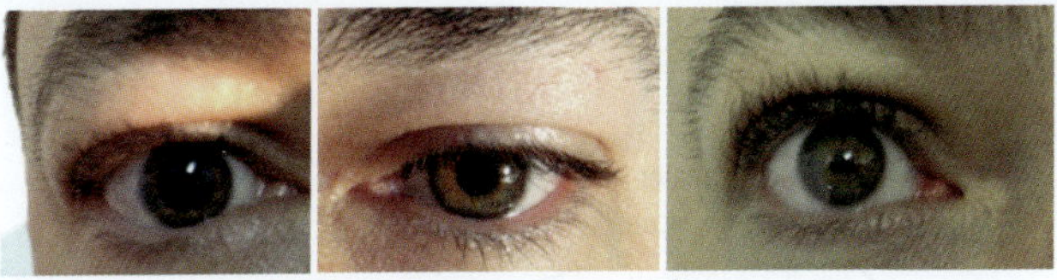

Figura 4 A) Paciente com pupila tônica de Adie à direita. B) Nota-se midríase do OD. C) Melhora da midríase após instilação de pilocarpina 0,125%.

Na paralisia do III nervo craniano, quando há comprometimento pupilar, ocorre midríase acompanhada de limitação da motilidade ocular extrínseca (adução, elevação e abaixamento do olho acometido). Nesses casos em que existe anisocoria, é essencial entender que pode se tratar de emergência, pois o acometimento pupilar na paralisia do III nervo é sinal de lesão compressiva (artéria basilar ou comunicante posterior).

MIASTENIA GRAVIS

A miastenia gravis (MG) é um distúrbio neuromuscular caracterizado por déficit motor e fatigabilidade da musculatura esquelética. É uma doença crônica autoimune, resultante da ação de anticorpos contra os receptores nicotínicos pós-sinápticos de acetilcolina na junção neuromuscular. Pode acometer indivíduos de diferentes faixas etárias, com picos de incidência em mulheres entre 20 e 30 anos e em homens entre 50 e 60 anos (distribuição bimodal). A manifestação clínica caracteriza-se por fraqueza da musculatura esquelética que piora no decorrer do dia. Os sinais oftalmológicos mais comuns são a ptose palpebral assimétrica e o estrabismo (diplopia). Quando a fraqueza é restrita às pálpebras e à musculatura extrínseca ocular, é chamada MG forma ocular;

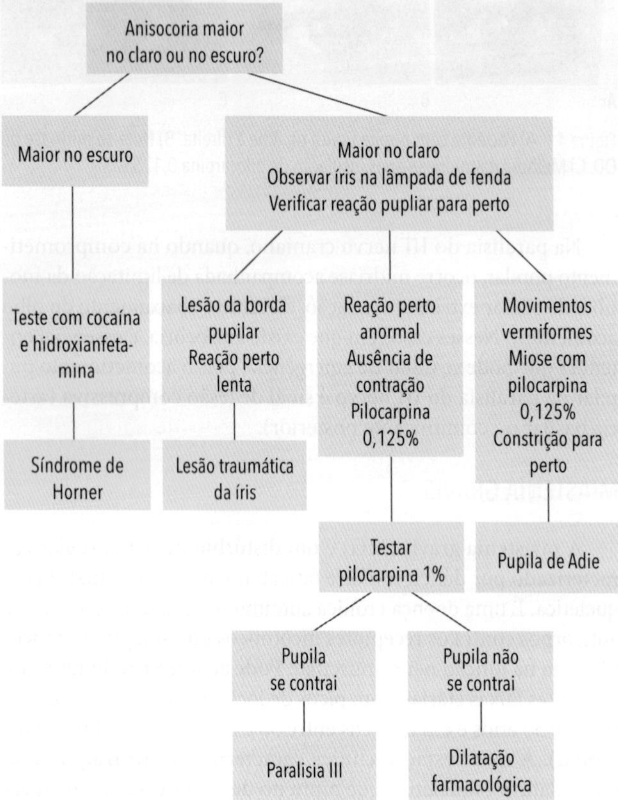

Figura 5 Fluxograma para avaliação da anisocoria (modificado de: Thompson e Pilley, 1976).

após uma média de dois anos de doença, pode ocorrer progressão para doença generalizada. A MG generalizada afeta músculos não oculomotores e causa sintomas como disartria, disfagia, dispneia, fraqueza facial, axial ou dos membros.

Diante da suspeita de MG, a primeira avaliação consiste em realizar testes que provoquem fadiga na musculatura acometida e observar a piora ou não dos sintomas. Um teste muito útil nos quadros de blefaroptose é solicitar ao paciente que fique olhando por 1 ou 2 minutos para cima e observar piora da queda palpebral. O *twitch lid test* consiste em observar que a pálpebra com ptose, ao olhar de baixo para cima, faz uma pequena contração. A dosagem de anticorpos acetilcolina é muito útil; é recomendado também avaliar a função dos hormônios tireoidianos, pois sabe-se que existem 3 a 10% de coexistência das duas morbidades. Deve-se solicitar tomografia de tórax a fim de avaliar a presença de timoma (Figura 6) e eletroneuromiografia de fibra única do músculo orbicular, que revelará potencial decremental (quanto mais estímulo, pior a contração muscular).

Pode-se injetar EV o metilsulfato de neostigmina, droga anticolinesterásica que, ao aumentar a quantidade de acetilcolina na placa motora, melhorará a diplopia ou blefaroptose (sugere-se que o teste seja feito no centro cirúrgico, pois podem ocorrer bradicardia e até parada cardíaca) (Figura 7).

Entre os principais diagnósticos diferenciais, é preciso lembrar-se de síndrome de Eaton-Lambert (doença paraneoplásica que apresenta sinais muito semelhantes, porém, como a lesão é na placa motora pré-sináptica, o quadro melhora após exercício, bem como na eletroneuromiografia tem-se resposta incremental), orbitopatia distereoidiana, oftalmoplegia crônica externa progressiva (blefaroptose acompanhada de oftalmoplegia, insidiosa, geralmente não apresenta diplopia e tem histórico familiar), desinserção do músculo levantador da pálpebra e orbitopatia in-

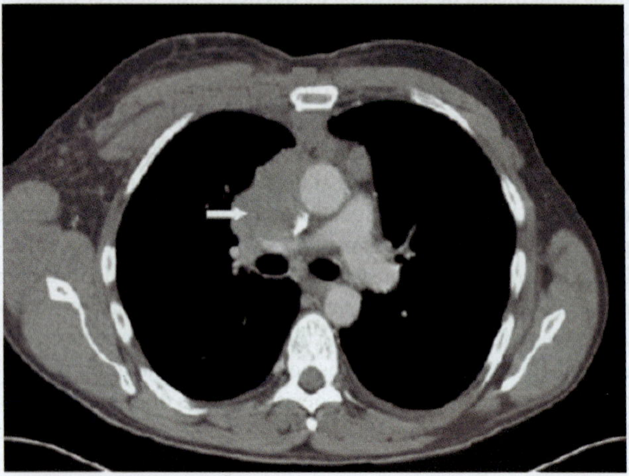

Figura 6 Paciente com miastenia gravis. A seta indica aumento do timo.

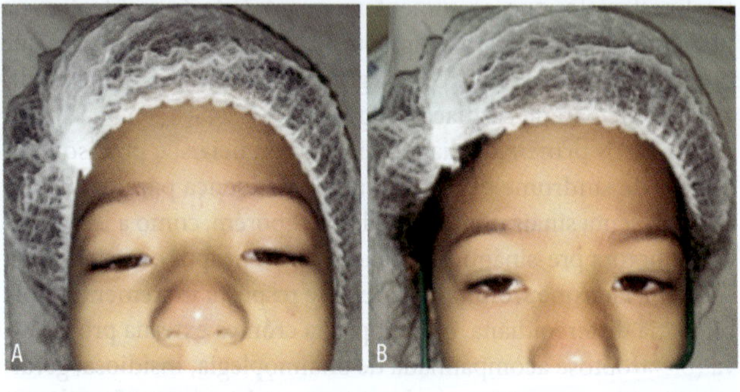

Figura 7 A) Criança antes do teste da neostigmina. B) Nota-se, após a injeção, melhora da blefaroptose.

flamatória (limitação da movimentação ocular acompanhada de dor) e distrofia miotônica (blefaroptose leve, catarata em árvore de Natal, calvície, fáscies característico).

Quanto ao tratamento indicado, ele se baseia em três medicações: o brometo de piridostigmina (Mestinom®), 60 mg via oral, quatro vezes ao dia, que atua melhorando os sintomas (embora no quadro oftalmológico a melhora seja discreta), e medicações imunossupressoras, que tratam a base do problema, como prednisona (não há consenso quanto à dosagem, pode-se chegar até a 100 mg/dia) e azatioprina (1 a 4 mg/kg/dia); nesta medicação, é preciso avaliar as enzimas hepáticas e realizar hemograma uma vez ao mês.

SÍNDROME DO SEIO CAVERNOSO

O seio cavernoso é um seio venoso dural situado bilateralmente em cada lado da sela turca na face superior da parte oca do osso esfenoide. Cada compartimento com o seio cavernoso consiste de um plexo de veias extremamente finas. Estende-se pela fissura orbital superior e recebe sangue proveniente das veias oftálmicas superior e inferior, veia cerebral superficial média e seio esfenoparietal. Ele é importante, pois tem na sua proximidade a hipófise e apresenta dentro de sua estrutura as divisões V1 e V2 do trigêmeo, artéria carótida interna e os III, IV e VI nervos cranianos (Figura 8).

Os sinais clínicos característicos são a limitação da movimentação ocular, que lembra combinação de acometimento do III, IV ou VI nervos cranianos, adormecimento facial correspondente às áreas V1 e V2, além de síndrome de Horner (acometimento simpático).

As fístulas carotidocavernosas (FCC) podem ser divididas em diretas, quando há comunicação direta entre os ramos da carótida interna e o seio cavernoso, e indiretas ou malformações arteriove-

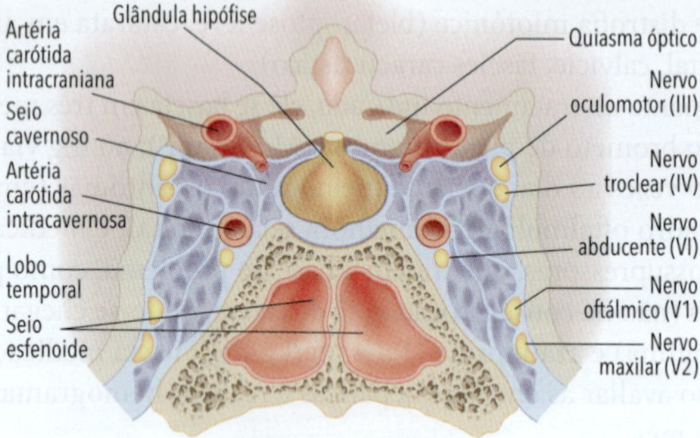

Figura 8 Detalhe do seio cavernoso.

nosas (MAV) durais do seio cavernoso (comunicações indiretas de ramos meníngeos com origem na artéria carótida e no seio cavernoso), podendo ser também divididas em pós-traumáticas ou espontâneas (ocorrem, em geral, por rupturas de aneurismas carotidocavernosos no interior do seio cavernoso). Entre os sinais mais frequentes, estão a hiperemia monocular, que pode ser desde leve (em geral, a única manifestação na FCC indireta) até "cabeça de medusa", quemose, sopro/zumbido, proptose pulsátil e elevação da pressão intraocular; em geral, são súbitos. No fundo de olho, poderão ser encontradas hemorragias superficiais e profundas relacionadas a estase sanguínea, edema macular e oclusões vasculares principais responsáveis pela baixa da acuidade visual (Figura 9). O oftalmologista tem papel preponderante no controle da pressão intraocular.

Qualquer tumor que atinja o seio cavernoso pode provocar comprometimento direto (Figura 10) (meningeoma, adenoma de hipófise, craniofaringeoma), local (carcinoma nasofaríngeo) ou metastático (mama, pulmão, linfoma).

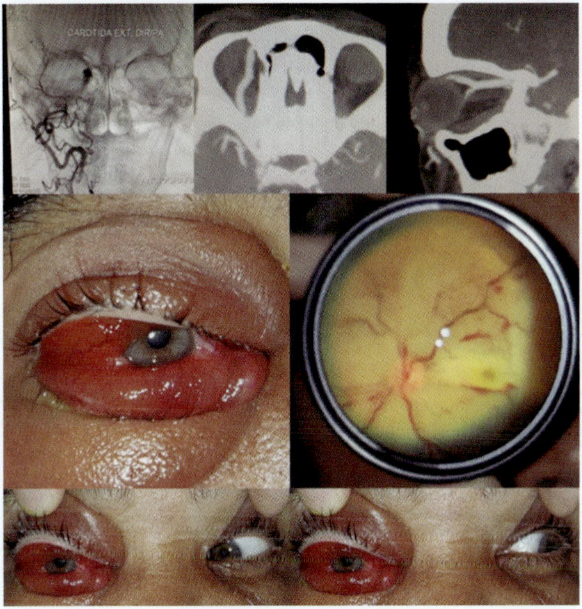

Figura 9 Paciente com fístula carotidocavernosa direta.

Aplopexia hipofisária é um quadro agudo com cefaleia intensa, perda de campo visual temporal bilateral com aumento da sela túrcica ou hemorragia observada no exame de imagem (Figura 11).

Trombose do seio cavernoso é um quadro grave, caracterizado por quemose, proptose e edema palpebral acompanhado de febre. Geralmente, é decorrente de quadro pregresso infeccioso (órbita, garganta, seios paranasais). Deve ser tratada com antibióticos de amplo espectro endovenosos e, por vezes, com anticoagulação sistêmica.

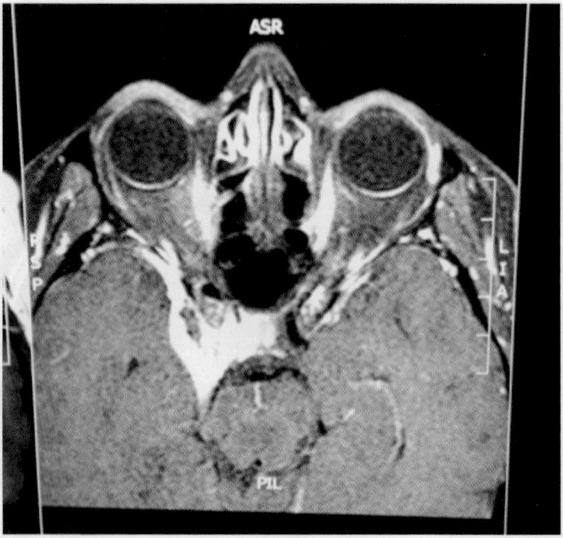

Figura 10 Meningeoma atingindo o seio cavernoso.

A síndrome de Tolosa-Hunt é uma inflamação idiopática da fissura orbitária superior, dolorosa, que melhora com o uso de prednisona via oral (é diagnóstico de exclusão com 50% de recidiva), 60 a 100 mg/dia.

NEUROPATIAS ÓPTICAS HEREDITÁRIAS MITOCONDRIAIS

Em primeiro lugar, é preciso saber reconhecer as neuropatias ópticas hereditárias. Suas principais características são bilateralidade, simetria entre os achados oculares e perda da acuidade visual central. Na maioria dessas doenças, as fibras ganglionares da

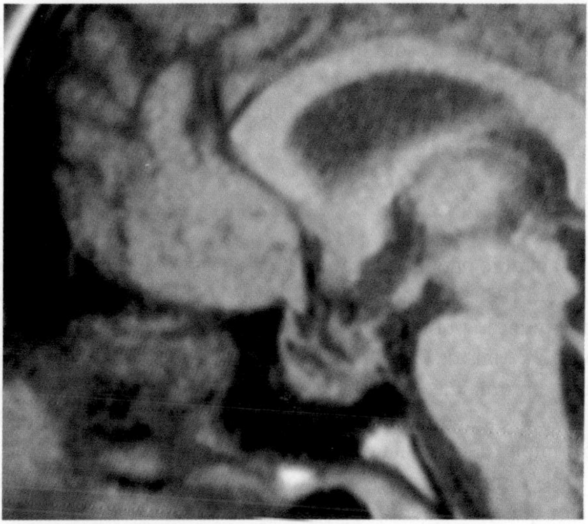

Figura 11 Hipófise muito aumentada em um quadro de apoplexia.

retina na sua porção papilomacular estão afetadas, resultando em um escotoma central ou cecocentral.

A neuropatia óptica hereditária de Leber (LHON) e a atrofia óptica autossômica dominante (AOD) são as duas neuropatias ópticas hereditárias mais comuns. Ambas são resultado da disfunção mitocondrial (as heranças mitocondriais são transmitidas pela mãe): LHON do DNA mitocondrial (mtDNA) primário, e a maioria das famílias com AOD apresenta mutações no gene *OPA1*, responsável por codificar uma proteína da membrana mitocondrial interna importante para a manutenção da fosforilação oxidativa. Fatores genéticos e ambientais adicionais parecem modular a penetrância de LHON e AOD, que têm fenótipos clínicos muito variáveis.

As doenças mitocondriais são uma das principais causas de moléstias crônicas, com prevalência estimada de 1 em 10.000 no Reino Unido. O envolvimento ocular é uma característica proeminente nesse grupo, com a disfunção do nervo óptico sendo o achado clínico mais comum.

Neuropatia óptica hereditária de Leber

O padrão não mendeliano de herança só foi totalmente explicado em 1988, quando observou-se que a doença era causada por uma mutação pontual (m.11778G > A) dentro do genoma mitocondrial. Mais de 95% dos *pedigrees* da LHON são agora conhecidos em uma das três mutações: m.3460G > a, m.11778G > a e m.14484T > C, que envolvem genes que codificam subunidades do complexo da cadeia respiratória mitocondrial.

Os homens tornam-se sintomáticos com frequência muito maior que as mulheres; aproximadamente 20 a 60% dos homens afetados têm perda visual, enquanto para as mulheres esse risco varia de 4 a 32%.

Quanto à fisiopatologia do LHON, a doença parece estar delimitada à camada de fibras nervosas retínicas. A perda inicial parece ocorrer no feixe papilomacular. Estudo recente observou que a lesão neuronal começa na região inferotemporal, progredindo para a região central e poupando a porção basal até o estádio final.

O início da perda visual ocorre entre os 15 e 35 anos de idade. A perda é indolor e se inicia em apenas um olho, afetando o outro geralmente em poucas semanas. O quadro de instalação da doença ocorre em média de 3 a 4 meses. Embora a acuidade visual final seja muito variável, a maioria dos pacientes tem AV menor que 20/200. Diferentemente de outras neuropatias, essa doença costuma preservar os reflexos pupilares.

A tríade clássica dos achados oculares iniciais é: teleangiectasias peripapilares, edema da camada de fibras nervosas próximas ao disco e ausência de exsudação do disco na angiofluoreceinografia. Na maioria dos casos, quando o paciente procura o oftalmologista, os nervos ópticos têm aspecto atrófico.

Em um estudo de 2009, observou-se que os discos ópticos dos portadores não afetados pareciam ser maiores do que os afetados, sugerindo fator protetor dessa característica anatômica.

Entre os achados não oftalmológicos, chama-se atenção para *pedigree* mais raro conhecido como *Leber plus*, que pode apresentar alterações motoras, distúrbios psiquiátricos, anormalidades esqueléticas e encefalopatias.

O diagnóstico da doença é essencialmente clínico. Testes baseados na comprovação da alteração no DNA são muito úteis não somente na comprovação da doença, mas também quanto ao aconselhamento genético.

Não existe terapia comprovada para a prevenção ou o tratamento do LHON. Alguns autores acreditam que o consumo de álcool e cigarro podem funcionar como gatilhos para o início da moléstia. Em uma série de dois casos, a administração oral de idebenona e vitamina B12 + C pareceu ter algum efeito na recuperação visual em indivíduos afetados, porém os resultados não se repetiram em estudos subsequentes. O uso de colírio de brimonidina também foi insatisfatório.

Atrofia óptica dominante

O fenótipo foi melhor descrito por Kjer em seu extenso estudo de famílias holandesas na década de 1950. A prevalência de AOD não está bem estabelecida; na Dinamarca, a incidência parece ser maior, com frequência de 1:12.000, já em outras populações a estimativa média é de 1:50.000.

O quadro clínico inicial é insidioso; muitas vezes, ao se pesquisar familiares de pacientes acometidos, encontram-se portadores assintomáticos. Classicamente, a baixa visual ocorre nas duas primeiras décadas de vida (predileção entre 4 e 6 anos), variando entre 20/20 e movimento de mãos, porém comumente a queda da visão é leve, sem nictalopia e não progressiva; apenas 15% dos acometidos têm acuidade visual abaixo de 20/200. Embora o prognóstico visual geralmente seja melhor quando comparado com LHON, com uma acuidade visual média de 20/80-20/125, cerca de metade de todos os indivíduos afetados parece ter queda média de uma linha por década de vida.

A doença comumente manifesta-se com distúrbio na percepção de cores; o defeito é uma discromatopsia generalizada, envolvendo os eixos azul-amarelo e vermelho-verde, com uma minoria de pacientes com tritanopia pura (< 10%). A campimetria comumente tem defeito cecocentral. O aspecto dos nervos ópticos em geral é sutil, com atrofia temporal, podendo acometer todo o disco. A característica mais comum é um defeito em cunha (triangular) na porção temporal do disco.

Geralmente, não existe acometimento neurológico sistêmico subjacente.

A maioria das famílias com AOD mostra ligação da doença com o gene *OPA1* em 3q28-q29 (60%). Os defeitos nucleares causadores nas demais famílias com AOD ainda não foram identificados, mas um pequeno número de famílias foi mapeado para outros cromossomos: *OPA3, OPA4, OPA5* e *OPA7*, dos quais apenas o gene *OPA3* foi caracterizado.

Não há nenhum tratamento para essa moléstia. O aconselhamento genético é muito importante, principalmente pela disponibilidade de testes moleculares para o *OPA1*, que tem penetrância média de 80%.

NEUROPATIA ÓPTICA ISQUÊMICA ANTERIOR

A neuropatia óptica isquêmica anterior (NOIA) pode ser dividida em não arterítica e arterítica.

Neuropatia óptica isquêmica não arterítica

Tem como sinais a perda visual súbita, indolor e não progressiva que ocorre geralmente ao acordar. É mais comum em pacientes entre 50 e 60 anos.

No quadro inicial, há defeito pupilar aferente (casos unilaterais), baixa acuidade visual (geralmente entre 20/80-20/200) e nervo com edema associado a hemorragias em chama de vela (Figura 12) que, na maioria dos casos, evolui para atrofia do nervo óptico. A campimetria comumente mostra defeito altitudinal (Figura 13).

Associam-se geralmente fatores de risco como arterioesclerose, diabetes e hipertensão arterial sistêmica. A perda visual pela manhã parece estar relacionada à hipotensão noturna, sobretudo em pacientes que utilizam medicação anti-hipertensiva à noite.

Não existe nenhum tratamento comprovado, apenas o controle dos fatores de risco. Alguns autores sugerem o uso de altas doses de prednisona via oral na fase aguda, porém não há comprovação, já que esses estudos utilizaram pacientes de maneira não aleatória. Outros estudos estão em desenvolvimento, como o uso de eritropoietina intravítrea.

Neuropatia óptica isquêmica arterítica

A perda visual é aguda, indolor, unilateral e não progressiva. Como a causa é doença sistêmica (arterite de células gigantes), o outro olho geralmente é acometido em dias ou semanas se não tratado.

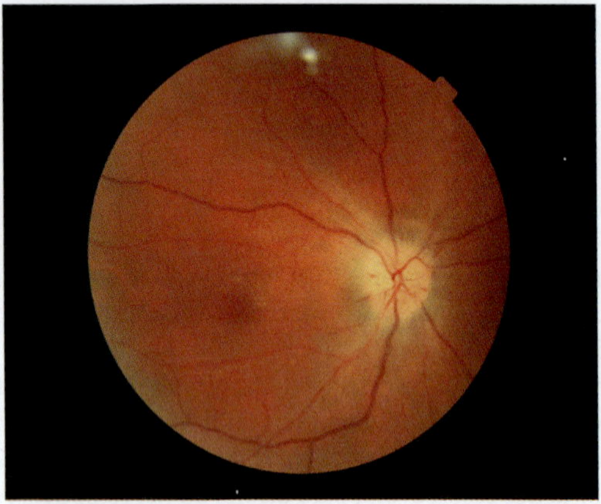

Figura 12 Nervo óptico com NOIA. Observa-se edema associado a hemorragias superficiais.

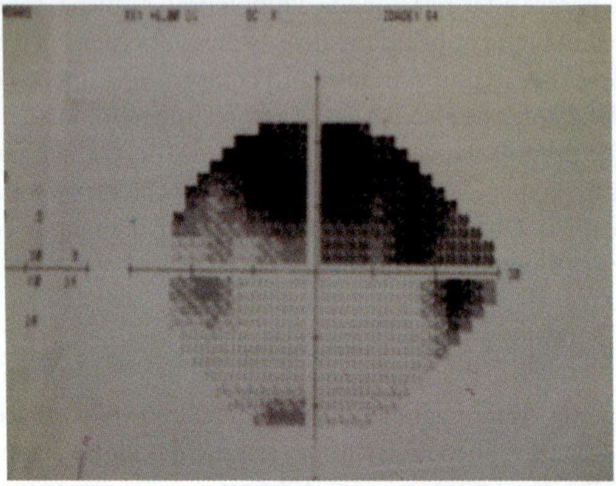

Figura 13 Defeito campimétrico altitudinal em paciente com NOIA não arterítica.

É uma doença predominante em idosos (acima dos 70 anos) e vem acompanhada de outros sintomas, como claudicação mandibular, cefaleia, dor à palpação, região facial temporal, dor no couro cabeludo ao pentear os cabelos, polimialgia reumática e perda de peso.

A baixa da acuidade visual é muito importante (< 20/200), e o disco óptico está edemaciado, porém tem aspecto pálido (Figura 14), evoluindo para palidez.

Ao se formular a hipótese sobre essa doença, é obrigatória a solicitação de VHS (velocidade de hemossedimentação) e PCR (proteína C-reativa). O diagnóstico é confirmado pela biópsia extensa da artéria temporal (2 cm), que tem seu melhor resultado

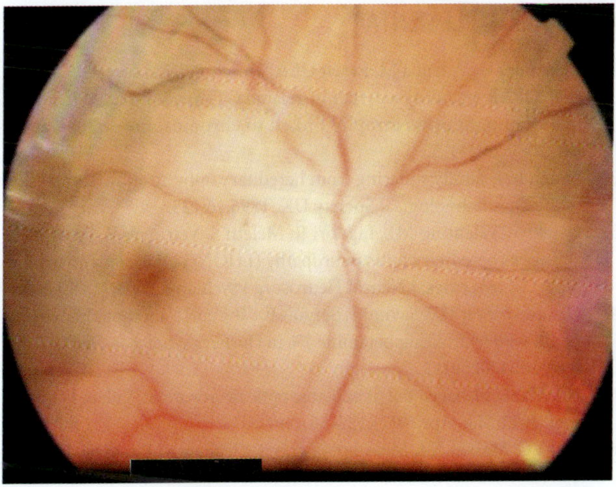

Figura 14 Aspecto do edema do nervo óptico na neuropatia óptica isquêmica arterítica.

até a primeira semana de tratamento. Se o VHS e o PCR estiverem aumentados, o paciente deve ser tratado mesmo sem o resultado da biópsia, pois a terapêutica visa a preservar a acuidade do olho não afetado.

O tratamento preferencialmente é feito com metilprednisolona 250 mg, EV, 6/6 horas por 3 dias seguida de 80-100 mg de prednisolona via oral por 7 a 10 dias. A dose do corticoide via oral deve ser reduzida de forma progressiva, até que os níveis de VHS e PCR estejam dentro dos padrões normais, porém, como é uma doença reumatológica sistêmica, doses imunossupressoras ou até outras medicações (a mais usada é o metrotexate) devem ser mantidas por longos períodos (no mínimo 6 meses, dependendo dos sintomas).

LEITURA COMPLEMENTAR

1. Alexander C, Votruba M, Pesch UEA, Thiselton DL, Mayer S, Moore A, et al. OPA1, encoding a dynamin-related GTPase, is mutated in autosomal dominant optic atrophy linked to chromosome 3q28. Nat Genet. 2000;26:211-5.
2. Batten B. A family suffering from hereditary optic atrophy. Transactions of the Ophthalmological Society UK. 1896;16:125.
3. Carelli V, Valentino ML, Liguori R, Meletti S, Vetrugno R, Provini F, et al. Leber's hereditary optic neuropathy (LHON/11778) with myoclonus: report of two cases. J Neurol Neurosurg Psychiatry. 2001;71:813-6.
4. Danesh-Meyer HV, Savino P, Sergott E. The correlation of phenylephrine 1% with hydroxyanphetamine 1% in Horner's syndrome. Br J Ophthalmol. 2004;88:592-3.
5. Hayreh SS. Management of ischemic optic neuropathies. Indian J Ophthalmol. 2011 Mar-Apr;59(2):123-36.
6. Juel VC, Massey JM. Myasthenia gravis. Orphanet J Rare Dis. 2007 Nov 6;2:44.
7. Kjer B. Infantile optic atrophy with dominant transmission. Dan Med Bull. 1956;3:135-41.

8. Lang B, Vincent A. Autoimmune disorders of the neuromuscular junction. Curr Opin Pharmacol. 2009 Jun;9(3):336-40.
9. Man PY, Griffiths PG, Brown DT, Howell N, Turnbull DM, Chinnery PF. The epidemiology of Leber hereditary optic neuropathy in the North East of England. Am J Hum Genet. 2003;72:333-9.
10. Mascialino B, Leinonen M, Meier T. Meta-analysis of the prevalence of Leber hereditary optic neuropathy mtDNA mutations in Europe. Eur J Ophthalmol. 2012;22(3):461-5.
11. Mashima Y, Kigasawa K, Wakakura M, Oguchi Y. Do idebenone and vitamin therapy shorten the time to achieve visual recovery in Leber hereditary optic neuropathy? J Neuroophthalmol. 2000;20:166-70.
12. Modarres M, Falavarjani KG, Nazari H, Sanjari MS, Aghamohammadi F, Homali M, et al. Intravitreal erythropoietin injection for the treatment of non-arteritic anterior ischaemic optic neuropathy. Br J Ophthalmol. 2011 Jul;95(7):992-5.
13. Newman NJ, Biousse V, David R, Bhatti MT, Hamilton SR, Farris BK, et al. Prophylaxis for second eye involvement in Leber hereditary optic neuropathy: an open-labeled, nonrandomized multicenter trial of topical brimonidine purite. Am J Ophthalmol. 2005;140:407-15.
14. Peragallo JH, Bitrian E, Kupersmith MJ, Bruce BB. Relationship between age, sex, and race in patients presenting with myasthenia gravis with only ocular manifestations. J Neuro-Ophthalmol. 2015;0:1-4.
15. Ramos CV, Bellusci C, Savini G, Carbonelli M, Berezovsky A, Tamaki C, et al. Association of optic disc size with development and prognosis of Leber's hereditary optic neuropathy. Invest Ophthalmol Vis Sci. 2009 Apr;50(4):1666-74.
16. Ross-Cisneros FN, Pan BX, Silva RA, Miller NR, Albini TA, Tranebjaerg L, et al. Mitochondrion. 2013 Nov;13(6):841-5.
17. Schaefer AM, McFarland R, Blakely EL, He L, Whittaker RG, Taylor RW, et al. Prevalence of mitochondrial DNA disease in adults. Ann Neurol. 2008;63:35-9.
18. Suzuki S, Utsugisawa K, Nagane Y, Suzuki N. Three types of striational antibodies in myasthenia gravis. Autoimmune Dis. 2011;11:765-73.
19. Thiselton DL, Alexander C, Morris A, Brooks S, Rosenberg T, Eiberg H, et al. A frameshift mutation in exon 28 of the OPA1 gene explains the

high prevalence of dominant optic atrophy in the Danish population: evidence for a founder effect. Hum Genet. 2001;109:498-502.
20. Thompson HS, Pilley SEJ. Unequal pupils. Survey Ophthalmol. 1976;24; 45-8.
21. Votruba M, Fitzke FW, Holder GE, Carter A, Bhattacharya SS, Moore AT. Clinical features in affected individuals from 21 pedigrees with dominant optic atrophy. Arch Ophthalmol. 1998;116:351-8.
22. Wallace DC, Singh G, Lott MT, Hodge JA, Schurr TG, Lezza AM, et al. Mitochondrial DNA mutation associated with Leber's hereditary optic neuropathy. Science. 1988;242:1427-30.

Órbita | 9

José Vital Filho
Milena Compagnoli Vasconcelos
Luciano de Sousa Pereira
Jorge Agi
Fernanda Marció Rossetti Lopes
Aline Pimentel de Miranda
Sylvia Regina Temer Cursino
Ivana Lopes Romero Kusabara
Adriano Namo Cury

INTRODUÇÃO

As afecções da órbita consistem de processos inflamatórios e infecciosos, alterações vasculares e tumores.

As orbitopatias podem ser divididas por faixa etária, o que facilita o diagnóstico.

Em crianças, as afecções orbitais podem ser classificadas como benignas ou malignas, sendo que as benignas são muito mais frequentes que as malignas.

As seguintes afecções são benignas: cistos dermoides e epidermoides, hemangioma capilar, linfangioma, dermolipoma, neurofibroma e glioma do nervo óptico.

As afecções malignas nas crianças são raras, e as mais frequentes são rabdomiossarcoma, metástases de neuroblastoma, sarcoma granulocítico, sarcoma de Ewing, linfoma de Burkitt e histiocitose de células de Langerhans.

Já nos adultos, as afecções são: celulite orbitária, orbitopatia da doença de Graves, orbitopatia idiopática inflamatória, hemangioma cavernoso, tumores linfoides, tumores da glândula lacrimal e tumor fibroso solitário.

CELULITE ORBITÁRIA

Processo infeccioso orbitário que acomete suas regiões pré-septal e pós-septal, causado pela contiguidade com processos sinusais e faciais. A disseminação da infecção para a órbita pode ocorrer por deiscências ósseas ou defeitos congênitos ou indiretamente pela tromboflebite dos vasos comunicantes entre os seios paranasais e a órbita, uma vez que há ausência de valvas nesse sistema venoso.

Celulite pré-septal

É frequente em crianças e pode causar dor local, edema, hiperemia, febre e ptose. Por não acometer o compartimento orbitário, não há alteração da motilidade ocular, diplopia e proptose.

A celulite pré-septal, se não tratada, pode evoluir para quadro pós-septal, meningite, abscesso periostal e trombose de seio cavernoso.

Em crianças com menos de 5 anos, o agente etiológico mais frequente é o *Haemophilus influenzae*. Naquelas com mais de 5 anos e nos adultos, os agentes mais frequentes são Gram-positivos *Staphylococcus* e *Streptococcus* e anaeróbios.

Celulite pós-septal

O quadro pode ser composto por hiperemia periorbitária, proptose, quemose, restrição da motilidade ocular, diplopia, piora da acuidade visual, alteração dos reflexos pupilares e toxemia.

Se não tratada adequadamente, pode complicar com abscessos, descolamento de retina exsudativo, neuropatia óptica, meningite e trombose de seio cavernoso.

Classificação de Chandler

- Grupo 1: celulite periorbitária.
- Grupo 2: celulite orbitária.
- Grupo 3: abscesso subperiostal.
- Grupo 4: abscesso orbitário.
- Grupo 5: trombose do seio cavernoso. Podem aparecer sinais semelhantes na órbita contralateral e meningismo.

Tratamento

- Hospitalização imediata com antibioticoterapia endovenosa, hemograma, hemocultura, tomografia computadorizada de órbitas (principal exame de imagem a ser solicitado) e cultura da secreção nasal.

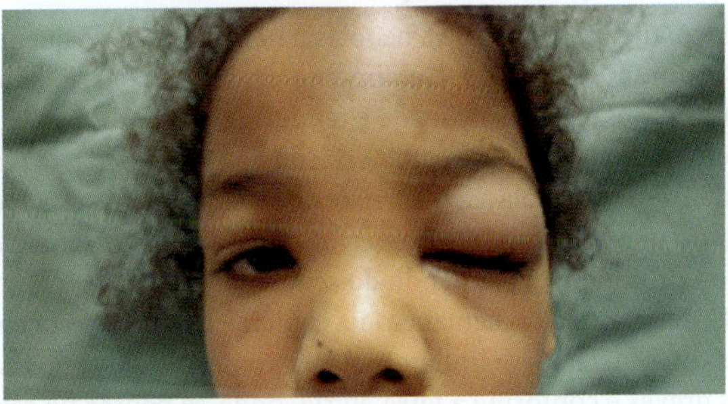

Figura 1 Celulite orbitária.

- Exame do liquor nos casos graves.
- Assim que iniciar a melhora, deve-se introduzir corticosteroides sistêmicos.
- Se não houver melhora do quadro clínico em 48 horas, deve-se repetir a tomografia e averiguar se não há complicações, como abscessos orbitários ou paranasais (que devem ser drenados cirurgicamente), e deve-se repensar o esquema terapêutico.

Esquema terapêutico

- Sinusite em crianças com menos de 5 anos: ampicilina, amoxicilina com clavulanato, cloranfenicol, cefalosporinas de segunda ou terceira geração.
- Sinusite em crianças com mais de 5 anos e adultos: cefalexina, ceftriaxone, oxacilina, clindamicina.
- Lesões cutâneas: cefalosporina de primeira geração + gentamicina OU cefalosporina de terceira geração + clindamicina OU vancomicina + cefalosporina de terceira geração OU vancomicina + imipenem (se suspeita de fasceíte necrotizante).

HEMANGIOMA CAPILAR

Hemangioma capilar é a neoplasia benigna mais frequente na órbita durante a infância. Geralmente, aparece ao nascimento ou em torno dos 6 meses de idade e tende a regredir aos 6 a 7 anos. O hemangioma capilar é caracterizado como uma massa tumoral, de coloração violácea ou arroxeada, e comumente está localizado no quadrante interno superior da órbita. Pode ser superficial ou profundo, dependendo do seu tamanho.

O diagnóstico do hemangioma capilar é clínico, e os diagnósticos diferenciais são: linfangioma, cisto dermoide e, nos casos mais graves e conforme a faixa etária, pode-se pensar no rabdomiossarcoma.

O exame de ressonância magnética da órbita mostra o tamanho, a profundidade e os limites do tumor, bem como se ele é único ou se há mais de um tumor.

A conduta terapêutica do hemangioma é expectante, uma vez que ele regride espontaneamente. Nos casos em que o tumor pode levar à ambliopia, indica-se uma das seguintes condutas:

- Corticoterapia por via oral: betametasona, 0,25 mg/kg, em 3 vezes.
- Interferon-alfa 2-beta subcutâneo: 1 milhão.
- Propranolol por via oral: 0,5 a 1 mg/kg por dia. Deve-se dissolver o comprimido em água ou fazer a manipulação do medicamento.
- Maleato de timolol 0,5%, colírio ou pomada (manipulada): fazer massagem no tumor, 4 vezes ao dia.
- Nos casos mais graves, está indicada a cirurgia do hemangioma.

Particularmente, não se indica a infiltração de corticoide na lesão, por conta do risco de hemorragia local ou mesmo de necrose da pele.

LINFANGIOMA

Linfangioma é um tumor benigno que compromete crianças a partir dos 2 anos de idade. Histologicamente, o tumor caracteriza-se por espaços grandes, preenchidos por material seroso, revestidos por células endoteliais achatadas. O linfangioma pode aparecer na pálpebra, conjuntiva, órbita, orofaringe e seios da face.

O linfangioma geralmente é assintomático. Quando a criança apresenta um quadro de tosse, febre ou esforço físico, pode surgir um exoftalmo importante. Às vezes, essa criança terá quemose de grande intensidade, levando até à exposição da córnea, na qual terá ceratite e úlcera de córnea por exposição.

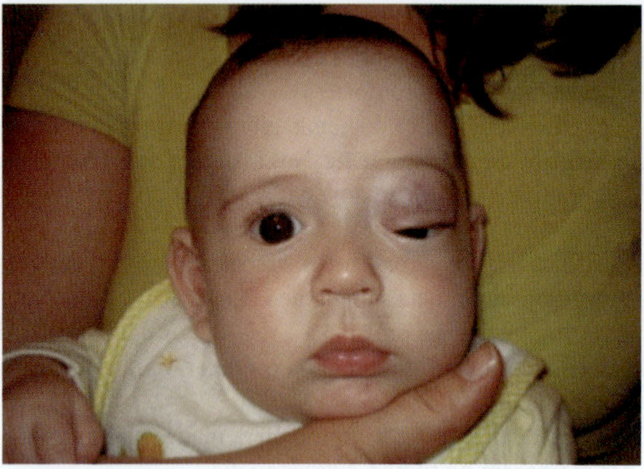

Figura 2 Lesão violácea da órbita.

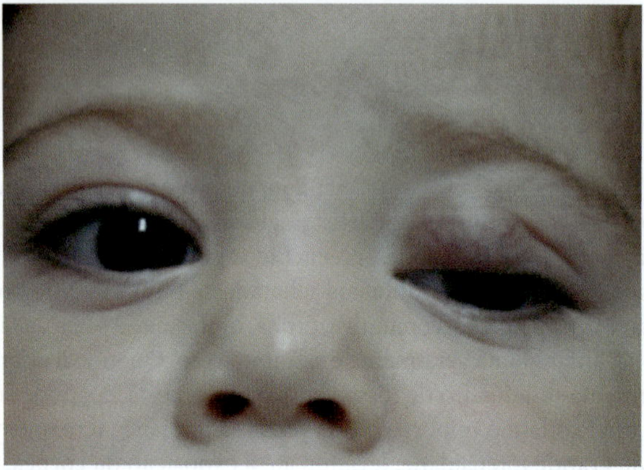

Figura 3 Lesão violácea da órbita.

O diagnóstico de linfangioma é feito pelo exame de ressonância magnética, que mostrará os cistos hemáticos, como um cacho de uva. O exame de ultrassom é característico, mostrando cisto hemático bem delimitado.

O tratamento do linfangioma é controverso, e as recidivas são frequentes. Geralmente, ocorre sangramento de intensidade variada e, quando existem comprometimento importante da órbita e sofrimento do nervo óptico ou exposição da córnea, deve-se fazer drenagem do sangue acumulado na órbita.

Pode-se usar *laser* ou bisturi elétrico para a excisão da lesão cística translúcida.

FÍSTULA ARTERIOVENOSA

Fístulas arteriovenosas são comunicações anormais entre artérias e veias previamente normais. As fístulas podem ser traumá-

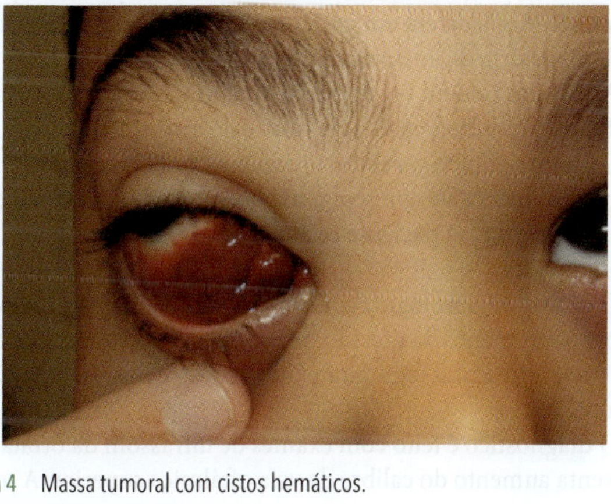

Figura 4 Massa tumoral com cistos hemáticos.

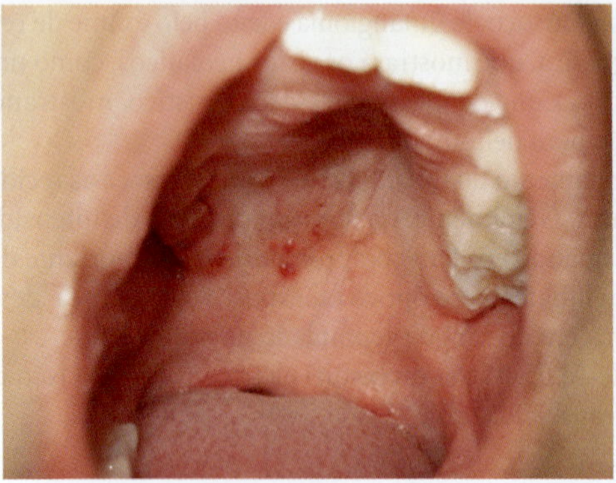

Figura 5 Mesmo paciente da Figura 4 com lesão no palato mole, típica de linfangioma.

ticas ou espontâneas. As traumáticas geralmente ocorrem em jovens com história de acidente de moto, carro ou queda, enquanto as espontâneas ocorrem em pacientes idosos, com hipertensão arterial ou história de aneurisma cerebral.

As fístulas podem ser de baixo ou alto fluxo vascular. Nas de alto fluxo, o quadro é mais agressivo e de evolução mais aguda.

O quadro clínico geralmente começa com hiperemia conjuntival, que aumenta até apresentar a dilatação vascular típica de "cabeça de Medusa". O paciente relata baixa da visão, cefaleia e *tinitus* no ouvido.

O exame oftalmológico apresenta frêmito à palpação da órbita, sopro e aumento da pressão intraocular. O exame de fundo de olho pode apresentar ingurgitamento venoso e borramento da papila óptica.

O diagnóstico é feito com exames de ultrassom da órbita, que apresenta aumento do calibre da veia oftálmica superior. A tomo-

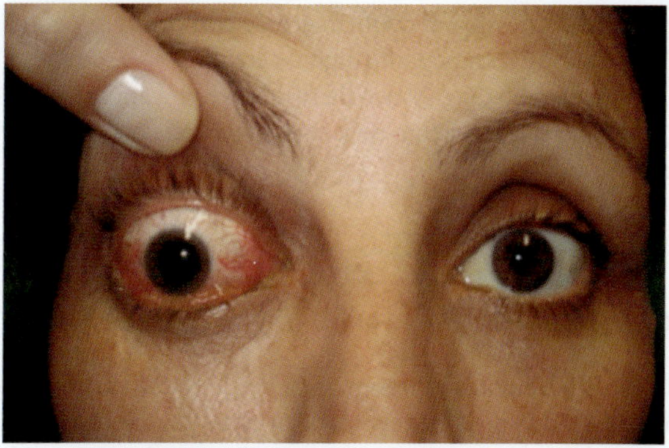

Figura 6 Vasos dilatados ("cabeça de Medusa"), típicos da fístula arteriovenosa.

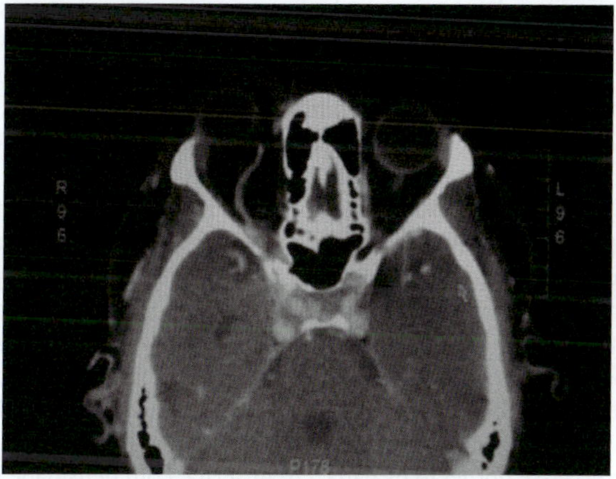

Figura 7 Veia oftálmica superior dilatada, encontrada na fístula arteriovenosa.

grafia com contraste vai confirmar esse comprometimento, e o melhor exame é a angiografia digital cerebral.

Confirmado o diagnóstico de fístula arteriovenosa, já poderá ser realizado o fechamento dela com molas ou cola, pela equipe de neurorradiologia.

HEMANGIOMA CAVERNOSO

Hemangioma cavernoso da órbita

Lesões vasculares representam 17% de todas as tumorações orbitárias, são as mais frequentes da órbita e têm no hemangioma cavernoso seu principal representante. Apesar de ser considerado um hamartoma, o hemangioma cavernoso tem características similares às de uma malformação arteriovenosa, com mecanismos de suprimento arterial e escoamento venoso bem definidos, que se comunicam por meio de *shunts* arteriovenosos internos de baixo fluxo.

O hemangioma cavernoso apresenta padrão de crescimento lento e indolente, vindo a se manifestar, na maioria das vezes, na vida adulta. Manifesta-se clinicamente por proptose axial frequentemente assintomática; nos casos em que a lesão é adjacente ao polo posterior, seu efeito compressivo pode promover a hipermetropização do olho, associada ou não a dobras de coroide. Menos frequentemente, dor, edema palpebral, diplopia e perda visual podem estar presentes; em raras ocasiões, pequenas lesões localizadas no ápice orbitário podem comprimir o nervo óptico em estágios iniciais, causando uma disfunção visual monocular precoce, que pode ser contínua ou desencadeada pelo movimento ocular.

Do ponto de vista radiológico, o hemangioma cavernoso caracteriza-se por lesão ovalada, circunscrita, com densidade homogênea, localizada predominantemente no espaço intraconal re-

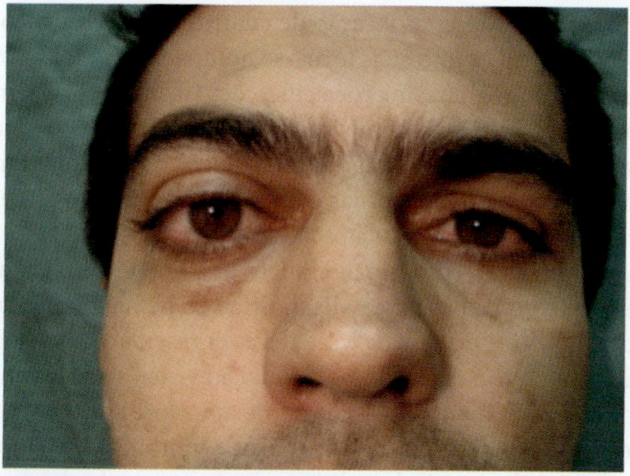

Figura 8 Proptose da órbita direita.

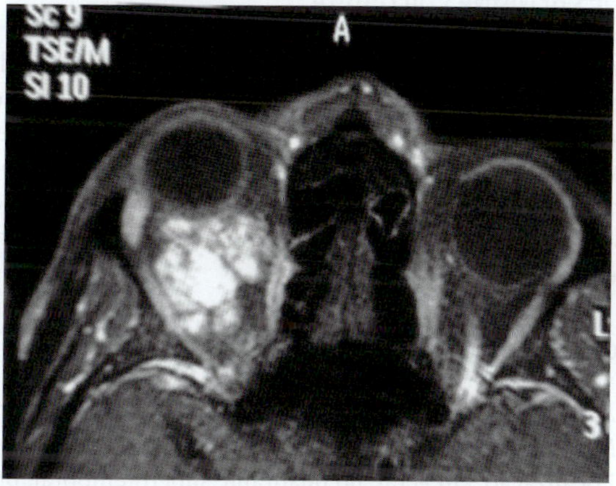

Figura 9 Ressonância magnética do paciente da Figura 8.

trobulbar. O realce após infusão de contraste é heterogêneo nas fases iniciais do exame, mas torna-se homogêneo nas fases mais tardias. Na tomografia, microcalcificações (flebólitos) podem estar presentes e são mais bem visualizadas em algoritmos de janela óssea; na ressonância magnética, imagens ponderadas em T2 evidenciam septações internas e um halo hipointenso circunferencial correspondente à sua pseudocápsula.

A combinação entre sinais clínicos e radiológicos é altamente sensível e específica para o diagnóstico do hemangioma cavernoso orbitário. A exérese da lesão deve ser reservada apenas para os casos em que a deterioração da função visual seja claramente atribuível ao hemangioma. Lesões de ápice orbitário oferecem maior risco de complicações cirúrgicas e morbidade pós-operatória; protocolos atuais de radioterapia têm se mostrado promissores nesses casos.

LESÕES BENIGNAS DA ÓRBITA

As lesões congênitas da órbita abrangem grande variedade de alterações, resultantes de anomalias do desenvolvimento e obstrução de ductos. Dentre elas, ressaltam-se os coristomas, que são constituídos de tecido histologicamente normal originado do resquício de células embrionárias com migração anômala. Eles são representados mais comumente por cistos dermoides, epidermoides e dermolipomas.

Cisto dermoide

- Apresenta elementos dérmicos (originado da crista neural).
- Massa orbitária mais frequente da infância.
- Localização, em geral, no quadrante superotemporal, próximo à sutura frontozigomática.

- Pode causar erosão óssea.
- Pode romper, causando intensa reação inflamatória local.
- Em geral, seu tamanho não aumenta após o primeiro ano de vida.
- Pode ser preenchido por queratina, secreção sebácea, pelos.
- Na tomografia computadorizada, constitui-se uma lesão bem circunscrita com remodelamento ósseo.

Cisto epidermoide

- Originado de elementos epidérmicos.
- Preenchido por queratina.
- Pode romper, causando intensa reação inflamatória local.

Dermolipoma

- Lesão sólida, geralmente localizada abaixo da conjuntiva, ao longo da superfície lateral do bulbo ocular.

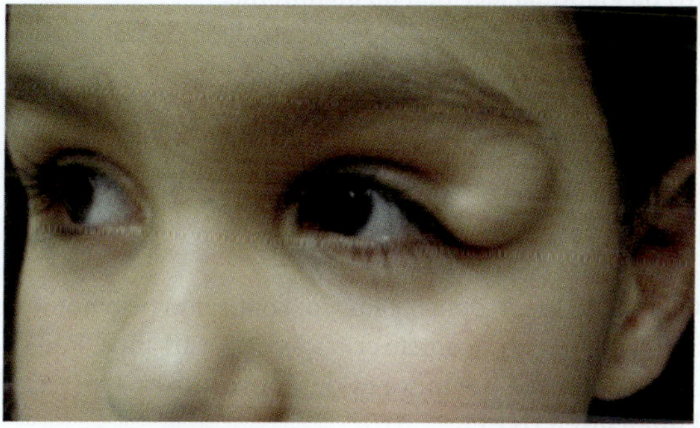

Figura 10 Cisto dermoide.

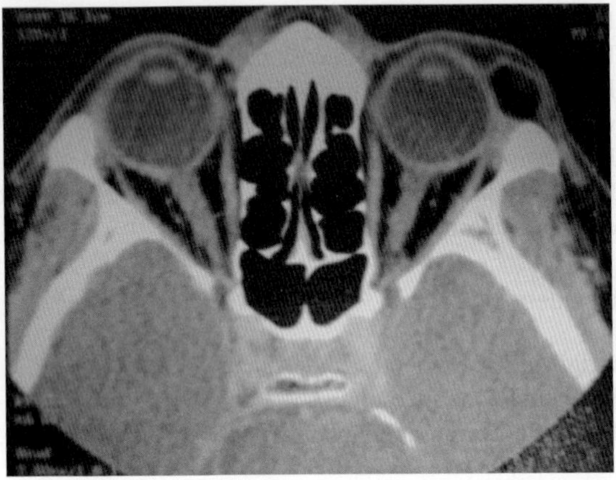

Figura 11 Tomografia computadorizada da criança da Figura 10.

- Assemelha-se ao prolapso da gordura orbitária (hérnia de septo) da glândula lacrimal ou ao linfoma.
- Na maioria das vezes, não há necessidade de tratamento.
- A excisão completa da lesão é difícil.

TUMOR NEURAL

Glioma do nervo óptico

Glioma do nervo óptico, também conhecido pelo nome de astrocitoma pilocítico, acomete crianças de 5 a 10 anos. Pode ocorrer nos pacientes portadores de neurofibromatose de Von Recklinghausen (NF1).

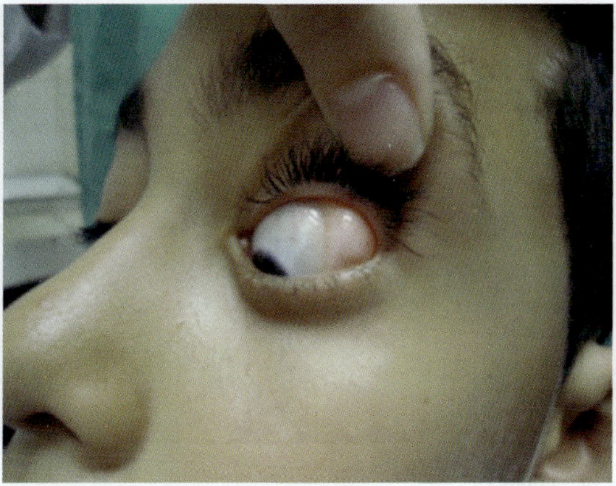

Figura 12 Dermolipoma.

Nem toda criança com glioma do nervo óptico é portadora de NF1. Cerca de 20% dos pacientes portadores de neurofibromatose NF1 apresentam glioma do nervo óptico.

O quadro clínico é caracterizado por proptose unilateral, de crescimento lento, baixa da visão, pupila dilatada, edema de papila na fase inicial e palidez de papila na fase crônica.

O exame de ressonância magnética da órbita é o padrão-ouro no diagnóstico do tumor.

A conduta terapêutica é expectante e, nos casos mais avançados, nos quais a proptose chama muito a atenção, indica-se a exérese do tumor, usando-se a técnica de orbitotomia lateral.

Outra conduta consiste na realização de quimioterapia, para a qual a equipe de oncologia infantil deverá ser consultada.

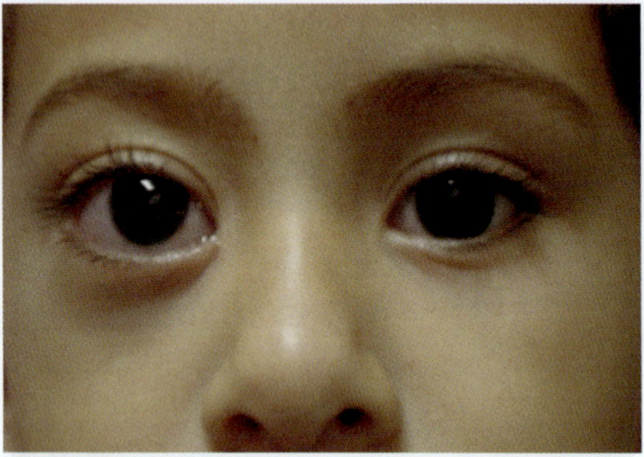

Figura 13 Proptose.

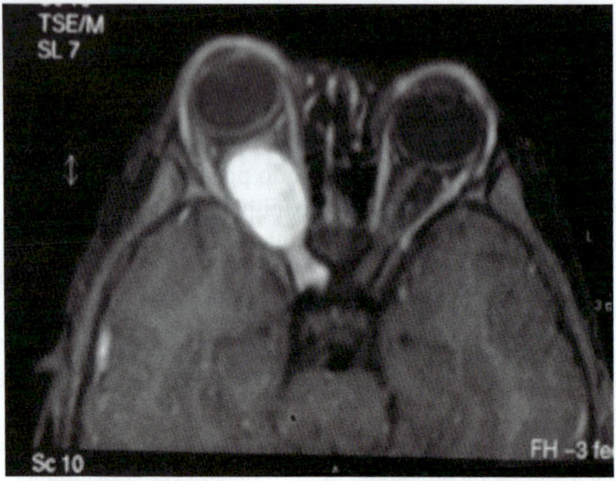

Figura 14 Tomografia computadorizada da criança da Figura 13.

Neurofibroma

Neurofibroma é um tumor benigno solitário que compromete a órbita, geralmente no quadrante superior.

O quadro clínico apresenta proptose indolor, progressiva, sem comprometimento da acuidade visual. Com a evolução do tumor, o paciente relata baixa da acuidade visual ou sensação de peso na órbita comprometida.

O exame de imagem é a ressonância magnética ou a tomografia de órbita.

Geralmente, o paciente portador de neurofibroma não é portador de neurofibromatose de Von Recklinghausen.

O tratamento é a cirurgia com ressecção total do tumor.

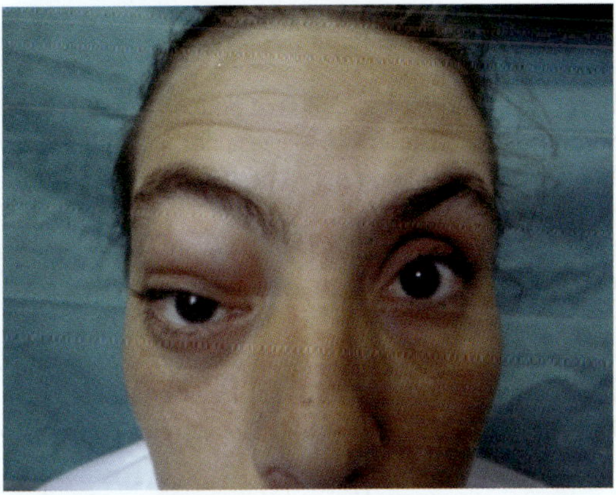

Figura 15 Proptose de órbita direita.

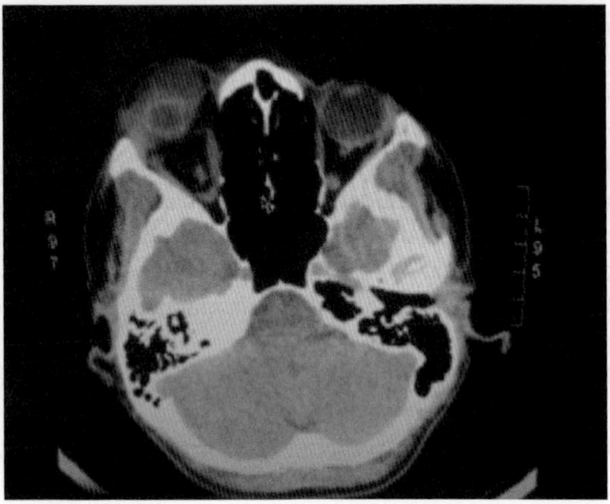

Figura 16 Tomografia computadorizada da paciente da Figura 15.

Schwannoma ou meurilemoma

Tumor de tecido mole, benigno e pouco frequente na órbita, o schwannoma normalmente não causa dor no paciente. Somente se houver compressão do nervo periférico é que o tumor provocará dor na órbita.

O quadro clínico caracteriza-se por proptose lenta e progressiva. O paciente queixa-se de peso na órbita, e a visão geralmente não está comprometida.

A ressonância magnética apresenta processo expansivo, bem delimitado, às vezes encapsulado, geralmente extracônico.

O tratamento é feito por ressecção cirúrgica e remoção total do tumor.

O exame anatomopatológico é típico com aspecto de Antoni A ou Antoni B.

Meningioma da bainha do nervo óptico

Tumor que compromete mais o sexo feminino, ao redor dos 45 anos. O meningioma compromete a meninge que envolve o nervo óptico, comprimindo-o e levando à baixa da acuidade visual.

O quadro clínico é caracterizado por baixa da acuidade visual ou borramento da visão. A pupila apresenta midríase média no início da doença e, com a evolução dela, a pupila entra em midríase completa. Outra alteração que acompanha a doença é o borramento da papila óptica e, depois, ocorre o edema de papila.

O exame de ressonância magnética é o padrão-ouro para diagnosticar o meningioma da bainha do nervo óptico.

O tratamento é controverso, pois qualquer cirurgia nesses pacientes levará à perda completa da visão. Há autores que indicam a radioterapia de feixe externo, com 40 ou 50 GYs.

A cirurgia só está indicada nos casos em que a visão é totalmente comprometida e a proptose leva ao comprometimento estético deformante.

Meningioma da asa maior do esfenoide

Tumor da meninge que compromete secundariamente a órbita. Ele tem origem na asa maior do esfenoide e, por contiguidade, invade a órbita. Geralmente, compromete mulheres ao redor dos 40 ou 50 anos, e a queixa principal é a baixa da acuidade visual.

No exame oftalmológico, o que chama a atenção é a assimetria da região parietal, com aumento da órbita comprometida. A acuidade visual está diminuída na fase inicial e, com a evolução da doença, a visão diminui até chegar à perda completa.

A pupila do olho comprometido está com midríase média no início da doença e, nas fases mais avançadas, vai apresentar-se midriática.

A papila óptica no início do tumor apresenta-se borrada e, na medida em que ele evolui, ela se torna completamente edemaciada. Às vezes, o paciente apresenta cefaleia e outros sinais de hipertensão intracraniana.

O diagnóstico é confirmado pela ressonância magnética, que mostrará lesão típica do comprometimento da asa maior do esfenoide.

Todos os pacientes com diagnóstico de meningioma da asa do esfenoide devem ser encaminhados ao neurocirurgião, e ele sim vai operá-los, pois o tumor primário está localizado na meninge.

HISTIOCITOSE DE CÉLULAS DE LANGERHANS

Conhecida como histiocitose X, a histiocitose de células de Langerhans (HCL) é uma doença do grupo dos distúrbios histiocíticos cujos eventos primários são o acúmulo e a infiltração de monócitos, macrófagos e células dendríticas nos tecidos afetados. Sua etiologia é desconhecida. A doença ocorre em crianças de 3 a 10 anos e varia em gravidade de lesões benignas, com resolução espontânea, até disseminação sistêmica crônica, resultando em morte.

Os nomes granulona eosinofílico, síndrome de Hand-Schüller-Christian e doença de Letterer-Siwe estão sendo substituídos pelos termos granuloma eosinofílico do osso uni ou multifocal e histiocitose do tecido mole difuso.

O quadro clínico caracteriza-se por proptose unilateral, em crianças de 3 a 10 anos, que compromete a órbita supratemporal, com evolução lenta e progressiva. O quadro pode sugerir celulite orbital.

O exame de tomografia computadorizada da órbita é fundamental para o diagnóstico, pois ele indica o defeito lítico do osso temporal.

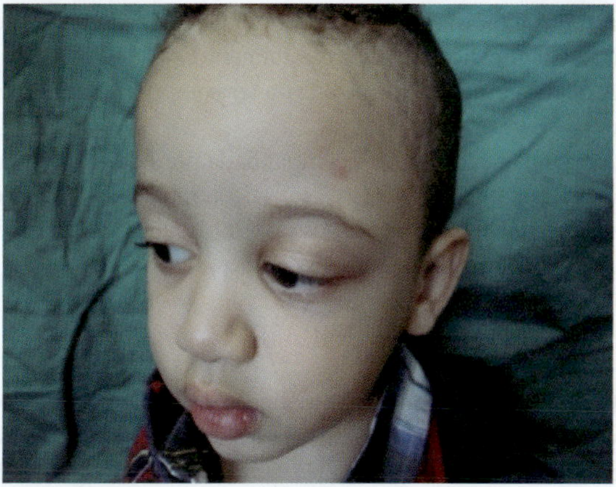

Figura 17 Proptose.

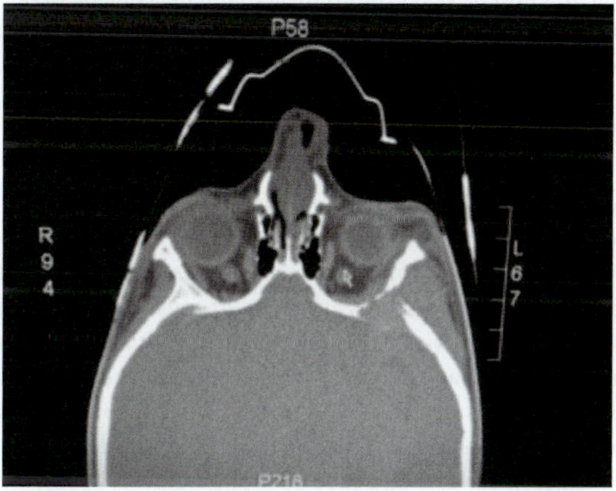

Figura 18 Erosão óssea do osso temporal.

A biopsia incisional é o procedimento utilizado para se confirmar o diagnóstico e iniciar o tratamento.

A doença pode ser localizada ou ter comprometimento sistêmico.

A criança necessita ser acompanhada por equipe multidisciplinar, e o tratamento consiste de corticoterapia, se a doença é localizada somente na órbita e, nos casos de doença sistêmica, é necessário realizar quimioterapia sistêmica.

LINFOMAS DOS ANEXOS OCULARES

Os linfomas são neoplasias malignas originadas do tecido linfoide nodal ou extranodal e raras nos anexos oculares. Dividem-se em linfoma de Hodgkin (LH) e linfoma não Hodgkin (LNH) pela presença da célula de Reed-Sternberg no primeiro caso (núcleo bilobulado e nucléolo eosinofílico, dando aspecto de "olho de coruja"), sendo os LNH muito mais frequentes que os LH.

Os linfomas dos anexos oculares (LAO) podem crescer tanto na parte anterior da cavidade orbitária (pálpebra, glândula lacrimal e conjuntiva) como na retrobulbar.

Deve-se sempre considerar os LAO no diagnóstico diferencial dos tumores dos anexos oculares, pois correspondem a 10% a 15% dos tumores primários e a mais de 25% dos tumores malignos primários dos anexos oculares.

Os LAO atingem, principalmente, entre a quinta e a sétima décadas de vida, sendo raros antes dos 20 anos. Ocorrem mais no sexo feminino e são, em sua maioria, primários nos anexos oculares. A órbita é o anexo ocular mais acometido, podendo envolver também mais de um anexo ocular (10% a 20%). Para a divisão dos tipos de linfomas, atualmente, utiliza-se a classificação da Organização Mundial da Saúde (OMS) (4ª edição, 2008).

O principal tipo histológico dos LAO é o linfoma da zona marginal extranodal do tecido linfoide associado à mucosa (MALT), o qual, geralmente, apresenta evolução indolente, permanece localizado nos anexos oculares e tem baixa taxa de mortalidade.

Os linfomas podem ocorrer após defeito imunorregulador decorrente das mutações somáticas (imunossupressão primária ou adquirida, como pós-transplante de órgãos e aids), bem como após estimulação inflamatória/antigênica crônica, resultando em resposta linfoproliferativa (doenças autoimunes, como tireoidite de Hashimoto e síndrome de Sjögren; e agentes infecciosos, como *Helicobacter pylori* e *Chlamydia psittaci*).

Nem todos os estudos comprovam o papel da *Chlamydia psittaci* na patogênese do LAO MALT, provavelmente por conta da variação geográfica na distribuição desse agente ou pela presença transitória dessa bactéria produzindo resposta inflamatória autossustentada mesmo na sua ausência.

A apresentação clínica varia conforme a localização dos linfomas. Na órbita, apresentam-se como massas indolores bem ou mal delimitadas, moldando-se ao redor das estruturas orbitárias sem destruí-las, além de proptose e alteração da motilidade ocular. Nas pálpebras, há ptose palpebral sem proptose e edema palpebral, e na conjuntiva, as clássicas lesões *salmon patch* de cor salmão/avermelhada nos fórnices e na superfície epibulbar, assintomáticas ou com irritação ocular (Figura 19).

Sinais inflamatórios e baixa visão são raros, por causa do crescimento tumoral lento e indolor da maioria dos LAO, assim como a infiltração do globo ocular ou a destruição óssea. Na presença destas últimas, deve-se suspeitar de linfomas agressivos, como LDGCB ou plasmocitoma. A presença dos sintomas B (febre, perda de peso e/ou sudorese noturna) é mais frequente nos linfomas sistêmicos.

Os exames de imagem da órbita, em especial a tomografia computadorizada, devem ser solicitados na suspeita do LAO para

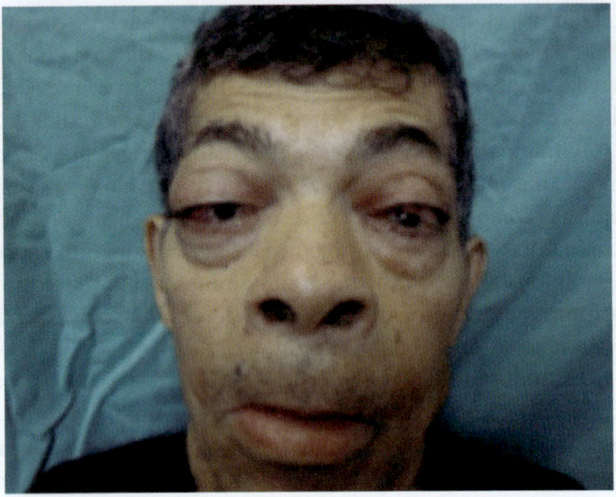

Figura 19 Proptose bilateral.

melhor planejamento cirúrgico. Entretanto, o diagnóstico final depende de histopatologia, imunoistoquímica e genética molecular do tumor biopsiado. A tomografia, em geral, demonstra uma massa moldando as estruturas da órbita, sem erosão óssea.

Após o diagnóstico, o paciente será encaminhado ao hemato/oncologista para avaliação da presença de linfoma sistêmico concomitante (estadiamento de Ann Arbor) e conduta terapêutica.

Os principais tratamentos dos LAO são:

- Cirurgia: a mais completa possível, sem danificar estruturas adjacentes, retirando material suficiente para o diagnóstico histopatológico. Deve-se evitar usá-la isoladamente pelo risco de recidiva tumoral e evitar a citologia aspirativa por impossibilitar avaliação da morfologia do tumor.

- A radioterapia é a terapêutica de escolha para a maioria dos LAO, especialmente os primários, localizados e indolentes. Pode ser isolada ou adjuvante à quimioterapia. As doses são mais altas (36 a 40 Gy) para linfomas agressivos em relação aos indolentes (30 e 36 Gy).
- A indicação da quimioterapia normalmente depende do tipo histológico e do estadiamento. Em geral, utiliza-se um regime combinado, como ciclofosfamida, doxorrubicina, vincristina e prednisona (CHOP). Existem outras modalidades terapêuticas, como acompanhamento clinicolaboratorial (LAO indolentes, localizados e assintomáticos, em idosos ou com graves comorbidades), anticorpos monoclonais anti-CD20 (rituximabe), antibioticoterapia anti-*C. psittaci* (doxiciclina) e transplante de medula óssea.

O seguimento em longo prazo dos pacientes com LAO pelo hemato/onconlogista é importante por conta do risco de linfoma sistêmico ou no anexo ocular contralateral subsequente, mesmo nos linfomas indolentes, nos isolados nos anexos oculares e após radioterapia e quimioterapia. Esse mesmo acompanhamento também deve ser feito pelo oftalmologista em razão das possíveis sequelas funcionais causadas pelo próprio linfoma ou pós-cirurgia ou da possibilidade de efeitos colaterais oftalmológicos precoces ou tardios pós-radioterapia, como olho seco, triquíase, estenose do ponto lacrimal, catarata e retinopatia.

TUMORES DA GLÂNDULA LACRIMAL

Muitas doenças podem acometer a glândula lacrimal, podendo ser primárias ou associadas a outras doenças.

De forma geral, classificam-se as lesões de glândula lacrimal em dois subtipos: não epiteliais e epiteliais.

1. Lesões não epiteliais:
   - Processos inflamatórios:
     - Dacrioadenites infecciosas.
     - Dacrioadenites não infecciosas (sarcoidose, granulomatose de Wegener, síndrome de Sjögren etc.).
   - Doenças linfoproliferativas:
     - Hiperplasia linfoide reativa.
     - Hiperplasia linfoide atípica.
     - Linfoma.
2. Lesões epiteliais:
   - Lesões benignas:
     - Cistos epiteliais.
     - Adenoma pleomórfico.
   - Lesões malignas:
     - Carcinoma adenoide cístico.
     - Tumor maligno misto.
     - Carcinoma mucoepidermoide (raro).

O tipo de lesão mais frequente na topografia de glândula lacrimal são as lesões não epiteliais, sendo as dacrioadenites as de maior ocorrência, seguidas dos processos linfoproliferativos.

Apenas uma minoria dos tumores de glândula lacrimal constitui-se de lesões epiteliais.

Lesões não epiteliais

Tumores linfoproliferativos

- Mais de 50% das lesões linfoproliferativas da órbita acometem a glândula lacrimal.
- Os linfomas de órbita, em sua maioria, são não Hodgkin de células B, principalmente do tipo MALT.
- A avaliação deve ser feita em conjunto com oncologista.

- Tratamento:
  - Hiperplasia linfoide: radioterapia.
  - Linfoma primário: radioterapia e quimioterapia.

Lesões epiteliais

Cistos epiteliais

- Origem: secundários à obstrução dos ductos lacrimais ou após dacrioadenite.
- Apresentação clínica: acometem a porção palpebral e/ou orbitária da glândula.
- Ao exame: contêm lágrimas e são revestidos por epitélio:
  - Unilaterais ou bilaterais, sem sinais inflamatórios.
  - Podem ser observados via conjuntiva temporal.
- Conduta: excisão cirúrgica via conjuntival ou orbitotomia.

Adenoma pleomórfico

- Epidemiologia:
  - Representa 50% dos tumores epiteliais.
  - Ocorre ao redor da quinta década de vida.
- Apresentação clínica: crescimento lento e progressivo.
- Ao exame: em geral indolor.
  - Provoca o deslocamento inferomedial do olho.
  - Pode haver diplopia pelo efeito de massa.
- Imagem:
  - Tumor bem delimitado, em geral nodular e que identa o globo.
  - Pode haver expansão da fossa lacrimal.
- Tratamento: excisão cirúrgica completa sem ruptura da cápsula. Se não excisado completamente ou se houver ruptura da cápsula, pode ocorrer degeneração maligna.

- Prognóstico: em caso de excisão completa, há baixa chance de recorrência e, portanto, bom prognóstico.

Carcinoma adenoide cístico

- Epidemiologia: apresenta-se em dois picos, na segunda e na quarta décadas da vida.
  - Dentre os tumores malignos da glândula lacrimal, é o mais frequente.
- Apresentação clínica:
  - Crescimento rápido.
  - Dor é um dos principais sintomas.
  - Pode haver diplopia.
  - Metástase para o pulmão ou por contiguidade para o crânio via fissura orbitária superior.
- Imagem:
  - Tumor sólido, margens irregulares, homogêneo.
  - Lítico (principal característica).
  - Pode haver expansão da fossa lacrimal.
- Tratamento: excisão cirúrgica completa ou exenteração, quimioterapia interarterial e sistêmica.
- Prognóstico: reservado, sobrevida de 20% em 10 anos.

Tumor maligno misto

- Origem:
  - Da excisão incompleta de um adenoma cístico.
  - De um adenoma cístico de longa duração não tratado.
  - De origem primária, surge já como uma lesão maligna.
- Tratamento: excisão cirúrgica e radioterapia.
- Patologia: pode apresentar-se com elementos epiteliais de um adenocarcinoma pouco diferenciado.

Carcinoma mucoepidermoide

- Epidemiologia: quinta década de vida.
- Apresentação clínica:
  - Crescimento lento, porém em alguns casos pode ser rápido.
  - Cursa com dor e epífora.
- Tratamento: excisão completa ou exenteração e radioterapia.
- Prognóstico:
  - Baixo grau: favorável.
  - Alto grau: alta mortalidade.

RABDOMIOSSARCOMA

É a neoplasia primária da órbita mais comum da infância. É mais frequente na primeira década de vida, com idade média de 7 anos.

Há ligeira predileção pelo sexo masculino.

Aparece como uma proptose unilateral de instalação abrupta, em 1 a 3 semanas. O seu crescimento pode ser tão rápido que em um final de semana dobra de tamanho. Esse tumor tem predileção pelo quadrante superior da órbita, na grande maioria das vezes o quadrante superior nasal, o que causa o deslocamento do olho para a frente, para baixo e para fora.

Não há história relevante; segue na grande maioria das vezes sem história de trauma ou qualquer outro dado significativo.

O quadro clínico pode apresentar-se com edema de pálpebra e quemose da conjuntiva, causados pela proptose de instalação rápida; pode ainda apresentar estrabismo.

Não há sinais de inflamação e eritema, a não ser que haja área de necrose do tumor.

O diagnóstico diferencial do rabdomiossarcoma pode ser feito com:

- Celulite orbitária, geralmente consequente a sinusopatias.
- Linfangiomas com hemorragias súbitas: cistos de chocolate.
- Ruptura de cisto dermoide.
- Pseudotumor inflamatório, quadro de inflamação idiopática da órbita.
- Metástase de neuroblastoma e tumor de Ewing.
- Leucemia.

Os exames complementares mais usados e que melhor mostram as características do tumor são a tomografia computadorizada e a ressonância magnética. Elas definem a localização e a extensão, mostram ainda que é uma lesão bem delimitada e que se realça ao contraste.

A tomografia avalia melhor estruturas ósseas – a parede orbitária, que na grande maioria das vezes é poupada. A ressonância mostra melhor as partes moles, sendo um bom auxílio no diagnóstico diferencial entre o rabdomiossarcoma e o hemangioma; o primeiro não apresenta intensa vascularização como o segundo.

A biopsia é imprescindível para o diagnóstico de certeza, e nela o material retirado é encaminhado para exame anatomopatológico.

Histologicamente, o rabdomiossarcoma deriva de células mesenquimais pluripotentes indiferenciadas dos tecidos moles da órbita. Na microscopia, são massas amareladas, raramente vermelhas e/ou apresentam áreas de hemorragia, salvo quando há necrose do tumor. Tipos histológicos:

- Embrionário: tipo mais frequentemente encontrado na órbita – cerca de 80% dos casos. Tem predileção pelo quadrante superonasal da órbita, com excelente taxa de sobrevida (94%).
- Alveolar: predileção pela órbita inferior, sendo responsável por 9% dos casos da órbita. É a forma mais maligna, com taxa de sobrevida de 10% em 10 anos.

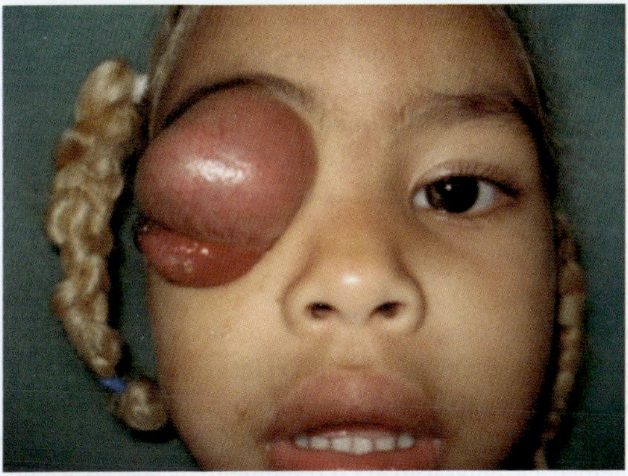

Figura 20 Proptose.

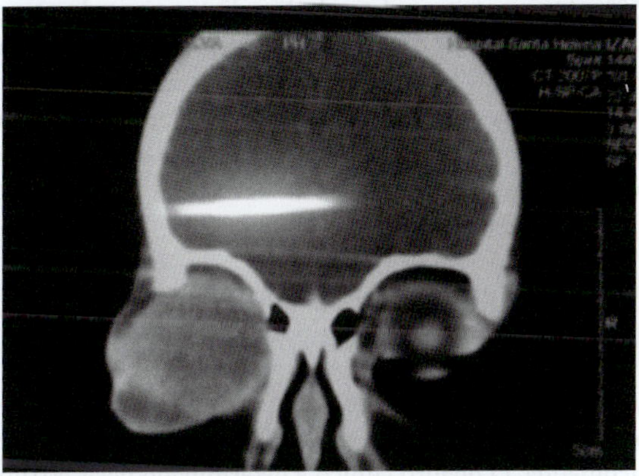

Figura 21 Tomografia computadorizada do paciente da Figura 20.

- Pleomórfico: é o tipo menos frequente na órbita; apresenta o melhor prognóstico, com taxa de sobrevida de 97%.
- Botrioide: é uma variante do tipo embrionário e se apresenta formando cachos. Não aparece primariamente na órbita, mas sim como consequência da invasão dela por tumores primários dos seios paranasais ou da conjuntiva.

Tratamento

O rabdomiossarcoma responde muito bem a radioterapia e quimioterapia sistêmica. Esta última tem como objetivo eliminar possíveis metástases. A radioterapia consiste de 4.500 a 6.000 cGy fracionadas em 6 semanas. Antes do advento da quimio e da radioterapia, a exenteração era o tratamento de eleição, e a taxa de sobrevida era baixa. Hoje em dia, a taxa de sobrevida é de 90% se não houver invasão ou extensão tumoral além das paredes da órbita; invasões dos seios paranasais diminuem a taxa de sobrevida em 50%. Alguns efeitos colaterais da radioterapia podem acontecer, como ceratites, catarata, retinites, dermatites e hipoplasia óssea da face.

Os principais sítios de metástase são o pulmão e a medula óssea, que devem ser observados antes do início do tratamento. A disseminação geralmente é linfática. As recorrências ocorrem no período de 6 a 9 meses.

ORBITOPATIA IDIOPÁTICA INFLAMATÓRIA (PSEUDOTUMOR ORBITÁRIO)

É uma causa frequente de órbita aguda. Há predomínio dos casos entre os adultos, mas a faixa pediátrica pode, eventualmente, ser acometida. O quadro clínico é determinado pelas estruturas acometidas.

Classificação

- Anterior.
- Lacrimal.
- Apical.
- Miosítica.
- Difusa.

Sinais e sintomas

Tabela 1 Sinais e sintomas da orbitopatia idiopática inflamatória

Dor súbita (principal sintoma)	Hiperemia conjuntival/quemose
Proptose	Edema/eritema palpebral
Restrição da motilidade ocular	Diplopia
Aumento volumétrico da glândula lacrimal	Massa orbital
Aumento da PIO	Baixa AV (acometimento do nervo óptico)

Adultos

Geralmente, é unilateral; casos bilaterais requerem investigação para vasculites sistêmicas.

Crianças

Bilateral em até um terço dos casos e, raramente, está associada a doenças sistêmicas; pacientes infantis podem apresentar sintomas constitucionais (febre, cefaleia, letargia e vômitos).

Histopatologia

Infiltrados polimórficos inespecíficos, linfocíticos policlonais e/ou eosinofílicos. A imunoistoquímica é útil em casos duvidosos.

Diagnóstico diferencial

Tabela 2 Diagnóstico diferencial da orbitopatia idiopática inflamatória

Orbitopatia relacionada à tireoide (Graves)	Vasculites
Abscesso/celulite orbitária	Trauma
Tumores	Fístulas AV
Trombose do seio cavernoso	Paralisia dos pares cranianos

Diagnóstico

- Exames laboratoriais: eosinofilia; C-anca positivo; FAN positivo; PCR aumentado.
- Tomografia computadorizada: aumento dos músculos extraoculares, não poupando os tendões (miosítico); aumento volumétrico da glândula lacrimal e borramento das estruturas adjacentes (lacrimal); borramento das estruturas no ápice da órbita (apical).

Tratamento

- Prednisona via oral em dose imunossupressora (80-120 mg/dia): primeira opção.
- Em casos refratários, corticoterapia.
- Realizar biopsia.
- Radioterapia (dose anti-inflamatória).
- Ciclofosfamida (imunossupressor).

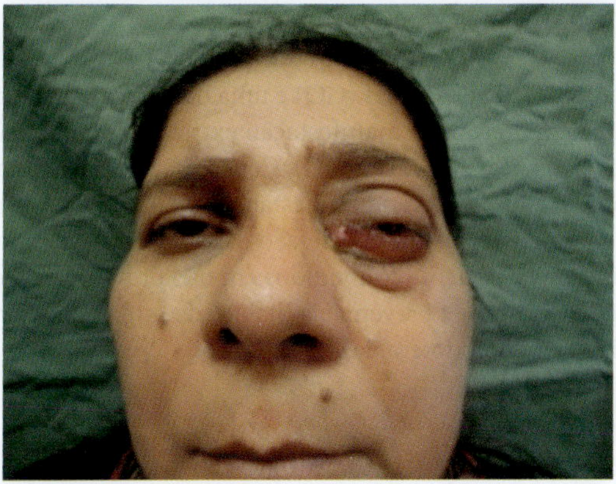

Figura 22 Proptose na órbita esquerda.

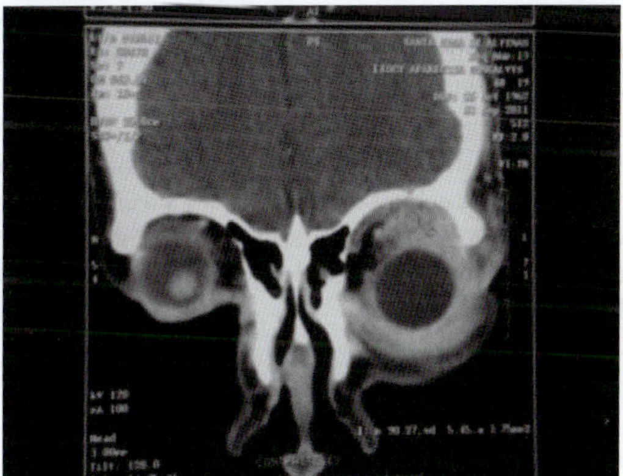

Figura 23 Tomografia computadorizada de órbita com infiltração na órbita esquerda.

ORBITOPATIA DE GRAVES

A orbitopatia de Graves (GO) é uma doença inflamatória autoimune e representa a manifestação extratireoidiana mais frequente da doença de Graves (DG). Cerca de 25 a 50% dos pacientes com DG apresentarão manifestações oculares. Os fatores de risco para ocorrência ou progressão da GO foram parcialmente identificados e podem ser divididos em não preveníveis (genética, idade e gênero) e preveníveis (hábito de fumar, disfunção tireoidiana e radioiodoterapia).

Quadro clínico

A GO tem amplo espectro de apresentação, variando desde formas leves, caracterizadas por irritação ocular, discreta hiperemia e lacrimejamento, até quadros graves, nos quais há desfiguração facial e prejuízo da função visual.

As características clínicas da GO são: exoftalmia, retração palpebral, exposição de córnea e aumento da pressão orbitária secundário à congestão venosa.

Sintomas visuais incluem diplopia, causada por restrição da motilidade ocular decorrente da infiltração da musculatura ocular extrínseca pelas células inflamatórias e subsequente fibrose, além da neuropatia óptica compressiva (NOC). Esta constitui uma das complicações mais temidas da GO, pelo risco de deficiência visual grave e permanente.

Diagnóstico

Em 1995, Bartley e Gorman definiram critérios diagnósticos específicos para a GO, que deve ser considerada quando há presença da retração palpebral associada a pelo menos um dos seguintes sinais: disfunção tireoidiana, exoftalmo, neuropatia óptica e/ou acometimento da musculatura ocular extrínseca. Na ausência de retração palpebral, o diagnóstico somente é estabelecido diante da disfunção tireoidiana com exoftalmo, neuropatia óptica e/ou envolvimento da musculatura ocular externa.

Na ausência de sinais clínicos evidentes da GO, exames de imagem, como tomografia computadorizada ou ressonância magnética das órbitas, auxiliam no diagnóstico por demonstrarem características típicas da GO, como o envolvimento de músculos extraoculares, particularmente os retos inferior e medial, poupando as inserções musculares tendinosas.

Para o paciente que se apresenta primariamente com características da GO e sem suspeita de tireotoxicose, a investigação laboratorial é recomendada, incluindo mensuração de TSH e T4 livre, já que o hipertireoidismo pode estar em fase subclínica. Outros testes também podem ser utilizados, como a pesquisa de anticorpos tireóideos e anticorpos antirreceptores de TSH (TRAb), que podem estar presentes mesmo na ausência do quadro clínico de hipertireoidismo.

Classificação

Um dos desafios da GO é como classificar e graduar a doença da órbita com tantas manifestações clínicas diferentes. Grande parte dos oftalmologistas conhece e utiliza a classificação de Werner, que gradua vários sinais e sintomas associados à doença (Tabela 3). Embora essa classificação seja fácil por conta do acróstico mnemônico (NOSPECS), ela é fraca quanto à definição da conduta.

Em 1989, Mourits et al. introduziram o escore de atividade clínica (CAS) para graduar a fase inflamatória da doença (Tabela 4) (Figura 24).

Tabela 3 Classificação de Werner

Werner	Achados clínicos
0	Sem sinais e sem sintomas
1	Com sinais e sem sintomas
2	Com sinais e com sintomas
3	Exoftalmia
4	Envolvimento da musculatura ocular extrínseca
5	Ceratite infecciosa
6	Neuropatia óptica compressiva

Fonte: Werner, 1969.

Tabela 4 Medida da atividade da doença baseada nas características clínicas da inflamação: *Clinical Activity Score* (CAS)

CAS	Achados clínicos
1	Dor retrobulbar espontânea
2	Dor ao olhar para cima ou para baixo
3	Hiperemia das pálpebras
4	Hiperemia da conjuntiva
5	Edema das pálpebras
6	Inflamação da carúncula e/ou plica
7	Edema conjuntival

CAS ≥ 3/7 indica GO em atividade. Modificada de Mourits et al., 1989.

Em 1991, Nunery descreveu dois subtipos clínicos de pacientes com GO com base no acometimento variável dos tecidos adiposo e muscular da órbita. Os pacientes portadores da orbitopatia subtipo 1, conhecida como lipogênica, caracterizavam-se pelo

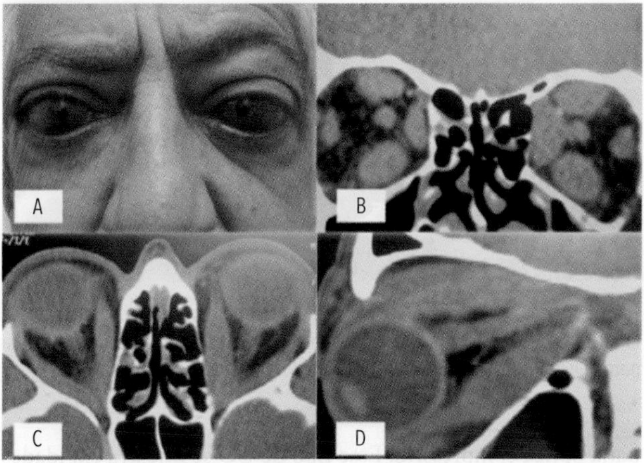

Figura 24 A) Paciente com orbitopatia de Graves subtipo 2 e em atividade (CAS 5). B) Tomografia computadorizada (TC) de órbitas, em corte coronal, mostrando o grande aumento da MOE. C) TC de órbitas, em corte axial, mostrando grande aumento da MOE e compressão do nervo óptico. D) TC de órbitas, em corte sagital, também mostrando o importante aumento da MOE.

aumento da gordura orbitária e pouco ou nenhum aumento muscular. Esses pacientes eram predominantemente do sexo feminino (relação feminino/masculino 8:1) e, em geral, apresentavam motilidade ocular normal, proptose simétrica, ausência de sinais inflamatórios da órbita e evolução com caráter normalmente benigno (Figura 25).

Na orbitopatia subtipo 2, também chamada de miogênica, o comprometimento muscular era predominante. Com isso, esse subtipo de GO apresentava maior predisposição para desenvolver diplopia, proptose assimétrica, processos inflamatórios e neuro-

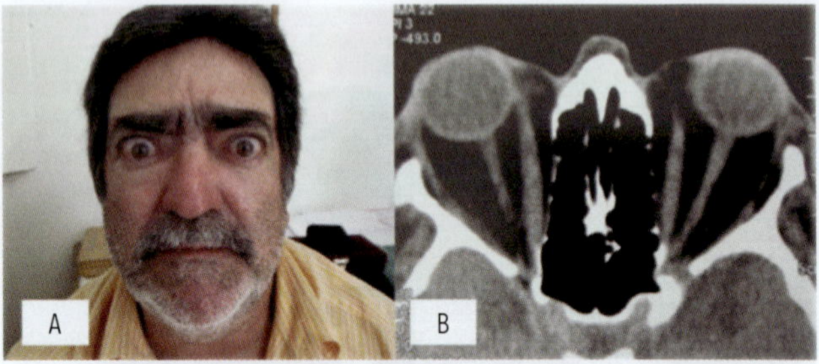

Figura 25 A) Paciente com orbitopatia de Graves subtipo 1. B) Tomografia computadorizada de órbitas, em corte axial, mostrando musculatura ocular extrínseca normal e proptose secundária ao aumento do conteúdo adiposo orbitário.

patia óptica compressiva. Esse tipo de GO se iniciava em idades mais avançadas e tinha menor relação feminino/masculino (2:1) (Figuras 24 e 26).

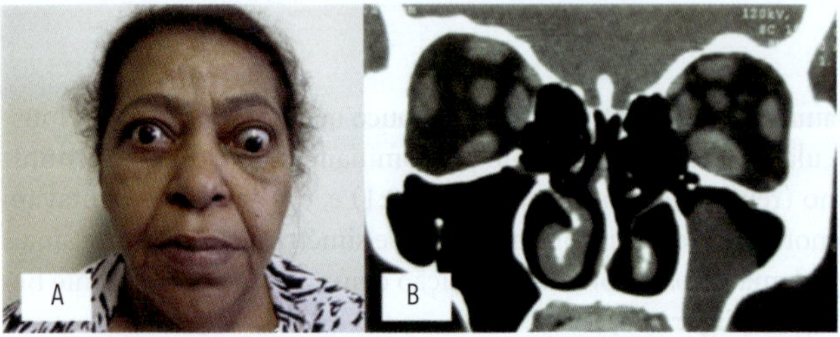

Figura 26 A) Paciente com orbitopatia de Graves subtipo 2 e estrabismo. B) Tomografia computadorizada de órbitas, em corte coronal, mostrando aumento da musculatura ocular extrínseca, principalmente o músculo reto inferior do olho esquerdo.

Por fim, em 2006, Dolman e Rootman lançaram o sistema de classificação VISA, com base em quatro pontos da doença: visão, inflamação, estrabismo e aparência.

Tratamento

Segundo Perros e Krassas, o tratamento multidisciplinar é a melhor estratégia na condução dos casos de GO e deve seguir três principais pontos: interrupção do hábito de fumar, recuperação e manutenção do estado de eutireoidismo, além de restauração da função visual e da aparência.

Como tratamento clínico ativo da GO, medidas conservadoras podem ser adotadas nos casos leves ou o uso de corticoterapia e/ou radioterapia para os casos ativos e doença progressiva. As medidas conservadoras incluem elevação da cabeça do paciente na cama para reduzir o edema periorbitário e uso de compressas geladas e de lubrificante ocular. Nos casos de diplopia, recomenda-se o uso de prismas ou oclusão ocular. Outra medida conservadora importante é convencer o paciente a parar de fumar, pois é conhecida a relação com a gravidade da GO. Os GC são recomendados no estágio de doença inflamatória ativa e, atualmente, correspondem à primeira linha de tratamento. Os GC orais são efetivos e amplamente utilizados. Embora representem uma opção válida e uma alternativa aos GC endovenosos, são menos efetivos do que estes. Na fase ativa (CAS $\geq 3/7$), usa-se 1 g de metilprednisolona 3 dias consecutivos em regime ambulatorial, controlando a pressão arterial e a glicemia dos pacientes.

A irradiação orbitária parece ser eficaz e, quando realizada de modo limitado e cuidadoso, produz rápido alívio paliativo dos sintomas de congestão e alterações visuais.

A indicação de cirurgia eletiva deve ser criteriosa, pois os efeitos de muitos procedimentos nas estruturas orbitárias, principalmente a descompressão, podem afetar a posição palpebral ou causar estrabismo. Por esse motivo, estabeleceu-se que a sequência cirúrgica de tratamento para a GO tem início com a descompressão orbitária, é seguida pela cirurgia para correção de estrabismo e, por fim, a correção do posicionamento palpebral.

Existem duas situações nas quais a cirurgia de urgência é realmente necessária e a descompressão orbitária deve ser combinada com terapia medicamentosa anti-inflamatória agressiva para minimizar os efeitos do traumatismo cirúrgico:

1. Ceratite infecciosa por exposição da córnea secundária à exoftalmia e à retração palpebral.
2. Compressão apical não controlada, acompanhada de sinais de ameaça visual significativa, como baixa acuidade visual, alterações no campo visual e distúrbios na visão de cores.

REFERÊNCIAS BIBLIOGRÁFICAS

1. Ahmed S, Shahid RK, Sison CP, Fuchs A, Mehrotra B. Orbital lymphomas: a clinicopathologic study of a rare disease. The American Journal of the Medical Sciences. 2006;331(2):79-83.
2. Ahuja R, Azar NF. Orbital dermoids in children. Semin Ophthalmol. 2006;21:207-11.
3. American Academy of Ophthalmology. Orbit eyelids and lacrimal system. San Francisco: American Academy of Ophthalmology; 2014; p.85. [Basic and Clinical Science Course, 7.]
4. Anderson GJ, Tom LWC, Womer RB, Handler SD, Wetmore RF, Potsic WP. Rhabdomyosarcoma of the head and neck in children. Arch Otolaryngol Head Neck Surg. 1990;116:428-31.
5. Ansari SA, Mafee MF. Orbital cavernous hemangioma: role of imaging. Neuroimaging Clinics of North America. 2005;15(1):137-58.
6. Arena S, Hilal E. Neurilemomas of the infratemporal space: report of a case and review of the literature. Arch Otolarynngol. 1976;102:180-4.

7. Bagheri A, Amoohashemi N, Salour H, Yazdani S. Lacrimal gland lymphangioma: report of a case and review of literature. Orbit. 2012;31(3):197-9.
8. Bahn RS. Graves' ophthalmopathy. N Engl J Med. 2010;362:726-38.
9. Barrow DL, Spector RH, Braun IF, et al. Classification and treatment of spontaneous carotid-cavernous sinus fistulas. J Neurosurg. 1985;62:248-56.
10. Bartalena L, Baldeschi L, Dickinson A, et al. Consensus statement of the European Group on Graves' orbitopathy (EUGOGO) on management of GO. Eur J Endocrinol. 2008;158:273-85.
11. Bartalena L, Pinchera A, Marcocci C. Management of Graves' ophthalmopathy: reality and perspectives. Endocr Rev. 2000;21:168-99.
12. Bartley GB, Gorman CA. Diagnostic criteria for Graves' ophthalmopathy. Am J Ophthalmol. 1995;119:792-5.
13. Basheer H, Rabia F, Basheer H, el-Helw K. Neurofibromas of digital nerves. J Hand Surg Br. 1997;22(1):61-3.
14. Beltagy MA, Reda M, Enayet A, Zaghloul MS, Awad M, Zekri W, et al. Treatment and outcome in 65 children with optic pathway gliomas. World Neurosurgery. 2016;89:525-34. Online publication.
15. Bernardini FP, Devoto MH, Croxatto JO. Epithelial tumors of the lacrimal gland: an update. Curr Opin Ophthalmol. 2008;19(5):409-13.
16. Birch R. Peripheral nerve tumors. In: Dyck PJ, Thomas PK (eds.). Peripheral neuropathy. 3.ed. Philadelphia: WB Saunders; 1993. p. 1623-39.
17. Bison SHDV, Vital JF, Cursino JW, Lancellotti CLP. Schwannoma maligno de órbita. Arq Bras Oftal. 1996;59:608-10.
18. Blank PMK, Fisher MJ, Lu L, Leisenring WM, Ness KK, Sklar CA, et al. Impact of vision loss among survivors of childhood central nervous system astroglial tumors. Cancer. 2016;122(5):730-9.
19. Bonilla JÁ, Healy GB. Management of malignant head and neck tumors in children. Pediatr Clin North Am. 1989;36(6):1443-50.
20. Bordi L, Comptom J, Symon L. Trigeminal neuroma: a report of eleven cases. Surg Neurol. 1989;31:272-27.
21. Brodsky MC. Optic atrophy in children. Pediatric Neuro-Ophthalmology. 2016;199-274.
22. Brown GC, Shields JA. Amaurosis fugax secondary to presumed cavernous hemangioma of the orbit. Annals of Ophthalmology. 1981;13(10):1205-9.
23. Cajade Frías JM, Cajade Bao D, Lozano Ramírez A, Castro Vilas C, Vaamonde Lago P, Labella Caballero T. Unifocal eosinophilic granuloma of

the temporal bone (Langerhans cell histiocytosis). Acta Otorrinolaringol Esp. 2000;51(6):525-9.

24. Callander TA, Weber BS, Janjan N, Benjamin R, Zaher M, Wolf P, et al. Rhabdomyosarcoma of nose and paranasal sinuses in adults and children. Otolaryngol Head Neck Surg. 1991;117:1185-8.
25. Cawood TJ, Moriarty P, O' Farrelly C, et al. Smoking and thyroid-associated ophthalmopathy: a novel explanation of the biological link. J Clin Endocrinol Metab. 2007;92:59-64.
26. Civit T, Joud A, Klein O. Congenital orbital tumors in adults (dermoid cysts). Neurochirurgie. 2010;56:183-6.
27. Classificação Estatística Internacional de Doenças e Problemas Relacionados à Saúde. Décima Revisão. v. 1. Organização Mundial de Saúde; 1997. p. 219;260-61.
28. Cohen VML. Treatment options for ocular adnexal lymphoma (OAL). Clinical Ophthalmology. 2009;3:689-92.
29. Conselho Brasileiro de Oftalmologia. Órbita, sistema lacrimal e oculoplástica. Rio de Janeiro; Conselho Brasileiro de Oftalmologia; 2008. p. 109. [Série Oftalmologia Brasileira.]
30. Dantas AM, Monteiro ML. Doenças da órbita. Rio de Janeiro: Cultura Médica; 2002.
31. Day JD, Fukushima T. The surgical management of trigeminal neuromas. Neurosurgery. 1998;42:233-21.
32. DiNardo LJ, Wetmore RF. Head and neck manifestations of histiocytosis-X in children. Laryngoscope. 1989;99:721-4.
33. Dolman PJ, Rootman J. VISA classification for Graves orbitopathy. Ophthal Plast Reconstr Surg. 2006;22(5):319-24.
34. Drevelegas A, Chourmouzi D, Xinou E, Drevelegas K. Diencephalic and other deep brain tumors. Handbook of Neuro-oncology Neuroimaging. 2016;555-72.
35. Drolet BA, Esterly NB, Frieden IJ. Hemangiomas in children. N Engl J Med. 1999;341:173-81.
36. Dutton JJ. Optic nerve sheath meningiomas. Surv Ophthalmol. 1992;167-83.
37. Egeler RM, Favara BE, van Meurs M, Laman JD, Claassen E. Differential in situ cytokine profiles of Langerhans-like cells and T cells in Langerhans cell histiocytosis: abundant expression of cytokines relevant to disease and treatment. Blood. 1999;94(12):4195-201.

38. Egeler RM. Historical review – the Langerhans cell histiocytosis X files revealed. British Journal of Haematology. 2002;116:3-9.
39. Eggers H, Jakobiec FA, Jones IS. Tumor of the optic nerve. Doc Ophthalmol. 1976;43-128.
40. Ersoy AO, Oztas E, Saridogan E, Ozler S, Danisman N. An unusual origin of fetal lymphangioma filling right axilla. J Clin Diagn Res. 2016;10(3):QD09-11.
41. Farias TP, Filho PCM, Dias FL, Rangel LG, Camara MVM, Peryassu BC, et al. Efetividade do tratamento cirúrgico em sarcomas de partes moles da cabeça e pescoço. Rev Bras Cir Cabeça Pescoço. 2008;37(1):51-5.
42. Filho JV, et al. Órbita, sistema lacrimal e oculoplástica. 2. ed. São Paulo: Cultura Médica; 2011.
43. Fuertes Cabero S, Fuster Pelfort D, Setoain Perego X, González Berenguer J, Mateos Fernandes JJ, Paredes Barranco P, et al. Usefullnes of bone scintigraphy for staging in a case of histiocytosis of the temporal bone. Rev Esp Med Nucl. 2005;24(1):45-7.
44. Garrity JA, Bahn RS. Pathogenesis of Graves ophthalmopathy: implications for prediction, prevention, and treatment. Am J Ophthalmol. 2006;142:147-53.
45. Gerstenblith AT, Rabinowitz MP. Manual de doenças oculares do Wills Eye Hospital: diagnóstico e tratamento no consultório e na emergência. Porto Alegre: Artmed; 2009.
46. Grove AS Jr, Weber AL. Orbital pseudotumor – historical origin and modern relevance. Ophthal Plast Reconstr Surg. 2013;29:341-6.
47. Grove AS Jr. The dural shunt: pathophisiology and clinical course. Ophthalmology. 1984;91:31-44.
48. Hermann BW, Sotelo-Avila C, Eisenbeis JF. Pediatric sinonasal rhabdomyosarcoma: three cases and a review of the literature. Am J Otolaryngol. 2003;24(3):174-80.
49. Höfling-Lima AL, et al. Manual de condutas em oftalmologia. São Paulo: Atheneu; 2008.
50. Ilyas AM, Nourissat G, Jupiter JB. Segmental neurofibromatosis of the hand and upper extremity: a case report. J Hand Surg Am. 2007;32(10):1538-42.
51. Itakura E, Yamamoto H, Oda Y, Furue M, Tsuneyoshi M. VEGF-C and VEGFR-3 in a series of lymphangiomas: is superficial lymphangioma a true lymphangioma?. Virchows Arch. 2009;454(3):317-25.

52. Kahaly GJ. Randomized, single blind trial of intravenous methylprednisolone therapy versus oral steroid monotherapy in Graves' orbitopathy. J Clin Endocrinol Metab. 2005;90:5234-40.
53. Konrad H, Clark BJ, Rose GE. Lymphocytic, plasmacytic, histiocytic, and hematopoietic tumors of the orbit. In: Tasmam W, Jaeger EA. Duane's ophthalmology. Philadelphia: Lippincott Williams & Wilkins; 2006.
54. Kraus DH, Saenz NC, Gollamud S, Heller G, Moustakis M, Gardiner S, et al. Pediatric rhabdomyosarcoma of head and neck. Am J Surg. 1997;174(5):556-60.
55. Lagoo AS, Haggerty C, Kim Y, Hammons M, Neufeld K, Redher C, et al. Morphologic features of 115 lymphomas of the orbit and ocular adnexa categorized according to the World Heath Organization Classification. Archives of Pathology and Laboratory Medicine. 2008;132:1405-16.
56. Lawley LP, Siegfried E, Todd JL. Propranolol treatment for hemangioma of infancy: risks and recommendations. Pediatr Dermatol. 2009;26:610-4.
57. Leatherbarrow B, Noble JL, Lloyd IC. Cavernous haemangioma of the orbit. Eye. 1989;3(Pt 1):90-9.
58. Lehmann GM, Feldon SE, Smith TJ, Phipps RP. Immune mechanisms in thyroid eye disease. Thyroid. 2008;18:959-65.
59. Leonetti JP, Reichman OH, Smith PG, Grubb RL, Kaiser P. Meningiomas of the lateral skull base: neurotologic manifestations and patterns of recurrence. Otolaryngol Head Neck Surg. 1990;103:972-80.
60. Lesoin F, Rousseax M, Villette L, et al. Neurinomas of the trigeminal nerve. Acta Neurochir. 1986;82:118-12.
61. Luu QC, Kasky JL, Moore TB, Nelson S, Wang MB. Treatment of embryonal rhabdomyosarcoma of the sinus and orbit with chemotherapy, radiation and endoscopic surgery. J Pediatr Surg. 2006;41(6):15-7.
62. Lyapichev KA, Bregy A, Cassel A, Handfield C, Velazquez-Vega J, Kay MD, et al. Glioblastoma multiforme of the optic chiasm: A rare case of common pathology. Surgical Neurology International. 2016;7(18)485.
63. Mehta V, Nayak S, Balachandran C, Monga P, Rao R. Extensive congenital vulvar lymphangioma mimicking genital warts. Indian J Dermatol. 2010;55(1):121-2.
64. Minkov M, Prosch H, Steiner M, Grois N, Pötschger U, Kaatsch P, et al. Langerhans cell histiocytosis in neonates. Pediatr Blood Cancer. 2005;45(6):802-7.

65. Morterá DA, Monteiro MLR. Tumores secundários e metastáticos da órbita. In: Dantas AM, Monteiro MLR. Doenças da órbita. Rio de Janeiro: Cultura Médica; 2002. p. 241-2.
66. Mourits MP, Koornneef L, Wiersinga WM, et al. Clinical criteria for the assessment of disease activity in Graves' ophthalmopathy: a novel approach. Br J Ophthalmol. 1989;73:639-44.
67. Nambi GI, Gupta AK, Kumaran S. Plexiform neurofibroma of the finger. J Plast Reconstr Aesthet Surg. 2008;61(11):1402-3.
68. National Cancer Institute. Childhood rhabdomyosarcoma treatment. J Clin Oncol. 2008;26(3):406-13.
69. Nguyen J, Fay A. Pharmacologic therapy for periocular infantile hemangioma: a review of literature. Semin Ophthalmol. 2009;178-84.
70. Ntali G, Karavitaki N. Childhood hypothalamic and pituitary tumors. Endocrinology: Adult and Pediatric. 2016;291-7.
71. Nunery WR. Ophthalmic Graves' disease. A dual theory of athogenesis. Ophthal Clin North America. 1991;4:73-87.
72. Patel GA, Siperstein RD, Ragi G, Schwartz RA. Zosteriform lymphangioma circumscriptum. Acta Dermatovenerol Alp Panonica Adriat. 2009 Dec;18(4):179-82.
73. Perros P, Krassas GE. Graves orbitopathy: a perspective. Nat Rev Endocrinol. 2009;5:312-8.
74. Pollack IF, Sekhar LN, Jannetta PJ, Janecka IP. Neurilemomas of the trigeminal nerve. J Neurosurg. 1989;70:737-75.
75. Ponzoni M, Govi S, Licata G, Mappa S, Resti AG, Politi LS, et al. A reappraisal of the diagnostic and therapeutic management of uncommon histologies of primary ocular adnexal lymphoma. The Oncologist. 2013;18:876-84.
76. Prummel MF, Wiersinga WM. Smoking and risk of Graves disease. JAMA. 1993;269:479-82.
77. Punia RS, Dhingra N, Mohan H. Cutaneous plexiform schwannoma of the finger not associated with neurofibromatosis. Am J Clin Dermatol. 2008;9(2):129-31.
78. Rootman DB, Rootman J, Gregory S, Feldman KA, Ma R. Stereotactic fractionated radiotherapy for cavernous venous malformations (hemangioma) of the orbit. Ophthalmic Plastic and Reconstructive Surgery. 2012;28(2):96-102.

79. Rootman J, Dolman PJ. Thyroid orbitopathy. In: Rootman J (ed.). Diseases of the orbit – a multidisciplinary approach. 2. ed. Philadelphia: Lippincott Williams & Wilkins; 2003. p. 169-212.
80. Rootman J, Marotta TR, Graeb DA. Vascular lesions. In: Rootman J (ed.). Diseases of the orbit. Philadelphia: J.B. Lippincott; 2003. p. 532-9.
81. Rootman J, Ragaz J, Cline R, Lapointe JR. Lacrimal gland tumors. In: Rootman J (ed.). Disease of the orbit. Philadelphia: J.B. Lippincott; 1988. p. 343.
82. Rootman J. Optic nerve meningiomas. In: Rootman J (ed.). Diseases of the orbit. Philadelphia: J.B. Lippincott; 2003. p. 233-40.
83. Rootman J. Optic nerve meningiomas. In: Rootman J (ed.). Diseases of the Orbit. Philadelphia: J.B. Lippincott; 2003. p. 228-33.
84. Rootman J. Vascular malformations of the orbit: hemodynamic concepts. orbit. 2003;22(2):103-20.
85. Rosado MF, Byrne Jr GE, Ding F, Fields KA, Ruiz P, Dubovy SR, et al. Ocular adnexal lymphoma: a clinicopathologic study of a large cohort of patients with no evidence for an association with *Chlamydia psittaci*. Blood. 2006;107(2):467-72.
86. Rubin PAD, Foster CS. Etiology and management of idiopathic orbital inflammation. Am J Ophthalmol. 2004;138:1041-3.
87. Ruchman MC, Flanagan J. Cavernous hemangiomas of the orbit. Ophthalmology. 1983;90(11):1328-36.
88. Samadian M, Bakhtevari MH, Haddadian K, Alavi HA, Rezaei O. Spontaneous complete regression of hypothalamic pilocytic astrocytoma after partial resection in a child, complicated with Stevens-Johnson syndrome: a case report and literature review. Neurosurgical Review. 2016;39(2):335-40.
89. Scheuerle AF, Steiner HH, Kolling G, Kunze S, Aschoff A. Treatment and long-term outcome of patients with orbital cavernomas. American Journal of Ophthalmology. 2004;138(2):237-44.
90. Seddon HJ. Surgical disorders of peripheral nerves. Baltimore: Williams and Wilkins; 1972.
91. Shah A, Meacock L, More B, Chandran H. Lymphangioma of the penis: a rare anomaly. Pediatr Surg Int. 2005;21(4):329-30.
92. Shields CL, Shields JA, Minzter R, Singh AD. Cutaneous capillary hemangiomas of the eyelid, scalp, and digits in premature triples. Am J Ophthalmol. 2000;129:528-31.

93. Shields JA, Shields CL, Scartozzi R. Survey of 1264 patients with orbital tumors and simulating lesions: The 2002 Montgomery Lecture, part 1. Ophthalmology. 2004;111(5):997-1008.
94. Shields JA, Shields CL. Orbital cysts of childhood – classification, clinical features, and management. Surv Ophthalmol. 2004;49:281-99.
95. Taki W, Nakahara I, Nishi SH, et al. Pathogenitc and therapeutic considerations of carotid-cavernous sinus fistulas. Acta Neurchir (Wien). 1994;127:6-14.
96. Trattler B, Kaiser PK, Friedman NJ. Orbit/lids/adnexa. In: Trattler B. Kaiser PK, Friedman NJ. Review of ophthalmology. 2. ed. Philadelphia: Elsevier; 2012. p. 157.
97. Verma SB. Lymphangiectasias of the skin: victims of confusing nomenclature. Clin Exp Dermatol. 2009;34(5):566-9.
98. Verocay J. Zur kenntis der neurofibrome. Beitr Pathol Anat. 1910;48:1-69.
99. Weir RE, Evans S, Hajdu SD, Potts MJ. The convex retina: optical coherence tomography in hypermetropic shift, without choroidal folds, from intraconal cavernous haemangioma. Orbit. 2009;28(6):398-400.
100. Werner SC. Classification of the eye changes of Grave's disease. J Clin Endocrinol Metab. 1969;29:982-4.
101. Whimster IW. The pathology of lymphangioma circumscriptum. Br J Dermatol. 1976;94(5):473-86.
102. Wiersinga WM. Management of Graves' ophthalmopathy. Nat Clin Endocrinol Metab. 2007;3(5):396-404.
103. Willman CL, Busque L, Griffith BB, Favara BE, McClain KL, Duncan MH, et al. Langerhans-cell histiocytosis (histiocytosis X) – a clonal proliferative disease. N Engl J Med. 1994;331(3):154-60.
104. Wilson WB. Meningiomas of the anterior visual system. Surv Ophthalmol. 1981;26:109-27.
105. Wong R, Melnyk M, Tang SS, Nguan C. Scrotal lymphangiomatosis: a case report. Can Urol Assoc J. 2012 Feb;6(1):E11-4.
106. Wright JE, Call NB, Liaricos S. Primary optic nerve meningioma. Br J Ophthalmol. 1980;64:553-8.
107. Wurm J, Constantinidis J, Grabenbauer GG, Iro H. Rhabdomyosarcomas of the nose and paranasal sinuses: treatment results in 15 cases. Otolaryngol Head Neck Surg. 2005;133:42-50.

108. Zerbini MCN, Soares FA, Morais JC, Vassallo J, Velloso EDRP, Chaufaille MLLF, et al. Classificação dos tumores hematopoéticos e linfoides de acordo com a OMS: padronização da nomenclatura em língua portuguesa. 4.ed. Jornal Brasileiro de Patologia e Medicina Laboratorial. 2011;47(6):643-8.
109. Zucca E, Roggero E, Bertoni F, Conconi A, Cavalli F. Primary extranodal non-Hodgkin's lymphomas. Part 2: Head and neck, central nervous system and other less commom sites. Annals of Oncology. 1999;10:1023-33.

Plástica ocular | 10

Célia Simões Cardoso de Oliveira Sathler

ANATOMIA CIRÚRGICA DAS PÁLPEBRAS

As pálpebras são anexos oculares de constituição musculofibrosa. São importantes na proteção do bulbo ocular, contribuem para a produção de parte do filme lacrimal e participam da distribuição da lágrima na superfície ocular e do mecanismo de bomba lacrimal.

A rima palpebral vertical é a medida entre a pálpebra superior e a inferior e mede, em geral, de 9,0 a 10,0 mm e horizontalmente, em adultos, de 25 a 30 mm.

Na posição primária do olhar, a pálpebra superior localiza-se entre 1 e 3 mm do limbo na posição das 12 h e a margem palpebral inferior tangencia o limbo na posição das 6 h.

O sulco palpebral superior situa-se em 8 a 12 mm da margem palpebral superior.

A pele palpebral é a mais fina de todo o tegumento, com menos de 1 mm de espessura. O tecido subcutâneo é pobre, quase inexistente.

Na margem palpebral, encontram-se cílios, glândulas de Zeiss e Moll, que estão associadas aos folículos pilosos. Na lamela posterior da pálpebra, estão as glândulas de Meibomius (Figura 1).

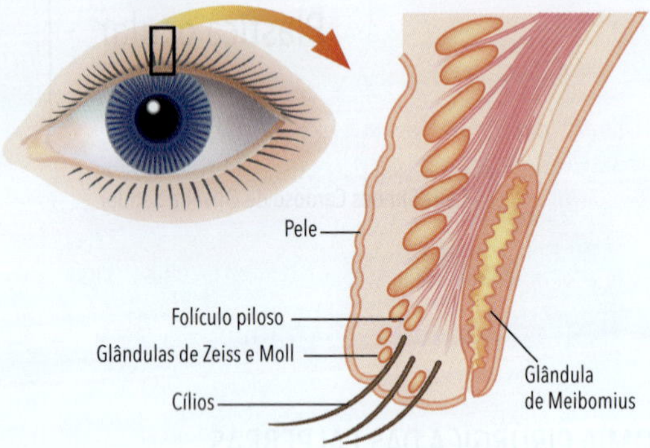

Figura 1 Glândulas das pálpebras.

Musculatura

A camada muscular da pálpebra superior é composta pelo músculo orbicular do olho (inervado pelo VII nervo craniano), responsável pelo fechamento palpebral, além de agir no mecanismo de bomba lacrimal, pelo músculo levantador da pálpebra superior (inervado pelo III nervo craniano), responsável pela abertura palpebral, e pelo músculo de Müller (músculo liso), responsável pela abertura de até 2 mm da pálpebra superior (inervado pelo sistema simpático).

A camada muscular da pálpebra inferior é composta pelos elementos retratores da pálpebra inferior. Trata-se de uma fáscia capsulopalpebral do músculo reto inferior e do músculo tarsal inferior. São responsáveis pelo abaixamento de 5 mm a 6 mm da pálpebra inferior durante a infraversão (Figura 2).

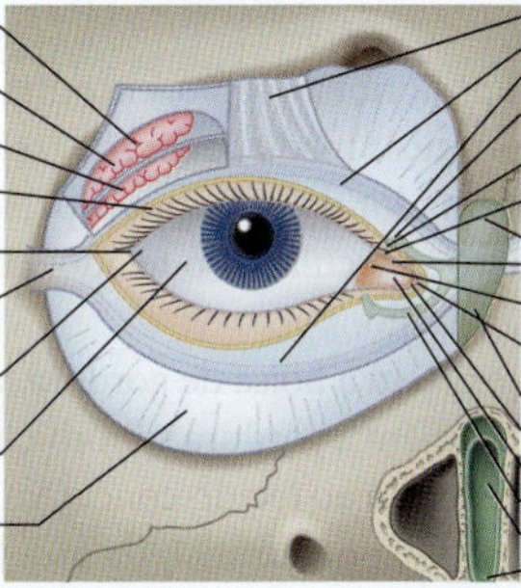

Figura 2 Anatomia das pálpebras.

Tecido conectivo

Constituído pelo septo orbitário e pelo tarso.

O septo orbitário é uma membrana fibrosa que separa a órbita da pálpebra (à semelhança do peritônio, no abdome) e representa a continuação das fáscias orbitárias.

O tarso é composto de tecido conectivo fibroso denso (tipo cartilagem) e responsável pela manutenção estrutural da pálpebra. Nele se inserem os músculos de Müller e levantador da pálpebra superior e a conjuntiva. Mede aproximadamente 20 a 25 mm na horizontal, 10 a 12 mm na vertical na pálpebra superior, enquanto na inferior mede 3 a 5 mm de altura e 1 mm de espessura. É ligado à orbita pelos ligamentos cantais medial e lateral.

Apresenta as glândulas de Meibomius, aproximadamente 25 na pálpebra superior e 20 na inferior, localizadas na lamela posterior, responsável pela produção lipídica do filme lacrimal.

Bolsas de gordura

Na pálpebra superior, posterior ao septo, encontram-se as bolsas de gordura pré-aponeuróticas medial e central (referência anatômica para acesso ao levantador da pálpebra superior).

O ROOF (gordura retro-orbicular) é o tecido adiposo contínuo ao subcutâneo do supercílio.

Na pálpebra inferior, existem a bolsa de gordura lateral, a bolsa central e a medial. Há também a gordura suborbicular (SOOF), que é um tecido adiposo aderido ao tecido conectivo da pálpebra inferior até o sistema musculoaponeurótico da face (SMAS) (Figura 3).

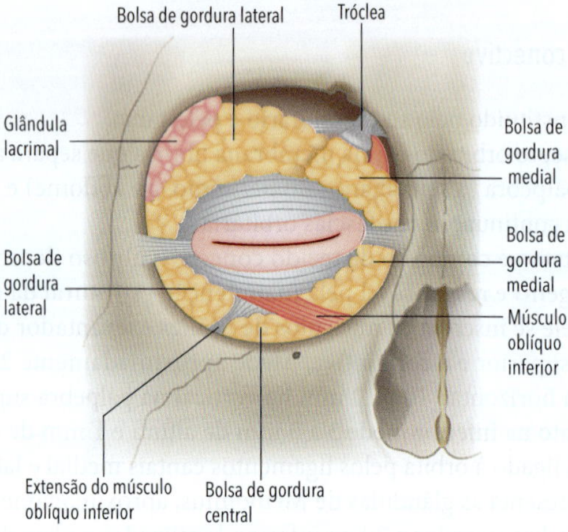

Figura 3 Anatomia das pálpebras – bolsas de gordura.

Vascularização

Realizada pela anastomose da artéria supratroclear com a artéria lacrimal, que são ramos da artéria carótida interna, e pela anastomose das artérias angular e temporal, que são ramos da artéria carótida externa.

Portanto, existem duas arcadas principais irrigando a pálpebra:

- Arcada marginal: localizada a 2 ou 3 mm da borda palpebral (formada então pelos ramos das carótidas interna e externa, suas anastomoses e colaterais).
- Arcada periférica: mais profunda, localizada na borda tarsal superior da pálpebra superior e na borda tarsal inferior da pálpebra inferior, é responsável pela vascularização da conjuntiva e do fórnice.

A drenagem venosa pré-tarsal drena medialmente para a veia angular e lateralmente para a veia temporal superficial. A porção pós-tarsal drena para as veias da órbita e pelos vasos profundos da veia facial e plexo pterigóideo.

A drenagem linfática da região medial das pálpebras é feita pelos linfonodos submandibulares, enquanto a região temporal drena pelos linfonodos pré-auriculares e, profundamente, pelos vasos cervicais.

Inervação

A inervação sensitiva é proveniente dos ramos oftálmico e maxilar (ramos do nervo trigêmeo).

A pálpebra superior é inervada pelos ramos supraorbital e supratroclear do nervo frontal (ramo do oftálmico), já a pálpebra inferior é inervada principalmente por ramos infraorbitais do nervo maxilar.

A inervação motora é feita pelo nervo oculomotor (III par) no levantador da pálpebra superior e nos retratores da pálpebra, pelo nervo facial (VII par), que inerva o músculo orbicular dos olhos, e por fibras simpáticas do gânglio cervical, que inervam os músculos tarsais.

HORDÉOLO E CALÁZIO

Hordéolo

É um processo infeccioso (geralmente causado por estafilococos) e inflamatório agudo, envolvendo as glândulas de Zeiss e Moll e de Meibomius (Figura 4). Pode ser classificado em:

- Hordéolo externo (terçol): pequeno abscesso causado por infecção estafilocócica aguda de um folículo piloso e das suas glândulas de Zeiss e Moll. Observa-se tumoração anterior amolecida, dolorosa, acompanhada de eritema e edema palpebral, às vezes com uma pústula. Pode evoluir para celulite pré-septal.
- Hordéolo interno (calázio agudo): origina-se das glândulas de Meibomius. Observa-se tumefação amolecida e muito dolorosa na placa tarsal, processo mais interno.

Tratamento

- Compressas mornas por 15 minutos, no mínimo quatro vezes ao dia.
- Uso de antibióticos por via oral, como cefalexina ou amoxacilina, por 7 dias.
- Antibióticos tópicos: seu uso é controverso.

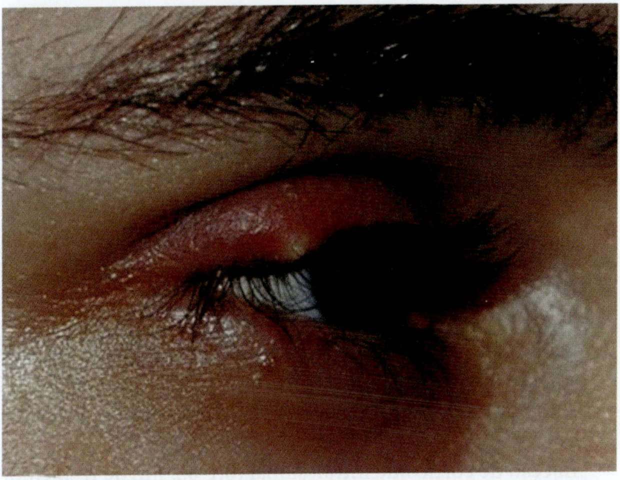

Figura 4 Hordéolo.

- Na ocorrência de dor intensa, está indicado o uso de anti-inflamatórios não hormonais (AINH).
- Tratamento cirúrgico com drenagem deve ser indicado para hordéolos muito grandes e dolorosos, mais comum nos internos, e quando não há resolução em até 30 dias.

Calázio

Processo inflamatório crônico, lipogranulomatoso, envolvendo as glândulas de Meibomius ou de Zeiss, causado pela oclusão do seu orifício de drenagem da secreção sebácea (Figura 5).

O exame evidencia tumoração arredondada indolor de consistência firme, localizada no nível da placa tarsal. Na eversão da pálpebra, pode-se observar uma pequena coleção de secreção amarelada.

Apresenta evolução crônica, com menor intensidade de sintomas inflamatórios quando comparado ao hordéolo interno.

Pode ser mais proeminente para o lado da pele ou da conjuntiva. A lesão pode crescer e depois diminuir de tamanho, em semanas ou meses, conforme o processo de absorção do material lipídico. Deve sempre ser diferenciado do carcinoma de glândula sebácea por meio de exame anatomopatológico.

Tratamento

- Podem ser realizadas as compressas mornas, porém elas não apresentam bons resultados.
- Antibióticos não são administrados, uma vez que o calázio é estéril.
- Injeção de corticoide intralesional (0,1-0,2 mL de triancinolona 20 mg/mL). Se o tamanho do calázio for de 5 mm ou menos, a aplicação do corticoide tem o mesmo índice de resolução quando comparada à exérese.
- Tratamento cirúrgico: drenagem, curetagem e envio de material para exame anatomopatológico sempre (Figura 6).

BLEFAROPTOSE

Blefaroptose palpebral é a condição na qual a margem da pálpebra superior está situada em posição anormal, deslocada inferiormente na posição primária do olhar.

A blefaroptose que obstrui o eixo visual leva a prejuízo da visão, porém, se ela for de leve intensidade, pode simplesmente levar a uma alteração estética.

Algumas afecções podem simular uma blefaroptose verdadeira, por isso, são classificadas como pseudoptose, como: retração

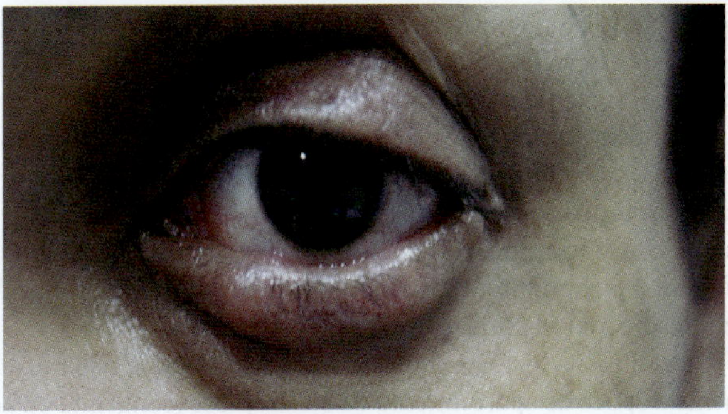

Figura 5 Calázio nas pálpebras inferior e superior do olho esquerdo.

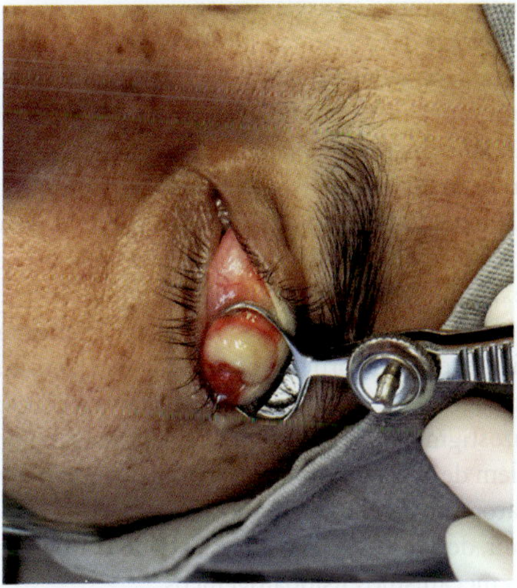

Figura 6 Exérese e curetagem de calázio.

palpebral do olho contralateral, dermatocalaze grave, assimetria facial, hipotropia do olho contralateral, enoftalmo, exoftalmo contralateral, epicanto e síndrome de Duane.

Diante de um caso de blefaroptose, é fundamental estabelecer seu tipo e sua etiologia a fim de determinar a melhor conduta, já que nem todos os casos de blefaroptose são tratados exclusivamente com a cirurgia, como a blefaroptose por *miastenia gravis*, em que o tratamento é medicamentoso à base de Mestinon® e prednisona por via oral.

Portanto, na história clínica, é muito importante saber exatamente a época de aparecimento da blefaroptose (congênita ou adquirida), se piora no final da tarde ou pela manhã, se há algum outro sintoma associado como disfagia, adinamia, cefaleia, se o paciente é ou era usuário de lente de contato ou se a blefaroptose apareceu após alguma cirurgia ocular.

Na semiologia das pálpebras, é importante medir: rima vertical, distância margem-reflexo (DMR), função do músculo levantador da pálpebra superior (FMLPS), posição da pálpebra superior na infradução, movimentação ocular extrínseca, *cover-uncover*, pesquisa do reflexo de Bell (presente ou ausente), pesquisa do fenômeno de Marcus Gunn, exame das pupilas, teste de sensibilidade corneal, avaliação do filme lacrimal e teste do gelo (se necessário), além do exame oftalmológico completo.

Também podem ser utilizados exames complementares, como tomografia de tórax, de órbita e de seios da face, ressonância, eletroneuromiografia de fibra única e testes farmacológicos (p. ex., teste do prostigmine e teste da fenilefrina) para auxiliar no diagnóstico, além de avaliação do neurologista quando houver suspeita de blefaroptose de causa neurogênica.

A seguir, descreve-se a classificação das blefaroptoses de acordo com os mecanismos fisiopatogênicos.

Blefaroptose congênita

A grande maioria dos casos de blefaroptose congênita trata-se de distrofia do músculo levantador da pálpebra superior (MLPS) – desinserção da aponeurose do MLPS por trauma de parto e *miastenia gravis* ao nascimento são situações muito raras.

A distrofia do MLPS corresponde a aproximadamente 70% dos casos de blefaroptose, sendo bilateral em 25% dos casos. É frequente haver história familiar positiva.

Blefaroptose adquirida

Miogênica

- Involucional: a grande maioria das blefaroptoses adquiridas tem como principal etiologia a desinserção da aponeurose do MLPS ou sua alteração senil (infiltração de gordura e adelgaçamento das fibras musculares pela senilidade). Ocorre principalmente na terceira idade, após trauma ou cirurgias oftalmológicas ou em jovens que usam lente de contato.
- Miopatias: oftalmoplegia externa progressiva, distrofia miotônica, *miastenia gravis* e miopatia mitocondrial.

Neurogênica

Ocorre por lesão do III nervo craniano – acidente vascular cerebral (AVC), traumatismos cranianos, rompimento de aneurismas. Também a síndrome de Horner é classificada como de causa neurogênica; além da blefaroptose (mínima), o paciente vai apresentar miose e sudorese unilateral.

A blefaroptose que acompanha a enxaqueca oftalmoplégica e aquelas causadas por neurotoxinas, como da sífilis e do botulismo, têm curta duração e regridem completamente na grande maioria dos casos.

Blefarofimose

Trata-se de um tipo especial de blefaroptose congênita miogênica. Doença congênita, autossômica dominante de penetrância incompleta.

Constitui uma síndrome: diminuição da rima vertical horizontal e vertical (blefaroptose), blefaroptose bilateral, que geralmente é grave, epicanto inverso e telecanto. Outras alterações que se apresentam com menor frequência são: ectrópio, lacrimejamento e estrabismo.

Tratamento

Blefaroptose congênita: se a criança estiver com menos de 5 anos e apresentar ambliopia ou posição viciosa de cabeça, é necessária uma cirurgia provisória por meio da técnica de suspensão frontal com fio de silicone (Sylastic). Se a criança já estiver com 5 anos, já se pode proceder ao tratamento cirúrgico definitivo:

- Se apresentar função moderada ou boa do MLPS: ressecção do músculo (Figuras 7 e 8).
- Blefaroptose congênita com função ruim: suspensão frontal com fáscia lata autóloga (existem outros materiais, mas a fáscia lata é o padrão-ouro).
- Blefarofimose: o epicanto e a blefaroptose não devem ser resolvidos cirurgicamente ao mesmo tempo. Em geral, é preciso corrigir o epicanto por volta dos 2-3 anos de idade e a blefaroptose aos 5 anos (Figura 9).
- Estrabismo associado com blefaroptose: o estrabismo deve ser operado antes, uma vez que a correção do estrabismo vertical pode modificar os parâmetros da blefaroptose e também porque, ao corrigir a blefaroptose, pacientes com estrabismo podem vir a apresentar diplopia.

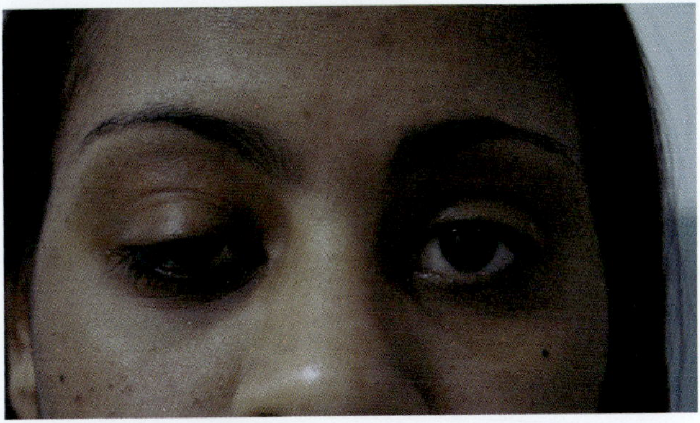

Figura 7 Blefaroptose congênita no olho direito.

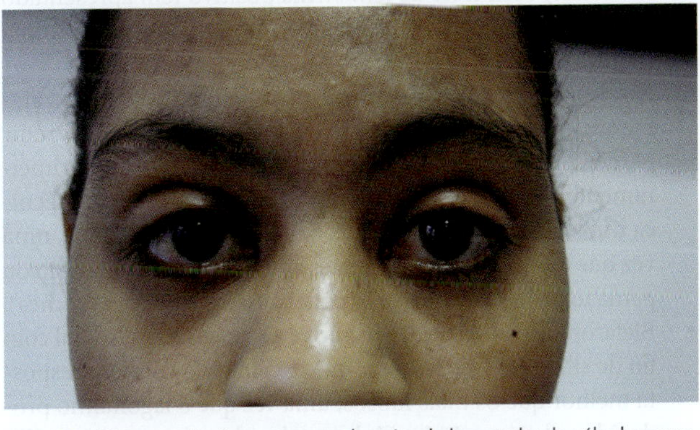

Figura 8 Pós-ressecção da aponeurose do músculo levantador da pálpebra superior do olho direito.

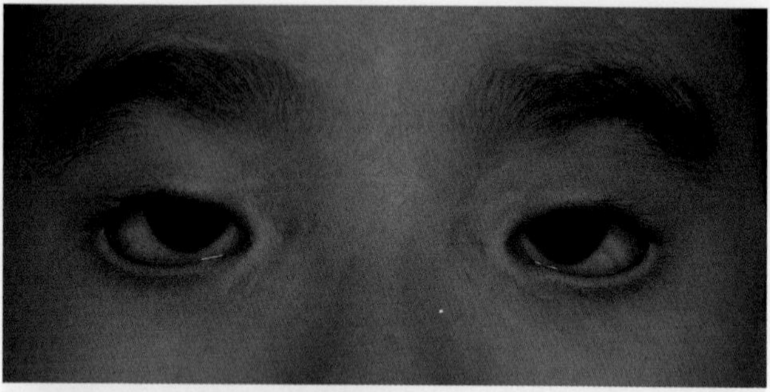

Figura 9 Blefarofimose.

Blefaroptose adquirida:

- Blefaroptose involucional: refixação da aponeurose do MLPS associada à ressecção se for necessário. Blefaroptose leves (de até 2 mm) com teste de fenilefrina positivo têm apresentado bons resultados com a técnica de conjuntivomullerectomia (Figura 10).
- Paralisia do III par: aguardar 6 meses para proceder ao tratamento cirúrgico, uma vez que a blefaroptose pode regredir parcial ou totalmente. Deve-se corrigir o estrabismo primeiramente a fim de evitar a diplopia (Figuras 11A e B). A técnica utilizada é a suspensão ao frontal com fio de silicone, uma vez que é comum esses pacientes apresentarem diminuição ou perda total do reflexo de Bell (pode causar ulceração da córnea).
- Blefaroptose miogênica: a técnica é a suspensão ao frontal com fio de silicone. Vale lembrar que pacientes jovens têm resposta melhor que os mais idosos, uma vez que o lagoftalmo produzido pela cirurgia é mais bem tolerado pelos primeiros (Figura 12).

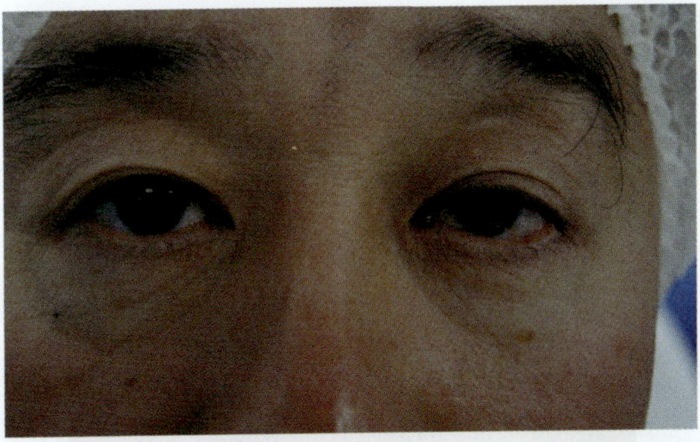

Figura 10 Blefaroptose involucional no olho esquerdo.

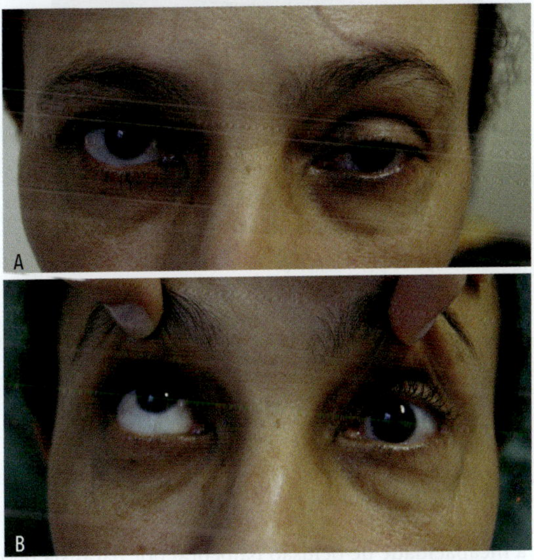

Figuras 11 A e B: Blefaroptose no olho esquerdo por paralisia do III par.

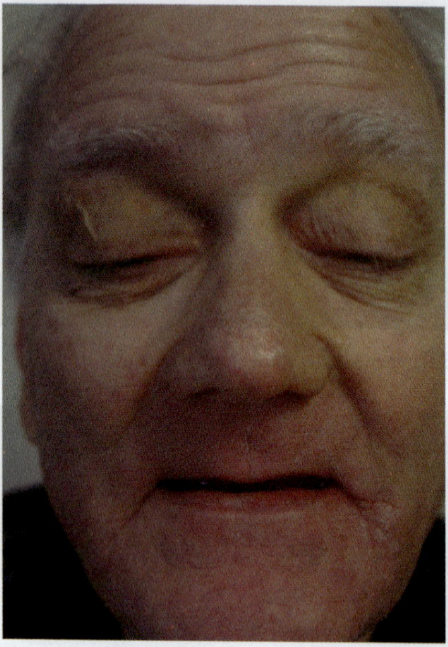

Figura 12 Blefaroptose por *miastenia*.

- Síndrome de Horner: tratada pela técnica de Fasanella-Servat (ressecção de tarso, conjuntiva e músculo de Müller) ou por mullerectomia. Também se pode fazer uma ressecção da aponeurose do MLPS.

LAGOFTALMO PARALÍTICO

É a incapacidade de oclusão palpebral por paralisia ou paresia do nervo facial, levando a sintomas irritativos graves, como hiperemia, lacrimejamento, ceratite e até úlceras de córnea em decorrência da exposição corneal, podendo haver perfuração ocular (Figura 13).

O músculo orbicular é inervado pelo nervo facial. A paralisia pode ser central (mais rara) ou periférica.

Dentre as causas de paralisia facial, estão:

- Idiopática ou de Bell (mais frequente).
- Pós-neurocirurgia para ressecção de tumores do ângulo pontocerebelar (meningioma ou neurinoma do acústico).
- Trauma.
- AVC.
- Infecciosa: herpes-zóster, hanseníase, sarcoidose, doença de Lyme ou HIV.

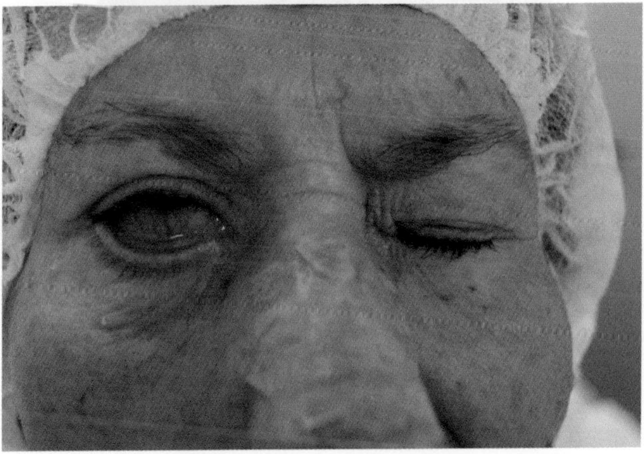

Figura 13 Lagoftalmo paralítico.

- Vascular: vasculite dos vasos sanguíneos que nutrem o nervo facial.
- Metabólica: *diabetes mellitus* (DM), hipotireoidismo e gestação.

As paralisias podem ser temporárias ou permanentes, e a mais frequente é a paralisia de Bell.

Quadro clínico

O quadro clínico instala-se rapidamente, acometendo apenas um dos lados da face.

Quando a paralisia é periférica, toda a hemiface está comprometida; quando ela é central, a região frontal é poupada (Figura 14).

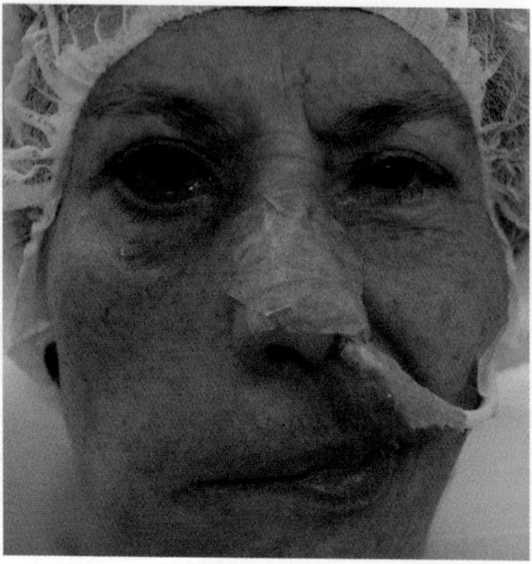

Figura 14 Paralisia facial.

Ocorre paralisia do músculo orbicular dos olhos, levando a lagoftalmo paralítico, blefaroptose de supercílio, retração da pálpebra superior do olho acometido (por supremacia do MLPS, que é antagonista do músculo orbicular), frouxidão e atonia da pálpebra inferior, podendo levar a ectrópio, lacrimejamento de leve a intenso, e na córnea é possível encontrar desde ceratites leves até desepitelizações graves com infecção secundária, perfuração ocular, endoftalmite e até cegueira.

Caso o paciente apresente reflexo de Bell e boa lubrificação ocular, seus sintomas serão bem menores.

Tratamento

- Tratamento clínico: uso de colírios lubrificantes sem conservantes várias vezes ao dia, lentes de contato terapêuticas, pomadas oftálmicas ao deitar e oclusão do olho acometido durante a noite.
- Tratamento cirúrgico:
  - Tarsorrafia: pode ser provisória (para lagoftalmo com bom prognóstico de melhora) ou definitiva (sem prognóstico de melhora). Trata-se de uma técnica na qual se sutura a pálpebra inferior com a superior e anoda-se um pequeno pedaço de silicone para manter o fechamento das duas pálpebras. Na técnica definitiva, separam-se a pálpebra inferior em duas lamelas (divisão realizada na linha cinzenta da pálpebra) e a pálpebra superior também em duas lamelas, então procede-se a sutura da lamela posterior inferior com a posterior superior e da lamela anterior inferior com a anterior superior.
  - Lacorrafia: utilizada para lagoftalmos definitivos sem prognóstico de melhora, em que se faz a divisão das pálpebras inferior e superior medialmente em duas lamelas, a pos-

terior, em que se tem somente a conjuntiva, e a anterior, na qual há pele e músculo orbicular e procede-se a sutura como na técnica da tarsorrafia (Figura 15).

– Implante de peso de ouro: técnica pouco utilizada que consiste na sutura de um implante de ouro 24 quilates na placa tarsal superior, a fim de produzir um peso e auxiliar no fechamento ocular (Figura 16). Esse implante pode ser rejeitado ou extruído com o passar dos anos pelo organismo.

ECTRÓPIO

O ectrópio consiste no mal posicionamento da pálpebra caracterizado pela eversão da margem palpebral para longe do bulbo ocular, afetando mais comumente a pálpebra inferior. O paciente

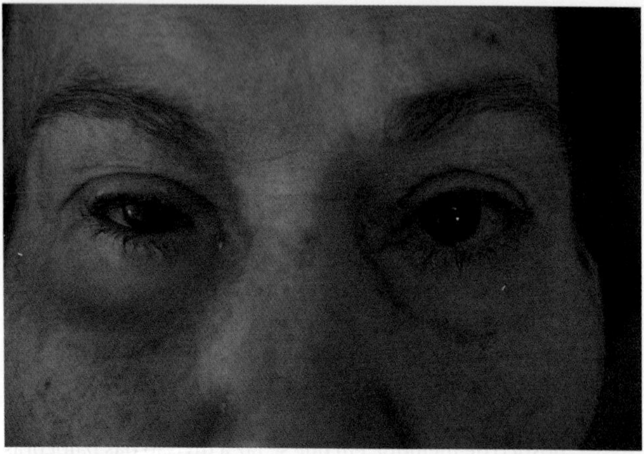

Figura 15 Lacorrafia medial e tarsorrafia temporal.

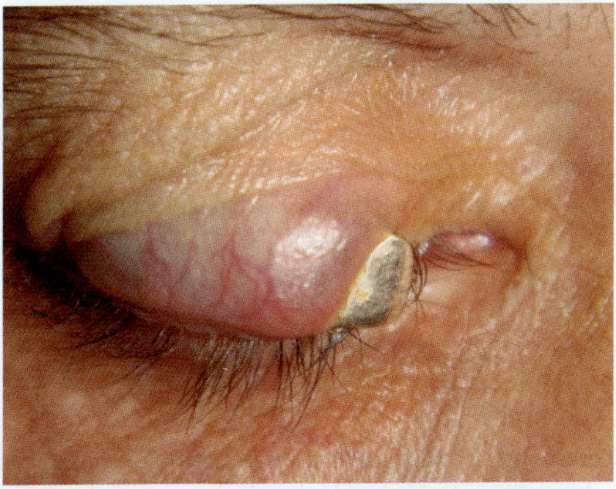

Figura 16 Extrusão do peso de ouro da pálpebra superior do olho direito.

geralmente queixa-se de olho seco com lacrimejamento reflexo, decorrente da exposição crônica do bulbo ocular e da conjuntiva palpebral, que, estando exposta, torna-se cronicamente inflamada, podendo desenvolver queratinização, conjuntivite crônica, ceratite e dor. Além disso, o ponto lacrimal que fica exposto pode se tornar estenótico, contribuindo com os sintomas de epífora.

O ectrópio pode ser dividido em congênito e adquirido.

Congênito

É raro e geralmente envolve as pálpebras inferiores. Raramente, ocorre como uma anomalia isolada e está mais comumente associado com síndrome da blefarofimose, síndrome de Down, Barber-Say e Neu-Laxova. Sua etiologia ainda não é bem definida, porém, dentre as teorias mais aceitas, estão: a ausência ou atrofia congênita da lâmina tarsal, o edema conjuntival grave por tocotraumatismo e as deformidades de desenvolvimento das pálpebras com deficiência relativa da lamela anterior da pálpebra. O tratamento nos casos leves inicialmente envolve apenas o uso de lubrificante. Já nos casos graves e sintomáticos, deve ser tratado de forma semelhante ao ectrópio cicatricial (Figura 17).

Adquirido

Pode ser subdividido em:

Involucional/senil

Corresponde à maioria dos casos de ectrópio e ocorre por conta das alterações naturais involucionais que, em conjunto com outras alterações palpebrais, contribuem para produzir a sua eversão. Dentre esses fatores, estão: a flacidez horizontal da pálpebra, principal etiologia, decorrente da frouxidão do tendão cantal lateral; a frouxidão do tendão cantal medial; a flacidez da pele e do músculo orbicular; a eversão do ponto lacrimal; e a desinserção dos retratores da pálpebra inferior (Figura 18).

Tratamento: deve-se tratar de acordo com os fatores etiológicos que estão determinando o quadro de ectrópio. Existem várias técnicas, porém, as mais utilizadas são:

- Técnica de Bick: utilizada para promover um encurtamento horizontal da pálpebra.
- *Tarsal strip*: para pacientes com flacidez do tendão cantal lateral (promove um aumento de tensão horizontal).
- Excisão de fuso da lamela posterior: quando há eversão do ponto lacrimal.
- Cantoplastia medial: quando existe flacidez do tendão cantal medial.

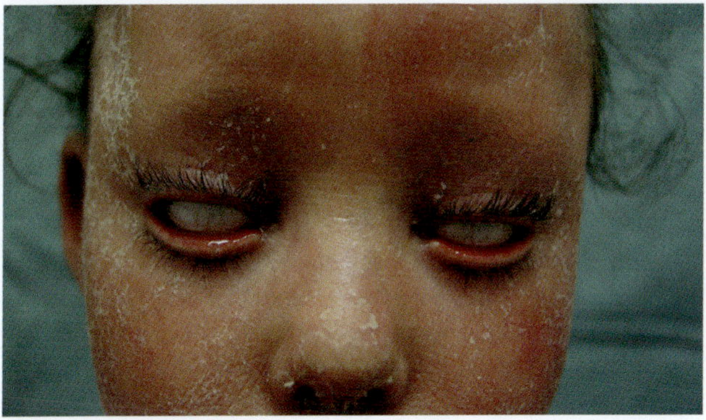

Figura 17 Ectrópio congênito.

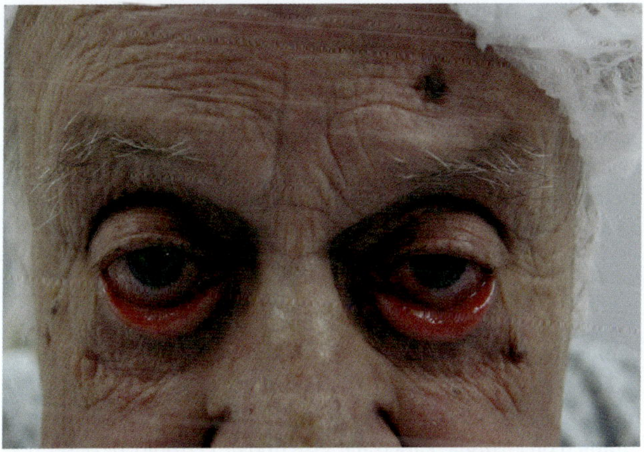

Figura 18 Ectrópio involucional.

Paralítico

Ocorre após uma paralisia facial (VII nervo) temporária ou permanente que resulta em blefaroptose do supercílio, ectrópio da pálpebra inferior e redução da frequência das piscadelas. A exposição em razão do ectrópio, a diminuição das piscadelas e o lagoftalmo associado pela perda do tônus do orbicular produzem lacrimejamento reflexo. Além disso, a função diminuída da bomba lacrimal secundária à redução do tônus do músculo orbicular também contribui para o lacrimejamento. Por conta de todos esses fatores, o paciente apresenta irritação crônica da superfície ocular, ocasionando exposição corneal inferior e distribuição irregular do filme lacrimal (Figura 19).

O tratamento consiste em melhorar a tensão tarsoligamentar por meio da técnica de *tarsal strip*, às vezes associada ao encurtamento horizontal (técnica de Bick). Também há casos de exposição corneal com paralisia intensa do orbicular, nos quais faz-se necessário associar a lacorrafia medial e a tarsorrafia temporal.

Por causa mecânica

É determinado pelo efeito de peso que desloca a margem palpebral para fora. Pode ser causado por tumor, principal causa, edema ou óculos mal adaptado. O tratamento consiste na resolução do fator causal e em corrigir a flacidez palpebral horizontal quando significativa (Figura 20).

Por retração (cicatricial)

Ocorre por causa de uma diminuição vertical da pele da pálpebra, que puxa a margem palpebral para longe do globo (Figura 21). Pode ser causada por elastose solar, dermatite crônica, queimadura térmica ou química, trauma, abrasão com *laser*, *peeling* químico ou cirurgia. Para tratar esse tipo de ectrópio, deve ser realizada uma incisão com relaxamento da tração cicatricial em con-

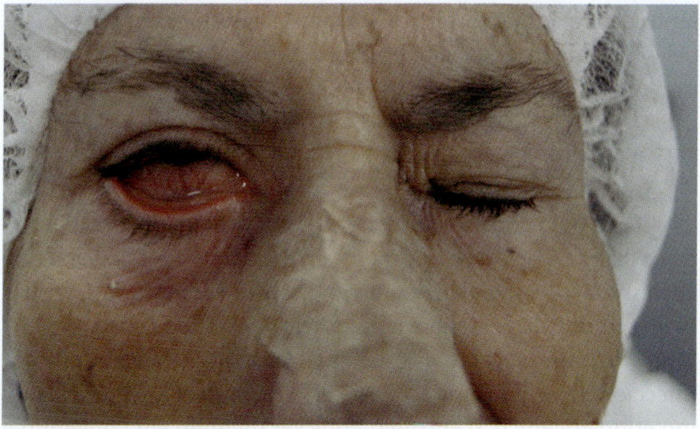

Figura 19 Ectrópio paralítico.

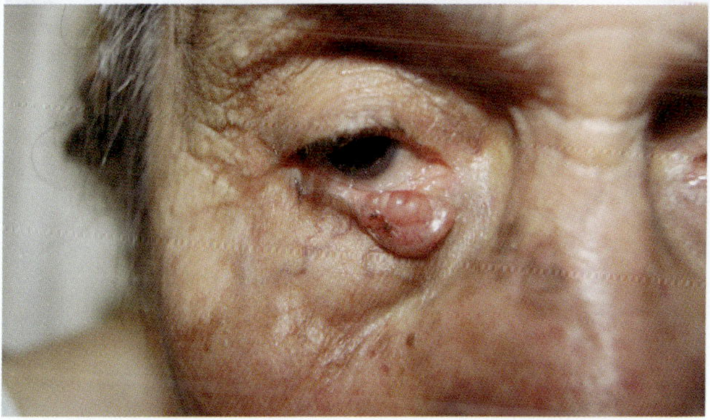

Figura 20 Ectrópio mecânico.

junto com o aumento vertical da lamela anterior com enxerto de pele. É prudente associar a técnica de *tarsal strip*, a fim de garantir a estabilidade horizontal nesses pacientes.

ENTRÓPIO

O entrópio consiste na inversão da margem palpebral, levando os cílios e a pele da pálpebra a tocarem a superfície ocular. Pode envolver tanto as pálpebras superiores quanto as inferiores. O atrito dos cílios e da pele sobre a superfície ocular pode provocar sintomas irritativos, ceratites e até quadros mais graves de ceratites infecciosas e até perfuração corneal. De acordo com seu mecanismo etiopatogênico, o entrópio pode ser dividido em congênito e adquirido.

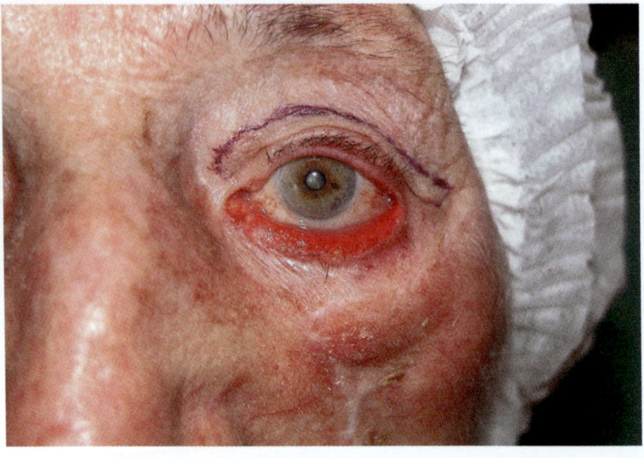

Figura 21 Ectrópio cicatricial no olho esquerdo.

Congênito

É extremamente raro e possui como mecanismos fisiopatológicos a hipertrofia das fibras musculares orbiculares pré-tarsais, anormalidades da placa tarsal e dos elementos retratores da pálpebra. Uma afecção palpebral congênita mais comum é o epibléfaro, encontrado em crianças pequenas, principalmente asiáticas, em que há uma dobra de pele e músculo orbicular na porção medial da pálpebra inferior, que causa uma rotação para dentro da margem das pálpebras e dos cílios (Figura 22). Raramente, o epibléfaro traz danos à superfície ocular, já que os cílios tocam o olho pela sua convexidade, não pela extremidade. Em geral, regride espontaneamente até os 2 anos de idade, por isso, não requer tratamento cirúrgico a não ser que a ceratite seja muito intensa e de repetição. A técnica mais utilizada hoje é a transposição do músculo orbicular.

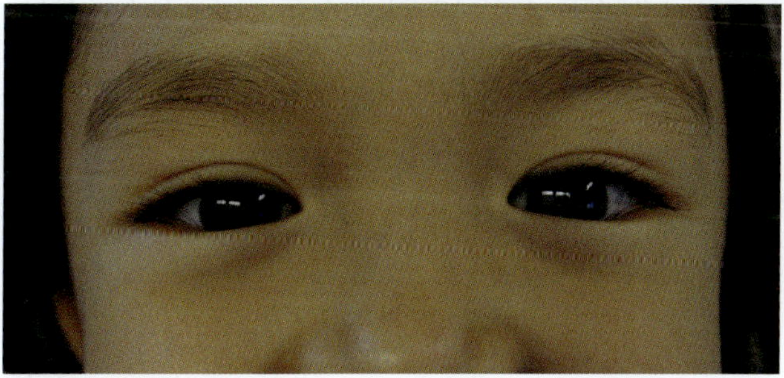

Figura 22 Epibléfaro.

Adquirido

Involucional/senil

É o tipo mais comum de entrópio e só afeta as pálpebras inferiores, já que as superiores possuem tarso mais largo e estável (Figura 23). Ocorre quando os elementos retratores falham em manter a estabilidade vertical da margem palpebral que, em conjunto com a enoftalmia decorrente da absorção de gordura orbitária, facilita a inversão da margem sob a contração do orbicular pré-tarsal pelo deslocamento do músculo orbicular pré-septal (Figura 24). Existem muitas técnicas para correção do entrópio involucional, dentre elas, destacam-se a técnica de BICK modificada e a *tarsal strip*.

Mecânico

O entrópio da pálpebra inferior é um dos sinais mais precoces de retração da cavidade orbitária, já que esse processo tem início no fórnice inferior. A ausência de globo ocular resulta em uma desorganização ocular, perda de volume orbitário e, consequentemente, falta de apoio à estabilidade da margem palpebral. O tratamento tem como objetivo retomar o volume da cavidade pela colocação de um implante secundário e, em casos refratários, a reconstrução da cavidade.

Cicatricial

Ocorre quando existe retração da lamela posterior da pálpebra (Figura 25). Geralmente, ocorre após tracoma, queimaduras químicas, trauma, síndrome de Stevens-Johnson, penfigoide ocular cicatricial, eritema multiforme, alergias crônicas, herpes-zóster, ceratoconjuntivite atópica e conjuntivite membranosa. A determinação da etiologia do processo cicatricial é essencial para controle clínico da doença e tratamento dessa condição. O trata-

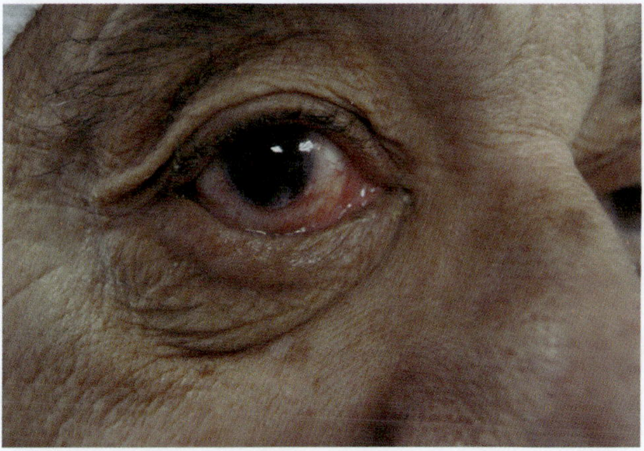

Figura 23 Entrópio involucional.

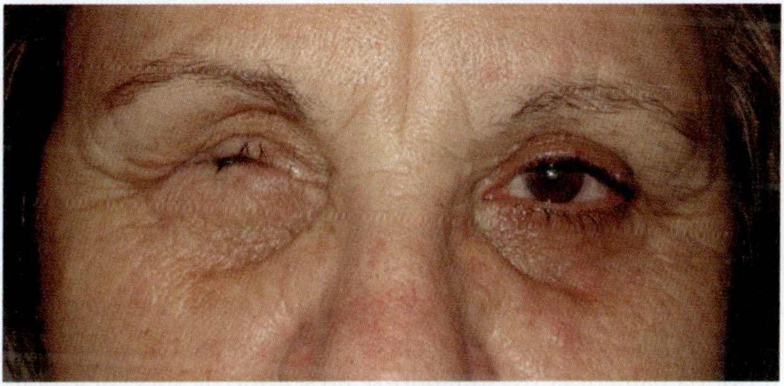

Figura 24 Entrópio por enoftalmo no olho direito.

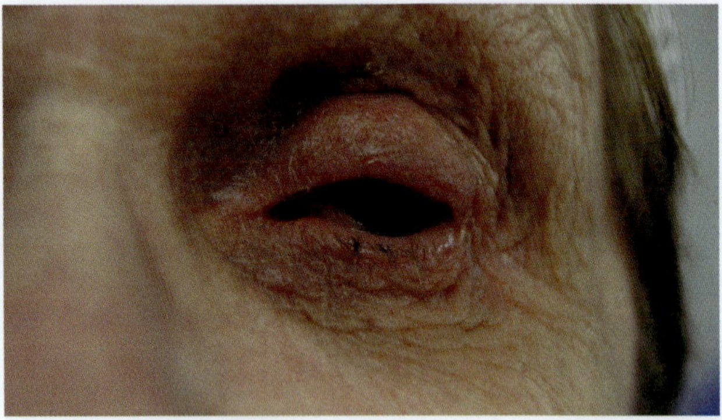

Figura 25 Entrópio cicatricial.

mento é cirúrgico e dentre as técnicas mais utilizadas estão a blefarotomia com rotação marginal e a colocação de enxerto de mucosa labial na lamela posterior da pálpebra.

TRIQUÍASE E DISTIQUÍASE

Triquíase é uma afecção adquirida na margem palpebral caracterizada pela alteração na direção do crescimento do cílio, que, apesar da implantação normal na lamela anterior, cresce na direção da superfície ocular (Figura 26).

É uma doença comum e pode ser classificada em menor (menos de seis cílios) ou maior (mais de seis cílios), conforme a quantidade de cílios mal direcionados.

Distiquíase é uma afecção congênita ou adquirida, caracterizada por uma ou mais fileiras de cílios emergindo na lamela posterior da pálpebra direcionando-se no sentido da superfície ocular (Figura 27).

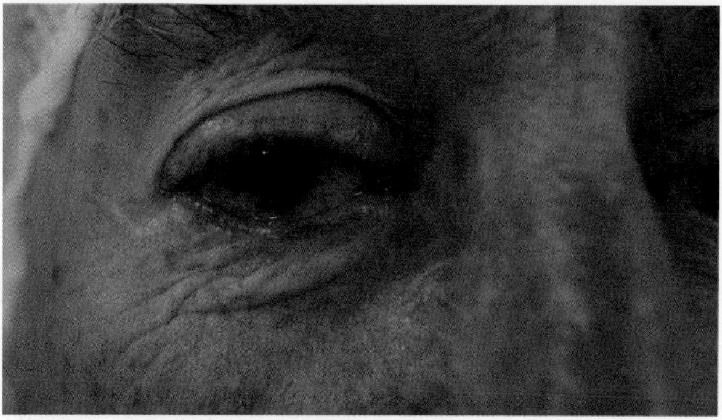

Figura 26 Triquíase por rosácea ocular no olho direito.

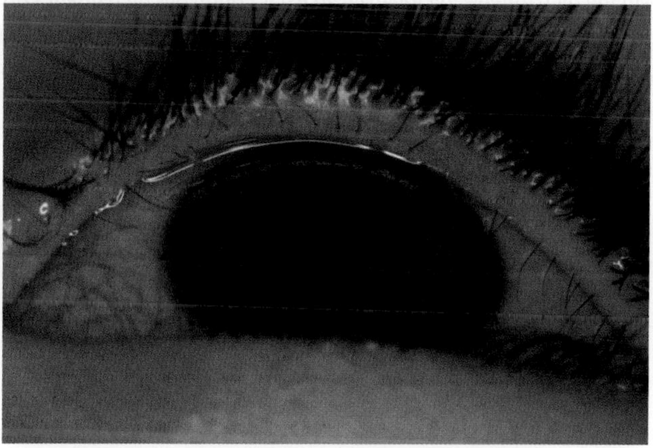

Figura 27 Triquíase e distiquíase.

Etiologia: a principal causa da triquíase e distiquíase é cicatricial. Decorre de doenças como tracoma, penfigoide, pênfigo, queimaduras, elastose actínica, trauma, blefarite, meibomite, cirurgia palpebral prévia, síndrome de Stevens-Johnson, paralisia do VII par craniano, entre outras.

Tratamento: há várias modalidades de tratamento, mas a escolha depende da causa da triquíase e da distiquíase. Nunca deve ser realizado na fase ativa da doença.

Como medidas paliativas, há colírios lubrificantes, lentes de contato terapêuticas e epilação mecânica para aliviar os sintomas irritativos.

Os tratamentos considerados definitivos podem ser cirúrgicos ou não cirúrgicos. Dentre os não cirúrgicos, estão a eletrólise com radiofrequência, a crioterapia (já em desuso) e a fotovaporização dos cílios com *argon laser* (um dos métodos mais efetivos).

Os procedimentos cirúrgicos são vários e dependem da intensidade da triquíase, da localização e das condições da pálpebra do paciente. Destacam-se *split* de lamela (para distiquíase), cirurgia de Van Milligan (para distiquíase), cirurgia de Bick e rotação marginal, entre outras.

BLEFAROESPASMOS E OUTRAS DISTONIAS PERIOCULARES

Espasmo é uma contração involuntária de um músculo ou de um grupo muscular ocasionada por uma disfunção neurológica.

Os principais espasmos que acometem a região dos olhos são o blefaroespasmo essencial benigno (BEB) (Figura 28) e o espasmo hemifacial (EH) (Figura 29).

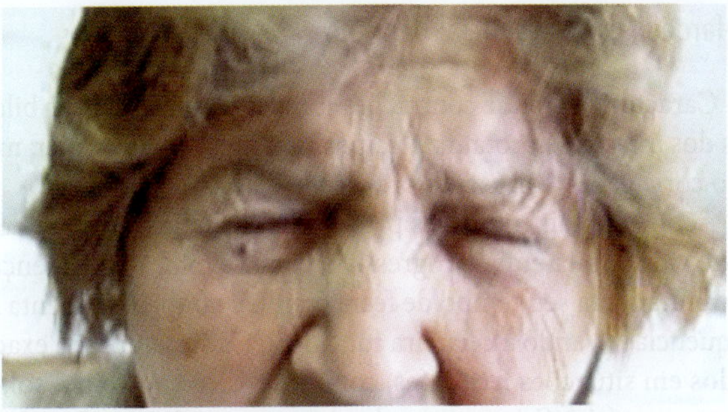

Figura 28 Blefaroespasmo essencial benigno.

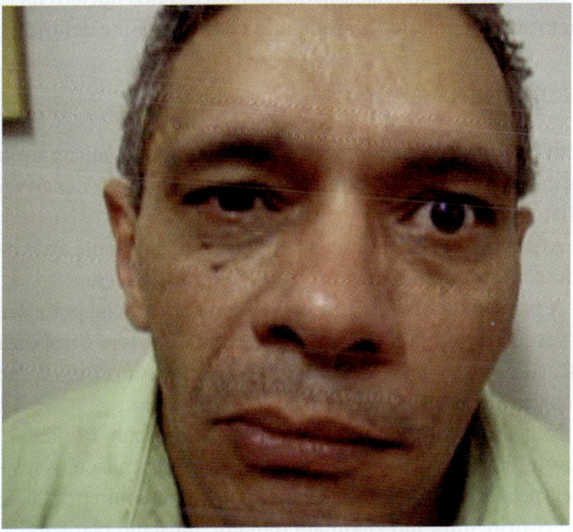

Figura 29 Espasmo hemifacial à direita.

Blefaroespasmo essencial benigno

Caracteriza-se por contrações tônicas e espasmódicas bilaterais dos músculos protatores palpebrais (músculo orbicular, músculo corrugador e músculo prócerus).

Acomete mais mulheres principalmente após a quinta década de vida. É bilateral e progressivo; com a evolução da doença, o piscar aumenta seu tempo de fechamento e também aumenta sua frequência, levando à cegueira funcional. Os sintomas são exacerbados em situações irritantes, como exposição ao vento, sol, estresse, exercícios físicos etc., e desaparecem ao dormir. Em alguns pacientes, o BEB vem associado à distonia oromandibular e então é conhecido como síndrome de Meige.

Sabe-se que está relacionado a alterações nos núcleos da base, porém sua fisiopatologia ainda não está totalmente definida.

Espasmo hemifacial

O EH é caracterizado por contrações tonicoclônicas, unilaterais e involuntárias dos músculos inervados pelo nervo facial ipsilateral.

Afeta igualmente homens e mulheres, geralmente após os 40 anos, com predominância no lado esquerdo da face.

A principal causa é a compressão do nervo facial por estruturas vasculares na saída do tronco cerebral. Por isso é importante descartar outras possíveis causas de compressão, como tumores cerebrais e aneurismas cerebrais.

Inicialmente, o EH acomete apenas o músculo orbicular dos olhos unilateral e progressivamente afeta outros músculos responsáveis pela expressão facial ipsilateralmente (músculo frontal, músculo risório, músculo zigomático maior, músculo platisma).

Os espasmos permanecem mesmo durante o sono. Podem ser desencadeados e exacerbados por contração voluntária da face, situações de estresse, ansiedade e cansaço.

Tratamento

O tratamento de eleição para BEB e EH é a injeção de toxina botulínica nos grupos musculares afetados, que deve ser periodicamente reaplicada (a cada 4 a 6 meses).

Existem tratamentos medicamentosos que são associados à aplicação da toxina botulínica, que visam reduzir os espasmos, como anticonvulsivantes e antidepressivos, porém o EH não responde bem a esse tipo de tratamento.

Existe uma cirurgia neurológica que visa ao tratamento definitivo do EH, que consiste na descompressão microvascular intracraniana do nervo facial. Como esse procedimento cirúrgico envolve grandes riscos, raramente ele é realizado.

LACERAÇÃO E OUTRAS LESÕES TRAUMÁTICAS DA PÁLPEBRA

Diante de uma laceração ou trauma palpebral, deve-se realizar o exame oftalmológico minucioso, porque, na presença de qualquer lesão do bulbo ocular (laceração escleral ou corneal), esta deve ser reparada antes de qualquer outra presente na pálpebra.

No exame oftalmológico, é preciso avaliar a medida da acuidade visual, reflexos pupilares e exames complementares de imagem: radiografia e tomografia de órbita, principalmente na suspeita de fratura de órbita e presença de corpo estranho.

É necessário proceder ao tratamento cirúrgico o quanto antes a fim de se evitar infecção e minimizar processos infecciosos e inflamatórios, porém, caso o paciente não apresente condições clínicas para isso, pode-se aguardar até 48 ou 72 horas para proceder à reparação da laceração. Se as vias lacrimais forem acometidas, esse tempo de espera é positivo para se identificar com maior precisão as estruturas anatômicas acometidas, com menor inchaço.

Os tipos de laceração palpebral são diversos, e a flacidez e a disponibilidade do tecido circundante variam de acordo com a pele e a faixa etária dos pacientes. Assim, não há nenhum esquema de reparação cirúrgica preestabelecido e, por esses motivos, é importante o conhecimento anatômico e funcional das pálpebras, bem como das técnicas mais comuns de reparo.

A correção de uma laceração palpebral baseia-se inicialmente no restabelecimento de sua estrutura anatômica. Já a correção dos músculos lesados em geral é realizada em um segundo tempo, a menos que seja possível identificá-los e haja um profissional plenamente habilitado para intervir nessa reparação.

Nas lacerações palpebrais, a abordagem inicial deve incluir a profilaxia de infecções bacterianas (geralmente bactérias Gram-positivas) com amoxacilina 1,5 g ao dia durante 7 dias ou cefalosporinas 1,0 g ao dia durante 5 dias, do tétano (caso tenha recebido a vacina há mais de 10 anos) e da raiva (animais com suspeita de raiva).

Durante a cirurgia, a ferida operatória deve ser rigorosamente lavada com solução salina 0,9%, e corpos estranhos e tecidos necróticos cuidadosamente retirados.

A seguir, a ferida cirúrgica deve ser minuciosamente reparada, utilizando-se a técnica mais adequada (Figura 30).

TUMORES PALPEBRAIS

As pálpebras possuem diferentes tecidos e, por isso, podem originar diferentes tipos de tumores.

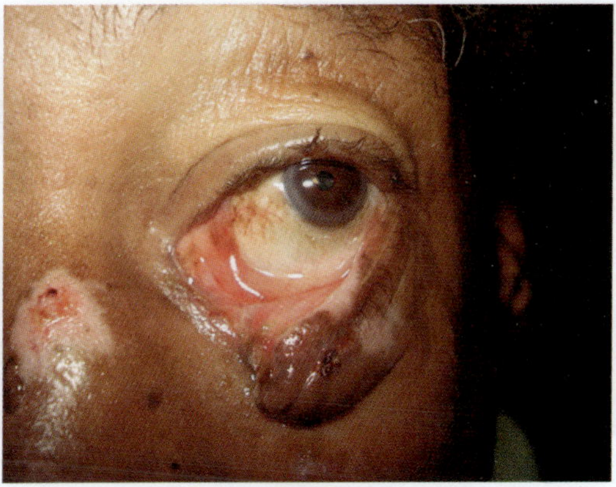

Figura 30 Laceração extensa da pálpebra inferior esquerda.

- Tumores malignos: CBC, CEC, carcinoma de glândulas sebáceas, melanoma cutâneo, carcinoma de Merkel, sarcoma de Kaposi.
- Tumores benignos: ceratoacantoma, ceratose actínica, papiloma, ceratose seborreica, corno cutâneo, granuloma piogênico, nevus e cistos palpebrais.

Carcinoma basocelular

É o tipo de tumor maligno mais frequente (90% dos casos), acometendo principalmente pacientes idosos, a pálpebra inferior e o canto medial, e está relacionado à exposição solar crônica, bem como a doenças como o xeroderma pigmentoso. Apresenta crescimento progressivo e lento, estende-se localmente e raramente gera metástase (Figura 31).

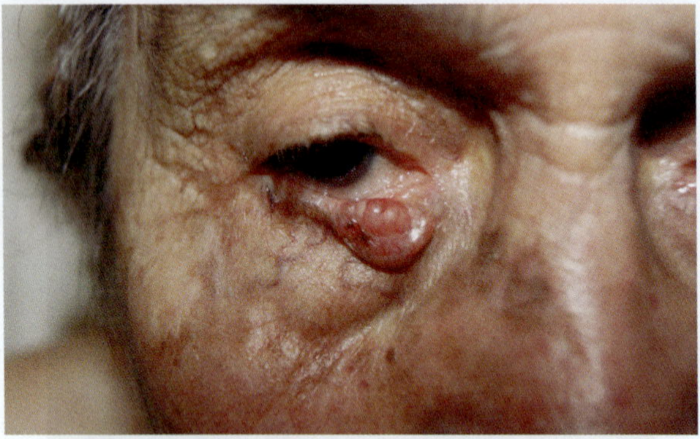

Figura 31 Carcinoma basocelular.

Existem vários tipos de CBC, em geral caracterizados como uma tumoração endurecida com borda perolada, com vasos na sua superfície, que pode se ulcerar com a evolução do tumor.

Tratamento: excisão cirúrgica com margem de segurança.

Carcinoma espinocelular

Corresponde a 5 a 10% dos casos e apresenta comportamento mais agressivo, podendo gerar metástase. Acomete mais pacientes idosos, associado à exposição solar crônica, porém pode ocorrer em locais de pele não exposta. Apresenta crescimento rápido. Clinicamente, não apresenta vasos superficiais, apresenta-se como um nódulo hiperceratótico com fissuras e descamação ou como lesão ulcerada. Pode se manifestar a partir de ceratose actínica, doença de Bowen ou de um ceratoacantoma.

Tratamento: excisão cirúrgica com margem de segurança.

Carcinoma de glândulas sebáceas

Tumor raro, muito confundido com calázio. Apresenta crescimento lento, sobretudo na pálpebra superior, em pacientes idosos. Origina-se das glândulas sebáceas, principalmente da glândula de Meibomius.

Clinicamente, apresenta-se como uma tumoração semelhante a um calázio, às vezes ulcerado. Apresenta um tipo mais infiltrativo que se assemelha a blefaroconjuntivite levando a um espessamento da margem da pálpebra. Sinas de alerta são a ausência de cílios, o aspecto vascular e o crescimento anômalo (Figura 32).

Tratamento: excisão cirúrgica ampla, às vezes associada à radioterapia. Exenteração é indicada se houver invasão orbitária pós-septal.

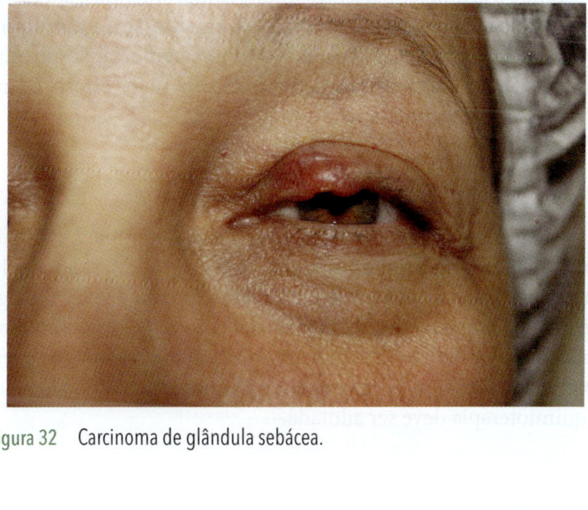

Figura 32 Carcinoma de glândula sebácea.

Melanoma cutâneo

Raro, menos de 1% dos tumores malignos. Clinicamente, apresenta-se como um nódulo de pigmentação variável e de crescimento progressivo.

Tratamento: remoção cirúrgica ampla e controle sistêmico.

Carcinoma de Merkel

Derivado de células de Merkel, clinicamente trata-se de uma tumoração azul-avermelhada em geral na pálpebra superior. Tendência a ocorrer metástase. O tratamento é a excisão cirúrgica seguida de radioterapia.

Sarcoma de Kaposi

Tende a acometer pacientes imunocomprometidos, em especial HIV positivos. Clinicamente, assemelha-se a granuloma piogênico, granuloma de corpo estranho e hemorragia subconjuntival. Se for localizado, pode ser excisado; se for difuso, o tratamento é com radioterapia e quimioterapia.

Linfoma

Além das pálpebras, os linfomas podem afetar todas as estruturas oculares. O acometimento sistêmico pode ser detectado meses ou até anos após o início do acometimento ocular. O diagnóstico é feito por meio da biópsia da lesão com estudo imuno-histoquímico. Se a lesão for apenas localizada, o tratamento é feito com radioterapia, porém, quando há acometimento sistêmico, a quimioterapia deve ser adotada.

Tumores benignos: ceratoacantoma (Figura 33), ceratose actínica (Figura 34), papiloma, ceratose seborreica, corno cutâneo, granuloma piogênico, nevus e cistos palpebrais (Figura 35).

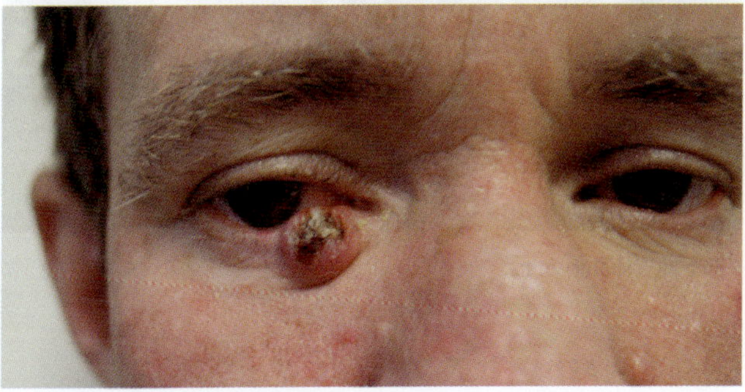

Figura 33 Ceratoacantoma.

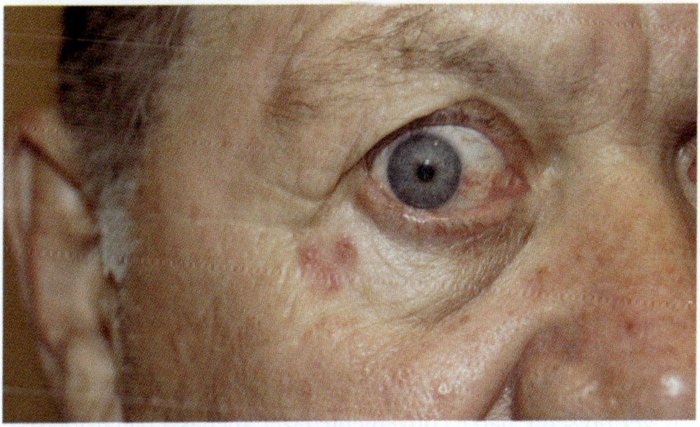

Figura 34 Ceratose actínica.

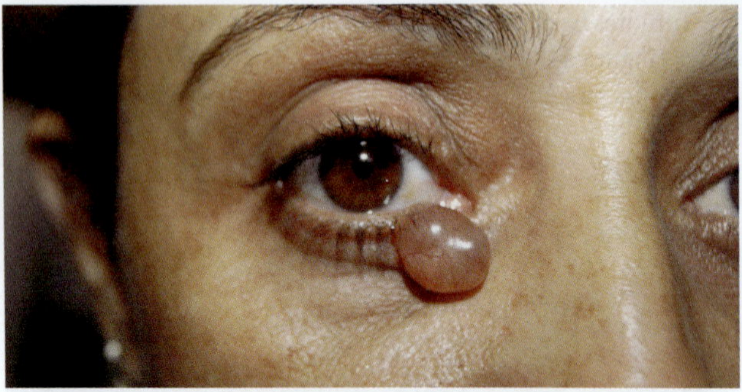

Figura 35 Hidrocistoma.

BLEFAROPLASTIA

Blefaroplastia significa remoção cirúrgica de tecidos excessivos das pálpebras (pele, músculo e gordura retrosseptal) com finalidade estética ou funcional (Figura 3).

A blefaroplastia está entre as três principais cirurgias plásticas mais realizadas no mundo.

Em pacientes idosos, é frequente sua indicação para remover tecido que leva a sensação de peso, cansaço e perda de campo visual temporal. Já como procedimento estético, leva a um contorno ocular mais definido, devolvendo um aspecto mais jovial ao paciente.

Avaliação pré-operatória

- Avaliar a posição do supercílio, porque se a blefaroptose estiver presente não é conveniente fazer apenas a blefaroplastia. A blefaroptose de supercílio deve ser corrigida previamente.

- Teste de Schirmer: para avaliar a produção de lágrimas, uma vez que a blefaroplastia pode levar um olho seco subclínico a tornar-se manifesto.
- Avaliação das bolsas de gordura: é necessário decidir previamente se a remoção de gordura está indicada para produzir melhores resultados. Deve-se anotar a quantidade a ser removida e a região delas (Figura 36).
- Avaliação da flacidez palpebral: para se realizar a blefaroplastia inferior, é imprescindível avaliar a tensão da pálpebra inferior por meio de dois testes: *snap back test* e *distraction test*. Se for constatada a flacidez palpebral, deve-se realizar uma blefaroplastia mais conservadora, e evitar a via transcutânea, preferir a transconjuntival; porém, se o paciente apresentar excesso de pele que requer sua realização pela via transcutânea, devem ser utilizadas técnicas para se evitar o ectrópio, como o *tarsal strip*.
- Acuidade visual, motilidade ocular e campo visual.

Figura 36 Bolsas de gordura das pálpebras inferiores.

Técnica

A cirurgia pode ser realizada somente nas pálpebras superiores, somente nas inferiores ou em ambas no mesmo ato cirúrgico.

A marcação da blefaroplastia superior deve ser realizada com muita acurácia, a fim de evitar lagoftalmo pela retirada excessiva de pele e/ou músculo orbicular (Figuras 37 a 39).

Já a blefaroplastia inferior pode ser realizada por via cutânea (quando se deseja retirar pele e refixar musculatura, retináculo ou tendões) ou transconjuntival (quando se deseja retirar somente bolsas de gordura, geralmente pacientes mais jovens sem flacidez de pele).

Em pacientes com grande flacidez de pele inferior, é necessário associar técnicas de cantoplastia a fim de evitar ectrópios ou retrações palpebrais iatrogênicas.

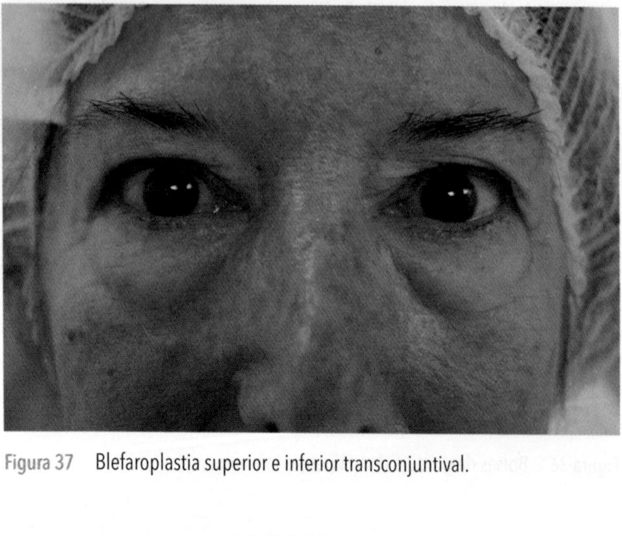

Figura 37 Blefaroplastia superior e inferior transconjuntival.

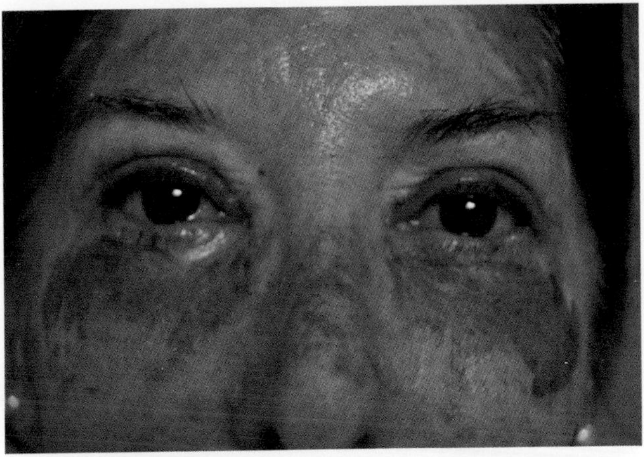

Figura 38 *Peeling* de ATA 30%.

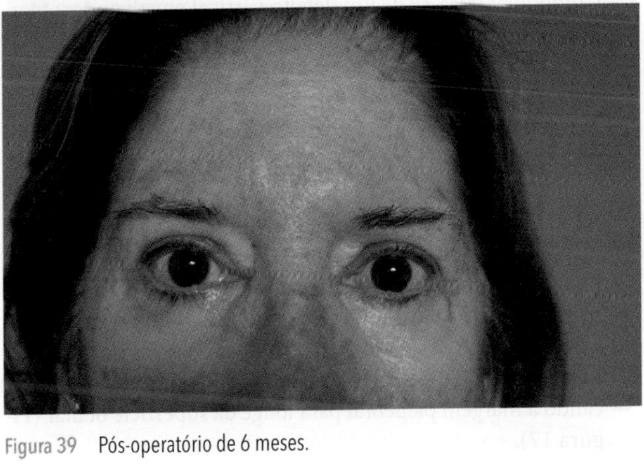

Figura 39 Pós-operatório de 6 meses.

A hemostasia deve ser rigorosa, a fim de evitar hemorragia grave e risco de cegueira por compressão hemorrágica.

Complicações

Ectrópio, cicatriz inestética, hemorragia, blefaroptose, assimetria de sulco e cegueira (rara).

MALFORMAÇÕES CONGÊNITAS DAS PÁLPEBRAS

São anomalias relacionadas aos distúrbios do desenvolvimento embriológico palpebral, que produzem malformações na sua estrutura final, com consequências estéticas e funcionais de intensidade variável. As pálpebras têm origem ectodérmica.

- Ablefaria: ausência da lamela anterior da palpebral, somente o músculo de Müller e a conjuntiva são normais.
- Coloboma: trata-se de um defeito vertical envolvendo a margem palpebral.
- Anquilobléfaro: união das pálpebras superiores e inferiores.
- Blefaroptose: ver capítulo específico.
- Retração palpebral: aumento da distância entre o centro da pupila e a margem palpebral superior, causando exposição escleral.
- Epibléfaro: deslocamento superior da pele e músculo pré-tarsal nas pálpebras inferiores, causando rotação dos cílios em direção ao globo ocular (Figura 22).
- Entrópio congênito: muito raro. A margem palpebral encontra-se invertida e tocando a superfície ocular em toda a sua extensão.
- Ectrópio: ocorre um encurtamento da lamela anterior, deslocando a margem palpebral para longe da superfície ocular (Figura 17).

- Euribléfaro: afastamento do um terço lateral da pálpebra inferior do globo ocular, sem a eversão da margem palpebral (Figura 9).
- Distopia cantal lateral: o canto lateral está verticalmente deslocado, produzindo uma angulação negativa da fenda horizontal do olho.
- Telecanto: aumento da distância entre os cantos mediais.

LEITURA COMPLEMENTAR

1. Conselho Brasileiro de Oftalmologia. Órbita, sistema lacrimal e oculoplástica. 3.ed. São Paulo: Cultura Médica; 2013. p.217-347.
2. Dantas MA. Anatomia funcional do olho e seus anexos. 2.ed. Rio Janeiro: Revinter; 2002. p.329-34.
3. Donaldson MJ, Sullivan TJ, Whitehead KJ, Williamson RM. Squamous cell carcinoma of the eyelids. Br J Ophthalmol. 2002;86(10):1161-5.
4. Dutton JJ, Gayre GS, Proia AD. Diagnostic altlas of common eyelid diseases. Nova York: Informa Healthcare; 2007. p.1-10.
5. Soares EJC, Moura EM, Gonçalves JOR. Cirurgia plástica ocular. São Paulo: Roca; 1997. p.1-259.
6. Jankovic J, Schwatz KS. Longitudinal experience with botulinum toxin injections for treatment of blepharospasm and cervical dystonia. Neurology. 1993;43(4):834-6.
7. Janneta PJ, Kassam A. Hemifacial spasm. J Neurol Neurosurg Psychiatry. 1999;66(2):255-6.
8. Kanski JJ. Oftalmogia clínica: uma abordagem sistêmica. 5.ed. Rio de Janeiro: Elservier; 2004. p.2-3.
9. Matayoshi S, Forno EA, Moura EM. Manual de cirurgia plástica ocular. São Paulo: Roca; 2004. p.1-216.
10. Tyers AG, Collin JRO. Colour atlas of opthalmic plastic surgery 3.ed. Philadelphia: Elsevier; 2008. p.1-253.
11. Zide BM. Anatomia cirúrgica da região periorbital. Rio de Janeiro: Di Livros; 2007. p.1-106.

11 Refratometria

Renato Giovedi Filho
Marizilda Rita de Andrade

REFRATOMETRIA NA INFÂNCIA

Introdução

As anomalias refrativas dependem da combinação do poder refrativo da córnea, do cristalino e do comprimento axial dos olhos. O comprimento axial médio do olho do recém-nascido a termo é de aproximadamente 17 mm, e o poder ceratométrico médio da córnea é de 51,2. Do nascimento até os 6 anos, acontecem alterações na curvatura corneal e no comprimento axial, de maneira harmoniosa, em direção à emetropização. O número de lactentes emétropes aumenta de 19%, ao nascimento, a 88%, com 1 ano de idade.

Na infância, quando as anomalias refrativas não são corretamente tratadas ou são negligenciadas, elas podem levar ao desenvolvimento de ambliopia, estrabismo e perda da binocularidade.

O oftalmologista deve ter o conhecimento necessário das alterações oculares na infância, bem como da perfeita técnica da refratometria, para que não interfira de maneira negativa no desenvolvimento normal da visão.

Um exame oftalmológico cuidadoso e precoce é importante para o desenvolvimento normal de ambos os olhos.

Técnica da refratometria

Na infância, a refratometria pode ser realizada com a técnica da retinoscopia ou com a ajuda do refrator automático. Com o refrator usado na maioria das clínicas oftalmológicas, será necessária a colaboração da criança para o exame, o que nem sempre é possível. Portanto, é imprescindível que o médico desenvolva as suas habilidades por meio do estudo e da prática da retinoscopia.

O estado refrativo de crianças e adolescentes deverá sempre ser realizado sob cicloplegia.

Agentes cicloplégicos mais usados na prática diária

- Tropicamida: quando isolada, proporciona cicloplegia inadequada para uso em crianças.
- Ciclopentolato: é a droga de primeira escolha. Proporciona boa cicloplegia, e seus efeitos em geral desaparecem após 24 horas, embora seja possível observar midríase persistente por vários dias. Efeitos sistêmicos leves, como sonolência e rubor, são comuns com o ciclopentolato a 1%. Não se recomenda o uso em crianças com história de convulsões, a fim de evitar novas crises. Também são descritas alterações como taquicardia, sonolência, fraqueza, náuseas, cefaleia leve, alterações no comportamento, choro e perda do equilíbrio. Muitas vezes, a fim de diminuir o montante de acomodação residual, é necessária a instilação de 1 gota 2 vezes, com intervalos de 10 minutos. Em olhos de recém-nascidos e crianças pequenas, deve-se instilar o colírio com a criança em decúbito dorsal. Uma gota do colírio é suficiente e deve ser instilada diretamente na

superfície do olho. Gotas adicionais podem ser absorvidas de forma sistêmica. O fluxo excedente na pele deverá ser secado imediatamente, pois a absorção transcutânea também é possível. A instilação de colírio anestésico (proparacaína ou tetracaína 0,5%) diminui a sensação das gotas subsequentes. As crianças mais velhas aceitam receber primeiro 1 "gota especial extra" para minimizar o desconforto das seguintes. Para crianças menores de 1 ano, indica-se o uso do ciclopentolato a 0,5%, e para as maiores de 1 ano, o ciclopentolato a 1%.

Demonstrou-se que a associação entre tropicamida 1% e ciclopentolato 1%, quando usada 1 gota com intervalo de 5 minutos e exame após 30 minutos, não resultou em diferença significativa no montante da acomodação residual quando comparada com o efeito de 2 gotas do cicloplégico; portanto, dá-se preferência a esse tipo de associação para a realização do exame refratométrico em crianças.

Tabela 1 Ações dos agentes mais usados em nosso meio

Droga	Concentração	Indução	Duração	Acomodação residual
Atropina	0,5-1%	2-3 dias	7-12 dias	< 1 D
Tropicamida	1%	20-35 min	2-6 h	1 a 2 D
Ciclopentolato	1%	25-75 min	6-24 h	1-2 D

Fonte: Miranda, 1975.

Hipermetropia

A hipermetropia ocorre quando o comprimento axial do olho é curto, quando o poder de refração da córnea ou do cristalino está diminuído ou com a combinação desses fatores, que favoreçam a focalização da imagem atrás da retina.

Estudos demonstram que os recém-nascidos sadios apresentam leve a moderado grau de hipermetropia (+2 D ± 2). Nessa idade, consideram-se normais hipermetropias menores que 5 dioptrias com incidência de 85%.

Hipermetropias maiores que 5 dioptrias acontecem em 15% dos recém-nascidos. Destes, somente 3% continuam com altas hipermetropias até 1 ano de idade. Aos 6 anos, a média de hipermetropia é de +1,75 D.

As crianças possuem grandes amplitudes de acomodação, e a criança hipermétrope, em geral, é capaz de ver claramente sem a necessidade de correção óptica.

A moderada e a alta hipermetropia em crianças não estrábicas podem não ser detectadas até a idade escolar, quando o esforço visual para perto favorece os sintomas astenopeicos ou as queixas visuais.

A alta hipermetropia ou a diferença de ametropia significativa entre os dois olhos poderá levar ao aparecimento da ambliopia com permanente déficit visual.

Quando e como prescrever

Sugere-se acompanhar o fluxograma da Figura 1 para conduta na prescrição da hipermetropia.

Miopia

A miopia ocorre quando o comprimento axial do olho é longo, quando o poder refrativo na córnea ou no cristalino é excessivo ou com a combinação desses fatores, que favoreçam a focalização da imagem antes da retina.

Os recém-nascidos sadios podem apresentar miopia, que pode regredir até os 3,5 anos. Quando a miopia aparece antes dos 10 anos, 70% das crianças apresentarão miopias entre –3 e –6 dioptrias e 17,5% apresentarão miopias maiores que –6 dioptrias.

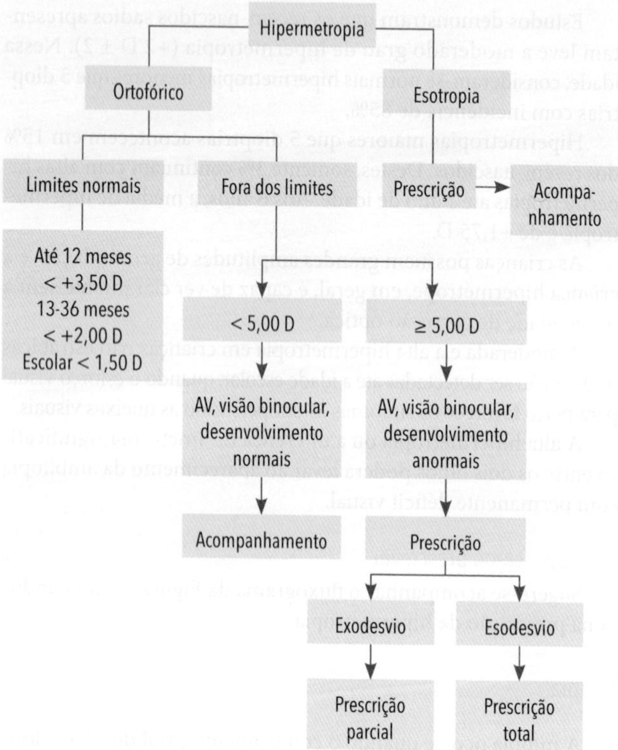

Figura 1 Conduta clínica em crianças com hipermetropia.

Se a miopia começar entre 11 e 15 anos, dois terços permanecem com menos de –3 dioptrias e um terço se estabiliza entre –3 e –6 dioptrias. Apenas cerca de 1% das crianças terá miopia de –6 dioptrias na idade de 16 anos.

Os graus leves a moderados de miopia não corrigida no início da infância não resultam em prejuízo visual.

A alta miopia na lactância ou no início da infância é incomum e deve alertar o examinador para procurar uma possível causa, porque poderá levar ao aparecimento da ambliopia.

A retinopatia da prematuridade está relacionada a altos graus de miopia.

Altos graus de miopia também podem ser observados em associação com outras condições oculares e sistêmicas na infância ou adolescência, como albinismo, ceratocone, síndrome de Down, síndrome de Marfan e glaucoma de qualquer origem.

Em razão da associação da alta miopia com o glaucoma, deve-se realizar tonometria em cada criança com miopia, especialmente se está ocorrendo progressão rápida.

Até o primeiro ano de vida, prescreve-se correção óptica para miopias superiores a –3 dioptrias. Os graus inferiores geralmente são bem tolerados até que a criança atinja a idade escolar.

A frequência da miopia aumenta significantemente após a idade de 7 anos. Pode-se prescrever –1 dioptria na idade escolar ou até mesmo menos que –1 dioptria quando a criança mais velha sentir necessidade de visão melhor para longe.

Quando e como prescrever

Sugere-se acompanhar o fluxograma da Figura 2 para conduta na prescrição da miopia.

Astigmatismo

O astigmatismo ocorre quando um ou mais dos elementos refrativos do olho não é esférico, formando duas linhas focais. Pode ser classificado em relação à posição das linhas focais ou em relação à orientação dos meridianos principais da córnea.

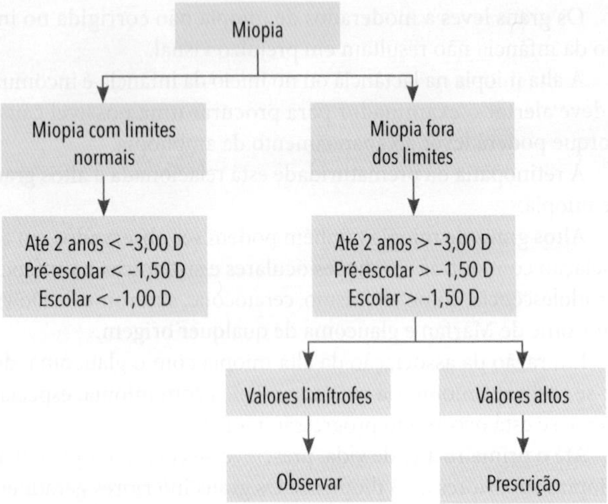

Figura 2 Conduta clínica em crianças com miopia.

Em relação à posição das linhas focais, é classificado em:

- Astigmatismo hipermetrópico simples: uma linha focal formada atrás da retina e outra na retina.
- Astigmatismo miópico simples: uma linha focal formada antes da retina e outra na retina.
- Astigmatismo misto: uma linha focal formada antes e outra depois da retina.
- Astigmatismo hipermetrópico composto: as duas linhas focais distintas atrás da retina.
- Astigmatismo miópico composto: as duas linhas focais distintas, antes da retina.

Em relação à orientação dos meridianos principais da córnea:

- Astigmatismo com a regra: quando o meridiano vertical da córnea é o mais curvo ou com maior poder refrativo, entre 70° e 110°.
- Astigmatismo contra a regra: quando o meridiano horizontal da córnea é o mais curvo ou com maior poder refrativo, entre 20° e 160°.
- Astigmatismo oblíquo: quando o meridiano mais curvo está entre 20° e 70° ou entre 110° e 160°.

A prevalência de astigmatismo nos recém-nascidos é mais alta do que a encontrada na população adulta em geral e, normalmente, pode ser ao redor de 3 dioptrias. A frequência e a magnitude diminuem entre as idades de 1 a 4 anos.

Quando não corrigido na infância, até 1,5 a 2 dioptrias podem causar ambliopia. Com o uso contínuo dos óculos, a visão da criança astigmata melhora.

Poderá existir ambliopia meridional em altos graus de astigmatismo em adultos que usaram correção astigmática total desde tenra idade.

Não há necessidade de prescrição óptica do astigmatismo infantil na grande maioria dos casos, pois poderá diminuir ou desaparecer durante os primeiros anos de vida. Porém, se a criança necessitar de correção esférica, deve-se incorporar o componente cilíndrico. O astigmatismo de 2 ou 3 dioptrias que persiste além da idade de 2 ou 3 anos deve ser corrigido, bem como é preciso corrigir graus maiores que 4 dioptrias em idades inferiores.

Na criança em idade escolar, erros refrativos astigmáticos de 1,5 a 2,0 dioptrias causam diminuição da acuidade visual e, por essa razão, deve-se prescrever sua correção óptica.

Em crianças, é rara a necessidade de prescrição parcial do cilindro. As crianças com astigmatismo recém-corrigido adaptam-

-se muito melhor que os adultos. Deve-se prescrever, sempre que possível, a correção total do cilindro.

Quando e como prescrever

Sugere-se acompanhar o fluxograma da Figura 3 para conduta na prescrição do astigmatismo.

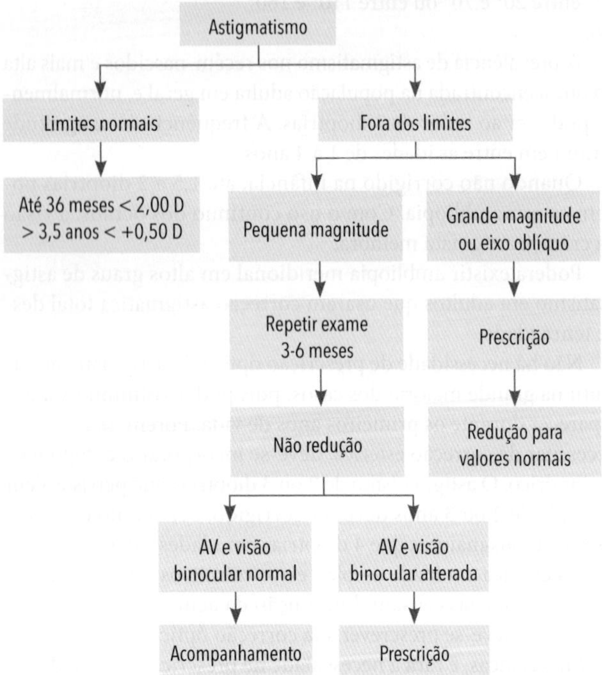

Figura 3 Conduta clínica em crianças com astigmatismo.

Anisometropia

Anisometropia é a condição na qual o poder refrativo é diferente entre os olhos.

Os tipos de anisometropia são:

- Anisometropia hipermetrópica, quando ambos os olhos são hipermétropes.
- Anisometropia miópica, quando ambos os olhos são míopes.
- Antimetropia, quando um olho é míope e o outro, hipermétrope.

A anisometropia hipermetrópica causa mais ambliopia que a anisometropia miópica.

A criança que apresenta anisometropia hipermetrópica acomoda o olho menos amétrope de modo suficiente para produzir visão clara, e o olho mais amétrope sempre estará fora de foco para longe e/ou para perto.

A miopia alta unilateral, maior que 5 dioptrias, também pode causar ambliopia.

A criança anisometrópica, sem estrabismo ou ambliopia, deverá ser acompanhada trimestral ou semestralmente, sem necessidade de prescrição, se o olho mais amétrope apresentar menos que 3 dioptrias de miopia ou hipermetropia.

Deve-se prescrever correção caso o olho mais amétrope apresente 2 dioptrias ou mais de miopia, 1 dioptria ou mais de hipermetropia e 1,5 dioptria ou mais de astigmatismo, se houver aumento da anisometropia ou se existir associação com estrabismo ou ambliopia. Neste último caso, a anisometropia deverá ser totalmente corrigida. É preciso levar em conta que, após os 4 anos, dificilmente a anisometropia irá desaparecer.

Os pacientes com antimetropia com graus baixos e olhos alinhados deverão receber prescrição óptica somente para garantir o desenvolvimento visual normal.

Se a diferença de acuidade visual entre os olhos persistir após o uso de óculos por vários meses, indicar a oclusão durante meio período ou tempo integral, dependendo da idade da criança.

A criança anisometrópica mais velha com acuidade visual normal corrigida em ambos os olhos não precisa de óculos, a menos que tenha queixas de astenopia ou evidências de que a binocularidade melhora com a correção óptica.

Quando os óculos são prescritos para uma criança pequena, com ambliopia de causa refrativa, é preciso acompanhamento constante. Isso ajuda a assegurar que os óculos estejam sendo usados e dá ao oftalmologista a oportunidade de confirmar que a prescrição foi feita corretamente e de avaliar o efeito dos óculos sobre a visão e sobre o alinhamento dos olhos.

As crianças mais velhas que usam óculos pela primeira vez poderão ser reavaliadas semestralmente.

Quando e como prescrever

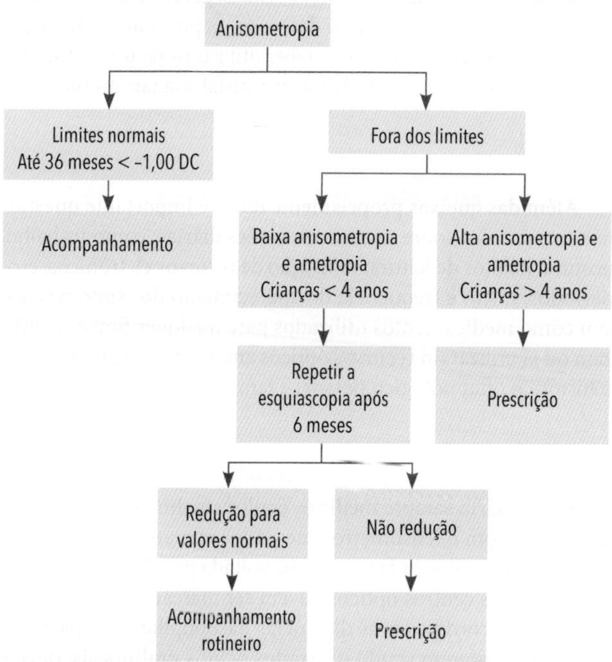

Figura 4 Conduta clínica na anisometropia na infância.

REFRATOMETRIA OCULAR

No consultório do oftalmologista geral, a maioria dos pacientes apresenta queixas relacionadas a problemas refrativos, como diminuição da visão para longe ou perto, persistente ou temporária, sintomas de astenopia, como cefaleia frontal, dor, ardor e/ou prurido ocular, relacionadas a esforços visuais, geralmente no final do período, que melhoram com o descanso. É, portanto, fundamental ao oftalmologista conhecer e saber utilizar os recursos disponíveis para atender e resolver de forma satisfatória tais problemas.

Anamnese

Além das queixas propriamente ditas, é importante questionar os pacientes sobre as suas atividades diárias, como trabalho, postura, hábitos de leitura, utilização de recursos eletrônicos, etc., períodos, início e frequência do aparecimento dos sintomas, assim como medicamentos utilizados para qualquer fim; e se utilizam ou já utilizaram recursos ópticos anteriormente, assim como o histórico oftalmológico pessoal e familiar.

Lensometria

É necessário sempre medir os óculos atualmente utilizados, o que é feito com o lensômetro, que pode ser manual ou digital. A lente deve estar com a face côncava voltada para baixo, bem centralizada, e os centros ópticos devem ser marcados para verificar se estão de acordo com as distâncias nasopupilares do paciente. No caso de estarem sendo utilizados óculos multifocais, devem ser observadas as marcações nas lentes referentes ao fabricante, modelo e valor da adição.

Medida da acuidade visual

A acuidade visual deve ser medida com e sem a correção óptica utilizada para verificar a compatibilidade entre ambas. Existem várias tabelas para esse fim, sendo a mais utilizada a de Snellen, em que o tamanho total da letra é de 5 minutos de arco e cada parte ou espaço dela corresponde a 1 minuto de arco. Pode-se expressar a acuidade visual na forma de fração, na qual o numerador corresponde à distância entre o optotipo e o observador, e o denominador mostra a distância que o optotipo corresponderia a 5 minutos de arco. Por exemplo, acuidade visual de 20/40 ou 6/12 significa que a 20 pés ou 6 metros o paciente enxerga o optotipo de tamanho de 5 minutos de arco a 40 pés ou 12 metros. Outra forma de expressar a acuidade visual é a decimal, na qual 20/20 (6/6) corresponde a 1,0, 20/40 (6/12) a 0,5 e assim por diante. Existem várias pesquisas relacionando a acuidade visual presumida, sem correção óptica, com a ametropia. A Tabela 2 mostra os resultados obtidos por Eggers.

Tabela 2 Resultados obtidos por Eggers

Acuidade visual não corrigida (Snellen)	Miopia simples ou hipermetropia absoluta	Astigmatismo simples oblíquo	Astigmatismo simples com a regra
20/25	0,25	-	0,50
20/30	0,50	0,75	1,00
20/40	0,75	1,00	1,50
20/50	1,00	1,50	2,00
20/70	1,25	1,75	2,50
20/100	1,50	2,25	3,00
20/150	2,00	2,75	3,50
20/200	2,50	3,50	4,50
20/300	3,50	5,00	6,25
20/400	4,50	-	-

Fonte: Eggers, 1945.

Pode-se utilizar também a fórmula de Le Grand: V = 0,25/R, em que V é a visão presumida e R, a ametropia.

Exames objetivos

Ceratometria

É a medida das curvaturas dos meridianos da superfície da córnea, que podem ser expressas em milímetros ou dioptrias, e corresponde a 3/4 ou 4/5 de todo o poder dióptrico do olho. Pela ceratometria, é possível presumir o poder e o eixo do astigmatismo do paciente pela diferença entre os dois meridianos principais.

Videoceratoscopia

É um exame mais completo que a ceratometria por avaliar toda a superfície da córnea, fornecendo dados sobre sua simetria e regularidade.

Retinoscopia

Exame fundamental para a determinação do poder refrativo do olho, é realizada por um aparelho chamado retinoscópio, o qual é munido de um espelho, com cursor, que projeta a luz em faixa que pode ser rodada em 180°. O exame consiste em projetá-la na retina, a uma distância de 0,67 m, através da pupila, realizando movimentos perpendiculares e procurando alinhar, por meio da rotação, o reflexo com ela (Figura 5). Se o movimento do reflexo coincide com o da faixa, considera-se que ele é a favor, e se for no sentido oposto, diz-se que é contra. Interpõem-se, então, lentes positivas se o movimento for a favor e negativas se for contra, até neutralizar o movimento, quando o reflexo torna-se um borrão. Realiza-se o exame nos dois meridianos principais, determinando-se o poder de cada um deles. A diferença entre eles quantifica o astigmatismo presente. Deve-se acrescentar -1,50 D, que corresponde ao inverso da distância do exame (0,67 m).

Exemplo: ao se movimentar a faixa no sentido horizontal e ao observar o reflexo deslocar-se contra e a neutralização ocorrer com uma lente negativa de -2,00 D, o erro refrativo nesse meridiano é de -3,50 D.

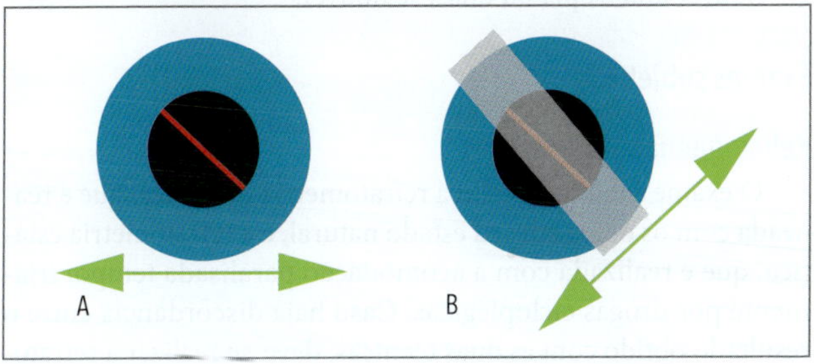

Figura 5 A: Condição de desalinhamento; B: condição de alinhamento.

Refratometria automática

O grande avanço tecnológico da atualidade tem permitido à indústria produzir e colocar à disposição do oftalmologista aparelhos que realizam a refração de maneira automática e com desempenho e eficácia cada vez melhores. Deve fazer parte do arsenal propedêutico por fornecer dados que auxiliam bastante a refratometria, mas de modo algum deve-se deixar de realizar a retinoscopia em faixa, que permite a observação da transparência e regularidade dos meios ópticos oculares. O refrator automático é baseado em dois princípios: o do optômetro, que utiliza uma lente convergente, e o de Sheiner, que se baseia no princípio do duplo buraco estenopeico.

- Princípio do optômetro: um objeto colocado no foco principal de uma lente convergente produz raios de luz que chegam paralelos à pupila e, dependendo do estado refrativo do olho, forma o foco na retina (emetropia), antes (miopia) ou após (hipermetropia).
- Princípio de Sheiner: um objeto, observado através de dois buracos estenopeicos, forma uma imagem na retina se não houver ametropia ou duas, se houver.

Exames subjetivos

Refratometria subjetiva

O exame subjetivo inclui a refratometria dinâmica, que é realizada com os olhos em seu estado natural, e a refratometria estática, que é realizada com a acomodação paralisada temporariamente por drogas cicloplégicas. Caso haja discordância entre o resultado obtido com as duas técnicas, deve-se realizar a refratometria pós-cicloplegia. Uma boa prática, nesse caso, é iniciar o exame com a lente esférica mais positiva, encontrada na refração estática, para que não haja acomodação durante o exame.

Com o paciente posicionado a 6 m de distância da tabela de optotipos, interpõem-se lentes, determinadas previamente pela esquiascopia e refratometria automática, no refrator de Greens ou em armação de provas. Cada olho é examinado separadamente, ocluindo-se o outro olho durante o exame. É importante tomar cuidado para não hipercorrigir a miopia ou hipocorrigir a hipermetropia, prescrevendo-se, na miopia, a menor, e na hipermetropia, a maior lente com que se obtenha a melhor acuidade visual possível. Como auxílio, pode-se utilizar a técnica de neblina ou *fogging*, que consiste em relaxar a acomodação, hipercorrigindo a hipermetropia e hipocorrigindo a miopia. A técnica, realizada de modo binocular, consiste em somar-se +2,50 DE às lentes previamente determinadas pela retinoscopia, reduzindo-se a acuidade visual a menos de 0,1 (20/200). Gradual e lentamente, reduz-se o poder dióptrico em passos de 0,25 da lente do olho examinado até se obter a melhor acuidade visual possível. Adiciona-se a esse olho novamente +2,50 DE e repete-se o procedimento no outro olho.

Teste do balanço binocular

A acomodação é um fenômeno binocular e, portanto, é necessário sempre prescrever lentes que estejam balanceadas, proporcionando a mesma quantidade de acomodação em cada olho na observação de um objeto. A técnica consiste em ocluir o olho esquerdo e adicionar lentes positivas ao olho direito até diminuir a acuidade visual a 0,67; repete-se, então, o procedimento para o olho esquerdo, ocluindo-se o olho direito. Com os dois olhos abertos, posicionam-se os prismas rotatórios de Risley, com 3Δ BS na ocular direita e 3Δ BI na ocular esquerda e +0,75 DE em cada olho para relaxar a acomodação. O paciente verá, então, duas linhas de optotipos. Adiciona-se, então, lentes positivas em passos de +0,25 DE ao olho com visão mais nítida até que ele relate que esteja enxergando ambas as linhas com a mesma nitidez. Removem-se os prismas de Risley e retiram-se as lentes positivas em passos de 0,25, binocularmente, até que o paciente atinja a acuidade visual de 1,0 (20/20) ou melhor.

Teste do dial

O teste do dial é feito monocularmente e consiste em projetar para o paciente uma carta com linhas radiadas (Figura 6) e miopizá-lo com lente de +0,50 DE para evitar a acomodação. Se não houver astigmatismo residual, ele verá todas as linhas com a mesma nitidez e, na presença de astigmatismo residual, o paciente relatará que enxerga mais nitidamente a linha perpendicular ao meridiano mais emétrope.

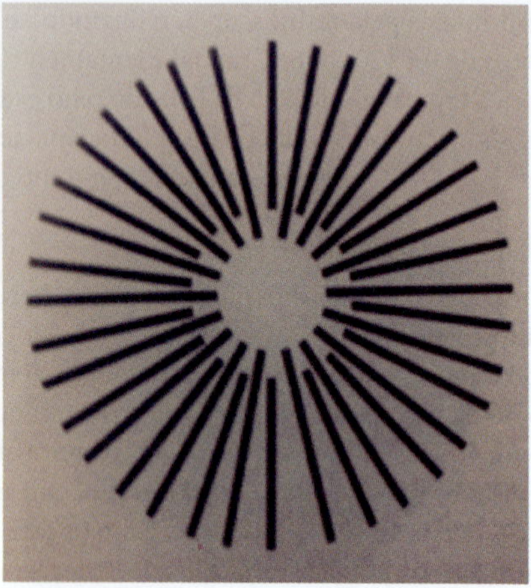

Figura 6 Figura de Lancaster.

Teste do cilindro cruzado

É fundamental no refinamento da determinação do eixo e poder do cilindro corretor do astigmatismo. Consiste em uma lente com dois cilindros de mesmo valor (0,25 ou 0,50), um positivo e outro negativo, posicionados perpendicularmente entre si e um cabo equidistante deles (Figura 7). Com a ametropia corrigida no refrator, o teste é realizado monocularmente, sem miopização, e com o outro olho ocluído, pedindo-se ao paciente que observe a menor linha de optotipos que consiga ler.

No olho emétrope, a colocação do cilindro cruzado separa as linhas focais, produzindo um astigmatismo misto com o círculo de menor difusão na retina. A rotação do cabo do cilindro cruzado inverte as linhas focais que continuam equidistantes da retina

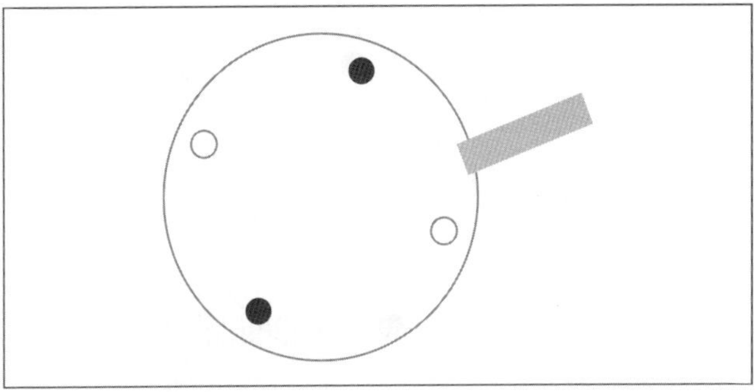

Figura 7 Cilindro cruzado de Jackson.

e, portanto, o paciente não observa nenhuma mudança na nitidez da imagem. É útil também para verificar o poder, o eixo do cilindro e a correção da presbiopia.

- Poder do cilindro: coloca-se o eixo do cilindro cruzado a 45° do eixo do cilindro do refrator; ao rodá-lo, um dos cilindros sobrepõe-se àquele. Se o paciente relatar melhora com o negativo, adiciona-se poder; se com o positivo, subtrai-se (Figura 8).
- Eixo do cilindro: coloca-se o eixo do cilindro cruzado paralelo ao eixo do cilindro corretor; ao rodá-lo, invertem-se os cilindros negativo e positivo que estão a 45° deste. Pergunta-se ao paciente em qual posição a visão é mais nítida, e se perceber diferença, roda-se todo o conjunto na direção do cilindro negativo, até que ele não perceba nenhuma diferença (Figura 9).
- Adição na correção da presbiopia: é realizada com a observação pelo paciente da carta de Jacques, que possui linhas horizontais e verticais, posicionada à distância de leitura e interposição do cilindro cruzado com o eixo negativo a 90°. O

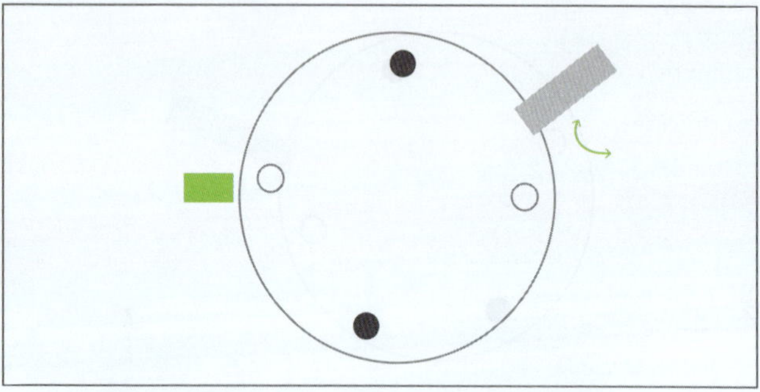

Figura 8 Cilindro cruzado posicionado para verificação do poder.

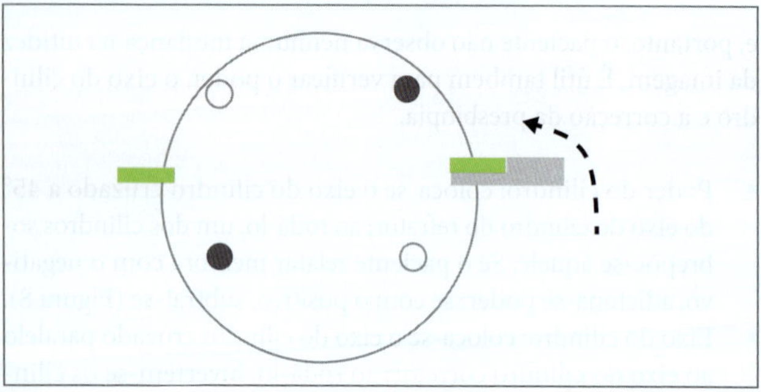

Figura 9 Posição do cilindro cruzado para verificação do eixo.

paciente présbita verá as linhas horizontais mais nítidas (Figura 10). Então, adicionam-se lentes positivas em intervalos de 0,25 D até que o paciente relate que esteja vendo as linhas verticais e horizontais com a mesma nitidez, momento em que o círculo de menor difusão está conjugado à retina.

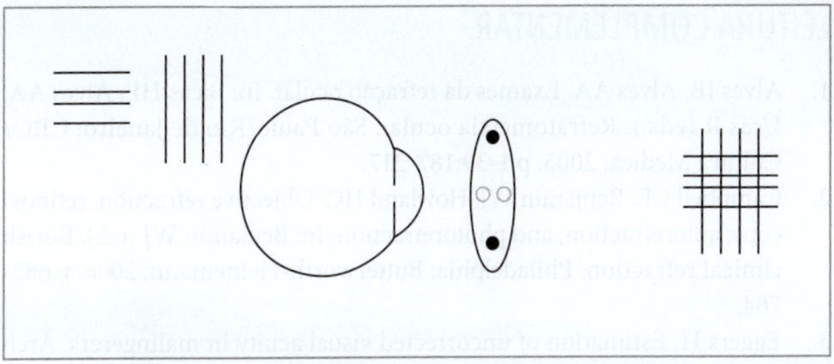

Figura 10 Cilindro cruzado na presbiopia.

Teste bicromático

É baseado na dissociação cromática, de acordo com cada comprimento de onda, quando a luz branca atravessa um meio dióptrico. Ao atravessar os meios oculares, a cor verde formará seu foco mais anterior do que a cor vermelha. Míopes enxergam mais nítidos os optotipos no fundo vermelho, e hipermétropes, no fundo verde. Quando hipercorrigidos, o míope vê mais nítido no fundo verde (Figura 11), e o hipermétrope, no fundo vermelho. É um teste útil para evitar hiper ou hipocorreções.

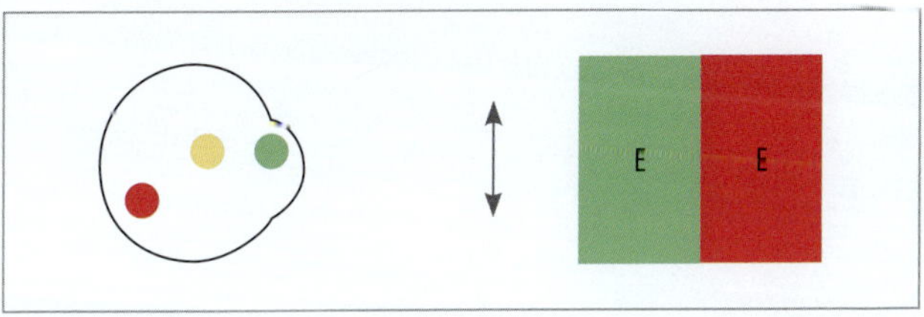

Figura 11 O míope hipercorrigido vê mais nítido o optotipo com fundo verde.

LEITURA COMPLEMENTAR

1. Alves JB, Alves AA. Exames da refração ocular. In: Bicas HE, Alves AA, Uras R (eds.). Refratometria ocular. São Paulo/Rio de Janeiro: CBO/ Cultura Médica; 2005. p.1-39;187-217.
2. Campbell CE, Benjamin WJ, Howland HC. Objective refraction: retinoscopy, autorefraction, and photorefraction. In: Benjamin WJ (ed.). Borish clinical refraction. Philadelphia: Butterworth-Heinemann; 2006. p.682-764.
3. Eggers H. Estimation of uncorrected visual acuity in malingerers. Arch Ophthalmol. 1945;33:237-9.
4. Hertwing R, Netto AL, Souza-Dias CR. Acomodação residual sob o efeito cicloplégico do cloridrato de ciclopentolato. Arq Bras Oftalmol. 1994;57 (6):407-11.
5. Miranda MN. Apuntes de refracción. Universidade de Puerto Rico. Apostila 1975:42.
6. Pinheiro RK, Netto AL. Estudo comparativo da acomodação residual após instilação de colírios de tropicamida, ciclopentolato e associação. Arq Bras Oftalmol. 2000;63(6):475-9.

Retina 12

Teruo Aihara
Roberta Pereira de A. Manzano
Ronaldo Boaventura Barcellos
Davi Chen Wu
Ronaldo Yuiti Sano
Farid André João
Leão Gabbay Serruya
Marcelo Alexandre A. C. Costa
Fernando Crosta
Guilherme de Oliveira
Rafael Estevão De Angelis
Juliana Reis Guimarães
Paula Sakemi Fukuhara
Bruno Tadao Uehara
João Paulo Muaccad Gama
Helena Yuri Kurimori
Renato Menezes Palácios
Guilherme Zandoná Gabaldo
Cesar Keiji Ishii

ANATOMIA E FISIOLOGIA DA RETINA

A retina é considerada um prolongamento do tecido cerebral. Pode ser dividida em retina neurossensorial e epitélio pigmentar. A retina neurossensorial é responsiva à luz e, por meio de complexas conexões neurais, realiza o primeiro estágio de processamento visual. Os estímulos inicialmente processados são transmitidos de forma vertical, das células mais externas da retina (fotorreceptores) às mais internas (células ganglionares).

O epitélio pigmentar é a camada mais externa da retina, responsável pela metabolização dos processos oxidativos dos fotorreceptores. Durante a fototransdução, o fóton captado pelos fotorreceptores ativa a transformação do 11-*cis* retinal em *all-trans* retinal e desencadeia a cascata bioquímica, que leva à formação de um potencial de ação do estímulo luminoso. O epitélio pigmentar é responsável pela reisomerização do *all-trans* retinal em 11-*cis* retinal, para que os fotorreceptores possam reutilizá-los em futuros estímulos visuais. O epitélio pigmentar possui extrema importância como barreira entre a coroide e a retina, além de ser responsável pela captação da luz difusa incidente, melhorando a qualidade óptica do olho.

Os estímulos luminosos são captados pelos fotorreceptores, divididos em cones e bastonetes. Os cones são responsáveis pela detecção de cores, visão de detalhes e visão diurna. Quando o estímulo luminoso, representado pelo fóton, é absorvido, o pigmento visual (rodopsina) presente nos cones ativa uma cascata bioquímica da fototransdução. Os canais de cátion são fechados, levam à hiperpolarização e à redução da liberação de glutamato na fenda sináptica e estimulam as células bipolares. Já os bastonetes, que são vinte vezes mais numerosos do que os cones, têm alta sensibilidade a um único fóton. São responsáveis pela visão noturna e pela adaptação ao escuro.

As células bipolares compõem a camada plexiforme externa. Há em torno de onze diferentes tipos de células bipolares, e cada uma apresenta diferente função na transmissão e no processamento do estímulo vindo dos fotorreceptores, encaminhando-os para as células ganglionares.

Há também as células horizontais, localizadas na camada plexiforme externa, e as células amácrinas, localizadas na camada plexiforme interna, que ajudam na modulação dos sinais transmitidos pelas células bipolares. Estes sinais são transmitidos às células ganglionares, cujos axônios formam o nervo óptico.

O nervo óptico de cada olho prolonga-se até o corpo geniculado lateral, que emite prolongamentos neurais até as estruturas cerebrais responsáveis pelo processamento dos estímulos elétricos em sensações visuais, gerando as imagens tal como são enxergadas.

Cada célula da retina apresenta uma característica específica e é responsável pela percepção de diferentes detalhes do estímulo visual que compõe o quadro geral da visão. Há células responsáveis pela percepção de determinada cor, movimento, intensidade, direção e frequência de estímulo, além de outras inúmeras características da complexa percepção visual. Isso torna a retina uma estrutura fisiologicamente complexa e ainda um campo extenso a se estudar para a compreensão de como é formada a visão.

RETINOPATIA DIABÉTICA

A retinopatia diabética é uma doença inflamatória dos vasos sanguíneos. A hiperglicemia provoca alterações nas estruturas vasculares, tornando os vasos incapazes de manter o sangue e seus derivados no interior de suas estruturas, provocando vazamentos. Esses derivados sanguíneos são tóxicos para a retina, que, por sua vez, sofre deterioração. Associados à falta de vascularização adequada por conta da falência da vasculatura retínica e hipóxia, eles levam a lesões cada vez mais importantes, muitas vezes causando cegueira em muitos indivíduos não tratados.

Inicialmente, ocorre a desestruturação mecânica da parede vascular, com perda dos pericitos e das células endoteliais vasculares, com consequente formação de microaneurismas.

A incapacidade dos vasos aumenta com a piora do *diabetes mellitus*. Já o aumento da permeabilidade vascular e o extravasamento de células sanguíneas provocam a formação de micro-hemorragias, caracterizadas por pequenos pontos avermelhados, bem delimitados, localizados em camadas profundas da retina. O vazamento de lipídios e lipoproteínas resulta na formação de exsudatos duros, caracterizados por coloração branco-amarelada, bem delimitados, localizados nas camadas mais profundas da retina e comumente encontrados nas bordas das áreas de edema.

Essa excessiva permeabilidade dos capilares retínicos também provoca edema macular, principal causa de baixa visual na retinopatia diabética não proliferativa, além de causar edema retínico difuso.

A piora da vascularização decorrente da incompetência dos capilares pode levar à oclusão vascular da retina em áreas cada vez maiores, tornando essas áreas de não perfusão vascular hipóxicas, levando a dilatações venosas localizadas e hemorragias em "chama de vela", caracterizadas por manchas avermelhadas, de bordas mal delimitadas, localizadas nas camadas mais superficiais da retina. O sofrimento celular dos neurônios retínicos leva à sua destruição, e os restos axonais formam os exsudatos moles, caracterizados por manchas algodonosas, esbranquiçadas, mal delimitadas, localizadas nas camadas mais superficiais da retina.

A hipóxia tecidual aumenta a produção de VEGF (*vascular endothelial growth factor*), levando à formação de vasos sanguíneos anômalos como as IRMAS (*intraretinal vascular abnormalities*) e até à formação de neovasos (retinopatia diabética proliferativa). Os neovasos frequentemente podem sangrar, provocando hemorragias retínicas e vítreas e, em casos avançados, tração vitreorretínica e descolamentos de retina.

O diagnóstico precoce da retinopatia diabética é de extrema importância para o tratamento e para evitar as graves sequelas. Portanto, todo paciente diabético deve ser submetido ao exame oftalmológico com dilatação e mapeamento de retina periódico. O exame complementar de angiofluorosceinografia (AGF) pode ajudar na detecção de vazamentos, áreas de má perfusão vascular e edema macular. O exame de tomografia de coerência óptica (OCT) é de grande utilidade no controle e no tratamento do edema macular, e a retinografia, no acompanhamento das hemorragias e dos exsudatos.

Tabela 1 Escala simplificada de severidade de retinopatia diabética do ETDRS (*Early Treatment Diabetic Retinopathy Study*)

	Severidade	Quadro clínico
Retinopatia diabética não proliferativa (RPDNP)	Retinopatia diabética leve (RPDL)	Somente microaneurismas
	Retinopatia diabética moderada (RPDM)	Presença de mais alterações do que somente microaneurismas, mas menos lesões do que a RPDNP severa
	Retinopatia diabética severa (RPDS)	Mais de vinte hemorragias intrarretínicas nos quatro quadrantes OU Dilatações venosas em dois ou mais quadrantes OU IRMAS em pelo menos um quadrante
Retinopatia diabética proliferativa	Retinopatia diabética proliferativa (RPDP)	Neovascularização E/OU Hemorragia vítrea ou periférica

O controle clínico rigoroso do *diabetes mellitus* é, sem dúvida, um dos mais importantes tratamentos da retinopatia diabética. A fotocoagulação a *laser* é eficaz no tratamento da retinopatia diabética proliferativa e nos vazamentos fora da região macular e do polo posterior. Os antiangiogênicos são importantes no tratamento dos edemas maculares e no tratamento adjuvante dos neovasos. Os estudos mostram que o tratamento conjunto com fotocoagulação a *laser* e antiangiogênicos intravítreos é a melhor opção para a retinopatia diabética. A vitrectomia deverá ser realizada nos casos de tração vitrorretínica importante e no descolamento de retina.

RETINOPATIA HIPERTENSIVA

A hipertensão arterial sistêmica é uma doença crônica, assintomática, que afeta o coração, o cérebro e os rins. Nos olhos, a principal estrutura acometida é a retina, mas pode envolver a coroide e o nervo óptico, sobretudo na hipertensão arterial maligna. As oclusões vasculares, o macroaneurisma e a neuropatia óptica isquêmica são as principais complicações associadas.

Na retina, a alteração mais precoce é a constrição generalizada das arteríolas retínicas, levando à redução da relação fisiológica do calibre arteriovenoso (2:3). Pode haver tortuosidade vascular aumentada e microaneurismas associados. No entanto, é importante salientar que a vasoconstrição não define o diagnóstico, pois também é observada em pacientes hígidos (arteriosclerose senil ou involucional).

O cruzamento arteriovenoso patológico é uma marca da retinopatia hipertensiva e ocorre em razão do espessamento da camada média da parede das arteríolas. O sinal de Gunn é caracterizado pela atenuação da visualização da vênula subjacente em ambos os lados da arteríola, provocando, em alguns casos, a impressão de obstrução total da vênula. O engurgitamento da vênula a montante do cruzamento é o sinal de Bonnet e, quando a arteríola sobrejacente passa a ter uma direção perpendicular em relação à vênula, denomina-se sinal de Salus.

O espessamento da parede também altera o reflexo dorsal das arteríolas. A coloração da coluna sanguínea no interior do vaso torna-se atenuada, permitindo a observação de vasos em "fio de cobre" e em "fio de prata".

Com a lesão crônica, pode ocorrer a quebra da barreira hematorretínica interna, o que provoca o extravasamento de sangue e de plasma. Isso é observado na forma de hemorragias e de exsudatos duros. Estes, quando se acumulam na mácula, podem apresentar-se na forma de estrela em razão da disposição da camada de Henle. Além disso, associa-se à isquemia da camada de fibras nervosas, observada como manchas algodonosas ou exsudatos moles. Essas alterações são semelhantes às do *diabetes mellitus*.

A hipertensão maligna pode levar ao edema do disco óptico, o que caracteriza retinopatia grave. Nesta fase, também pode estar relacionada à coroidopatia hipertensiva. As alterações mais comuns são as manchas de Elschnig (atrofia do epitélio pigmentar da retina por conta da oclusão focal da coriocapilar) e a linha de Siegrist (mobilização de pigmento ao longo dos vasos coroidais).

O tratamento adequado da hipertensão arterial crônica pode impedir a evolução das lesões e evitar que complicações levem ao dano visual. A hipertensão maligna deve ser considerada uma emergência médica e encaminhada rapidamente para tratamento adequado.

OCLUSÃO DA ARTÉRIA CENTRAL DA RETINA

A oclusão da artéria central da retina (OACR) acomete principalmente homens por volta dos 60 anos (90% dos casos acima dos 40 anos) e tem incidência aproximada na população geral de 8,5 casos por 100 mil.

A OACR pode ser dividida conforme sua causa em arterítica e não arterítica. A principal causa de OACR arterítica é a arterite de células gigantes. Já as principais causas de OACR não arteríticas são êmbolos (74% colesterol, 15,5% material calcificado e 15,5% plaqueta e fibrina), visíveis em 20-40% das vezes.

Geralmente, a queixa é a baixa acuidade visual (AV) súbita e indolor, podendo ser precedida de amaurose fugaz. Em 74-90% dos casos, a AV é avaliada ao contar dedos ou na percepção luminosa. A AV central pode estar preservada quando o paciente possui artéria ciliorretínica patente. Na ausência de percepção luminosa, deve-se considerar a possibilidade de obstrução de artéria oftálmica ou acometimento do nervo óptico.

No exame oftalmológico, observa-se na fase aguda: defeito pupilar aferente, 90% com mácula em cereja, 58% com branqueamento do polo posterior, 19-20% com *box carring* de artérias e veias, 32% com atenuação da artéria retínica, 22% com edema de disco (100% dos casos de OACR arterítica), 39% com nervo óptico pálido e periferia normal. Na fase crônica, observa-se: 91% com atrofia do nervo óptico, 58% com atenuação da artéria retínica, 18% com artéria ciliorretinal colateral, 11% com alteração do epitélio pigmentar da retina (EPR) e 3% com exsudatos algodonosos.

A neovascularização da íris pode ocorrer tanto na fase aguda como na crônica. Quando presente na fase aguda, deve-se investigar obstrução de artéria carótida. Ao manifestar-se tardiamente, ocorre por volta da quarta ou quinta semana.

Todo paciente deve ser submetido à investigação de causas sistêmicas que podem originar êmbolos de colesterol, material calcificado, plaqueta e fibrina.

O tratamento é controverso. Em estudos experimentais, observou-se que, após 97 minutos do insurto, inicia-se lesão das camadas da retina e, 4 horas após, o dano é irreversível. Entretanto, em humanos, acredita-se que, como a obstrução não é total, até 24 horas após a lesão pode-se considerar alguma intervenção.

Existem diversos tratamentos relatados, porém todos sem comprovação científica definitiva: massagem do bulbo ocular e paracentese de câmara anterior para diminuição da pressão intraocular, fornecimento de oxigênio hiperbárico, *laser* Nd:YAG sobre o êmbolo, corticoide em casos de OACR arterítica e anticoagulantes orais.

OCLUSÃO DE RAMO DA ARTÉRIA CENTRAL DA RETINA

A oclusão de ramo da artéria central da retina (ORACR) representa 38% das oclusões arteriais. As causas são similares às da OACR. Contudo, a oclusão por arterite de células gigantes geralmente ocorre na ACR.

No exame oftalmológico na fase aguda, observa-se uma opacidade setorial esbranquiçada, frequentemente no polo posterior, que coincide com a área de irrigação arteriolar comprometida. Em 98% das vezes, as arcadas temporais são acometidas.

Na fase crônica, observam-se a diminuição setorial das camadas de fibras nervosas e a atenuação arterial. Dificilmente, ocorre a formação de neovasos. Em 80% das vezes, a AV final fica melhor que 20/40.

OCLUSÃO DE VEIA CENTRAL DA RETINA

A oclusão de veia central da retina (OVCR) é mais comum em indivíduos com mais de 50 anos. A trombose da veia no nível da lâmina crivosa pode elevar a pressão venosa, estagnar o fluxo arterial e causar hipóxia e dano retínico. Geralmente, é unilateral e bilateral em 10% dos casos. O glaucoma é uma complicação da doença.

Os achados clínicos são hemorragia intrarretínica com dilatação e tortuosidade das veias nos quatro quadrantes, exsudatos algodonosos, edema do disco óptico, edema macular, não perfusão capilar, neovasos de retina ou íris, glaucoma neovascular, hemorragia vítrea e defeito pupilar aferente relativo. É classificada de acordo com os achados angiofluoresceinográficos em não isquêmica (70%), quando há menos de dez áreas de disco de não perfusão capilar retínica, geralmente acuidade visual maior que 20/200 e 15% progridem para a forma isquêmica; ou isquêmica

(30%), quando há dez ou mais áreas de disco de não perfusão, cursam com baixa acuidade visual (BAV) e 60% dos pacientes desenvolvem neovasos de íris e 30-35%, glaucoma neovascular.

Os principais exames complementares são: exame pupilar, para avaliação de defeito pupilar aferente, gonioscopia, para avaliar neovasos de ângulo e íris, AGF, para avaliação da perfusão capilar retínica, OCT, para avaliar e acompanhar o edema macular.

Os diagnósticos diferenciais incluem síndrome ocular isquêmica, retinopatia diabética, retinopatia hipertensiva, retinopatia por radiação, fístula carótida cavernosa ou fístula arteriovenosa dural.

A panfotocoagulação deve ser realizada em casos de neovascularização de ângulo, de íris ou de retina. Não há comprovação de que o *laser* profilático traga benefícios ao paciente, a não ser em casos de neovasos de disco e em pacientes com retinopatia diabética associada. A fotocoagulação focal é benéfica para a redução do edema macular, mas não mostrou benefícios em relação à melhora da acuidade visual. As injeções intravítreas de corticosteroides e antiangiogênicos são indicadas em casos de edema macular.

Em relação ao prognóstico, cerca de 34% de todos os pacientes com OVCR não isquêmica evoluem para a forma isquêmica em 3 anos. Neovasos de íris e ângulo são vistos em 16% dos olhos. Segundo o *Central Vein Occlusion Study Group*, a AV inicial é o principal fator preditor da AV final.

OCLUSÃO DE RAMO DA VEIA CENTRAL DA RETINA

A oclusão de ramo venoso é uma causa comum de BAV e déficit no campo visual. Geralmente, é unilateral, mas pode ser bilateral em 5-10% dos casos. Afeta igualmente homens e mulheres com faixa etária acima dos 60 anos. Está associada aos seguintes fatores de risco: hipertensão arterial sistêmica, arteriosclerose, doença cardiovascular e história de glaucoma.

Os achados clínicos mais importantes são: BAV, defeito no campo visual (correspondendo à área da oclusão venosa), hemorragia intrarretínica, edema macular, exsudatos algodonosos, isquemia macular ou não perfusão capilar, neovasos, hemorragia vítrea e formação de vasos colaterais na doença crônica. A oclusão venosa ocorre, em geral, no cruzamento arteriovenoso, e o quadrante mais comumente afetado é o temporal superior (60% dos casos).

Os principais exames complementares são AGF, para avaliar as áreas de não perfusão e isquemia retínica; OCT, para avaliar e monitorar o edema macular; e angiografia por tomografia de coerência óptica (OCTA), para avaliar tanto as áreas de não perfusão quanto o edema macular.

Os diagnósticos diferenciais são: retinopatia diabética, retinopatia hipertensiva, telangectasia idiopática justafoveal, retinopatia por radiação e síndrome ocular isquêmica.

O tratamento do edema macular crônico é realizado com fotocoagulação focal e injeções intravítreas de corticoide ou antiangiogênicos. A neovascularização da retina é tratada com fotocoagulação setorial na área isquêmica. Segundo o *Branch Retinal Vein Occlusion Study Group*, deve-se aguardar de 3 a 6 meses para a realização do *laser* e somente utilizar fotocoagulação se existirem neovasos de disco e/ou de retina ou se a área de isquemia for maior ou igual a cinco diâmetros de disco.

O prognóstico visual é bastante variável. Se a oclusão ocorrer distante da região macular, a AV não é afetada. Cerca de um terço das oclusões de ramo venoso que acometem a mácula ficam com AV 20/40 ou melhor e dois terços dos demais pacientes com acometimento macular progridem com BAV. Em casos de edema macular, o *laser* em grade aumentou cerca de duas linhas de visão na tabela de Snellen em 65% dos pacientes tratados, comparados aos 37% não tratados.

DEGENERAÇÃO MACULAR RELACIONADA À IDADE

A degeneração macular relacionada à idade (DMRI) é uma doença retínica que leva à perda da visão central, deixando a visão periférica intacta. Ela ocorre em cerca de 10-15% da população entre 65 e 74 anos e em 25% acima dos 75 anos.

A patogênese da DMRI é desconhecida. A doença está ligada ao envelhecimento, mas ocorre mais em grupos de: sexo feminino, olhos claros, hipertensos arteriais sistêmicos, tabagistas, etilistas e com dieta pobre em antioxidantes.

Existem duas formas de apresentação da DMRI: a seca e a úmida.

Na DMRI seca, observam-se drusas maculares e mobilização do EPR com áreas de hiperpigmentação focal, podendo evoluir para atrofia geográfica da retina.

A forma úmida ocorre em 10% dos casos e cursa com formação de membrana neovascular. Pode estar associada a exsudatos duros, hemorragia, proliferação fibrovascular, descolamento da retina sensorial, descolamento do epitélio pigmentar da retina e edema macular.

Exames complementares que ajudam na elucidação diagnóstica são AGF, videoangiografia digital com indocianina verde e OCT.

Diagnósticos diferenciais incluem coriorretinopatia serosa central, distrofia-padrão, drusas da lâmina basal, macroaneurisma retínico, vasculopatia polipoidal de coroide e proliferação angiomatosa da retina.

O tratamento da DMRI seca envolve orientações ao paciente a fim de evitar a progressão da doença, como uso de proteção ultravioleta, interrupção do tabagismo, uso de antioxidantes em DMRI intermediária e avançada.

Já a abordagem da DMRI úmida inicialmente era composta por fotocoagulação da membrana neovascular a *laser*, uso de terapia fotodinâmica e, em alguns casos, até cirurgia de translocação macular. Entretanto, com o advento dos inibidores do fator de crescimento vascular endotelial (anti-VEGF), o tratamento passou a ser predominantemente com injeções intravítreas dessas drogas.

DOENÇA DE STARGARDT

A doença de Stargardt compreende um grupo de distrofias maculares juvenis caracterizado pela atrofia macular e lesões amareladas pisciformes (*flecks*) no EPR. A forma mais comum é a autossômica recessiva com mutação no gene ABCR do cromossomo 1.

É a distrofia macular hereditária recessiva mais comum (incidência de 1:10 mil), responsável por 7% de todas as distrofias maculares. A idade de aparecimento varia de 6 a 20 anos, com acometimento bilateral, simétrico e lentamente progressivo.

A doença é herdada pela mutação do gene ABCR do cromossomo 1, região p13-p21, cujo produto proteico está envolvido no transporte ATP-dependente da membrana de cones e bastonetes. O defeito patológico primário consiste no acúmulo de pigmento de lipofucsina no ápice das células do EPR. Esse acúmulo parece ser o responsável pela morte dos fotorreceptores e pela perda visual.

A primeira manifestação clínica é a diminuição da visão central na primeira ou segunda décadas de vida. O aspecto fundoscópico inicial é a perda do reflexo foveolar. Lesões maculares em bronze batido e *flecks* são observados. A diminuição da AV frequentemente precede as alterações fundoscópicas e depende da idade do início dos sintomas: quanto mais tardio o aparecimento, menor probabilidade de perda visual. A AV estabiliza-se em 20/200 e 20/400 em casos mais graves. O diagnóstico é baseado na história clínica e em alterações fundoscópicas. Exames complementares, como OCT e AGF, apresentam importância relevante nesse contexto.

Na AGF, observam-se com mais evidência lesões pisciformes hiperfluorescentes, graus variados de atrofia macular (aspecto em "olho de boi") e o silêncio coróideo (hipofluorescência por bloqueio da coriocapilar, por conta do acúmulo de lipofuscina no EPR) em cerca de 80% dos casos. Os capilares retínicos tornam-se mais evidentes. A OCT mostra menor espessura macular, além de relacionar essa redução com o tempo de duração da doença. O ERG multifocal é útil em detectar disfunção foveal em estágios precoces, ajudando a descrever a topografia da perda de atividade dos cones.

Doenças maculares com maculopatia em "olho de boi" e atrofia do EPR: distrofia progressiva de cones, síndrome de Spielmeyer-Vogt, toxicidade por cloroquina e distrofia da coroide areolar central.

Pesquisas demonstraram o uso de isotretinoína como fator supressor ao acúmulo de lipofucsina em camundongos com defeito genético similar ao da doença de Stargardt. No entanto, não há nenhum tratamento que provou melhorar a perda visual ou retardar a progressão da doença.

RETINOSE PIGMENTAR

Trata-se de uma doença de caráter hereditário que afeta o metabolismo dos fotorreceptores, causando nictalopia (cegueira noturna), perda progressiva de campo visual e diminuição da visão periférica. Os sinais e os sintomas apresentados pelo paciente estão frequentemente ligados ao padrão de herança.

A retinose pigmentar pode ser herdada de forma autossômica dominante, autossômica recessiva ou ligada ao X. A doença pode ser dividida em dois grupos distintos: retinopatia pigmentar primária ou típica, em que as manifestações clínicas restringem-se apenas ao olho, e retinopatia pigmentar secundária ou sindrômica, em que as alterações retínicas estão associadas a doenças sistêmicas.

Nictalopia é uma das principais características da retinose pigmentar. Manifesta-se, em média, aos 11 anos de idade, nos casos de doença autossômica recessiva, e aos 23 anos em casos de autossômica dominante. Muitas vezes, é percebida apenas quando a doença atinge estados mais avançados e pode ser confundida com embaçamento visual decorrente de erro refracional. Apesar da elevada frequência, a nictalopia não é patognomônica, devendo ser diferenciada de outras doenças, como miopia noturna e cegueira noturna estacionária congênita.

A perda de campo visual é a segunda característica mais comum da retinose pigmentar. Apresenta-se como uma deterioração progressiva e insidiosa da visão periférica, resultando em um campo visual "em anel" ou uma "ilha de visão central". Em muitos casos, esse sintoma é a primeira manifestação da doença, comprometendo frequentemente, de forma mais grave, o campo visual superior.

O eletrorretinograma típico da retinose pigmentar apresenta ondas a e b reduzidas por causa do envolvimento inicial dos fotorreceptores. As ondas b apresentam-se prolongadas e com menor amplitude. Com a evolução da doença, o ERG torna-se indetectável. Um ERG abolido não é diagnóstico de retinose pigmentar, pois representa apenas uma grande degeneração da retina.

As alterações pigmentares com espículas ósseas intrarretínicas, a atenuação dos vasos retínicos, a palidez cérea do nervo óptico e o alto grau de simetria entre os dois olhos são características da retinose pigmentar típica. Geralmente, as alterações pigmentares iniciam-se na periferia e tornam-se mais densas ao longo dos anos. Porém, em alguns casos, podem ocorrer variações nessa distribuição:

- Retinose pigmentar setorial: as espículas ósseas ficam restritas a uma área específica da retina, mais frequentemente o quadrante nasal ou a hemirretina inferior.
- Retinose pigmentar pericentral: as alterações pigmentares distribuem-se ao longo das arcadas temporais e nasais a partir do disco óptico.
- Retinite *puntata albescens*: apresenta pontos brancos difusos associados a atrofia retínica e atenuação vascular; geralmente, poupa a mácula.

Catarata é a complicação mais frequente do segmento anterior na retinose pigmentar. Outros achados menos comuns são glaucoma e drusas de nervo óptico.

A visão central pode estar comprometida em qualquer fase da doença, inicial (enquanto não há diminuição significativa do campo visual periférico) ou tardiamente. As principais causas são: catarata, edema macular cistoide, membrana epirretínica e defeitos do epitélio pigmentar da retina e fotorreceptores na região da mácula ou fóvea. O grau de comprometimento está intimamente associado ao tipo de herança genética. Pacientes com herança autossômica dominante possuem maior probabilidade de manterem boa AV (visão central) do que aqueles com autossômica recessiva e ligada ao X, os quais possuem pior prognóstico.

A maioria dos casos de retinose pigmentar restringe-se a alterações apenas oftalmológicas. Entretanto, algumas síndromes podem apresentar retinose pigmentar como um de seus sinais, por exemplo:

- Síndrome de Usher: caracterizada por surdez neurossensorial (com frequência congênita) de herança autossômica recessiva associada à retinose pigmentar típica. É a síndrome mais comumente associada à retinose pigmentar (responsável por cerca de 18% de todos os casos).
- Síndrome de Bardet Biedl: caracterizada por polidactilia, obesidade congênita, hipogonadismo, retardo mental e retinopatia. Apresenta BAV nos estágios iniciais da doença e, diferente dos casos típicos de retinose pigmentar, provoca pouca dispersão de pigmentos, inclusive nos estágios mais tardios.
- Síndrome de Refsum: erro inato do metabolismo que gera um acúmulo de ácido fitânico no sangue e em tecidos do corpo, levando a cardiomiopatia, polineuropatia e surdez. A partir da segunda década de vida, apresenta retinose pigmentar com alterações pigmentares em "sal e pimenta".

Várias doenças coriorretínicas podem deixar sinais clínicos semelhantes aos da retinose pigmentar e são denominadas pseudorretinose pigmentar. Nestes casos, a anamnese detalhada e a assimetria das alterações são importantes para determinar o diagnóstico correto.

- Rubéola: pode apresentar-se de várias formas; em algumas, a mácula é a única área afetada, com pigmento "salpicado", em outras, as alterações de pigmentação podem estender-se à periferia. Casos de rubéola congênita, quando o paciente apresenta surdez e alterações pigmentares na retina periférica, podem, erroneamente, ser confundidos com síndrome de Usher.
- Sífilis: pode apresentar alterações pigmentares semelhantes às da fase avançada da retinose pigmentar. Apresenta aglomerados de pigmentos ou cicatrizes coriorretínicas bastante pigmentadas semelhantes aos da fase avançada da retinose pigmentar, entretanto, espículas ósseas típicas são raras.

- Neurorretinite subaguda unilateral difusa (DUSN): na fase tardia da doença, a retina pode apresentar acúmulo de pigmento, cicatriz, atrofia do nervo óptico e atenuação dos vasos que se assemelham a retinose pigmentar.
- Trauma: uma das alterações retínicas mais comuns decorrentes de trauma é a perda geral ou localizada de células do EPR com migração de pigmentos de melanina para as camadas mais internas da retina, formando um padrão de espículas ósseas.
- Atrofia retinocoroidal paravenosa pigmentada: alterações pigmentares, muitas vezes semelhantes a espículas ósseas, localizam-se margeando as veias retínicas.
- Toxicidade por drogas:
  - Tioridazina: fenotiazinas ligam-se à melanina e concentram-se no EPR e no trato uveal. Tioridazina pode causar uma retinopatia pigmentar que pode ser confundida com retinose pigmentar (em estágio inicial) e coroideremia (em estágios tardios).
  - Clorpromazina: quando usada em altas doses e por longos períodos, pode causar alterações pigmentares da retina, semelhantes à retinose pigmentar, mas que regridem com a suspensão da medicação.
  - Cloroquina: a apresentação típica da toxicidade por cloroquina é a mácula em alvo ("olho de boi"), entretanto, alterações de pigmentação, como espículas ósseas, podem se formar nas fases mais tardias.

A AV final é baixa e depende do tipo de herança e de fatores intrínsecos do olho. A cegueira total é rara. Aproximadamente 25% dos pacientes mantêm a capacidade de leitura até o fim da vida, apesar do campo visual restrito. Após a quinta década de vida, a AV costuma apresentar-se abaixo de 0,1. A cegueira total é muito rara.

O acompanhamento deve ser frequente, com exame oftalmológico completo de rotina e exames complementares, campo visual e eletrorretinograma, para avaliar a progressão da doença. A avaliação de um especialista em doenças hereditárias é bastante importante, incluindo aconselhamento genético para os que desejam ter filhos.

Embora a apoptose dos fotorreceptores seja irreversível e atualmente não haja uma forma de interrompê-la, existem algumas propostas de tratamento que apresentam uma possível desaceleração da perda dos fotorreceptores, como suplementação alimentar (vitamina A, ômega 3 e luteína), mas sem influenciar na velocidade de perda da AV.

Algumas alterações decorrentes da retinose pigmentar são passíveis de tratamento, como a catarata (facoemulsificação do cristalino com implante de lente intraocular) e o edema macular cistoide (inibidores da enzima anidrase carbônica). Pacientes com baixa visão podem se beneficiar do uso de auxílios ópticos prescritos por profissional especializado em visão subnormal.

Pesquisas de novos tratamentos como terapia gênica, uso de células-tronco e próteses retínicas (retina artificial) estão em curso.

EFEITOS ADVERSOS DE DROGAS DE USO SISTÊMICO NO SEGMENTO POSTERIOR

A importância do evento adverso pode estar relacionada com fatores como a frequência do uso da droga, a gravidade do evento adverso e o potencial de deixar danos permanentes. A cloroquina é até hoje usada como droga imunomoduladora nas doenças reumáticas e, portanto, apesar da incidência de retinopatia ser rara (1% após dose acumulada maior que 1.000 g), o controle destes pacientes é fundamental, especialmente após um período longo de uso. Quando se considera a morbidade do evento adverso na retina, o etambutol, usado no esquema tríplice do tratamento da tuberculose, é a droga mais relevante. Por tratar-se de doença endêmica no Brasil, é fundamental conhecer seus efeitos adversos para orientação dos riscos e eventual suspensão da droga. Por último, serão abordadas duas drogas associadas com pseudotumor cerebral, de uso frequente na clínica: isotretinoínas e tetraciclinas.

Cloroquina®

- Difosfato de cloroquina (Cloroquina®), versão mais antiga da droga, gera acúmulo mais precocemente; mais usada para tratamento da malária.
- Hidroxicloroquina (Plaquinol®), versão mais moderna, é fornecida pelo sistema público de saúde.
- Eventos: lesão por depósito dos fotorreceptores (identificada mais precocemente pela OCT) com formação de escotomas no exame de campo visual.
- Grupos de risco: obesos, nefropatas e hepatopatas, doses acima de 6,5 mg por quilograma.
- Recomendações:
  - Retinografia, campimetria 10/2 e teste de cores inicial.
  - Nova retinografia e campo após 6 meses nos grupos de risco.
  - Retinografia, campo 10/2 (lesões parafoveais) e OCT (para ver camada de fotorreceptores) após 5 anos de uso.
  - Nos orientais, solicitar campo 24/2 (lesões paracentrais).

Etambutol: dose-dependente

- Etambutol é parte do esquema para tratamento da tuberculose (rifampicina, isoniazida, pirazinamida).

- Eventos: neuropatia óptica normalmente retrobulbar, bilateral; em geral, acomete os axônios de pequeno calibre do feixe papilomacular que são difíceis de visualizar, resultando em alterações fundoscópicas de atrofia meses após a perda das fibras: redução da acuidade, redução da visão de cores, escotomas centrais.
- Mecanismo de ação: etambutol é quelante do cobre, que é essencial para catalisar o metabolismo mitocondrial, bloqueando o transporte axonal ao redor do nervo óptico.
- Risco/dose:
  - 1%: até 15 mg/kg.
  - 5%: até 25 mg/kg.
  - 50%: até 60 mg/kg.
- Recomendação:
  - Consentimento informado.
  - Exame completo no início do tratamento: acuidade, campo, teste de cores e fundoscopia sob midríase.
  - Suspensão da droga quando houver qualquer alteração oftalmológica.
  - Exames mensais ou mais frequentes em pacientes com riscos maiores: alcoolismo, IR, *diabetes mellitus*, idosos, crianças, associação com outras doenças oftalmológicas e doses maiores que 15 mg/kg/dia.

Isotretinoína (Accutane®, Roacutane®)

- Usada no tratamento de acne nodular e rosácea.
- Mecanismo de ação: age reduzindo a secreção das glândulas sebáceas e o processo inflamatório.
- Evento adverso: redução da produção das glândulas de meibomius, blefaroconjuntivites, redução da visão noturna, redução da acomodação, hipertensão intracraniana (pseudotumor).

- Conduta: suspensão da droga diante da associação com cefaleia persistente ou borramento da visão. Relato de melhora do quadro em até alguns meses; observar associação com tetraciclina (potencializa efeito de hipertensão intracraniana).

Outras drogas associadas com eventos adversos

- Tetraciclinas: associadas com pseudotumor, não dose-dependentes, melhora com suspensão.
- Amiodarona: 1 a 1,8% podem apresentar neuropatia óptica não dose-dependente. A suspensão pode melhorar o quadro.
- Niacinas (vitamina B3): usadas para controle do colesterol, podem levar a edema cistoide em doses maiores que 1,5 mg/dia. A suspensão melhora o quadro.

LEITURA COMPLEMENTAR

1. Ryan SJ. Retina. 5.ed. New York: Elsevier; 2013.
2. American Academy of Ophtalmology. Retina e Vítreo, 2010-2011.
3. Kanski JJ. Oftalmologia clínica: uma abordagem sistemática. 6.ed. Rio de Janeiro: Elsevier; 2008.
4. Ávila M, Lavinsky J, Moreira Júnior CA. Retina e vítreo. Série Oftalmologia Brasileira. 3.ed. Rio de Janeiro: Cultura Médica; 2013.
5. Takahashi WY. Degeneração macular relacionada à idade: DMRI. Rio de Janeiro: Cultura Médica; 2007.
6. José NK, Rodrigues MLV. Saúde ocular e prevenção da cegueira. Rio de Janeiro: Cultura Médica; 2009.
7. Chang KC, Jeong JH, Kim MK, Wee WR, Lee JH, Jeon BS. The effect of amantadine on corneal endothelium in subjects with Parkinson's disease. Ophthalmology. 2010;117(6):1214-9.
8. Jeng BH, Galor A, Lee MS, Meisler DM, Hollyfield JG, Schoenfield L, et al. Amantadine-associated corneal edema: potentially irreversible even after cessation of the medication. Ophthalmology. 2008;115(9):1540-4.

9. Hinkle DM, Dacey MS, Mandelcorn E, Kalyani P, Mauro J, Bates JH, et al. Bilateral uveitis associated with fluoroquinolone therapy. Cutan Ocul Toxicol. 2012;31:111-6.
10. Fraunfelder FW, Richards AB. Diplopia, blepharoptosis, and ophthalmoplegia and 3-hydroxy-3-methyl-glutaryl-CoA reductase inhibitor use. Ophthalmology. 2008;115(12):2282-5.

13 | Segmento anterior

Sergio Felberg

INTRODUÇÃO

Por questões didáticas, as enfermidades do segmento anterior do olho serão divididas, neste capítulo, em doenças primárias da córnea, conjuntiva, pálpebras, esclera e episclera.

DOENÇAS QUE ACOMETEM A CÓRNEA

A córnea é uma estrutura transparente e avascular, cuja função primordial é permitir a passagem da luz para o interior do globo ocular, no qual será processada. As doenças que acometem a córnea podem desencadear a perda da sua transparência, comprometendo, dessa maneira, a visão. Além disso, as enfermidades poderão afetar também sua estrutura anatômica, por vezes evoluindo com solução de continuidade (e, consequentemente, afinamento ou até perfuração da córnea), colocando em risco a integridade anatômica de todo o bulbo ocular. Na Figura 1 é possível observar na córnea uma cicatriz esbranquiçada, chamada de leucoma, sequela de processo inflamatório pregresso e que teve como consequências tanto a perda da transparência tecidual como o embaçamento visual.

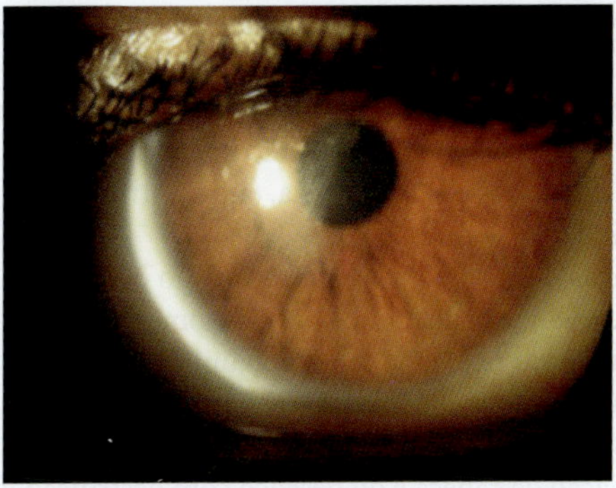

Figura 1 Opacidade de córnea (leucoma).

As doenças que acometem a córnea podem ter origem inflamatória ou não inflamatória. As enfermidades inflamatórias podem ainda ser infecciosas ou não infecciosas.

Enfermidades não infecciosas que acometem a córnea

Síndrome do olho seco

O filme lacrimal apresenta diversas propriedades essenciais para o metabolismo da córnea, para a homeostase da superfície ocular e, finalmente, para a manutenção da transparência desse tecido. Diversas condições poderão cursar com redução da produção lacrimal ou ainda com alterações na sua composição e qualidade, desencadeando o chamado quadro de "olho seco". Este pode ser definido, portanto, como o distúrbio do filme lacrimal em que alterações quantitativas ou qualitativas da lágrima desencadeiam modificações na superfície ocular, originando sintomas e desconforto. A seguir, estão listadas as principais doenças que poderão afetar tanto a produção quanto a composição do filme lacrimal:

- Síndrome de Sjögren (isoladamente ou associada a colagenoses).
- Efeito colateral de medicamentos de uso sistêmico (neurolépticos, anti-histamínicos, ansiolíticos, antidepressivos, hipotensores diuréticos e isotretionina, entre outros).
- Senilidade.
- Doenças que evoluem com cicatrização extensa da conjuntiva (penfigoide ocular, tracoma, síndrome de Stevens-Johnson, queimaduras oculares, ceratoconjuntivite atópica).
- Doenças que afetam diretamente a glândula lacrimal principal (sarcoidose, tuberculose, tumores).
- Irradiação da cabeça e do pescoço com destruição da glândula lacrimal.
- Disfunção das glândulas sebáceas palpebrais.
- Rosácea.

Pacientes com ressecamento ocular poderão relatar sensação de areia nos olhos, vermelhidão ocular, sensação de olho seco, necessidade do uso frequente de colírios lubrificantes, oscilação da acuidade visual e dor ocular de intensidade variável. Os sintomas costumam ser exacerbados pelo contato com fumaça, vento, ar-condicionado, calor, uso de computador e leitura prolongada.

O diagnóstico de olho seco dependerá da obtenção de história clínica detalhada, do exame oftalmológico completo incluindo a biomicroscopia (ceratite de intensidade variável poderá ser observada) e também de testes auxiliares específicos que poderão detectar tanto a redução na produção da lágrima (teste de Schirmer) como alterações na qualidade do filme lacrimal (teste do tempo de ruptura do filme lacrimal com o colírio de fluoresceína). Na Figura 2 está demonstrado o teste de Schirmer, utilizado para quantificar a produção lacrimal, e na Figura 3, a rápida evaporação da lágrima corada com colírio de fluoresceína.

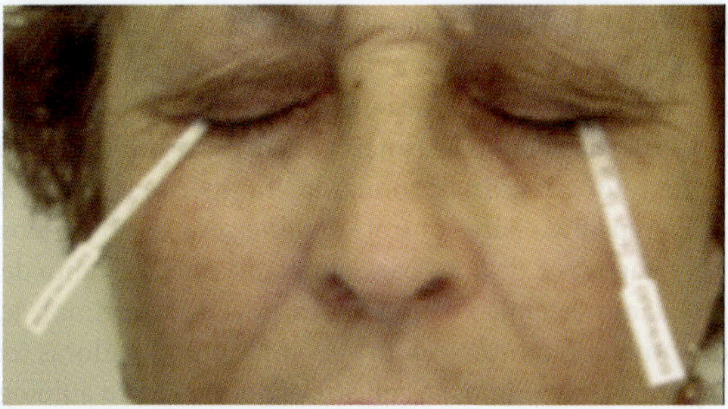

Figura 2 Teste de Schirmer.

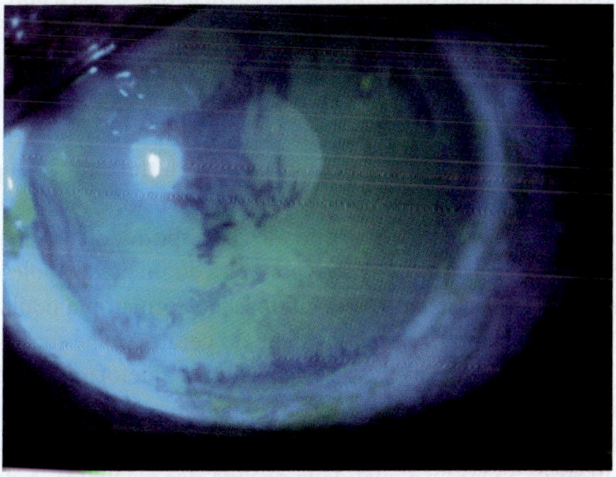

Figura 3 Evaporação do filme lacrimal.

O principal tratamento utilizado para os casos de olho seco é baseado no uso de colírios lubrificantes artificiais. Existem disponíveis no mercado diversos polímeros que podem promover a lubrificação ocular, como os derivados da carboximetilcelulose ou ácido hialurônico. Nos casos moderados e graves, quando são detectados ferimentos na córnea pelo ressecamento ocular (ceratite), a oclusão dos pontos lacrimais poderá ser realizada com o objetivo de reter a lágrima produzida. Também fazem parte do arsenal terapêutico para controle do olho seco o uso de substâncias secretagogas e de ação parassimpatomimética, tanto de uso tópico quanto sistêmico (como pilocarpina e cevimelina), ácidos graxos contendo ômega três, drogas imunomoduladoras (como ciclosporina e tacrolimos) e colírio derivado do soro autólogo.

Ceratocone

Trata-se de uma deformidade na córnea, que passa a apresentar aspecto semelhante ao de um cone. Tem etiologia multifatorial, incluindo a predisposição genética e também o traumatismo mecânico contínuo e prolongado (por exemplo, o ato de coçar os olhos). A Figura 4 demonstra uma córnea com ceratocone. A córnea passa a apresentar um abaulamento geralmente na sua porção inferior, responsável pela distorção na visão, e também um afinamento no local da deformidade correspondente ao abaulamento. O quadro clínico aparece por volta do início da adolescência e frequentemente apresenta associação com atopia ocular ou sistêmica. O espectro de intensidade do ceratocone e sua evolução são bastante variáveis. Em alguns casos, a deformidade é pequena e pouco influi na acuidade visual, porém em outros é bastante pronunciada e progride rapidamente, afetando de forma significativa a visão e a qualidade de vida dos pacientes. A doença é considerada bilateral, porém geralmente assimétrica, estando um dos olhos mais comprometido do que o outro.

No exame clínico, principalmente a biomicroscopia e a retinoscopia são suficientes para estabelecer o diagnóstico de ceratocone nos casos moderados e avançados. Já os casos iniciais pode-

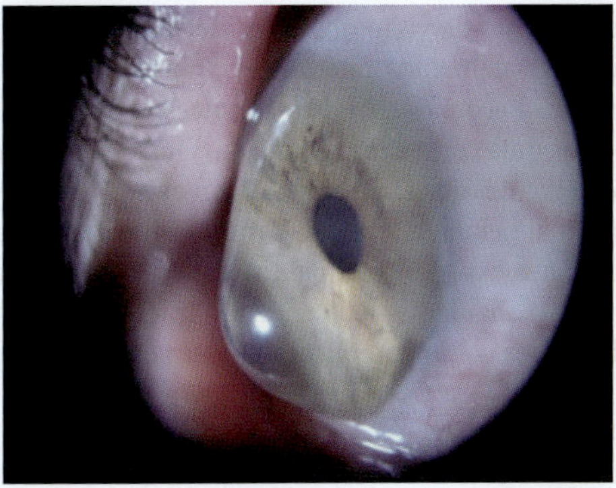

Figura 4 Ceratocone.

rão ser detectados pelo estudo das superfícies anterior e posterior da córnea mediante os exames de topografia (ceratoscopia computadorizada) ou tomografia da córnea. Além de possibilitar o estadiamento, os exames de imagem são fundamentais para o acompanhamento do paciente, permitindo, dessa maneira, caracterizar os casos como progressivos ou estacionários. A principal queixa dos pacientes com ceratocone é o embaçamento visual. Casos leves e sem progressão serão acompanhados e terão a visão restabelecida com o uso de óculos somente. Quando a visão com os óculos permanece insatisfatória, geralmente o uso de lentes de contato rígidas é capaz de proporcionar boa visão aos pacientes. Nos casos avançados, quando nenhum tipo de lente de contato consegue proporcionar boa acuidade visual ou então nos casos de intolerância ao uso das lentes de contato, os pacientes poderão ser submetidos à cirurgia de implante de segmentos de anel dentro da córnea. Esses segmentos têm por objetivo regularizar a superfície da córnea, melhorando a visão. Como última alternativa para o restabelecimento da visão nos casos de ceratocones avançados refratários aos tratamentos anteriores, o transplante de córnea poderá ser realizado com bons índices de sucesso. Na Figura 5 é possível observar uma córnea transplantada. Outras deformidades da córnea semelhantes ao ceratocone podem existir, como a degeneração marginal pelúcida (condição muito semelhante ao ceratocone, porém nesse caso o afinamento da córnea não coincide exatamente com o abaulamento, localizado inferiormente a ele) e a ectasia da córnea como complicação de uma cirurgia refrativa.

Distrofias de córnea

Distrofias de córnea correspondem a um grupo de doenças raras, primárias da córnea, bilaterais, de aspectos clínicos distintos, caracterizadas pela natureza não inflamatória e que apresentam padrão de transmissão para a prole. As distrofias podem acometer todas as camadas da córnea e estão classificadas em anteriores, estromais e posteriores. As distrofias anteriores comprometem o epitélio

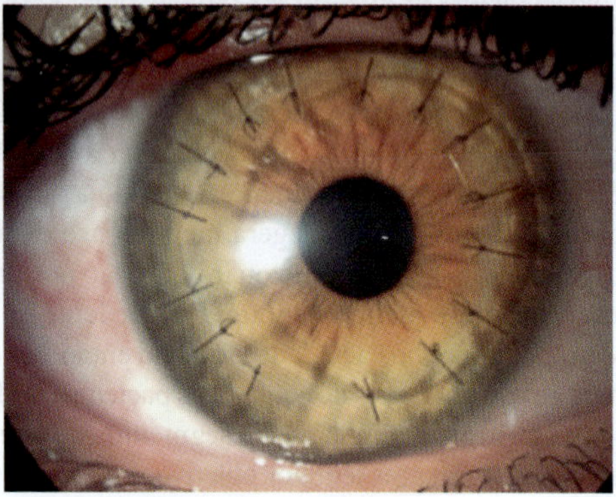

Figura 5 Córnea transplantada.

(distrofia de Meesman) ou sua membrana basal (distrofia da membrana basal ou de Cogan) ou podem, ainda, envolver a membrana de Bowman (distrofia de Reys-Bucklers). Todas apresentam padrão de herança autossômica dominante. As distrofias anteriores podem ser assintomáticas ou então causar erosão epitelial recorrente. Quando desencadeiam sintomas, eles costumam aparecer após a segunda década de vida. A distrofia de Meesman geralmente é assintomática, e seu diagnóstico costuma ser estabelecido pela presença de cistos intraepiteliais. Por sua vez, a distrofia da membrana basal se apresenta com imagens de depósitos na porção superficial da córnea que podem adquirir o formato de pontos, mapas ou de impressões digitais (por isso denominada *map-dot-fingerprint*). Essas formas são causadas pelo espessamento da membrana basal que sequestra células epiteliais adjacentes. As erosões despertam sensação de corpo estranho, fotofobia, lacrimejamento e dor ocular que podem ocorrer ora em um olho, ora no outro. Na Figura 6 está representado o caso de um paciente com distrofia da membrana basal. A distrofia que acomete a camada de Bowman apresenta padrão característico de lesão em "favo de mel" e também pode causar erosão epitelial recorrente com os mesmos sintomas (Figura 7).

Nas distrofias estromais, depósitos de substâncias variadas se acumulam nessa porção da córnea. Por um lado, quando os depósitos apresentam formatos circulares, de grânulos, de natureza hialina, caracterizam distrofia granular (Figura 8). Por outro lado, depósitos lineares, reticulares, em forma de treliça e de natureza amiloide caracterizam a distrofia lática (Figura 9). Tanto a distrofia granular quanto a lática apresentam padrão de herança autossômica dominante. Outro tipo de distrofia estromal é a chamada distrofia macular. Esta tem padrão de transmissão autossômica recessiva e clinicamente apresenta-se como opacidades da córnea superficial, com lesões de aspecto irregular, arredondadas, branco-acinzentadas, coalescentes e que podem comprometer a cor-

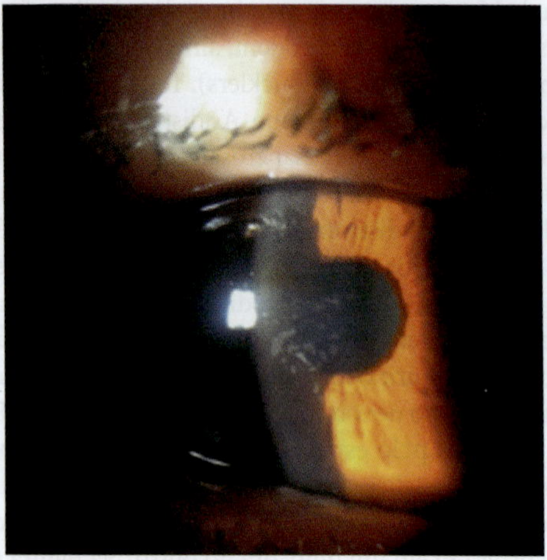

Figura 6 Distrofia da membrana basal.

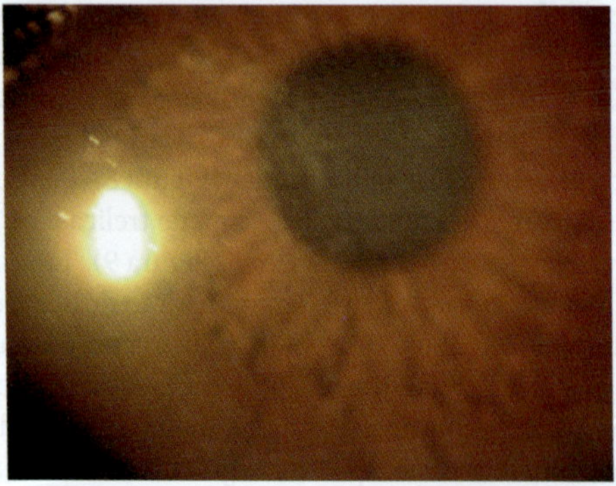

Figura 7 Distrofia de Reys-Bucklers.

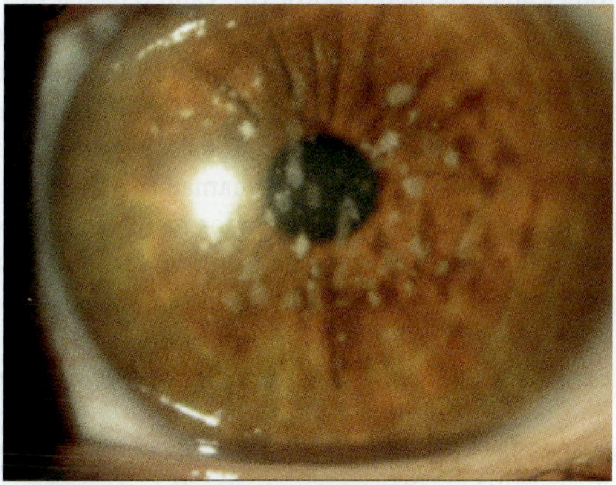

Figura 8 Distrofia granular.

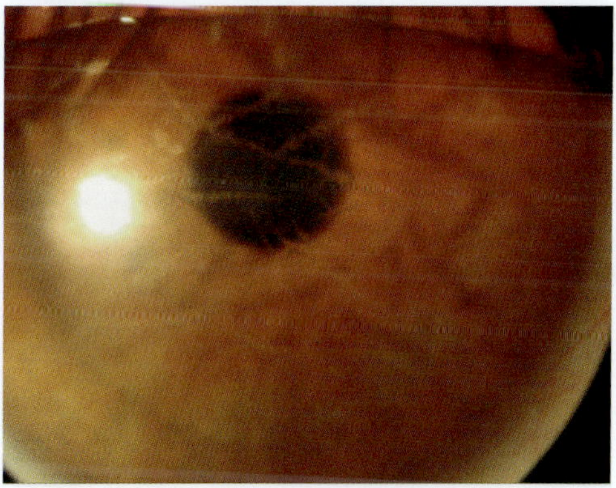

Figura 9 Distrofia látice.

da em toda a sua extensão (Figura 10). Com o passar dos anos e com o acúmulo progressivo dos depósitos, os pacientes poderão apresentar baixa visão e necessitar de transplante de córnea para restabelecimento da acuidade, embora os depósitos possam voltar a acontecer posteriormente mesmo na córnea transplantada. A distrofia posterior mais comum é chamada distrofia polimorfa posterior, já que os depósitos localizados na região do endotélio e da membrana de Descemet podem apresentar formatos variados. Muitas vezes não causam sintomas, porém podem cursar com opacidade da região posterior da córnea e também com diminuição da densidade endotelial, comprometendo a acuidade visual.

Degenerações da córnea

As degenerações, diferentemente das distrofias, não apresentam padrão de transmissão para a prole. Podem acometer um ou ambos os olhos, estar relacionadas a doenças sistêmicas ou ao en-

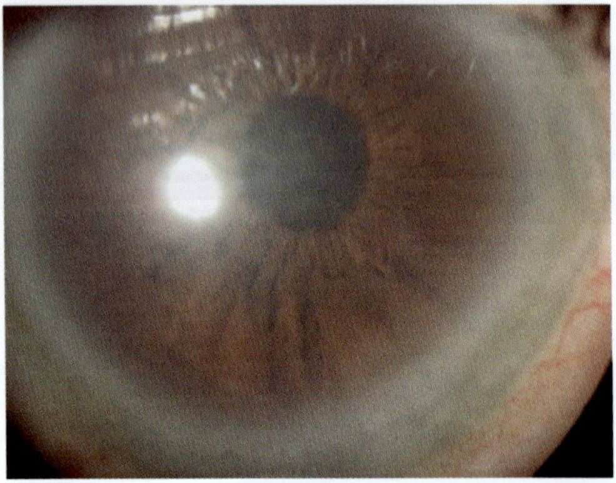

Figura 10 Distrofia macular.

velhecimento. O halo senil é uma degeneração bilateral na qual ocorre depósito de lipídios na periferia da córnea, desde a membrana de Descemet até a camada de Bowman. Não interfere na acuidade visual, portanto não necessita de tratamento. A ceratopatia em faixa é uma degeneração em que ocorre depósito de cálcio na camada de Bowman e pode estar relacionada a diversas situações como uveítes, atrofia ocular, presença de óleo de silicone intraocular e estados sistêmicos de hipercalcemia, entre outros. A quelação do cálcio poderá ser necessária caso a ceratopatia em faixa desencadeie sintomas de desconforto ou baixa visão (Figura 11). A degeneração nodular de Salzman é um processo não inflamatório, que ocorre por consequência de ceratites antigas e de longa duração. Depósitos branco-acinzentados, nodulares e elevados podem ser observados na região da membrana de Bowman. Podem ser assintomáticos ou causar erosões recorrentes e baixa visão. Nesses casos, os nódulos podem ser removidos por meio de uma ceratectomia superficial mecânica ou com *laser* (Figura 12). A degeneração marginal de Terrien é uma alteração periférica, que acomete pessoas entre vinte e quarenta anos de idade, podendo ser uni ou bilateral, com afinamento da córnea periférica localizado superiormente nos quadros iniciais. Não há defeito do epitélio no local, por esse motivo o olho apresenta-se calmo. Pode haver depósito de lipídios e um *pannus* na região correspondente ao afinamento. Como o passar dos anos, poderá haver progressão circunferencial do afinamento, indução de astigmatismo irregular e baixa visão (Figura 13). A córnea *gutatta* é uma doença que pode ser entendida tanto como degenerativa, uma vez que sua frequência aumenta com a idade, como distrofia, pois pode haver padrão de transmissão para a prole em alguns casos. Pequenos pontos acastanhados são observados na região do endotélio e representam projeções da camada de Descemet em direção à câmara anterior (Figura 14). Essas projeções em forma de pequenas

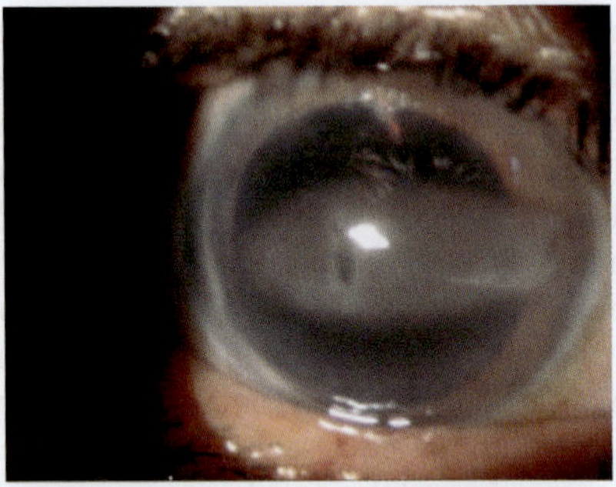

Figura 11 Ceratopatia em faixa.

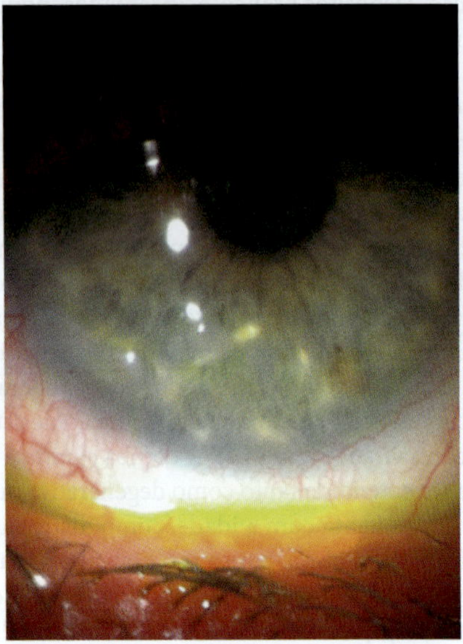

Figura 12 Degeneração nodular de Salzman.

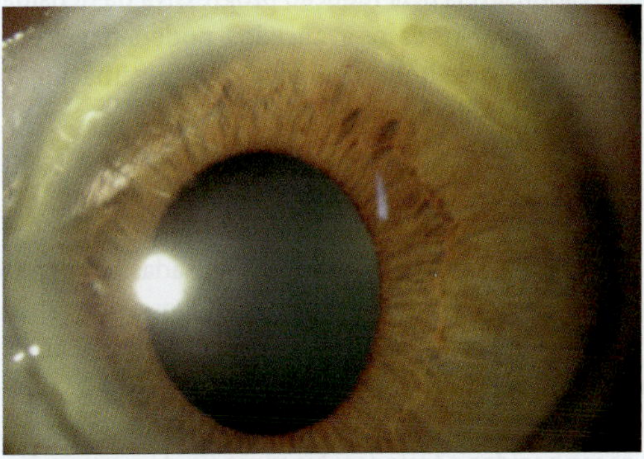

Figura 13 Degeneração marginal de Terrien.

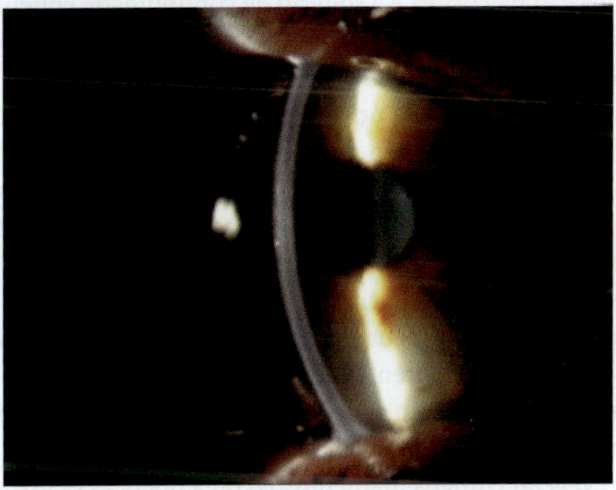

Figura 14 Córnea *gutatta*.

gotas são responsáveis pela redução progressiva da densidade endotelial da córnea. Nos casos avançados, poderá haver edema da córnea e formação de bolhas epiteliais. Nessa situação, o transplante de córnea poderá ser necessário.

Enfermidades infecciosas que acometem a córnea

A córnea pode ser alvo de infecções causadas por diversos microrganismos, entre eles vírus, bactérias, fungos e protozoários. De modo geral, as infecções na córnea são consideradas situações de extrema gravidade, uma vez que colocam em risco a visão e a integridade anatômica ocular. Por esse motivo, devem ser prontamente reconhecidas e tratadas. Na vigência de um quadro infeccioso, o paciente costuma se queixar de dor ocular intensa, fotofobia, lacrimejamento, hiperemia ocular e baixa visão. Algumas vezes, ele também relata presença de uma mancha branca perceptível na região da córnea. O principal fator de risco para que haja infecção na córnea é a solução de continuidade epitelial, que pode ser secundária a traumatismo, uso de lentes de contato, alguma doença ocular prévia ou cirurgia ocular, entre outros. A infecção mais frequente é a de origem bacteriana e, nesse caso, o principal fator de risco é o uso de lentes de contato. Tanto bactérias Gram-positivas quanto Gram-negativas podem ser responsáveis pelo processo infeccioso. O principal sinal sugestivo de ceratite infecciosa é a presença de infiltrado esbranquiçado na córnea, geralmente associado à injeção ciliar e, muitas vezes, à reação de câmara anterior. As infecções bacterianas, de modo geral, apresentam curso mais agudo, diferentemente das de origem fúngica. Infecções fúngicas costumam apresentar evolução insidiosa e podem estar relacionadas ao traumatismo ocular com corpo estranho de origem vegetal (fungos filamentosos) ou a doenças oculares prévias em pacientes imunocomprometidos (fungos leveduriformes).

Não é possível, ao se observar um olho inflamado e com infiltrado na córnea, afirmar que se trata de lesão bacteriana ou fúngica, já que o aspecto dessas duas condições pode ser muito semelhante. Por essa razão, é sempre recomendável que seja obtido material oriundo do raspado da córnea para análise laboratorial a fim de se isolar o agente causador da infecção. Deve ser obtido material suficiente para realização de bacterioscopia, citologia e cultura nos meios de ágar sangue, chocolate e Saboraud. A Figura 15 mostra uma infecção de causa bacteriana, e a Figura 16, de causa fúngica.

Em razão da maior prevalência das infecções bacterianas, o tratamento inicial, empírico, considera essa a etiologia da infecção até que o resultado dos exames laboratoriais possa elucidar o verdadeiro agente causador. Inicialmente, devem ser utilizados antibióticos tópicos de amplo espectro, cobrindo tanto bactérias Gram-positivas quanto Gram-negativas. Os antibióticos mais usados são os derivados das cefalosporinas de primeira geração e os aminoglicosídeos. As quinolonas de segunda e quarta gerações também apresentam amplo espectro e podem ser utilizadas para o tratamento inicial.

A córnea também poderá ser infectada por protozoários como a *Acanthamoeba*. Trata-se de infecção gravíssima, que acomete quase exclusivamente usuários de lentes de contato gelatinosas que apresentam hábitos precários de higiene na manutenção das lentes. Utilizar solução salina contaminada, soluções caseiras não apropriadas para a limpeza das lentes, nadar em mar, rios ou piscinas e tomar banho sem remover as lentes de contato também são considerados fatores de risco para adquirir essa infecção. O tratamento da infecção amebiana pode ser extremamente difícil, e há grande risco de perda definitiva da visão nesses casos.

Dos vírus que acometem a córnea, os mais frequentes são o herpes simples e o da varicela-zóster. A primoinfecção ocular causada pelo vírus herpes simples pode ser bem branda e até passar despercebida, sendo a manifestação mais comum a blefarocon-

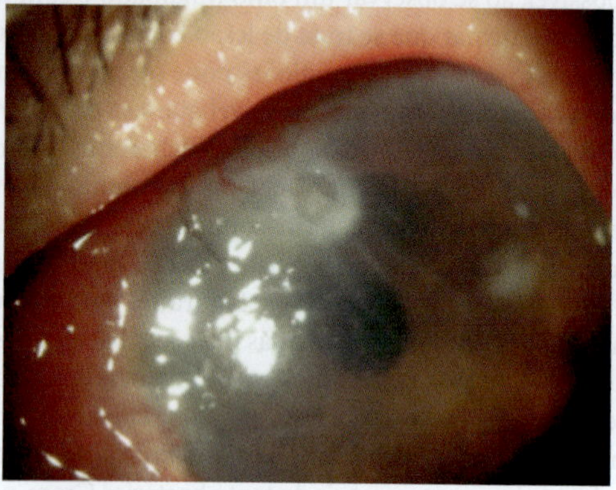

Figura 15 Ceratite bacteriana.

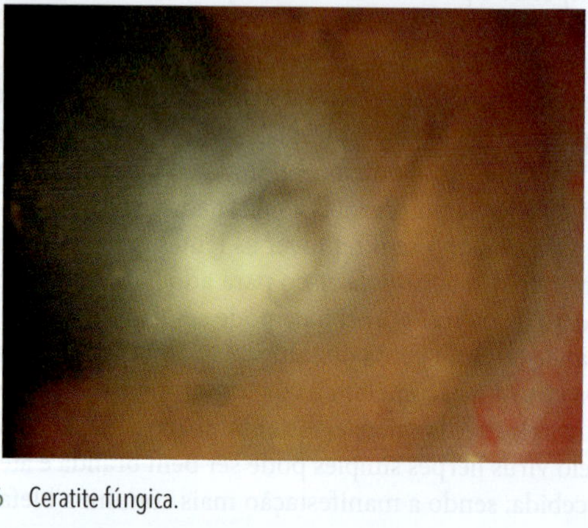

Figura 16 Ceratite fúngica.

juntivite com vesículas nas pálpebras e folículos na conjuntiva. Quando a doença recorre, poderá envolver a córnea em todas as suas camadas, desde o epitélio até o endotélio. A manifestação mais típica da infecção da córnea pelo vírus herpes simples é a úlcera epitelial, que apresenta aspecto típico, arboriforme, com bulbos terminais, também chamada de ceratite dendrítica (Figura 17). O herpes-zóster ocular representa a reativação do vírus da varicela-zóster. Costuma acometer uma hemiface correspondente a um único dermátomo. Quando as vesículas faciais se concentram na região do nariz (sinal de Hutchinson), é possível considerar maior o risco de envolvimento concomitante da córnea. Formam-se úlceras dendritiformes, ceratite ponteada, edema da córnea por vezes acompanhado de reação da câmara anterior (Figura 18). As lesões virais, de modo geral, não desencadeiam o aparecimento de infiltrado branco-acinzentado, como ocorre nas infecções bacterianas, fúngicas e amebianas. O tratamento das infecções virais é realizado com a administração tópica ou sistêmica de antivirais, entre eles o aciclovir e o valaciclovir.

DOENÇAS QUE ACOMETEM A CONJUNTIVA

Entre as doenças que acometem a conjuntiva, as mais frequentes são as conjuntivites bacterianas, as virais e as de origem alérgica. As conjuntivites virais são geralmente bilaterais, com linfoadenopatia pré-auricular, e cursam com edema palpebral, lacrimejamento, hiperemia conjuntival difusa, petéquias na conjuntiva e folículos na conjuntiva tarsal. Trata-se de processo autolimitado na maioria das vezes, e o tratamento, de modo geral, é realizado com compressas frias e lubrificantes oculares sem conservantes (Figura 19). As conjuntivites bacterianas podem ser uni ou bilaterais, cursam com edema palpebral, secreção mucopurulenta e papilas na conjuntiva tarsal. O tratamento deve ser realizado com colírios

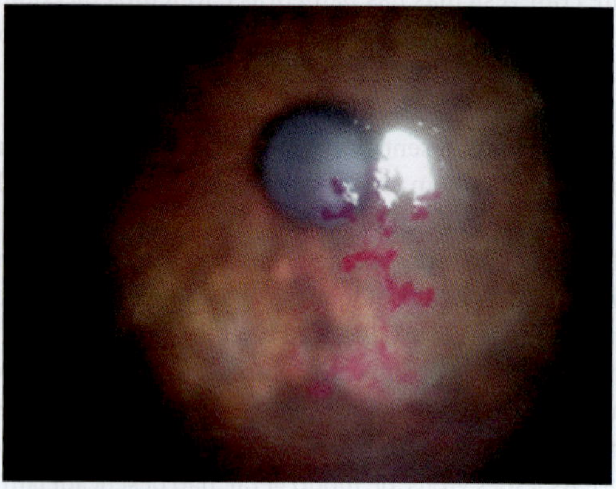

Figura 17 Ceratite causada por herpes simples.

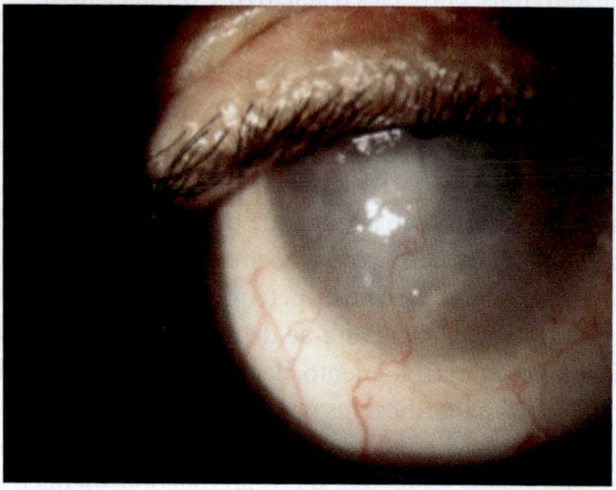

Figura 18 Ceratite causada por herpes-zóster.

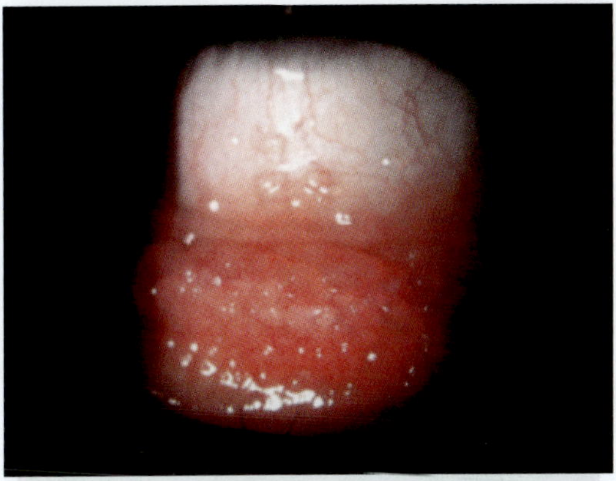

Figura 19 Conjuntivite viral.

antibióticos, sendo os derivados dos aminoglicosídeos como a tobramicina e a gentamicina e as quinolonas de segunda ou quarta gerações os mais utilizados (Figura 20). Atenção especial deve ser dada aos casos suspeitos de conjuntivite gonocócica, caracterizados por descarga mucopurulenta abundante e início hiperagudo. Nesses casos, é necessário que *swab* conjuntival seja realizado a fim de se evidenciar o gonococo (diplococo Gram-negativo), uma vez que tratamento sistêmico também deve ser instituído, com ceftriaxona por via intramuscular ou endovenosa. Finalmente, as conjuntivites alérgicas são bilaterais, cursam com muito prurido ocular, descarga mucoide e papilas na conjuntiva tarsal. Os pacientes têm histórico de atopia, como rinossinusite e dermatite atópica (Figura 21). O tratamento é feito mediante o reconhecimento e o isolamento dos diversos alérgenos, compressas de água fria para reduzir o edema palpebral e colírios com ação combinada (anti-histamínicos e estabilizadores de membrana de mastócitos).

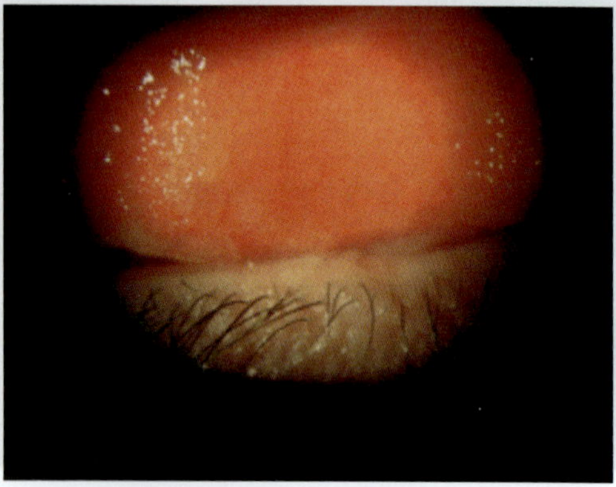

Figura 20 Conjuntivite bacteriana.

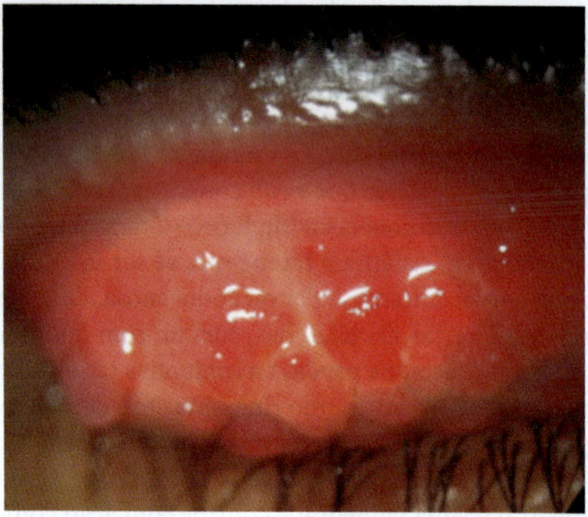

Figura 21 Conjuntivite alérgica.

Colírios derivados de esteroides devem ser usados com muita cautela em razão dos possíveis efeitos adversos, como hipertensão ocular, glaucoma e catarata. São reservados aos casos refratários, sempre usados por curto espaço de tempo.

LEITURA COMPLEMENTAR

1. Alves MR, Nishiwaki-Dantas MC, Hofling-Lima AL. Doenças externas oculares e córnea. 2. ed. Rio de Janeiro: Cultura Médica/Guanabara Koogan; 2011.
2. Mannis MJ, Holland EJ. Cornea: fundamentals, diagnosis and management. 4. ed. Philadelphia: Elselvier; 2017.
3. Ávila M, Paranhos Jr A. Farmacologia e terapêutica ocular. Rio de Janeiro: Cultura Médica/Guanabara Koogan; 2013.

14 | Urgências

José Ricardo A. Reggi

URGÊNCIAS TRAUMÁTICAS

QUEIMADURAS QUÍMICAS

Substâncias ácidas

As substâncias ácidas causam, em geral, menor grau de lesão ao tecido ocular que as substâncias alcalinas. Esse conceito, no entanto, só se aplica aos chamados ácidos fracos ou ácidos fortes diluídos. Os mais potentes, como o sulfúrico e o hidroclórico, causam lesões tão ou mais graves que os álcalis (Figura 1).

O ácido fluorídrico (HF), encontrado em removedores, na gasolina e na fabricação de plásticos, apesar de ser considerado fraco, atua como um álcali, em razão da presença do íon fluoridro, causando intensa isquemia, defeitos epiteliais persistentes, formação de placas de cálcio no estroma anterior e cicatrização com conjuntivalização da córnea.

Patogênese: quimicamente, os ácidos são substâncias doadoras de prótons (H^+) e sua potência é diretamente proporcional à sua capacidade de dissociação (liberar prótons em solução). A pe-

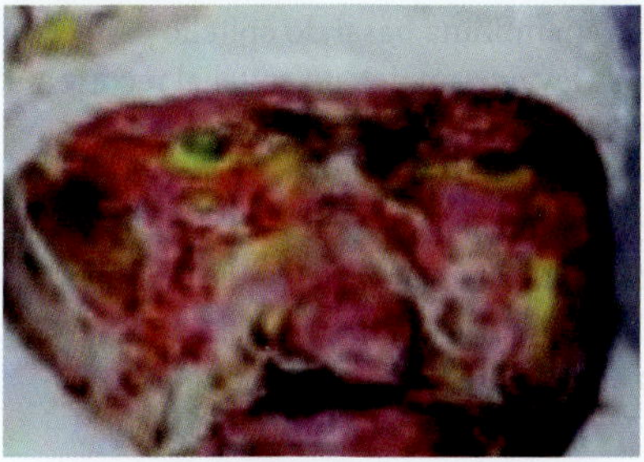

Figura 1 Queimadura por ácido clorídrico.

netração de substância ácida nos tecidos oculares depende parcialmente de sua lipossolubilidade. Precipitam e desnaturam as proteínas (albumina), que agem como barreira de defesa, impedindo a penetração dos ácidos mais fracos.

A destruição do tecido é responsável pela diminuição dos níveis de ácido ascórbico na câmara anterior, pelo aumento na produção de prostaglandinas, pelo aumento da pressão intraocular (PIO) por causa do encurtamento das fibrilas de colágeno e pelo edema estromal em razão da quebra da barreira epitelial.

Substâncias alcalinas

Provocam destruição celular por desnaturação e degradação do colágeno e pela liberação de mediadores químicos da inflamação, por meio da hidrólise alcalina das proteínas intra e extracelulares. Os álcalis fortes penetram rapidamente nos tecidos oculares (sem neutralização), justificando o aumento súbito do pH do humor aquoso e a consequente destruição da barreira hematoaquosa, liberação de debris necróticos no humor aquoso e intensa reação fibrinoide no segmento anterior.

A lesão da membrana basal do epitélio e do estroma anterior da córnea pode levar a um defeito epitelial recorrente crônico (Figura 2). O dano às células germinativas do limbo torna crônico o defeito epitelial, justificando inflamação, conjuntivalização e perda da transparência corneal.

A gravidade da queimadura depende de certos fatores da substância química, como concentração, toxicidade, volume, penetração e tempo de exposição do tecido afetado.

Classificação

Avaliar e classificar a extensão da lesão do tecido ocular, para tratá-lo de forma adequada, influencia diretamente o prognóstico do resultado visual final. Historicamente, a classificação sugerida por Roper-Hall serve de guia e orientação para essa avaliação inicial (Tabela 1). A classificação se baseia no grau de comprometimento/envolvimento corneal e na extensão da isquemia do limbo (Figura 3).

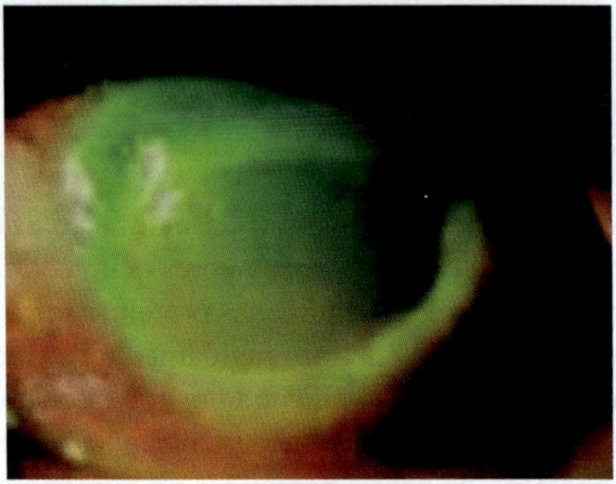

Figura 2 Defeito epitelial crônico após queimadura por cal.

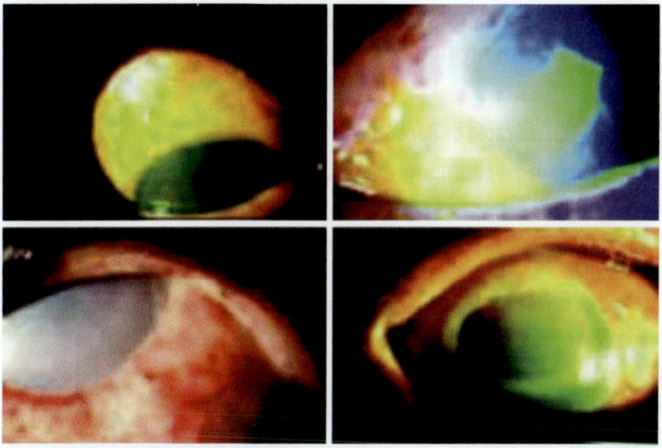

Figura 3 Classificação de Roper-Hall.

Classificação de queimadura ocular

Nas últimas décadas, com o conhecimento mais detalhado da cicatrização da superfície ocular e do envolvimento das células germinativas do limbo corneal e do fórnice conjuntival, os resultados da recuperação de pacientes com queimaduras oculares melhoraram de forma substancial. Recentemente, Dua, King e Joseph propuseram nova classificação das queimaduras oculares, levando em consideração conceitos avançados de regeneração epitelial e diferenças de resultados reportados mundialmente. Isso é reflexo da pouca importância dada ao epitélio da córnea, em detrimento do dano da conjuntiva e do limbo, que são as reais fontes de reposição celular do epitélio corneal (Figura 3). Por exemplo, avalia-se que uma queimadura ocular classificada como grau IV de Roper-Hall (50%-70% de isquemia do limbo) tem mau prognóstico. No entanto, com as estratégias cirúrgicas atuais, um olho que apresenta essa mesma taxa de isquemia do limbo pode apresentar bom prognóstico cirúrgico.

Tabela 1 Classificação de Roper-Hall, 1965

• Grau I: leve dano epitelial; sem isquemia do limbo – Bom prognóstico
• Grau II: opacidade de córnea, boa observação da íris. Isquemia do limbo < 1/3 – Bom prognóstico
• Grau III: perda total do epitélio da córnea; 1/3-1/2 de isquemia do limbo; obscurecimento dos detalhes da íris – Prognóstico reservado
• Grau IV: córnea opaca; isquemia grave do limbo > 1/3; sem visão dos detalhes da íris – Mau prognóstico

Classificação de Dua, King e Joseph

Esta classificação considera a extensão do envolvimento do limbo (em horas) e a porcentagem de envolvimento conjuntival (bulbar e fórnice), dividido em quadrantes. É usada para avaliação inicial e também para comparações diárias, semanais e mensais durante o tratamento dos pacientes (Tabela 2).

De acordo com essa classificação, se houver comprometimento/defeito epitelial *sem envolvimento do limbo e da conjuntiva*, pode-se esperar bom prognóstico de recuperação visual (grau I). Quando há menos que 3 horas do "relógio" do limbo e menos que 30% da conjuntiva envolvida, também pode-se esperar boa recuperação com o tratamento médico convencional, que inclui irrigação copiosa por 30 minutos, uso de vitamina C, citrato, acetilcisteína, corticosteroides e antibiótico profilático. Essa seria uma queimadura de grau II. O mesmo vale para queimaduras de grau III, que apresentam envolvimento do limbo de 3-6 horas e conjuntival de 30%-50%.

Tabela 2 Classificação de queimadura ocular proposta por Dua, King e Joseph, BJO, 2001

Grau		Prognóstico	Achados clínicos	Envolvimento conjuntival	Escala análoga
I	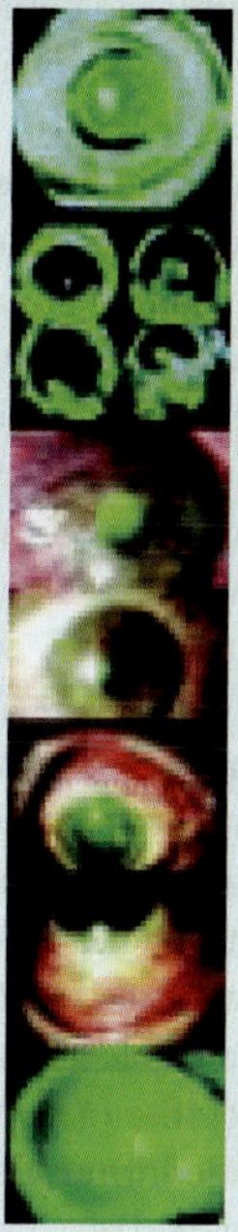	Muito bom	0 hora de envolvimento do limbo	0%	0/0%
II		Bom	> 3 horas de envolvimento do limbo	> 30%	0,1-3/1-29,9%
III		Bom	3-6 horas de envolvimento do limbo	30-50%	3,1-6/31-50%
IV		Bom para reservado	6-9 horas de envolvimento do limbo	50-75%	6,1-9/51-75%
V		Reservado para mau	9-12 horas de envolvimento do limbo	> 75-< 100%	9,1-11,9/75,1-99,9%
VI		Mau	Envolvimento total do limbo (12 horas)	Envolvimento total da conjuntiva (100%)	12/100%

Queimaduras de grau IV (envolvimento de 6-9 horas de limbo e de 50%-75% de conjuntiva) têm prognóstico mais reservado; com adequado uso de técnicas de reconstrução e preservação da superfície ocular, podem evoluir com resultados satisfatórios.

Se o envolvimento do limbo for maior que 9 horas (mas menor que 12 horas), isso indica uma queimadura ocular grave (ou de grau V). Um grau VI (100% do limbo e da conjuntiva) torna sombrio o prognóstico de recuperação visual.

Portanto, um ponto é crucial ao avaliar a situação clínica de um olho queimado: dar mais importância ao grau de envolvimento do limbo do que à extensão de conjuntiva envolvida.

Outra vantagem dessa classificação é a possibilidade de descrição de forma análoga. Por exemplo, 1/25 indicaria 1 hora de envolvimento do limbo e 25% de envolvimento conjuntival. Avaliações comparativas subsequentes gerariam, assim, um quadro evolutivo completo – visualmente acessível a qualquer avaliador.

Tratamento

Imediato ou de emergência:

- Anestésicos tópicos antes de iniciar a irrigação.
- Utilizar blefaroestato.
- Irrigar continuamente (1-2 horas) com água limpa toda a superfície ocular e fórnices conjuntivais. No hospital, a irrigação deve ser realizada com solução salina balanceada ou Ringer Lactato. Pode-se fazer uso da lente de Morgan, que facilita bastante a irrigação continuada da superfície ocular (Figura 4).
- Controlar o pH lacrimal, utilizando papel de Litmus de 5-10 minutos após a irrigação (até o máximo de 7).
- Utilizar cotonetes umedecidos nos fórnices conjuntivais para remover partículas sólidas. Eventualmente, pode-se utilizar EDTA a 0,01 M para quelar partículas do álcali e facilitar sua remoção.
- Avaliar e medir a acuidade visual imediatamente após o tratamento inicial.

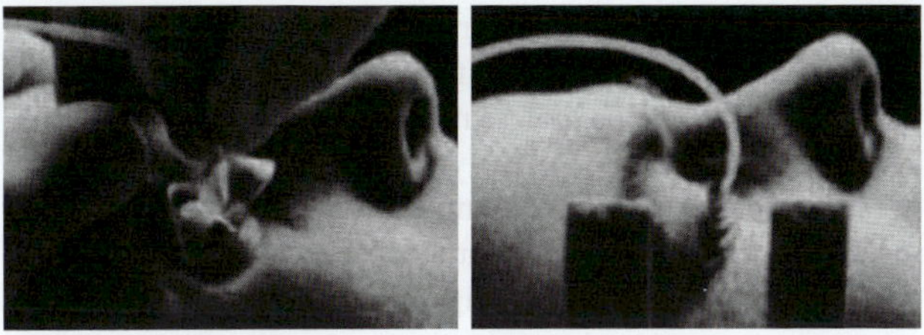

Figura 4 Lente de Morgan para irrigação contínua.

A determinação do grau de isquemia é fundamental para planejar o tratamento.

Defeitos epiteliais, desde ceratite superficial *punctata* até a completa desepitelização da córnea, sem áreas significantes de isquemia perilimbar (Figura 5):

- Pomada antibiótica de uso tópico.
- Esteroides tópicos sob a forma de colírio por 7-10 dias.
- Cicloplégico duas a três vezes ao dia (evitar fenilefrina por conta das suas propriedades vasoconstritoras).

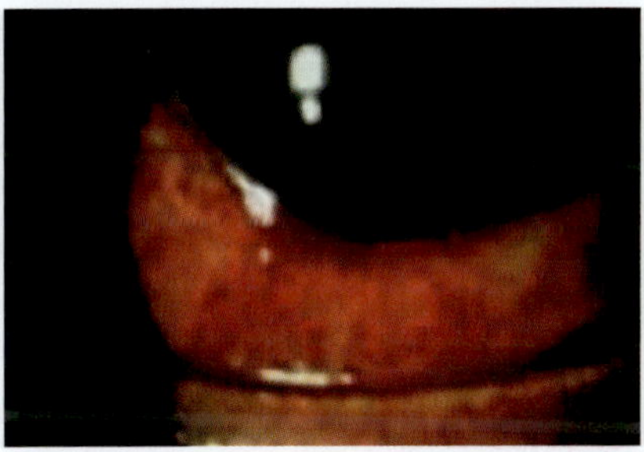

Figura 5 Acometimento da córnea, sem alterações significantes do limbo.

- Curativo oclusivo por 24 horas, com controle diário, até total cicatrização, ou lente de contato terapêutica.
- Analgésicos por via oral, se necessário.

Em caso de quemose conjuntival, isquemia perilimbar, edema de córnea, reação inflamatória na câmara anterior, aumento da pressão intraocular (PIO) (Figura 6):

- A internação pode ser necessária para controle da PIO e da cicatrização da córnea.
- Antibiótico tópico em forma de colírio quatro vezes ao dia.
- Cicloplegia duas a três vezes ao dia.
- Esteroides tópicos (acetato de prednisolona a 1%) quatro a seis vezes ao dia, se houver inflamação da câmara anterior ou da córnea. Evitar uso prolongado, pelo risco de afinamento da córnea (± 10 dias) por conta do aumento da atividade colagenolítica.
- Anticolagenolíticos como tetraciclina, 250 mg, quatro vezes ao dia, ou vibramicina/minociclina, 100 mg, duas vezes ao dia.
- Medicação antiglaucomatosa tópica ou sistêmica, se a PIO for alta.

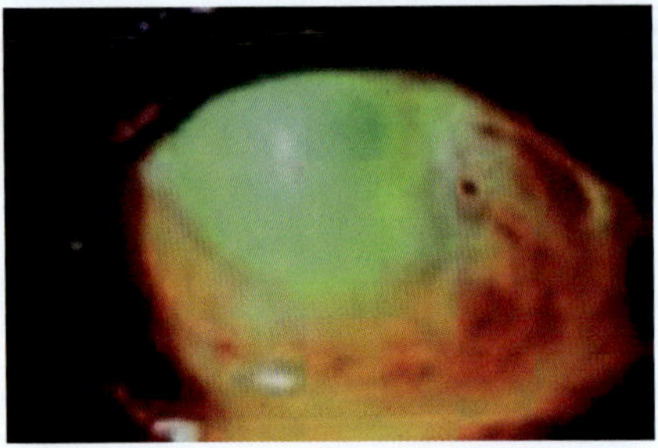

Figura 6 Isquemia do limbo e envolvimento conjuntival.

- Acetilcisteína colírio 10%-20% de 4 em 4 horas.
- Ascorbato colírio 10% de hora em hora.
- Ácido ascórbico 1-4 g ao dia, por via oral.
- Citrato de sódio colírio 10% de hora em hora.
- Lágrimas artificiais e pomadas lubrificantes.

Quando necessário, em queimaduras graves, usar lente de simbléfaro (Figura 7) para evitar encurtamento do fundo do saco conjuntival e cicatrização aberrante.

Tratamento cirúrgico

Na fase inicial (primeiras 2 semanas):

- Mínima ou nenhuma manipulação do olho queimado.
- Transplante de membrana amniótica humana: em nossa experiência prática, ele não demonstrou ser eficiente em diminuir o processo inflamatório agudo. Dua et al. também

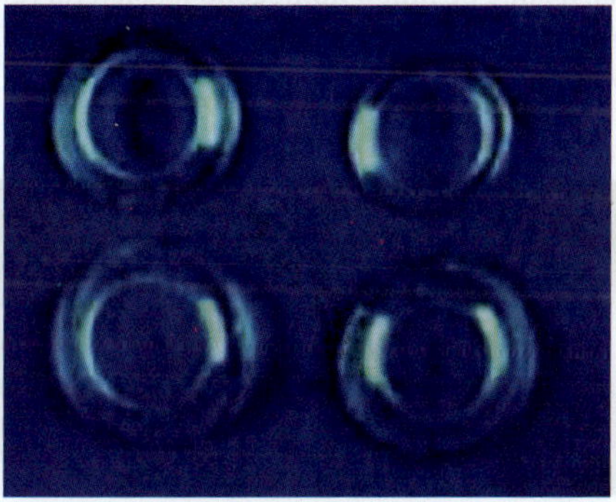

Figura 7 Vários formatos e tamanhos de lentes esclerais usadas para combater a formação do simbléfaro.

demonstraram, em estudo comparativo publicado recentemente, não haver valor terapêutico em seu uso nessa fase.

- Ceratectomia superficial sequencial: proposta por Dua, consiste em afastar o epitélio conjuntival invasor com ceratectomias superficiais repetidas (com espátula romba ou lâmina 15), mas apenas em casos de acometimento do limbo inferior a 50%. Após as ceratectomias, orienta-se o uso de lentes de contato terapêuticas e antibiótico profilático tópico até a epitelização total da córnea.

Na fase tardia (2º ao 4º mês):

- Utilizar técnicas de manutenção e reconstrução da superfície ocular, como:
  - Oclusão provisória ou definitiva de pontos lacrimais.
  - Recobrimento conjuntival parcial ou total.
  - Transplante de limbo homógeno contralateral (queimadura unilateral).
  - Transplante de limbo homógeno ipsolateral (queimadura unilateral com comprometimento menor que 50% do limbo) (Figura 8).

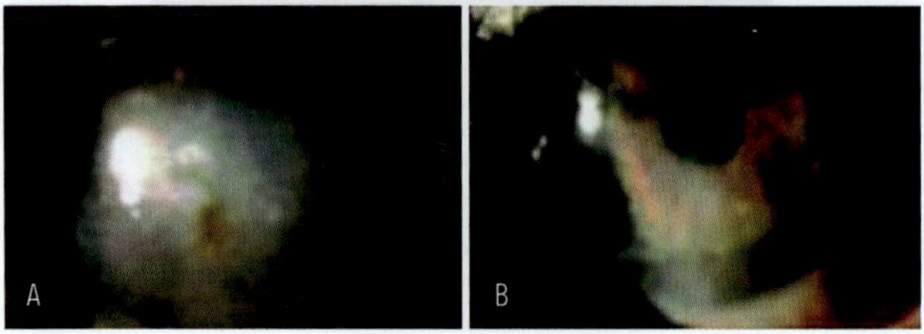

Figura 8 Aspectos pré e pós-operatório de técnica de translocação do limbo ipsolateral.

- Transplante de limbo heterógeno (de parente HLA-compatível ou de cadáver) (Figura 9).
- Membrana amniótica humana (como suporte ao limbo transplantado) (Figura 10).
- Enxerto de mucosa labial (Figura 11).
- Enxerto de derme (Figura 12).

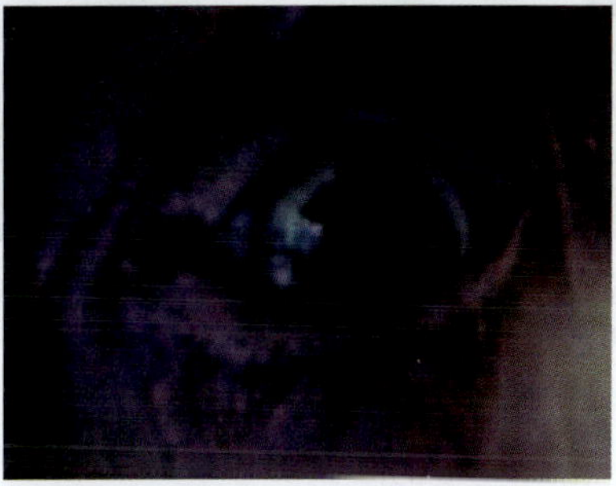

Figura 9 Aspecto pós-operatório de técnica de transplante heterógeno de limbo de doador.

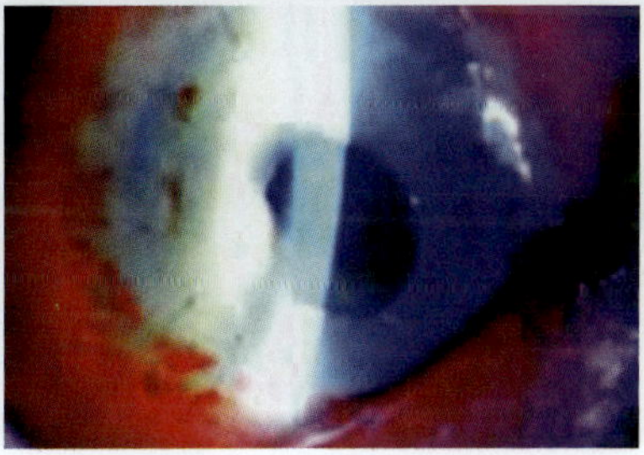

Figura 10 Aspecto pós-operatório de técnica de transplante de limbo com uso de membrana amniótica humana.

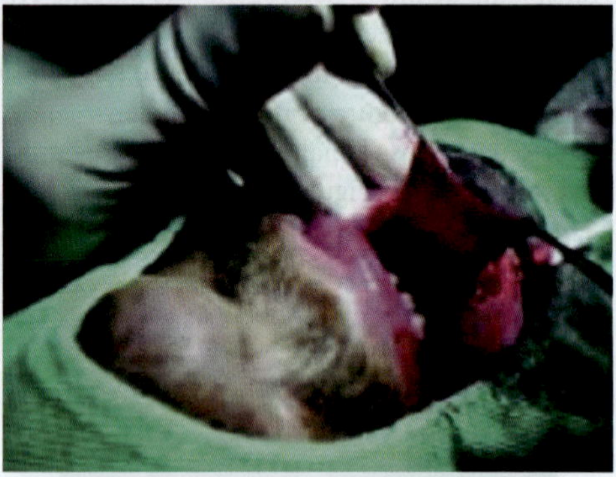

Figura 11 Aspecto pré-operatório de técnica de obtenção de mucosa labial para uso como enxerto.

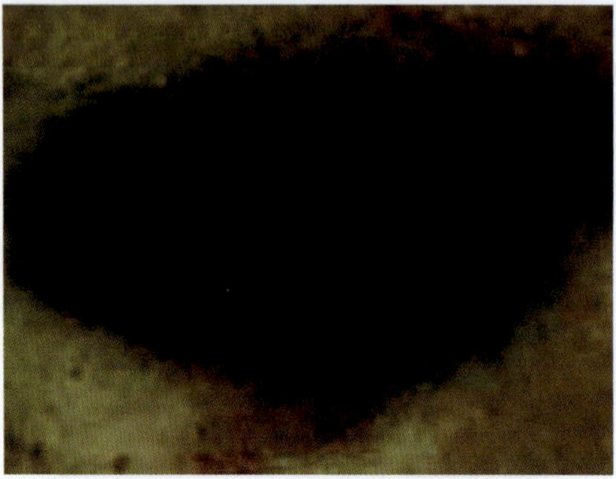

Figura 12 Aspecto pós-operatório de técnica de enxerto de derme conjuntival em quadro de queimadura ocular grave.

ABRASÕES DE CÓRNEA

- Definição: desgaste da córnea por fricção ou raspagem, com a eliminação de fragmentos de epitélio da córnea; não acomete todas as camadas da córnea.
- Quadro clínico: dor, hiperemia, lacrimejamento, incômodo ao piscar.
- Etiologia: trauma direto leve, queimadura após retirada de corpo estranho.
- Exame oftalmológico:
  - Anamnese detalhada, com atenção ao modo como ocorreu o trauma, com que objeto (pensando no caso de infecção secundária, quais seriam os principais agentes).
  - Acuidade visual deve ser *sempre* realizada, para registro do caso antes de o olho ser manipulado.
  - Biomicroscopia deve ser *sempre* realizada para identificação da lesão, em um primeiro momento sem colírio e, em

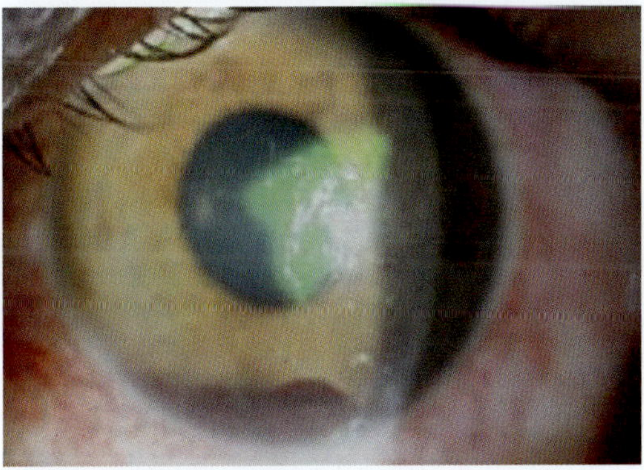

Figura 13 Abrasão de córnea com hifema grau I.

caso de dúvida, usar colírio de fluoresceína para identificação da abrasão.

- Lembrar: investigar presença de sinal de Seidel.
- Tratamento: curativo oclusivo por 24 horas, com pomada tópica cicatrizante (Epitezan®) e reavaliação no dia seguinte.
  - Em caso de abrasão extensa, após curativo por 24 horas, manter uso da pomada até o epitélio da córnea se restabelecer (não corar com fluoresceína).
  - Uso de cicloplégico, se houver muita dor.
  - Em caso de sinais de infecção secundária (secreção purulenta, piora do quadro), colher material (secreção conjuntival) e, enquanto aguarda resultado, entrar com colírio de antibiótico de amplo espectro, três a seis vezes ao dia, de acordo com a gravidade do quadro, e reavaliar diariamente.
- Epitezan®: pomada oftálmica tópica que contém acetato de retinol, aminoácidos, metionina e cloranfenicol. Tem como função acelerar a cicatrização e a reepitelização do tecido ocular danificado.

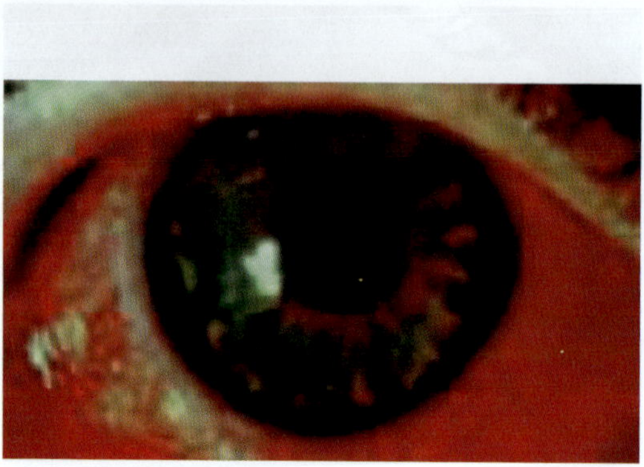

Figura 14 Abrasão de córnea, região superior.

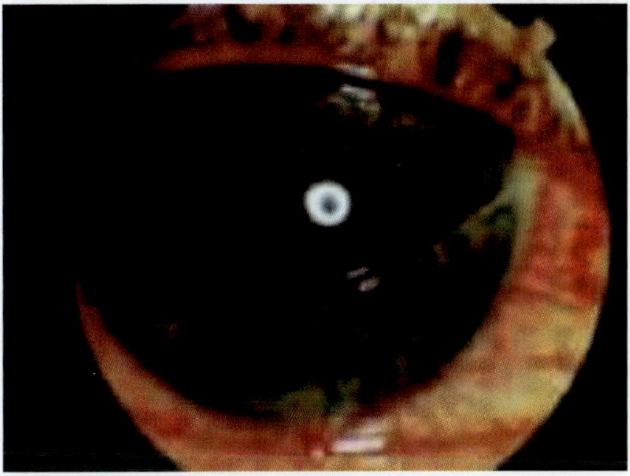

Figura 15 Abrasão de córnea, região inferior.

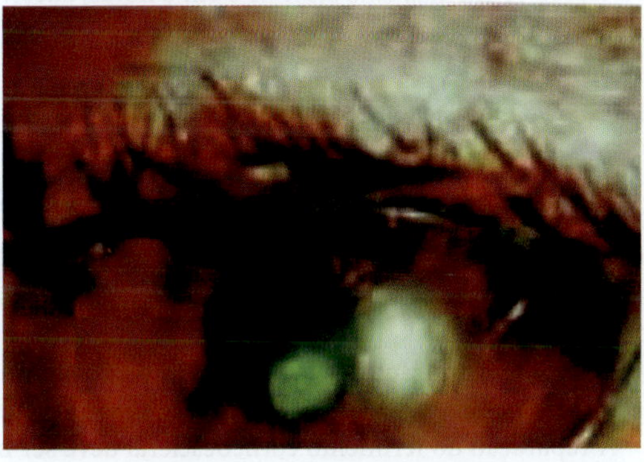

Figura 16 Abrasão de córnea corando por fluoresceína.

PERFURAÇÕES OCULARES

O objetivo básico do tratamento das perfurações oculares é manter a integridade do globo ocular e sua topografia, aplicando-se a técnica cirúrgica correta.

Nas lesões associadas a outros ferimentos faciais – como fraturas de mandíbula, afundamento malar, nariz, ferimentos cortantes –, a cirurgia oftalmológica é prioritária.

O tratamento de outras lesões oculares associadas, como rupturas cristalinianas, íris e corpos estranhos intraoculares, geralmente é um objetivo secundário.

Perfurações autosselantes

- Seidel espontâneo ausente e Seidel provocado presente. Câmara anterior formada ou rasa.
- Tratamento: lente de contato terapêutica; antibiótico profilático tópico com ofloxacina 0,3% de 6 em 6 horas; adesivos teciduais (fibrina ou cianoacrilato).

Perfurações não autosselantes

- Com menos de 2 mm: adesivo de cianoacrilato, lente de contato terapêutica, antibioticoterapia tópica. Esse procedimento deve ser realizado no centro cirúrgico, utilizando-se viscoelástico para manter a câmara anterior formada durante a aplicação.
- Com mais de 2 mm: sutura corneal.
  - Fio: mononáilon 10-0.
  - A reparação do ferimento corneoescleral deve ser iniciada com sutura em um ponto de referência. O melhor ponto de referência é o limbo.

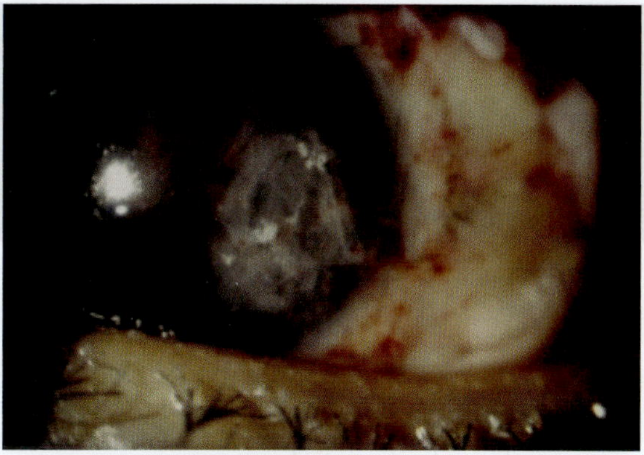

Figura 17 Perfuração menor que 2 mm com cola de cianoacrilato.

- Tipo de agulha: menor raio de curvatura.
- Local: evitar eixo visual.
- Tipo de sutura: pontos separados.
- Evitar:
  - » Sutura rasa.
  - » Sutura assimétrica.
  - » Espessura total.
  - » Sutura frouxa ou apertada.
  - » Remoção de tecido.
  - » Contato da íris com a lesão.
- Tamanho: menor no centro, maior na periferia.
- Profundidade: 90% do estroma.
- Distância: equidistante, maior na periferia.
- Tensão: menor no centro.
- A córnea tende a ficar mais plana toda vez que é suturada, pela tensão do ponto colocado perpendicularmente ao

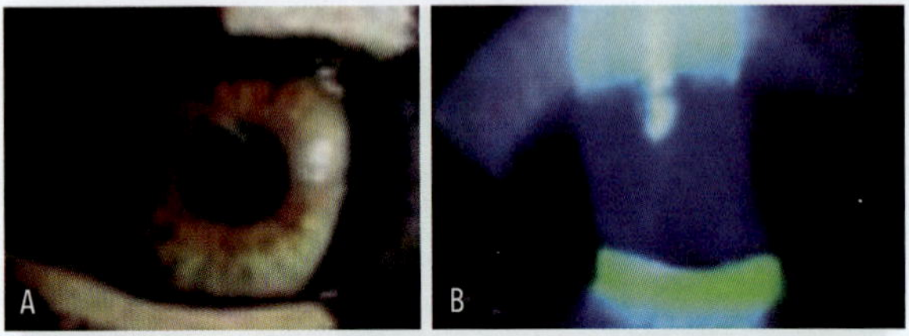

Figura 18 (A) Perfuração. (B) Seidel central de 1 mm espontâneo.

ferimento. A tendência é que a córnea aplane mais no centro do que na periferia e fique mais abaulada a uma sutura periférica; portanto, para minimizar o astigmatismo pós-operatório, o ferimento deve ser suturado da periferia para o centro. Suturas maiores e apertadas são dispostas perifericamente, menores e menos apertadas no centro.

- Nó: 3/1/1, rente, sepultar, longe do eixo visual.
- Viscoelástico, BSS.
- Checar vazamento.

Para perfurações maiores que um terço do diâmetro corneal, recomenda-se lente terapêutica.

Suturas nas perfurações oculares

Ferida em zigue-zague

- Suturar cada linha do Z separadamente.
- Evitar o ápice.
- Opção: sutura intralamelar (0,3 mm).

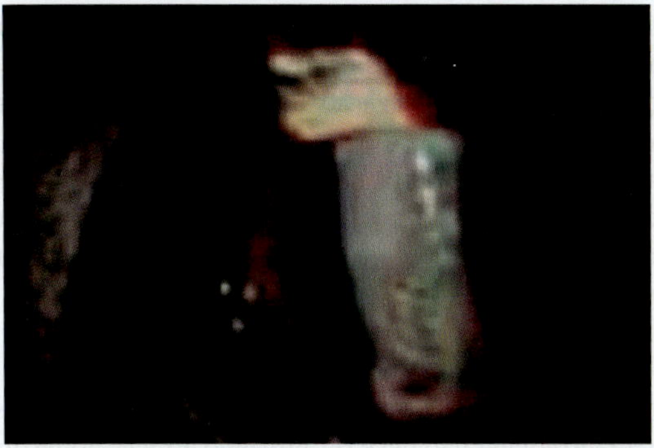

Figura 19 Perfuração corneal de limbo a limbo.

O ferimento corneal pode se estender posteriormente na esclera, com ou sem laceração conjuntival. Nos casos em que se observa a conjuntiva íntegra, é preciso muita atenção a alguns sinais indiretos, como hifema, pupila irregular e desviada em direção ao ferimento e hemorragia subconjuntival. Deve-se expor a ferida escleral, realizando peritomia límbica. Utiliza-se fio de náilon 8-0 ou mersilene 6-0.

Para facilitar a colocação dos pontos, um ponto (com o fio seccionado longo) inicial atrás do limbo é indispensável para facilitar a exposição do ferimento posteriormente. O reparo é passado para o ponto posterior.

Hérnia de íris

Dois aspectos são importantes: presença de infecção e vitalidade da íris. A necrose da íris ocorre por estrangulamento da porção herniada no ferimento corneal.

De modo geral, a íris pode ser reposta quando a exposição for menor que 24 horas; caso contrário, é preciso avaliar o risco de infecção e a eventual epitelização da câmara anterior sobre a porção herniada.

Para a redução da hérnia de íris, realiza-se uma paracentese e introduz-se substância viscoelástica na câmara anterior. Uma espátula de íris pode ser útil quando houver aderências da íris na borda do ferimento.

Hérnia de vítreo

Deve ser excisada com uso de esponja de celulose e tesoura afiada. O vitreófago não deve ser utilizado através do ferimento, em razão do risco de lesão na retina, na suspeita de descolamento. A vitrectomia deve ser realizada, caso o vítreo permaneça encarcerado, em um prazo de duas semanas. O mesmo prazo deve ser dado quando se observa hemorragia vítrea, a fim de se evitar descolamento de retina.

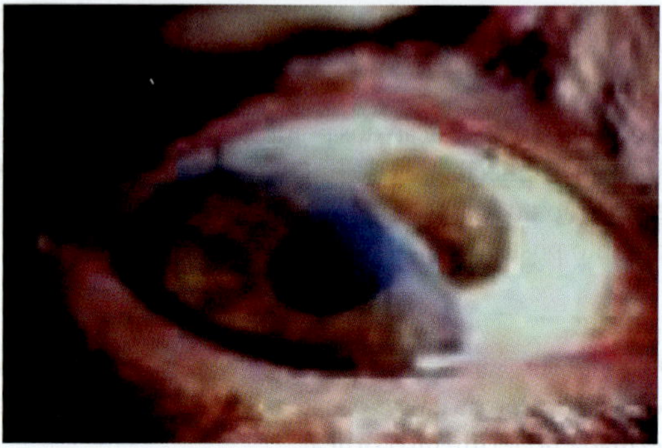

Figura 20 Perfuração no limbo com hérnia de íris.

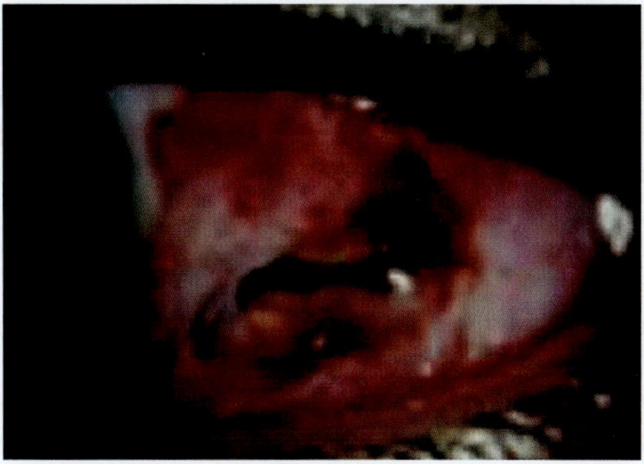

Figura 21 Perfuração no limbo com hérnia de íris.

Período pós-operatório

- Antibiótico subconjuntival (cefalosporina).
- Antibioticoterapia sistêmica (aminoglicosídeo e cefalosporina).
- Colírio de antibiótico e corticosteroides.
- Cicloplegia.

LACERAÇÕES DE CONJUNTIVA

Anamnese

Sempre deve ser realizada uma anamnese completa, procurando investigar a natureza do trauma ocular, que material atingiu o olho, com que velocidade e há quanto tempo.

Exame oftalmológico

Deve ser feito um exame oftalmológico completo, iniciando pela medida da acuidade visual e prosseguindo com os reflexos pupilares, motilidade extrínseca, biomicroscopia, tonometria (se não houver perfuração ocular) e oftalmoscopia indireta.

Na lâmpada de fenda, com a luz branca observa-se a conjuntiva lacerada ou enrolada sobre si mesma. Após a instilação de colírio de fluoresceína a 2%, observa-se, através da luz azul de cobalto, que a área de laceração torna-se corada.

O exame biomicroscópico deve incluir cuidadosa exploração da esclera após anestesia tópica, a fim de descartar uma possível perfuração escleral ou corpo estranho subconjuntival.

Essa exploração pode ser realizada com o auxílio de pinça e cotonete. Se o paciente for criança e houver impossibilidade de um bom exame biomicroscópico, havendo suspeita de ruptura ocular, deve ser realizada a exploração local sob anestesia geral no centro cirúrgico.

Somente depois de excluída a presença de perfuração ocular é que as pálpebras deverão ser evertidas para a procura de possíveis corpos estranhos.

Tratamento

- Curativo oclusivo, com pomada de antibiótico (Epitezan®).
- Grandes lacerações (1 a 1,5 mm) podem ser suturadas (vicryl 7-0 ou 8-0), mas a maioria dos casos resolve-se sem tratamento cirúrgico.

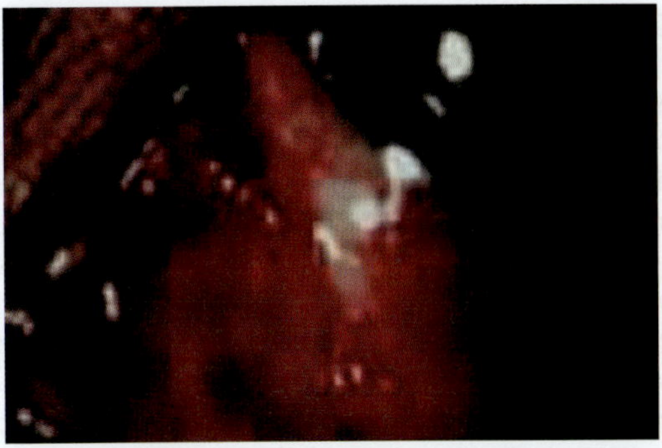

Figura 22 Aparentemente, apenas laceração de conjuntiva.

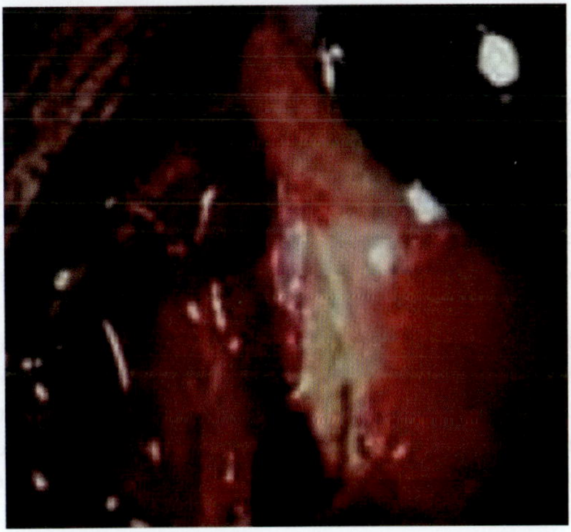

Figura 23 Após exploração, observa-se, além da laceração conjuntival, perfuração escleral.

LACERAÇÕES PALPEBRAIS

As pálpebras são anexos oculares de fundamental importância na proteção e na lubrificação do globo ocular. Lacerações palpebrais devem ser reparadas prontamente com técnica e material adequado, de modo a não deixar defeitos anatômicos ou funcionais que representarão maior dificuldade para correção posterior (Figura 24).

Se houver laceração do globo ocular, ela deve ser sempre reparada primeiramente.

Se o edema for intenso ou o paciente apresentar lesões corporais graves que requeiram prioridade, ou mesmo se não houver equipe especializada, a cirurgia palpebral pode ser postergada por até 4 dias.

Conceitos básicos

- Assepsia e hemostasia: a lesão deve ser irrigada copiosamente com solução salina 0,9% em seringa de 5 mL e cânula especial. Deve-se realizar a assepsia do local e retirar possíveis corpos estranhos de forma cuidadosa. Os tecidos necrosados ou mais frequentemente com fibrina nas bordas devem ser removidos. No caso de perda livre de tecido palpebral (Figura 24), se viável, deve-se tentar ressuturá-lo no local.
- Cicatrização: as diversas estruturas palpebrais cicatrizam em períodos variáveis. As suturas da mucosa conjuntival podem ser removidas após 3 ou 4 dias. As suturas da pele são retiradas do 4º ao 6º dia. As suturas da margem palpebral (envolvem o tarso) devem ser removidas após 10 a 14 dias, por sua menor vascularização.
- Cuidados no pós-operatório: colírios lubrificantes, colírios e pomadas com associações de antibiótico e corticoides são pres-

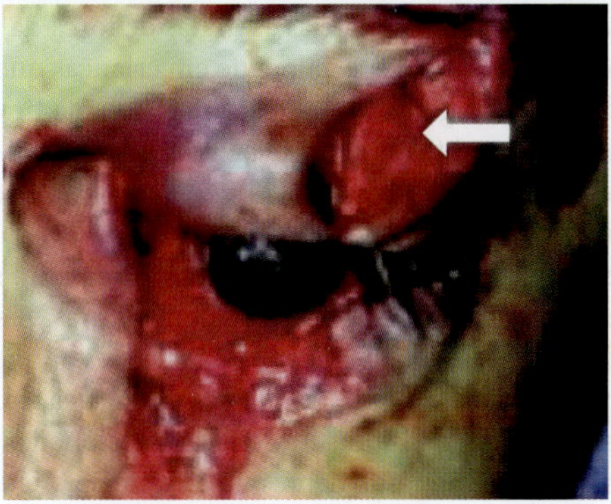

Figura 24 Laceração vertical da pálpebra inferior com arrancamento da parte central.

critos para uso ocular e local. Anti-inflamatórios não hormonais e analgésicos que não contenham ácido acetilsalicílico são prescritos, se necessário.

Em casos de contaminação e infecção local, utiliza-se antibiótico por via oral, como cefalexina ou amoxacilina.

Nas mordidas de cães, observar a necessidade ou não da vacina antirrábica. Nos ferimentos com ferro, vacina antitetânica.

Técnica cirúrgica reparadora

Lacerações da pálpebra inferior

Lacerações superficiais

- Paralelas às fibras do músculo orbicular, acometendo apenas a pele e/ou o músculo superficialmente. Quando pouco extensas (0,5 a 1 cm) e paralelas às linhas de força da pele, não é necessário suturar, especialmente em crianças que necessitam de anestesia geral. Pode-se utilizar pequena tira de esparadrapo de papel (Micropore®) para proteção local. Quando houver maior extensão, utilizam-se suturas simples com seda ou náilon 6.0 para reaproximar a pele.

- Perpendiculares às fibras do músculo orbicular. Em razão das forças envolvidas, geralmente requerem suturas. A sutura da pele deve ser feita com o cuidado de everter as bordas. Se a lesão for profunda, todos os planos devem ser reaproximados, pois a contração das fibras musculares seccionadas afasta os lábios da lesão, causando depressão da cicatriz (Figura 25).

Lacerações profundas

Se houver laceração do músculo levantador da pálpebra superior, é preciso repará-lo e, se necessário, reinseri-lo na borda anterossuperior do tarso com pontos em "U", utilizando fio de

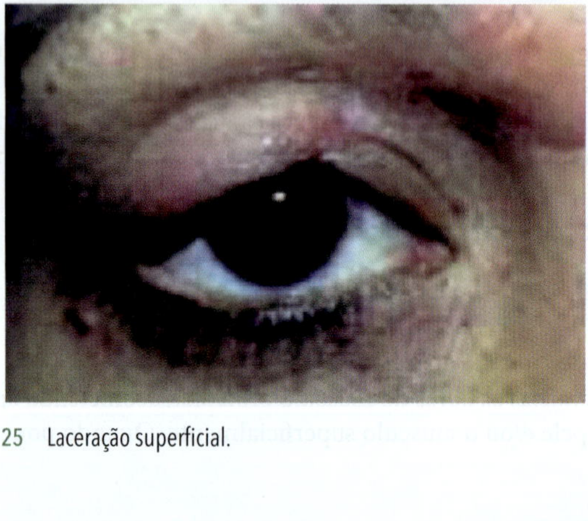

Figura 25 Laceração superficial.

mersilene 5.0. Nos casos de lacerações envolvendo a margem palpebral, inclusive o tarso, se as bordas estiverem retas e regulares, faz-se a reaproximação de forma direta; caso contrário, devem ser primeiramente regularizadas com pequenas ressecções das bordas, abrangendo toda a espessura palpebral, criando-se a figura de pentágono invertido (técnica de Bick):

- Para unir a margem palpebral, utiliza-se fio de seda 6.0, passando pela linha cinzenta a 2 a 3 mm de distância da borda da incisão e 2 a 3 mm de profundidade de cada lado dos cotos palpebrais, de maneira simétrica.
- Para unir o tarso, uma a duas suturas de vicryl 6.0 agulha 570 são utilizadas.
- A união da margem é complementada com suturas de seda 6.0 anteriores e posteriores à central.
- Os fios das três suturas da margem devem ser longos e aprisionados ao nó da primeira sutura da pele abaixo da linha dos cílios, evitando com isso que os fios toquem a córnea.

Caso a laceração seja extensa, com perda de substância, e não possa ser reaproximada diretamente, é necessária a realização de cantotomia e/ou cantólise do tendão lateral para mobilização de tecidos, permitindo o fechamento da incisão sem tensão (Figura 26). Se ainda houver tensão exagerada, com risco de deiscência, a região do canto lateral pode ser liberada com um retalho de pele-músculo, descrito por Tenzel (Figura 27).

Retalho semicircular de Tenzel

Utilizado para lacerações com perda tecidual de 40% a 60% dos terços médio e lateral da pálpebra (Figura 27). A lesão palpebral deve ser previamente regularizada. Com uma caneta especial para pele ou verde brilhante, desenha-se um semicírculo superiormente, como demonstrado na Figura 27A. O diâmetro do retalho é habitualmente de 10 a 15 mm. Procede-se à incisão e à dissecção do retalho miocutâneo. O ramo inferior do tendão lateral é seccionado, e o retalho, mobilizado medialmente (Figura 27B). A pálpebra é unida de forma central com técnica já descrita anteriormente. A região do canto lateral é suturada com pontos simples de seda 6-0 (Figura 27C).

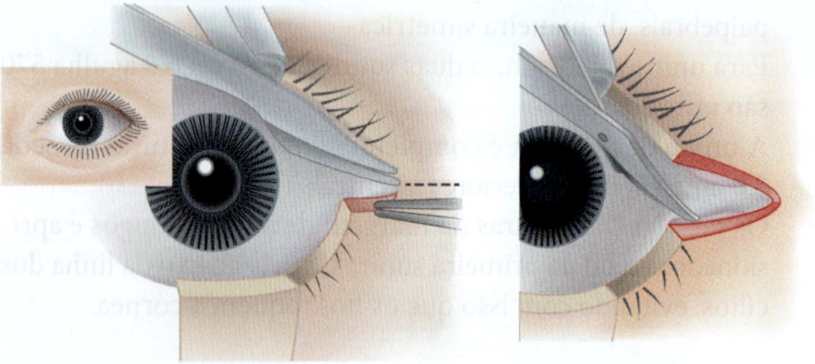

Figura 26 Mobilização das pálpebras superior e/ou inferior para realização de cantotomia/cantólise dos tendões laterais.

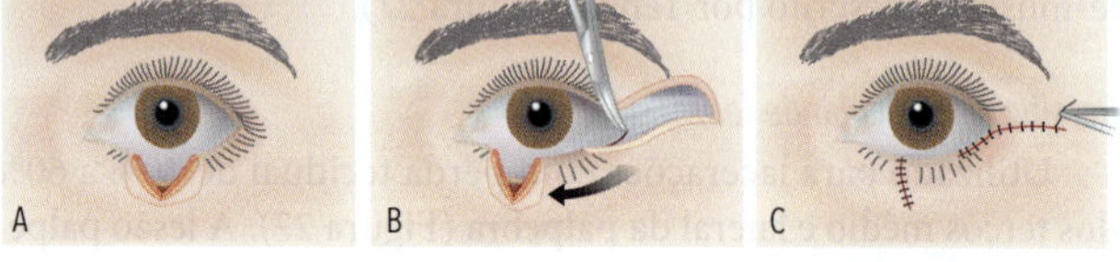

Figura 27 Mobilização da pálpebra inferior com retalho deslizante de Tenzel.

Lacerações da pálpebra superior

Os fios de suturas da margem devem ser deixados longos e amarrados sobre o nó da primeira sutura cutânea. Dessa maneira, previnem-se ceratites e erosões traumáticas da córnea, pelo constante roçar dos fios.

Em lacerações com perda de substância da pálpebra superior, é possível utilizar a cantotomia e, se necessário, o retalho semicircular de Tenzel de maneira similar para a pálpebra inferior; porém, nesse caso, desenhando o semicírculo inferior e cantólise do tendão superior (Figura 29).

Retalho de Mustardé

Indicado nas lacerações da margem palpebral superior com perda de 50% a 70%. É realizado em dois tempos cirúrgicos, utilizando na primeira etapa a doação de retalho pediculado da pálpebra inferior para a superior.

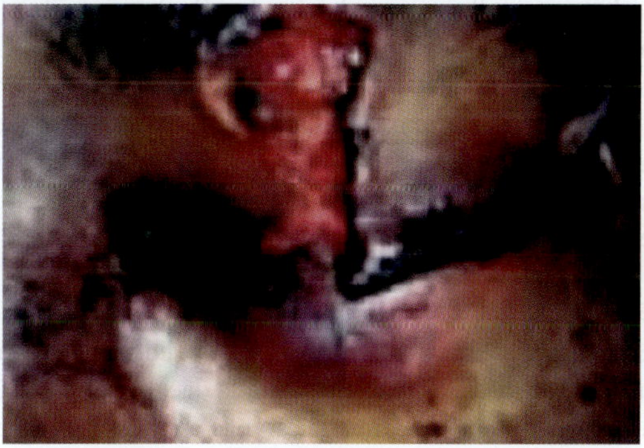

Figura 28 Laceração vertical de espessura total da pálpebra superior.

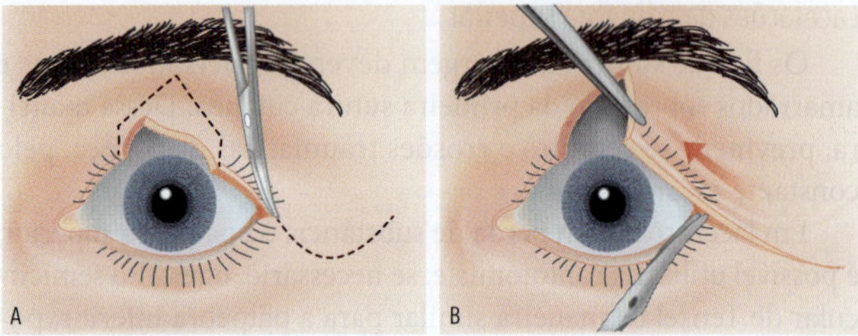

Figura 29 (A) Mobilização da pálpebra superior por meio de cantotomia e cantólise. (B) Avanço de retalho miocutâneo para a pálpebra superior.

A pálpebra inferior é mobilizada com incisão vertical de espessura total, mantendo um pedículo medial e de no mínimo 6 mm de altura, para preservar as arcadas vasculares e o aporte sanguíneo. A incisão prossegue horizontalmente pelo comprimento necessário para cobrir o defeito superior (Figura 30A).

- Roda-se o retalho para o defeito da pálpebra superior (Figura 30B), suturando-o por planos.
- Após 4 a 6 semanas, o pedículo é seccionado centralmente. Reavivam-se as bordas da lesão e completa-se a sutura do retalho lateralmente por planos, inclusive as suturas da margem palpebral. A pálpebra inferior é reconstruída nesse mesmo tempo cirúrgico, com a técnica de Tenzel (Figura 30C).

Lacerações do canalículo lacrimal

As lacerações de canalículo lacrimal predominam no sexo masculino e entre a primeira e a segunda décadas de vida. Como causa, destacam-se a mordida de cão nas crianças e as agressões e os acidentes nos adultos. Portanto, deve-se sempre avaliar a necessidade de profilaxia de raiva ou tétano nos pacientes.

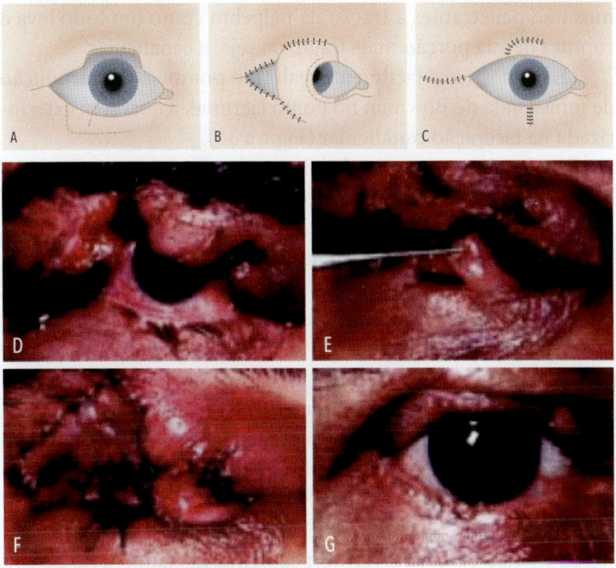

Figura 30 Técnica de Mustardé.

Além disso, deve-se sempre tentar reconstruir tanto o canalículo superior quanto o inferior, pois a ausência de qualquer um deles pode levar à epífora em condições de lacrimejamento reflexo.

O ideal é reconstruir em até 48 horas. Se o edema for intenso, deve-se instituir o tratamento clínico com compressas frias, antibióticos e anti-inflamatórios tópicos e sistêmicos e aguardar a sua regressão para intervir em até 5 dias, fase em que o prognóstico ainda é bom.

Ao avaliar-se qualquer lesão de canto medial, a suspeita de laceração de vias lacrimais deve existir, pois mesmo em traumatismos não penetrantes a tração da pálpebra como um todo leva à ruptura de sua porção mais frágil, ou seja, a canalicular.

O diagnóstico é facilmente realizado por meio da introdução de uma sonda de Bowman no ponto lacrimal, a qual será exteriorizada na laceração canalicular (Figura 31).

Para localizar o coto medial do canalículo, deve-se evitar a utilização de sonda de Worst ("rabo de porco") sempre que possível, pois ela causa lesão iatrogênica do canalículo bom em 10% dos casos. Assim, inicialmente, é necessário instilar colírio de fenilefrina 10% e remover as crostas e os tecidos necróticos no lado afetado. A seguir, afastam-se os tecidos adjacentes com cotonete e procura-se cuidadosamente um anel de aspecto perolado correspondente ao contorno canalicular (Figura 32).

Não se encontrando o coto medial da forma descrita, passa-se o "rabo de porco" a partir do ponto lacrimal da pálpebra não lacerada em direção ao canalículo comum delicadamente até exteriorizá-lo na parte lacerada. Na ponta desta sonda, existe um orifício no qual se introduz um fio de náilon 5-0 (Figura 33). A sonda é então removida retrogradamente, deixando o fio no seu lugar. Esse fio é introduzido na luz do tubo de silicone e, mais uma vez, traciona-se esse conjunto "silicone-náilon" da região lacera-

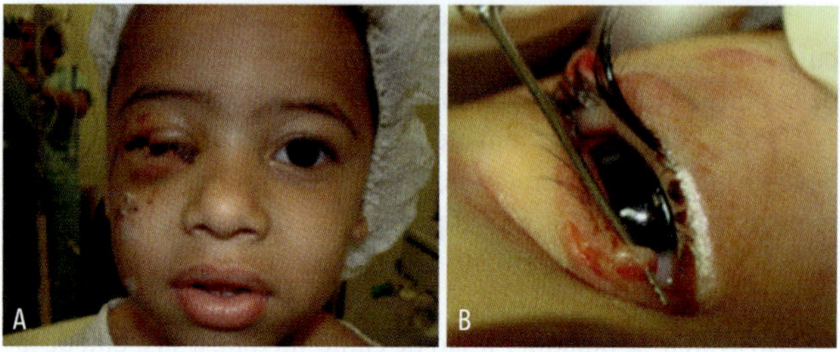

Figura 31

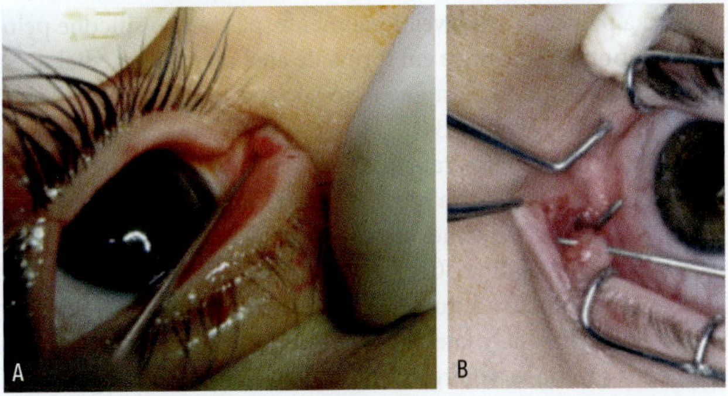

Figura 32

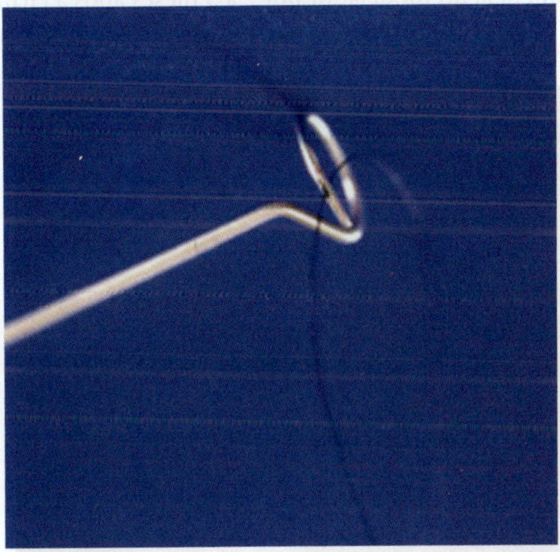

Figura 33

da para a pálpebra saudável. Finalmente, passa-se o silicone pelo coto temporal e sutura-se em forma de anel no canto medial. Deve-se tomar cuidado para que o nó não toque a conjuntiva, causando irritações (Figura 34).

Como modeladores canaliculares com a finalidade de manter a luz permeável durante a retração cicatricial pós-operatória, utilizam-se o tubo de silicone ou o arame artesanal de Johnson, confeccionado com agulha 30 x 7 ou gelco 24 (Figura 35).

Realiza-se então a sutura de pequena quantidade de tecido pericanalicular medial e lateral com 2 a 3 pontos de Vycryl 7-0. Finalmente, sutura-se a margem com náilon ou seda 6-0 (Figura 36). Por vezes, é necessária a reinserção do tendão cantal medial, para que a função e a estética sejam satisfatórias no pós-operatório.

Preconiza-se a utilização de pomada antibiótica, higiene local e permanência do modelador por 2 a 3 meses após a cirurgia.

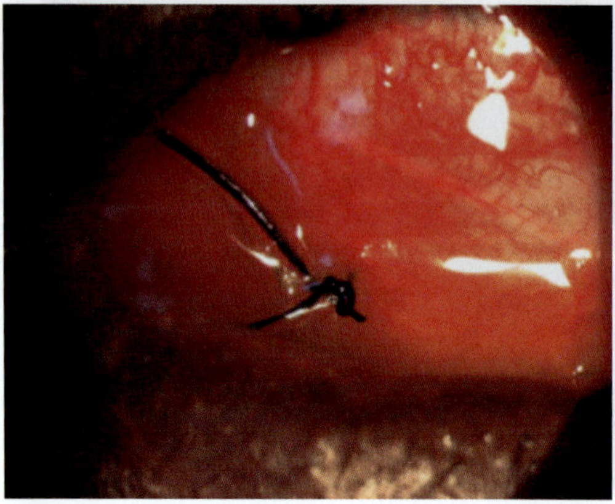

Figura 34

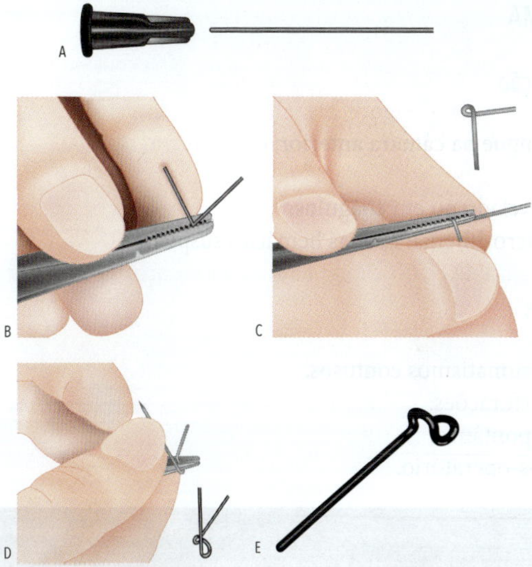

Figura 35

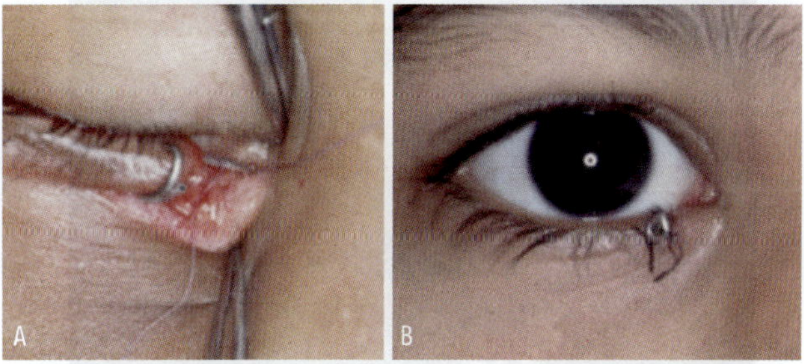

Figura 36

HIFEMA

Definição

Sangue na câmara anterior:

- Nivelado ou em coágulos.
- Micro-hifema: apenas hemácias suspensas.

Causas

- Traumatismos contusos.
- Perfurações.
- Espontâneo.
- Pós-operatório.

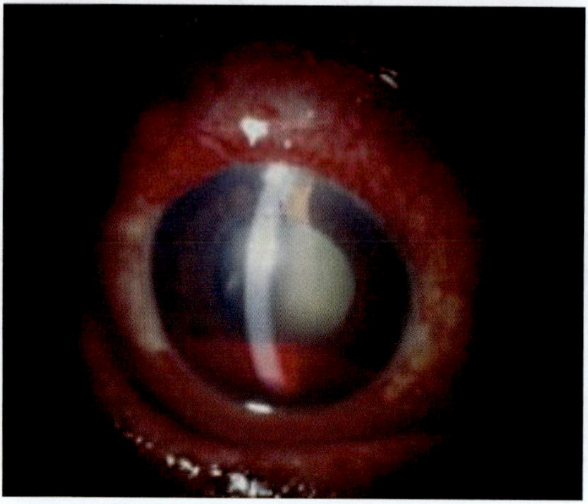

Figura 37 Hifema grau I.

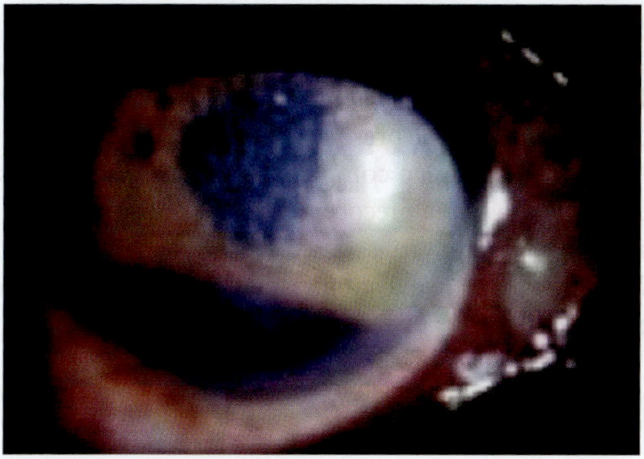

Figura 38 Hifema grau I e ceratite difusa.

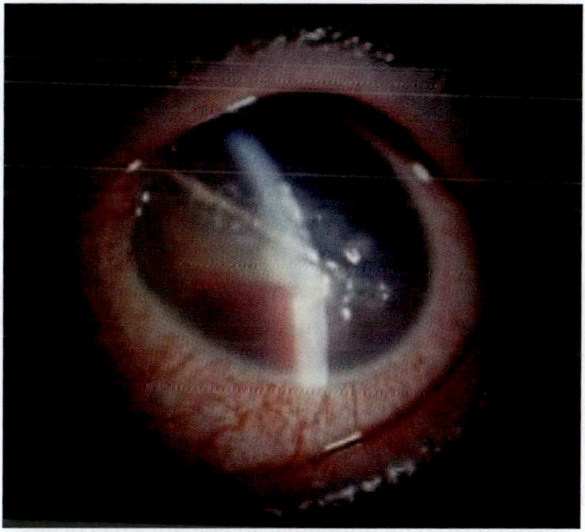

Figura 39 Hifema grau II após perfuração ocular.

Propedêutica

- História, tipo de injúria, tempo exato da injúria e tempo exato da perda visual, se presente.
- Exame oftalmológico completo, descartar perfurações, não realizar gonioscopia precocemente (após duas semanas), descartar fraturas orbitárias, descolamento de retina.
- Não se esquecer de questionar anemia falciforme em pacientes negros.

Classificação (Edwards e Layden)

- Grau I: menos de um terço da câmara anterior.
- Grau II: não ultrapassa metade da câmara anterior.
- Grau III: ultrapassa metade da câmara anterior.
- Grau IV: hifema total.

Pressão intraocular no período imediato ao traumatismo

- Hipotensão: decorrente da diminuição da produção do humor aquoso e inflamação do corpo ciliar, aumento do fluxo do humor aquoso por rotura do trabeculado e aumento do fluxo uveoescleral pela ciclodiálise.
- Hipertensão: aumento da resistência do fluxo do humor aquoso por edema trabecular, inflamação, recessão angular (maiores que 180º a 240º).

Ressangramento

- Geralmente na primeira semana (do 3º ao 5º dia).
- Aumenta o risco de impregnação hemática da córnea.
- A incidência de glaucoma aumenta em 50%.

- Fatores de risco relacionados: anemia falciforme, raça negra, uso de anticoagulantes e antiadesivos plaquetários, hipotonia e hipertensão ocular, alcoolismo, diabetes, discrasias sanguíneas.

A impregnação hemática da córnea está diretamente relacionada à hipertensão ocular e à disfunção endotelial.

Tratamento

- Hospitalização: questionar em casos de pacientes de risco e de hifemas graus III e IV.
- Inclinação da cabeça (30º) e repouso relativo.
- Atropina colírio 1% de 8 em 8 horas.
- Analgésicos fracos (acetaminofeno).
- Antieméticos.
- Não utilizar derivados da aspirina.
- Controle da PIO (timolol); colírio 0,5%, duas vezes ao dia.
- Acetazolamida 500 mg, VO, de 12 em 12 horas (deve ser evitada em pacientes com anemia falciforme pelo aumento do pH); recomenda-se a metazolamida.
- Considerar o uso de esteroides tópicos (acetato de prednisolona 1% de quatro a oito vezes ao dia).
- Agentes antifibrinolíticos, como o ácido tranexâmico, para prevenir o ressangramento.
- A utilização do ativador do plasminogênio tecidual recombinante (rTPA – 25 mcg/0,1 mL) pode ser opção nos coágulos grandes. Evitar sua utilização precoce, pelo risco de ressangramento. Recomenda-se a via subconjuntival nos pacientes fácicos, embora seja menos eficaz do que a via intracamerular. Nessa dose, não há evidências de toxicidade endotelial. Em pacientes diabéticos ou com risco de sangramentos, recomendam-se doses menores (12,5 mcg/0,1 mL).

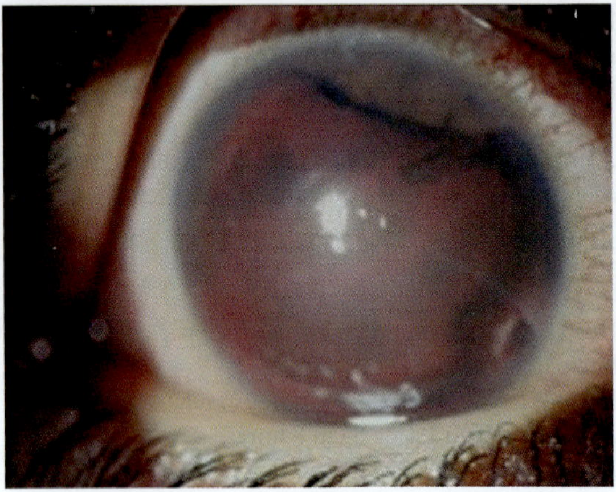

Figura 40 Hifema total com indicação de TPA.

Indicação cirúrgica

- Hifema total (mais de 7 dias) (Figura 41).
- Sinais de impregnação hemática da córnea.
- PIO de difícil controle (50 mmHg por mais de 5 dias ou 35 mmHg por mais de 7 dias).
- Cirurgia – paracentese com irrigação e aspiração ou mesmo pequena abertura limbar para remoção, com pinça, de parte do coágulo. Utilizar viscoelástico.

FRATURAS ORBITÁRIAS

Os pacientes vítimas de trauma orbitário devem submeter-se à rigorosa avaliação oftalmológica, cuja ordem cronológica deve

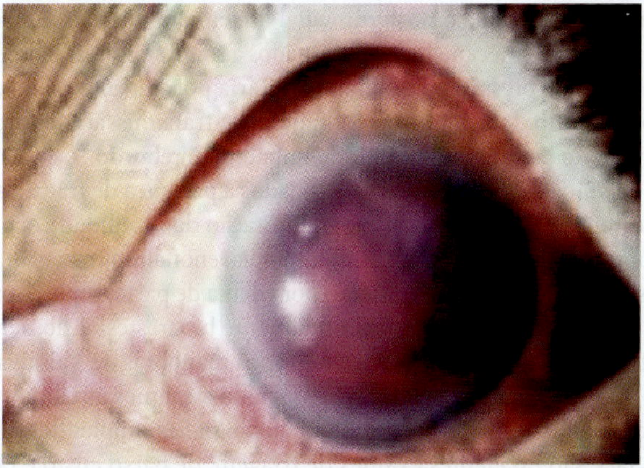

Figura 41 Hifema total (coágulo e nível líquido).

seguir os seguintes critérios: determinação da acuidade visual, motilidade ocular extrínseca, avaliação da presença de lesões de pálpebras e vias lacrimais, biomicroscopia, fundoscopia e, quando possível, mapeamento de retina.

Somente após seguir todas estas etapas é que se deve proceder à investigação da presença de fraturas.

As fraturas classificam-se em orbitárias (pavimento, naso-orbitais, complexo zigomático, teto e ápice) e maxilares (Le Fort I, II e III).

O tipo de fratura cujos diagnóstico e tratamento são imputados ao oftalmologista é a de pavimento. Por se tratar de fraturas de abordagem multidisciplinar, os outros tipos não serão comentados neste capítulo.

A fratura de pavimento pode ser direta (quando acomete o rebordo por impacto direto) ou indireta ou *blow out* (quando a região afetada é o terço posteromedial do teto do seio maxilar). Há dois possíveis mecanismos relacionados à fratura indireta: aumento súbito de pressão na cavidade orbitária por impacto de objeto do tamanho de um punho fechado e/ou transmissão de forças através do pavimento a partir de impacto no rebordo.

Os sinais e os sintomas relacionados à presença de fratura são equimose e edema de pálpebras, limitação da motilidade ocular (supraversão e, por vezes, infra), diplopia, enoftalmo (nos primeiros dias, pode ocorrer exoftalmo por edema de partes moles), ptose palpebral, hipoestesia (eventualmente hiperestesia) do nervo infraorbital e enfisema subcutâneo após manobras de Valsalva.

O exame clínico criterioso, associado a exames auxiliares de radiologia, confirma o diagnóstico. Radiografias simples dos seios da face são excelentes exames de triagem, de baixo custo e fácil obtenção. No entanto, nos casos em que os sinais são mais evidentes e há programação cirúrgica, a tomografia computadorizada em cortes axiais e coronais é indispensável. Nos casos de fraturas mais complexas, as tomografias tridimensionais fornecem detalhes que auxiliam na programação e na diminuição do tempo cirúrgico.

Nos primeiros dias após o trauma, o edema e a reação inflamatória dificultam a avaliação da necessidade de correção de eventuais fraturas. Habitualmente, nesse período, a conduta é expectante e devem ser tomadas as medidas gerais, como anti-inflamatórios, compressas frias e compensação de doenças de base. A corticoterapia é controversa, mas acredita-se que, desde que não haja contraindicação do ponto de vista sistêmico, seja um recurso útil para a regressão dos sinais inflamatórios e para a prevenção da formação de fibrose.

Após esse período inicial (em torno de 1 a 2 semanas), haverá indicação de cirurgia nos casos de persistência da diplopia (particularmente na posição primária do olhar e na infraversão, posição de leitura), enoftalmo maior do que 2 mm (ou esteticamente inaceitável), comprometimento de mais da metade do assoalho ou associação com fratura da parede medial.

As vias de acesso utilizadas são a infraciliar e a transconjuntival (associada ou não à cantotomia lateral). A técnica cirúrgica consiste em acesso ao rebordo com abertura do periósteo, retirada do conteúdo orbitário herniado (com exposição da área faturada), colocação de enxerto e fixação quando necessária, seguida da sutura por planos.

Os materiais mais utilizados como enxerto, em nosso serviço, são: enxertos ósseos, polietileno poroso (Porex® e Polipore®) e cartilagem auricular. Por tratar-se de material endógeno e não implicar custo adicional na cirurgia, o material de eleição é o enxerto ósseo.

Habitualmente, a área doadora para a retirada de enxerto ósseo é a crista ilíaca, pela possibilidade de fornecer grande quantidade de material e por deixar a cicatriz esteticamente aceitável. Quando a via de acesso para a cirurgia é coronal, utiliza-se enxerto proveniente da calota craniana. Havendo necessidade de pouco material, pode se utilizar a parede anterior do seio maxilar, com via de acesso transjugal. Deve-se lembrar, ainda, que é sempre necessário hipercorrigir o enoftalmo, pois parte do osso será absorvida. Sempre que possível, deve-se realizar a fixação do material com fio de aço ou mononáilon 3.0.

O polietileno poroso é o material que vem sendo cada vez mais utilizado, por ter baixíssima taxa de rejeição e extrusão. Além disso, é moldável e permite normocorreção. Outra vantagem é a diminuição do tempo cirúrgico, pois elimina o tempo de retirada do enxerto. Entretanto, seu custo adicional torna-se um fator restritivo para maior utilização desse tipo de material.

Da mesma forma que o enxerto ósseo, a cartilagem auricular vem demonstrando ser excelente opção para a correção deste tipo de fratura, com ótimo resultado estético da área doadora. Porém,

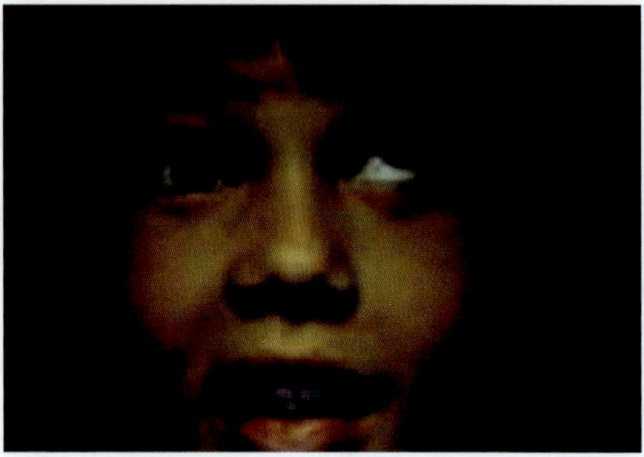

Figura 42 Limitação da elevação do olho direito por herniação de gordura orbitária em fratura do pavimento.

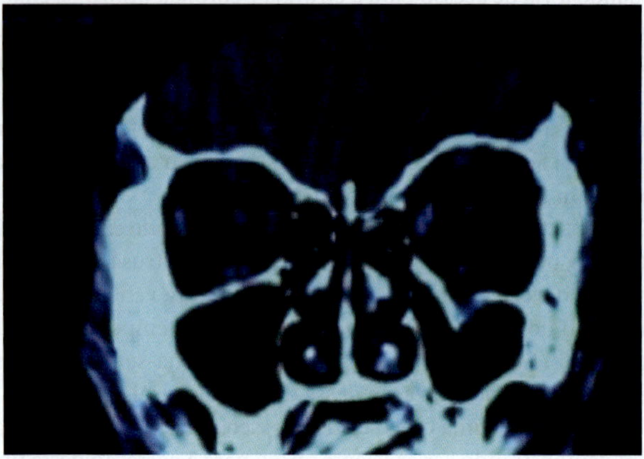

Figura 43 Imagem tomográfica de fratura indireta de pavimento direito.

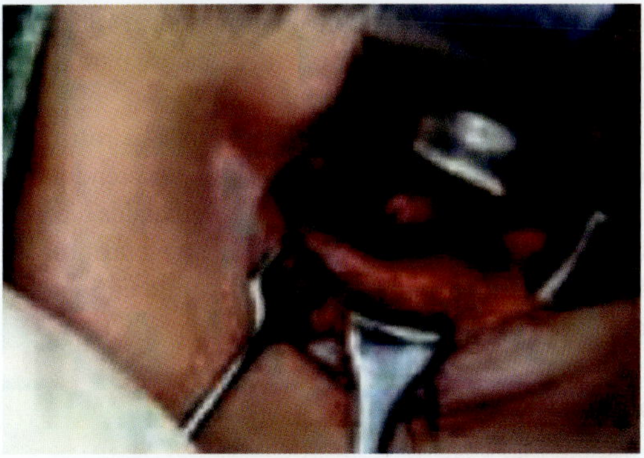

Figura 44 Perioperatório de fratura de pavimento com exposição de área fraturada.

fornece pouco material, podendo ser utilizada apenas em fraturas pequenas.

A tendência com relação à indicação de cirurgia, nos casos de fratura de assoalho, tem sido cada vez mais conservadora, em razão de seu alto índice de complicações. Entre elas, pode-se citar a persistência da diplopia, hipo ou hipercorreção do enoftalmo, retração da pálpebra inferior, hipoestesia do nervo infraorbital, infecção, extrusão do implante, linfedema, lesão das vias lacrimais e, mais raramente, cegueira.

CATARATA TRAUMÁTICA

Definição

- Catarata traumática: é a catarata decorrente de um trauma ocular ou orbital, lesando as fibras do cristalino ou alterando a sua permeabilidade capsular.

- Luxação do cristalino: ocorre quando houver rotura completa da zônula. O cristalino pode deslocar-se para o vítreo ou para a câmara anterior.
- Subluxação do cristalino: ocorre quando há rotura do ligamento suspensório do cristalino. Há um desprendimento parcial, levando o cristalino a deslocar-se. Achados biomicroscópicos: facodonese, iridodonese, variação na profundidade da câmara anterior, que se torna mais profunda no setor correspondente à rotura do ligamento.

Etiologia

- Perfuração ocular (é importante enfatizar o tipo de objeto perfurante, pois frequentemente existe a presença de corpo estranho intraocular) (Figura 47).
- Contusão.

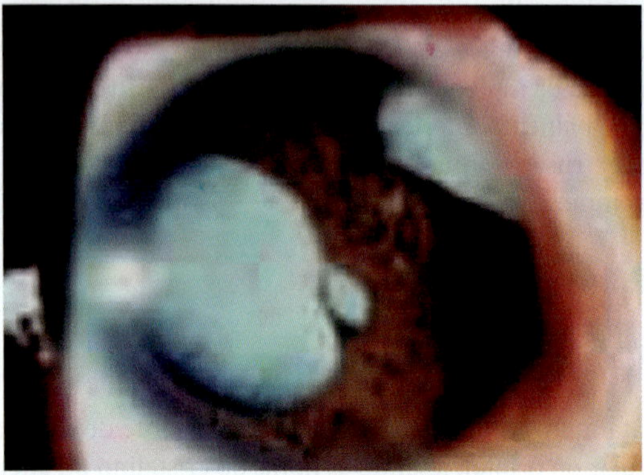

Figura 45 Catarata traumática com desinserção da íris.

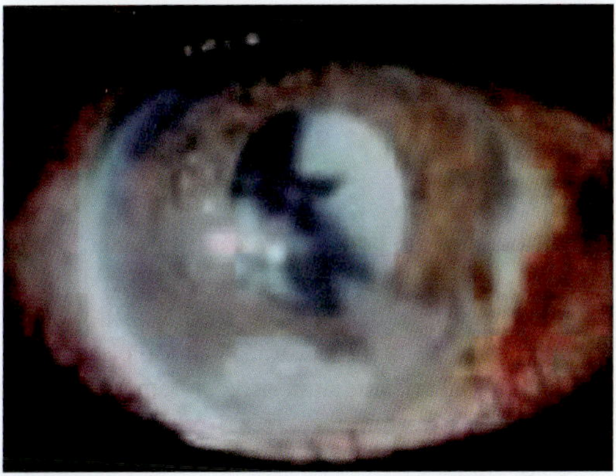

Figura 46 Catarata por trauma contuso com rotura capsular.

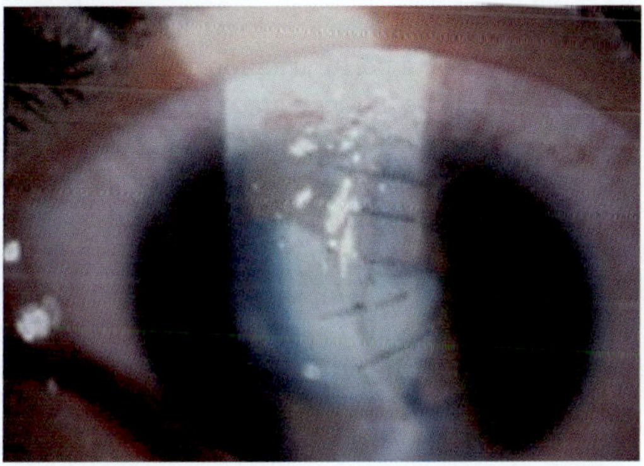

Figura 47 Perfuração com catarata após 7 dias.

- Choque elétrico.
- Radiações ionizantes.
- Radiação infravermelha e frio.

Tratamento

1. Traumas perfurantes com rotura capsular e sem rotura capsular.
   - *Traumas perfurantes com rotura capsular*: inicialmente, avaliar o tamanho da perfuração e todo o segmento anterior: material cristaliniano, vítreo, hifema, iridodiálise, rotura do esfíncter pupilar etc. É importante, nos traumas cirúrgicos, descartar lesões associadas, como descolamento de retina e corpo estranho intraocular, por meio de cuidadosa ecografia. Se a perfuração for pequena e se houver boa visão da câmara anterior, deve-se realizar a sutura primária da lesão, seguida da aspiração do material cristaliniano (obs.: não utilizar a incisão do trauma para essa aspiração. Realizar incisão acessória). Se a cápsula posterior estiver íntegra e a perfuração for pequena, pode-se implantar uma lente intraocular, com base na biometria do olho contralateral. Se a perfuração for grande, mas a opacidade da córnea não prejudicar a observação da câmara anterior, realizar a sutura da lesão, seguida da aspiração de massas da câmara anterior, por outra via de acesso e, se houver condições, implante de lente intraocular. Se a perfuração for grande e a opacidade da córnea prejudicar a observação da câmara anterior, realizar apenas a sutura primária da lesão. Observar reações facoanafiláticas (usar hipotensores oculares, anti-inflamatórios hormonais tópicos, midriático) e programar a cirurgia da catarata (Figura 48).

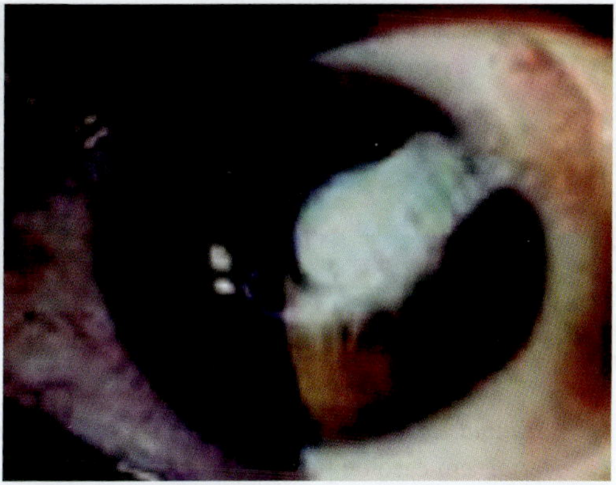

Figura 48 Catarata pós-trauma perfurante suturado

- *Traumas perfurantes sem rotura capsular*: realizar a sutura primária da lesao, acompanhar clinicamente o paciente e a evolução da opacificação cristaliniana, para posterior programação cirúrgica da catarata.

2. Traumas contusos com rotura capsular e sem rotura capsular.
   - *Traumas contusos com rotura capsular*: inicialmente, o tratamento é clínico (com anti-inflamatórios hormonais tópicos, hipotensores oculares tópicos, midriáticos), observando reações de facoanafilaxia. Programar a cirurgia da catarata após controle do processo inflamatório (geralmente em 10 a 15 dias), ecografia e biometria (Figura 49).
   - *Traumas contusos sem rotura capsular*: inicialmente, o tratamento é clínico. Acompanhar a evolução da catarata para programação cirúrgica.

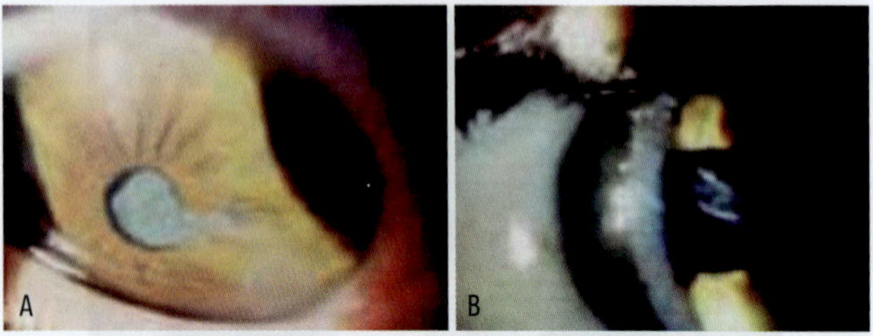

Figura 49 (A e B) Evolução em 24 horas de trauma contuso, com lesão de cápsula anterior.

- *Traumas com luxação do cristalino para a câmara anterior*: em caso de perfuração, realizar a sutura da lesão, por outra via de acesso, retirar o cristalino, vitrectomia anterior. O implante de lente intraocular deve ser feito apenas se as condições cirúrgicas forem favoráveis (p. ex., segmento posterior preservado, leve hipotonia ocular).
- *Traumas com luxação do cristalino para a câmara posterior*: em caso de perfuração, realizar a sutura da lesão e, em um primeiro momento, observar o cristalino luxado; se causar reação inflamatória ou posicionamento indevido (polo posterior), intervir para retirada. O cristalino, quando luxado para posterior envolto pela cápsula, muitas vezes fica inerte.
- Em caso de subluxações, a avaliação refracional do caso é importante, pois pode ocorrer a subluxação sem a presença de catarata e, dependendo do posicionamento do cristalino, uma correção com óculos pode permitir boa acuidade visual final.
- Em casos que envolvam crianças, evitar o implante de lente intraocular antes dos 2 anos de idade. O caso deve

ser avaliado cuidadosamente, e a melhor conduta precisa ser discutida.
- A ultrassonografia oferece grande auxílio na avaliação de todos os casos de catarata traumática, em que a avaliação do segmento posterior do olho está prejudicada pela opacidade dos meios.

CORPO ESTRANHO CONJUNTIVAL

Definição

Presença de corpo estranho na conjuntiva tarsal e/ou bulbar.

Quadro clínico

Dor, sensação de corpo estranho, lacrimejamento, hiperemia conjuntival, fotofobia, acuidade visual normal ou diminuída.

Lembrar

- Ceratite pode fazer parte do quadro clínico, principalmente quando o corpo estranho (CE) estiver na conjuntiva tarsal superior, pois, com o reflexo do piscar, o corpo estranho raspa o epitélio da córnea, levando à sua desepitelização.
- Se o CE permanecer por muito tempo sobre a conjuntiva, normalmente no fundo de saco, pode levar a uma reação granulomatosa no local e/ou recobrimento dele por conjuntiva.

Exame oftalmológico

- Anamnese detalhada, visando a investigar se há risco ou não de corpo estranho.

- Acuidade visual deve ser *sempre* realizada, para registro do caso antes de o olho ser manipulado.
- Exame externo muitas vezes identifica o CE, mas o ideal é *não o* retirar a olho nu.
- Biomicroscopia deve ser *sempre* realizada para identificação do CE e sua retirada.

Lembrar

- No exame de biomicroscopia, examinar sempre o fundo de saco e everter a pálpebra, na tentativa de localizar o CE.
- Pode existir mais de um CE no mesmo olho.
- Pingar fluoresceína tópica para investigar ceratite.
- Examinar cuidadosamente a conjuntiva próxima à localização do CE, depois de retirá-lo, para investigar laceração de conjuntiva ou perfuração ocular.

Tratamento

Após instilar colírio anestésico, retirar o CE com uso de cotonete; se necessário, utilizar agulha de insulina (13 X 4,5).

- Se conjuntiva e córnea intactas: lubrificante artificial e orientações gerais.
- Se CE acompanhado de desepitelização da córnea: curativo oclusivo por 24 horas, com uso de pomada oftálmica (Epitezan®).
- Se CE acompanhado de laceração de conjuntiva: ver item sobre lacerações.
- Se CE acompanhado de perfuração ocular: o ideal é retirá-lo no centro cirúrgico (ver item sobre perfurações).

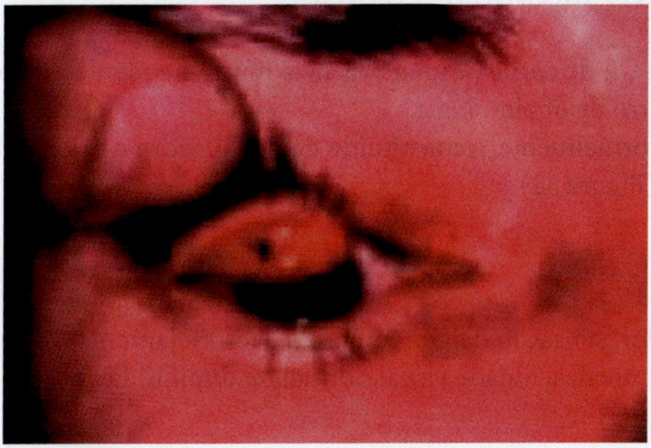

Figura 50 Corpo estranho na conjuntiva tarsal superior.

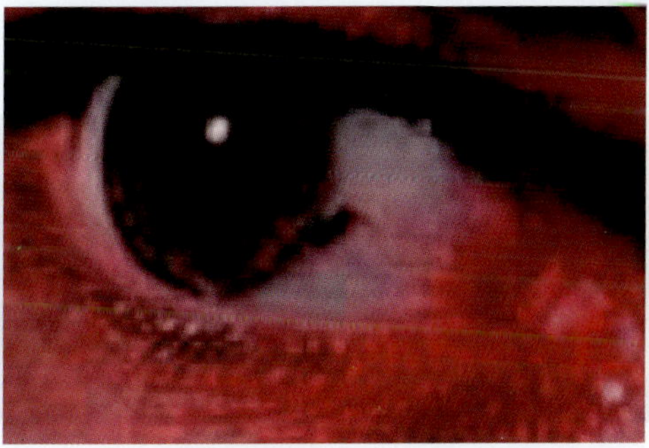

Figura 51 Corpo estranho na conjuntiva bulbar.

CORPO ESTRANHO DE CÓRNEA

O CE de córnea é uma urgência muito frequente no pronto-socorro de oftalmologia.

Normalmente, é constituído de metal, vidro e material orgânico (Figura 52).

Quadro clínico

Dor, sensação de CE, fotofobia, lacrimejamento, hiperemia conjuntival, acuidade visual normal ou diminuída.

Biomicroscopia

CE na córnea, anel laranja-amarronzado ao redor dele (quando é fragmento de ferro, permanece algumas horas incrustado na córnea), injeção ciliar, hiperemia conjuntival, defeito epitelial que cora com fluoresceína, edema corneal, reação de câmara anterior. Pode ser assintomático, se profundo e crônico.

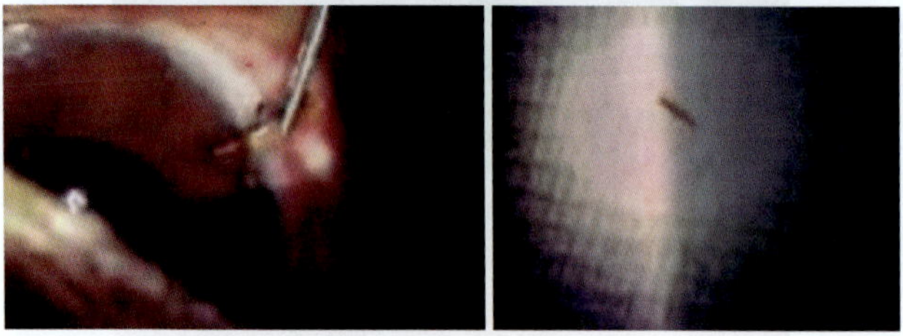

Figura 52 Fragmento de madeira no limbo.

Tratamento

1. Avaliar a profundidade. Se profundo, a remoção deve ser realizada no centro cirúrgico, em razão do risco de perfuração. Se esta ocorrer, considerar o uso de lente de contato terapêutica, adesivo de cianoacrilato ou cirurgia.
2. CE superficial:
   - Anestésico tópico.
   - Avaliação biomicroscópica detalhada, incluindo eversão da pálpebra superior, a fim de procurar possível CE conjuntival.
   - Remoção do CE com o auxílio da lâmpada de fenda, com o uso de uma agulha hipodérmica descartável. Todo o anel de pigmento deve ser removido. Se o anel estiver profundo, pode ser retirado após alguns dias, quando estiver mais superficial. A remoção incompleta do CE ou do anel pode resultar em defeito epitelial persistente.
   - A utilização de broca especial com motor de baixa rotação para a limpeza do anel de ferrugem (*rust ring*) é de grande valia.
   - Cicloplegia.
   - Curativo oclusivo com pomada de antibiótico (Epitezan®).
   - Reavaliar o paciente no dia seguinte e manter pomada de antibiótico e colírio lubrificante (Lacrima®) até a cicatrização completa.

Prognóstico

Excelente, a menos que o CE acometa o eixo visual.

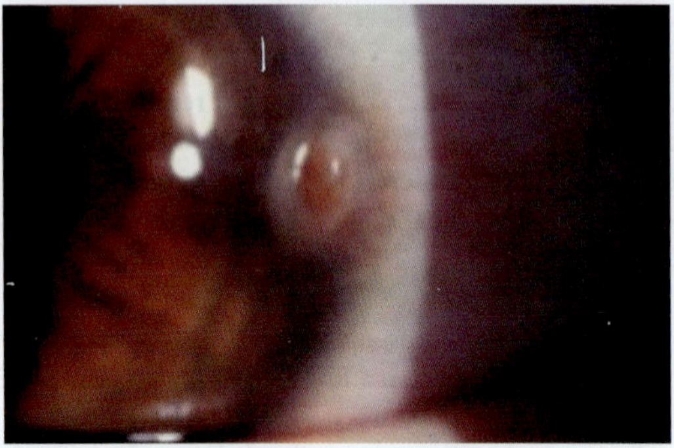

Figura 53 Corpo estranho no limbo.

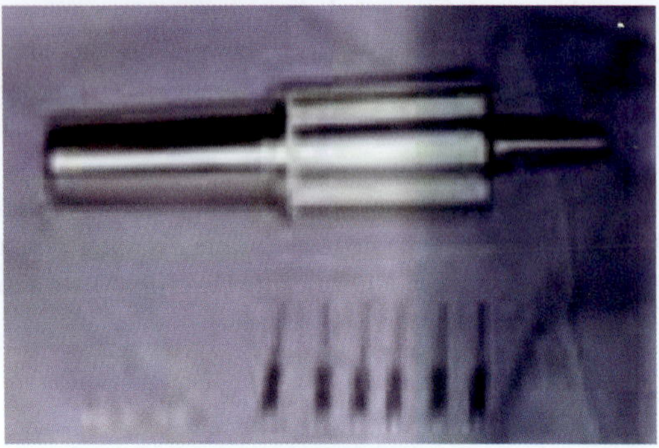

Figura 54 Broca de baixa rotação.

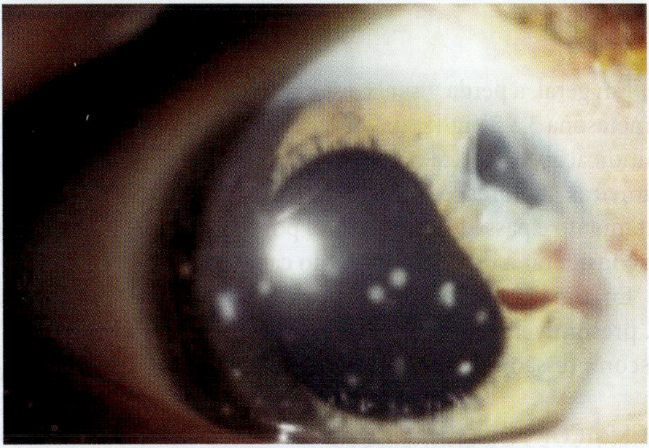

Figura 55 Corpo estranho (pólvora).

NEUROPATIA ÓPTICA TRAUMÁTICA

Lesão do nervo óptico ocorre em 5% dos traumas de crânio. O trauma ocorre tipicamente na região frontal ipsolateral e habitualmente é grave, podendo levar à perda de consciência. A perda visual é quase sempre unilateral e varia de leve a grave (perda da percepção de luz).

Na fase inicial, a papila é normal, a palidez aparece em 4 a 6 semanas, e o diagnóstico baseia-se na história e na presença de defeito pupilar aferente.

Exames

Tomografia computadorizada deve ser realizada para avaliar a presença de hemorragia ou fratura do canal óptico.

Tratamento

Em geral, a perda visual é estável. Megadose de corticoide dexametasona 3 a 5 mg/kg/dia deve ser feita nos pacientes sem contraindicação sistêmica para seu uso. Se não houver melhora nas primeiras 48 horas, o tratamento é descontinuado; se houver, o tratamento é passado para via oral por mais duas semanas. Pode-se considerar a descompressão do canal óptico.

Em uma pequena parte dos casos, a perda visual é progressiva, presumivelmente por edema ou hemorragia. Nesses casos, a descompressão do nervo óptico pode ser indicada.

LACERAÇÕES DE CANALÍCULO

Traumatismos palpebrais

Ponto lacrimal

O ponto lacrimal pode ser afetado como parte do traumatismo palpebral extenso e, embora o trauma isolado seja raro, a causa geralmente é iatrogênica por dilatação excessiva. Pode haver danos no ponto e também no canalículo, pela perda da elasticidade e pelo caráter friável dos tecidos.

Lacerações do canto medial comprometendo canalículo

Deve-se suspeitar de laceração canalicular em todos os ferimentos de canto medial situados nasalmente ao ponto lacrimal. A maioria ocorre dentro de 1 a 4 mm do ponto lacrimal, apesar de a força traumática nem sempre agir diretamente no sítio da laceração. Pode-se determinar a integridade dos canalículos com uma sonda de Bowman através do ponto lacrimal, se esta for identificada ou não na área lacerada (Figura 56). São frequentes as la-

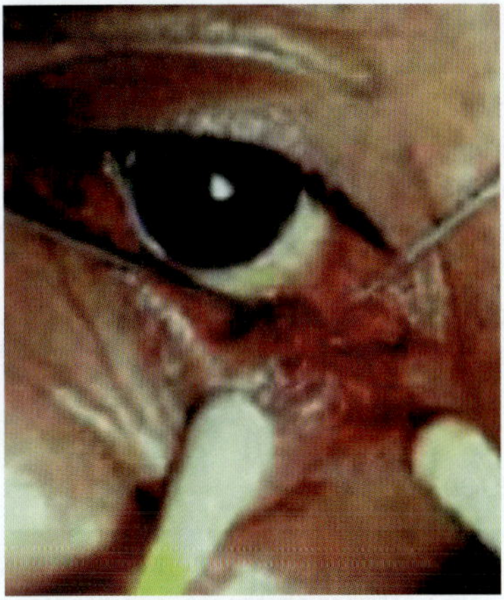

Figura 56 Laceração no canto medial com lesão canalicular.

cerações que comprometem o canalículo inferior, e o mecanismo mais comum é a ação de gancho sobre o local. A zona mais débil encontra-se entre o extremo medial da pálpebra inferior e o ponto lacrimal (no terço interno do canalículo). No traumatismo facial mais extenso, com avulsão do tendão interno do orbicular, pode ocorrer grande dano do ponto interno ou do saco lacrimal. Mesmo quando não há alteração da integridade do saco e canalículo, pode haver epífora, em razão do deslocamento do ponto para fora, não se adequando ao lago lacrimal. A restauração do fluxo lacrimal dependerá da refixação do tendão interno do orbicular avulsionado.

Tipos de lacerações

- Simples: mordida de cachorro, sendo mais vulneráveis as crianças com menos de 4 anos, pela menor estatura e inexperiência com animais.
- Complexas: acidente automobilístico, mais comum nos adultos.

O ferimento perfurocontuso palpebral – associado à rotura da via lacrimal decorrente de mordida de cachorro – é a lesão mais frequente (dois terços do total dos acidentes).

Indicações de reparo

Cerca de 50% dos casos são assintomáticos. Se há lesão de um só canalículo com posterior obstrução, os sintomas e os sinais são a epífora leve e intermitente, o aumento do lago lacrimal, o desconforto ou a visão borrada. Deve-se ter cuidado na reparação, pois é possível ocorrer lesão iatrogênica do canalículo não lacerado, principalmente com o "rabo de porco", diminuindo as chances de sucesso do reparo ou até tornar-se um agravo maior. A reparação do canalículo superior é controversa, mas, segundo Jones, Limberg e Moore, ambos os canalículos têm a mesma importância. A reparação não é difícil quando o canalículo é seccionado perto do ponto lacrimal e verticalmente, tornando-se mais complicada quando a lesão é irregular e/ou próxima ao canalículo comum. O procedimento de reparação não é de emergência, e a reconstrução cirúrgica não deve ser imediata, exceto quando existe visão total de ambas as bordas do canalículo seccionado. Pode ocorrer "contaminação" com sangue ou material estranho ou as bordas podem ficar edemaciadas e de difícil avaliação, sendo conveniente esperar por 12 a 24 horas. Haverá exposição das bordas do canalículo e, conforme o edema cede, ocorre a retração dos tecidos, simplificando assim a reparação. Pode-se esperar de 48 a 72 horas, pois, se houver lágrima, raramente haverá infecção. Após o quinto dia, a fibrinogênese instala-se, tornando difícil a dissecção, a individualização e o reparo das estruturas, comprometendo o restabelecimento da permeabilidade. É considerado reparo tardio ou secundário quando realizado após o sétimo dia, com mínimas chances de restabelecer a permeabilidade.

O que é necessário na cirurgia

1. Microscópio cirúrgico ou lupa: não são fundamentais.
2. Instrumental adequado: material cirúrgico de córnea, sondas, dilatador e "rabo de porco".
3. Modelador para proteger a integridade da reparação cirúrgica até que passe o risco de estenose e ocorra a recanalização com sucesso.

Tipos de modeladores

1. Náilon 3-0 ou 4-0: considerada a pior técnica, pois facilmente ocorrem falso pertuito e laceração do ponto lacrimal. Estimula a secreção mucosa, que se infecta com facilidade. A fixação do fio é inadequada por meio de Micropore® no dorso do nariz.
2. Bastonete de Veirs: encontrado em dois tamanhos: 11 e 13 mm, com seda 6-0. Deve permanecer por, no mínimo, seis semanas, mas é comum a retirada precoce inadvertidamente. Outra complicação frequente é o rompimento do fio, com consequente encarceramento da agulha, necessitando de nova cirurgia para retirada, podendo ocorrer nova lesão no canalículo que está sendo restaurado.
3. Silastic (sondas de Quickert Jackson Crawford): 95% de sucesso quando colocado precocemente. Executar com cuidado

para não lesionar o orifício lacrimal, tornando-o uma fenda, e encarcerar o nó das alças do Silastic no ducto lacrimonasal.

4. Arame de Carl-Johnson ou similar: o similar é de fácil obtenção e baixo custo (realizado com agulha 30-7 no próprio centro cirúrgico). É fixado na pele e no músculo da pálpebra inferior com náilon 6-0. Pode ocorrer deiscência da fixação da alça do arame se o ponto for muito superficial e/ou muito apertado pela necrose tecidual. É necessário ter cuidado com falso pertuito (Figuras 57 e 58).

Os abscessos são complicações comuns no uso de qualquer modelador, por possibilitar contaminação da ferida. É preciso drenar e aplacar o processo clinicamente e, se necessário, retirá-lo.

Cirurgia

O campo deve ser bem hemostasiado, seco e exposto com cotonetes e pinças. O coto distal sempre é o primeiro a ser indivi-

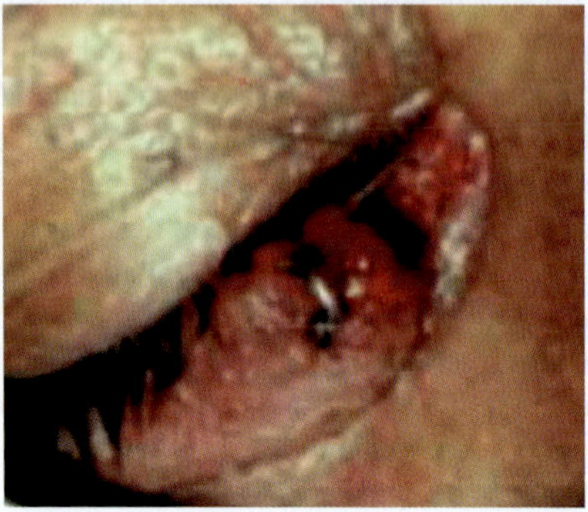

Figura 57 Colocação do arame de Carl-Johnson.

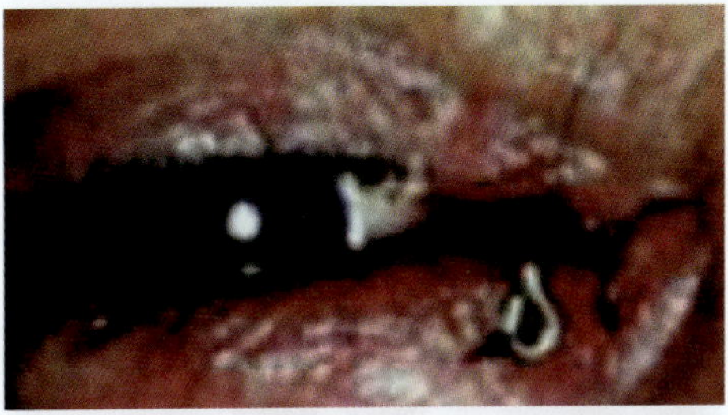

Figura 58 Caso da Figura 57, após sutura.

dualizado, pois há o ponto lacrimal como referência. Há maior dificuldade com o coto proximal (medial), e sua localização deve ser por visão direta com ou sem auxílio óptico, usando pinças delicadas. Geralmente, o coto proximal apresenta-se como um anel branco, tão visível que surpreende pela exuberância. Quanto mais próxima a laceração estiver do ponto lacrimal, mais fácil a sua localização e melhor o prognóstico. Quando a lesão for mais profunda, na junção dos dois canalículos ou mesmo no canalículo comum, a avaliação é mais difícil e é necessário o auxílio do "rabo de porco" (Figura 59). Não se deve usar corantes. Após a localização do coto proximal, deve-se introduzir o modelador, que é fixado com náilon 5-0. Coapta-se, mesmo que parcialmente, a ferida com Vicryl 6-0 (J 544), dois pontos, um anterior e outro posterior. Regularizam-se as bordas cirúrgicas, removem-se o material necrótico e os tecidos desvitalizados e, finalmente, suturam-se a borda palpebral e a pele. Quando não é possível expor os cotos canaliculares, reconstrói-se o canto medial e, em um segundo tempo cirúrgico, programa-se a colocação da prótese (tubo de Jones).

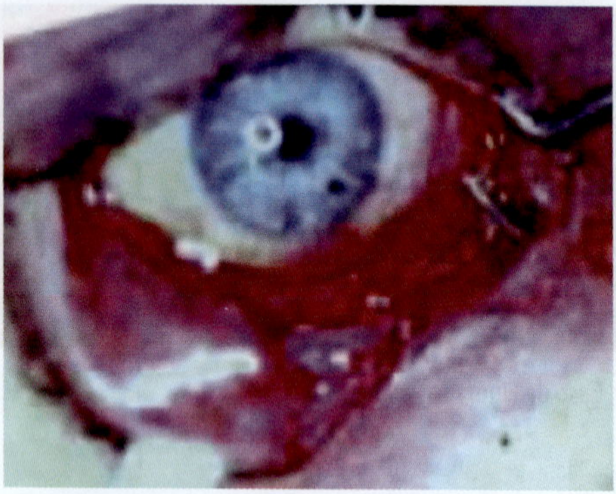

Figura 59 Utilização do "rabo de porco".

UVEÍTES TRAUMÁTICAS

O traumatismo ocular tem sua origem em procedimentos cirúrgicos ou em acidentes que envolvam o olho. Na maioria das vezes, é acompanhado de algum grau de inflamação. Sua incidência está diretamente ligada à epidemiologia do trauma, ocorrendo no sexo masculino a maior incidência de acidentes envolvendo os olhos.

A etiopatogenia do processo inflamatório está relacionada à quebra da barreira hemato-ocular. Ocorre pela liberação de prostaglandinas após o traumatismo, com consequente aumento de permeabilidade vascular, resultando em mobilizações de proteínas, responsáveis pela presença de *flare*, e de leucócitos, pela presença de células nas câmaras anterior e vítrea.

Didaticamente, dividem-se os traumatismos em:

1. Acidentais – contusos e perfurantes.
2. Pós-cirúrgicos.

Neste capítulo, são abordados os traumatismos acidentais.

Traumatismo contuso

Sua apresentação é bastante variável. Muitos casos necessitam de propedêutica complementar que foge ao exame oftalmológico de rotina: a observação da periferia da retina para descartar possíveis rupturas; gonioscopia para observar lesões do seio camerular; UBM para avaliar desarranjos do segmento anterior; e ecografia para examinar o segmento posterior quanto à opacidade de meios.

Irites, ciclites e iridociclites podem originar-se de contusões e caracterizam-se pela presença de *flare* e células na câmara anterior. Normalmente, limitam-se ao segmento anterior, sendo quase sempre transitórias. Apresentam-se com o olho vermelho acompanhado de dor variável e, por vezes, discreto embaçamento visual. Seu tratamento consiste na indução da cicloplegia, para evitar a formação de sinéquias posteriores, alívio da dor pela paralisação da acomodação da musculatura ciliar e introdução de corticoterapia tópica com posologia variável, de acordo com a intensidade do processo inflamatório.

Hifema, hipertensão ocular e edema de Berlin são complicações frequentes após traumatismos oculares, podendo estar associadas à uveíte.

Traumatismo perfurante

Os traumatismos oculares que resultam em perfuração no bulbo ocular podem ser inicialmente rotulados como imprevisíveis. Casos aparentemente simples podem se complicar, ao mesmo tempo em que outros, com prognóstico reservado, terminam relativamente bem.

Lacerações, mesmo que pequenas, como em simples perfurações corneais, são acompanhadas de iridociclites. Pode haver intensa celularidade e fibrina no humor aquoso, até com formação de hipópio.

Lacerações com câmara anterior patente (sem Seidel):

- Cicloplegia + colírios associados de corticoides/antibióticos.

Rupturas mais extensas:

- Tratamento cirúrgico.
- Antibioticoterapia tópica e sistêmica.
- Corticoterapia tópica e sistêmica (dependendo da intensidade inflamatória).

A abordagem cirúrgica e suas indicações serão abordadas em itens específicos.

Em casos de perfurações oculares, é necessário ficar atento ao comprometimento inflamatório do olho contralateral e, quando presente, deve-se descartar o diagnóstico de oftalmia simpática.

URGÊNCIAS NÃO TRAUMÁTICAS

CÓRNEA

Ceratopatia por exposição

Introdução

É causada por processos que limitam a oclusão palpebral, com consequente redução da lubrificação corneal.

Entre eles, destacam-se: doenças neurológicas (paralisia facial), alterações palpebrais (ectrópio, queimadura química), proptose grave (oftalmopatia de Graves, tumores orbitários), rebaixamento do nível de consciência (coma), complicação pós-operatória (blefaroplastia, correção de ptose) e lagoftalmo noturno.

Sintomas

Semelhantes aos de olho seco. Sensação de CE, fotofobia, lacrimejamento e hiperemia conjuntival. Os sintomas são piores pela manhã.

Sinais

- Espectro variável.
- Ceratite *punctata* (mais frequente no terço inferior da córnea), diminuição do brilho corneano, ulceração, infecção secundária, *melting* de córnea e perfuração ocular.

Tratamento

Tratamento clínico

- Correção da causa, quando possível (p. ex., cirurgia para correção de ectrópio).
- Lágrimas artificiais sem conservantes durante o dia e oclusão com pomada à noite (casos mais leves).

Tratamento cirúrgico

Quando, apesar do tratamento clínico, ocorre deterioração progressiva da córnea. O tratamento clínico deve ser mantido.

- Tarsorrafia temporária, para casos autolimitados (p. ex., paralisia de Bell).
- Tarsorrafia definitiva (p. ex., sequelas de neurocirurgia ou de acidente vascular cerebral).
- Colocação de peso de ouro no tarso superior.

- Lente de contato terapêutica (controversa, em razão do quadro de olho seco e chance de infecção).
- Oclusão de pontos lacrimais inferiores (temporária com fio de categut ou *plug* de colágeno). Caso não haja epífora após a oclusão temporária, a oclusão definitiva poderá ser realizada.
- Tratamento de infecção secundária, quando necessário (ver item sobre ceratites bacterianas).

CERATOPATIA NEUROTRÓFICA

Definição

Trata-se de uma alteração da córnea secundária à redução ou à ausência da sensibilidade corneal. Inicialmente, o epitélio é comprometido e, com a evolução, as camadas mais profundas do estroma evoluem com necrose, culminando com perfuração ocular, caso o tratamento adequado não seja instituído a tempo.

Etiologia

A ceratite neurotrófica ocorre por lesão do quinto par craniano, causando anestesia corneal. A perda da inervação epitelial acarreta edema e alteração das mitoses das células epiteliais, prejudicando, dessa forma, a atividade metabólica da córnea.

Causas adquiridas

- Pós-infecção por herpes simples, herpes-zóster e hanseníase.
- *Diabetes mellitus* e esclerose múltipla.
- Acidente vascular encefálico e aneurismas.
- Pós-cirurgia do nervo trigêmeo.
- Tumores (neurinoma do acústico).
- Abuso de anestésicos tópicos.

Causas congênitas

- Disautonomia familiar.
- Displasia anidrótica ectodérmica.
- Síndrome da crista neural.

Sintomas

Sensação de CE, hiperemia ocular e redução da acuidade visual.

Sinais

- Diminuição na frequência do piscar.
- Redução da secreção lacrimal reflexa.
- Presença de muco na superfície da córnea.
- Córnea e conjuntiva palpebral inferior coram com rosa bengala.
- Hiperemia perilímbica e ceratite *punctata* superficial envolvendo a área interpalpebral da córnea, inicialmente, podendo coalescer para formar defeitos epiteliais maiores.
- O defeito epitelial prolongado predispõe a infecções bacterianas, fúngicas ou herpéticas.
- Redução ou ausência de sensibilidade corneal.
- Tardiamente, pode-se desenvolver ulceração estromal central, paracentral inferior e perfuração. Nesta fase, é comum a associação com irite e *flare*, e células inflamatórias são observadas na câmara anterior.

Diagnóstico diferencial

- Ceratite infecciosa.
- Olho seco.

- Ceratopatia química.

Tratamento

- Casos leves (ceratite *punctata*): lágrimas artificiais sem conservantes, pomadas e oclusão palpebral à noite. Oclusão temporária dos pontos lacrimais com *plugs* de colágeno ou com fio de categut. Neste estágio, as lentes de contato hidrofílicas podem ser utilizadas; no entanto, o paciente deve ser acompanhado com retornos frequentes, em razão do risco potencializado de infecção.
- Úlcera estromal (excluir infecção): tarsorrafia temporária ou definitiva, de acordo com a gravidade do quadro, oclusão definitiva do ponto lacrimal, recobrimento conjuntival e transplante de córnea, quando perfurada, ou opacificação cicatricial. Lentes de contato estão contraindicadas nesta fase.

EROSÃO EPITELIAL RECORRENTE

Definição

As erosões recorrentes estão associadas aos defeitos na aderência das células epiteliais à membrana basal subjacente, resultando na incapacidade do epitélio em recobrir a área desepitelizada dentro do tempo normalmente estimado (aproximadamente 7 dias). Podem ser causadas por diversos mecanismos:

- Alterações da membrana basal do epitélio.
- Alterações da inervação corneal.
- Alterações da matriz proteica da córnea (enzimas proteolíticas, fatores de crescimento).

Etiologia

- Doenças autoimunes (artrite reumatoide, penfigoide ocular cicatricial, eritema multiforme).
- Ceratite herpética.
- Ceratopatia por exposição.
- Lesões prévias traumáticas da córnea.
- Retardamento de cicatrização epitelial pós-cirúrgica (cirurgia de catarata, ceratotomia radial).
- Deficiência de vitamina A.
- *Diabetes mellitus*.
- Síndrome de Cockayne.
- Drogas (anestésicos tópicos, antivirais tópicos, aminoglicosídeos tópicos).
- Distrofias epiteliais e estromais da córnea (Meesman, distrofia da membrana basal, Reis-Bucklers, Lattice, macular e granular).

Sintomas/sinais

- Períodos de melhora e outros de piora.
- História prévia de trauma ocular deve ser investigada.
- Dor aguda, fotofobia, sensação de CE, lacrimejamento e, muitas vezes, edema palpebral, geralmente ao acordar ou logo após abertura das pálpebras.
- No exame sob lâmpada de fenda (com ou sem uso de fluoresceína), observa-se: área localizada de rugosidade do epitélio ou defeito epitelial na área central ou paracentral, irregular, ceratite *punctata*, com margens elevadas, de fundo cinzento e limpo. Hipoestesia quase sempre está presente. Podem apresentar-se ainda aspecto de pontos, mapas, impressões digitais ou microcistos epiteliais. Na fase de latência, apenas infiltrados ou depósitos subepiteliais observáveis sob retroiluminação.

Tratamento

1. Medidas gerais:
   - Diagnosticar as causas.
   - Controlar doenças sistêmicas associadas.
   - Suspender uso de medicações tópicas que estejam dificultando a cicatrização do epitélio.
2. Na fase aguda:
   - Cicloplégico colírio (ciclopentolato 2%).
   - Curativo oclusivo com pomada lubrificante e antibiótica profilática, período de 24 a 48 horas.
   - Considerar debridamento do epitélio anormal se ele estiver "solto".
3. Lubrificantes sem conservantes devem ser usados várias vezes ao dia.
4. Cloreto de sódio a 5% colírio: quatro a cinco vezes ao dia, por aproximadamente 4 a 6 meses.
5. Uso de lentes de contato terapêuticas, associado à profilaxia com colírio antibiótico (ofloxacina 0,3%), três vezes ao dia, e lubrificantes sem conservantes.
6. Micropunctura estromal anterior: para casos extremamente sintomáticos que não respondem ao tratamento convencional e com erosões fora do eixo de visão, pois causam cicatriz corneal permanente. Pode ser realizada com epitélio íntegro ou não.
7. Ceratectomia superficial: nos casos de múltiplas erosões em diferentes áreas da córnea.
8. Oclusão de ponto lacrimal provisória ou definitiva.
9. Tarsorrafia lateral provisória.
10. Recobrimento conjuntival total ou parcial (raramente realizado).

11. Reconstrução de limbo: nos casos de traumatismos mais graves (p. ex., queimaduras químicas por álcalis).
12. *Excimer laser* (PTK): tem mostrado resultados promissores no tratamento das erosões recorrentes causadas pelas distrofias corneais e lesões pós-traumáticas, principalmente em pacientes míopes, já que em emétropes apresenta a desvantagem de causar hipermetropia.

FLICTENULOSE

Definição

Nódulos inflamatórios, não infecciosos, perilímbicos, secundários à reação de hipersensibilidade do tipo IV a antígeno de microrganismos.

Etiologia

- Bactérias: *S. aureus* (mais comum), *N. gonorrhoeae.*
- Micobactéria: *M. tuberculosis.*
- Vírus: herpes vírus simples.
- Protozoário: leishmaniose.
- *Chlamydia trachomatis.*
- Parasitas: *A. lumbricoides, H. nana.*
- Fungo: *Candida* sp.
- Acne rosácea.

O agente causal mais comumente associado à flictenulose é o *S. aureus*; porém, deve-se pesquisar tuberculose em áreas endêmicas e considerar outras etiologias, após minuciosa anamnese e exame oftalmológico.

Sinais e sintomas

- Flictênula conjuntival: nódulo(s) elevado(s), de coloração rósea/esbranquiçada de 1 a 2 mm de diâmetro na conjuntiva e/ou limbo que causa sensação de CE, ardor, lacrimejamento. Os sintomas são de leve a moderada intensidade.
- Flictênula corneal: nódulo(s) elevado(s), superficial(is), de coloração rósea/esbranquiçada de 1 a 2 mm de diâmetro na córnea, podendo atrair neovasos para o local. Os sintomas podem ser mais intensos, causando, inclusive, blefarospasmo.

Diagnóstico diferencial

- Ceratoconjuntivite primaveril (forma limbar).
- Nódulos de Salzmann.
- Pingueculite.
- Episclerite nodular.
- Úlcera de córnea.
- Úlcera marginal.
- Ceratite intersticial.

Tratamento

- Higiene palpebral: duas a três vezes por dia, com água morna filtrada e xampu neutro.
- Prednisolona 1%: 4/4 h com regressão conforme melhora dos sinais e sintomas, ou colírio combinado de corticoide e antibiótico.
- Tetraciclina: via oral, 250 mg de 6 em 6 horas com regressão conforme melhora dos sinais e sintomas, nos casos recorrentes. Obs.: 1) Eritromicina deve ser usada como alternativa nas gestantes e crianças até 8 anos de idade. 2) Nos casos com defeito epitelial, antibiótico tópico de amplo espectro (ofloxaci-

na, polimixina B, ciprofloxacina) deve ser introduzido antes do início do tratamento com corticoide.

PINGUECULITES

Quadro clínico

Dor ocular de intensidade fraca a moderada, sensação de CE e lacrimejamento. Hiperemia localizada na região da pinguécula que pode ser facilmente mobilizada com um cotonete (diferentemente da esclerite nodular).

Tratamento

- Evitar contato com poeira, luz solar e vento.
- Compressas frias e colírios lubrificantes são suficientes na maioria dos casos.
- Nos casos com dor intensa, anti-inflamatórios tópicos poderão ser usados quatro vezes ao dia, durante 7 a 10 dias.
- Tratamento cirúrgico: raramente necessário. Quando ocorrem crises muito frequentes e opta-se pela cirurgia, a técnica de escolha é exérese da pinguécula com transplante autólogo de conjuntiva.

ALTERAÇÕES DA SENSIBILIDADE CORNEAL

Paralisia do quinto par

- Pós-cirurgia.
- Secundária a tumor.
- Secundária a aneurisma.
- Outras.

Causas congênitas

- Síndrome de Riley-Day.
- Síndrome de Goldenhar.
- Síndrome de Möebius.
- Síndrome de Parry-Romberg.
- Síndrome de Bassen-Kornzwieg.
- Anestesia trigeminal congênita isolada.

Distrofias corneais

- Lattice granular (rara).
- Reis-Bücklers.

Iatrogênicas

- Uso de lentes de contato.
- Trauma dos nervos ciliares por *laser*, crioterapia, introflexão escleral ou diatermia.
- Incisões corneais por catarata, ceratoplastia, epiceratoafacia.

Infecção

- Herpes simples.
- Herpes-zóster.
- Hanseníase.

Doenças sistêmicas

- Diabetes.

Medicações

- Abuso de anestésicos tópicos.
- Atropina.
- Timolol (temporária).
- Sulfacetamida.

Causas tóxicas

- Queimaduras químicas.
- Exposição a dissulfato de carbono ou hidrogênio.

Causas funcionais

- Histeria.

Miscelânca

- Qualquer causa envolvendo alteração epitelial crônica ou inflamação estromal.
- Qualquer uma das causas citadas pode danificar a sensibilidade corneal, ocorrendo, a partir disso, disfunção epitelial. A patogênese não é bem esclarecida, mas acredita-se que os nervos corneais proveem algum tipo de influência trófica no epitélio. Em condições normais, eles liberam, de suas terminações, substâncias necessárias para o metabolismo celular epitelial. Na ausência de inervação, há redução do metabolismo celular, aumento na permeabilidade celular, redução das concentrações de acetilcolina e colinoacetiltransferases, com subsequente diminuição dos índices de mitose. Há também diminuição da adesão epitelial, e menos desmossomos são vistos.

- As consequências podem incluir defeito epitelial, opacidades e neovascularização.

Tratamento

- Lubrificação: lágrimas artificiais sem preservantes.
- Tarsorrafia.
- Lentes de contato terapêuticas.

CERATITE BACTERIANA

Deve ser considerada uma emergência!

- Progressão rápida (p. ex., infecção por *Neisseria gonorrhoea* – Figura 60).
- Perda de visão.
- Perfuração.
- Perda do globo ocular.
- O que fazer para evitar?
  - Diagnóstico precoce.

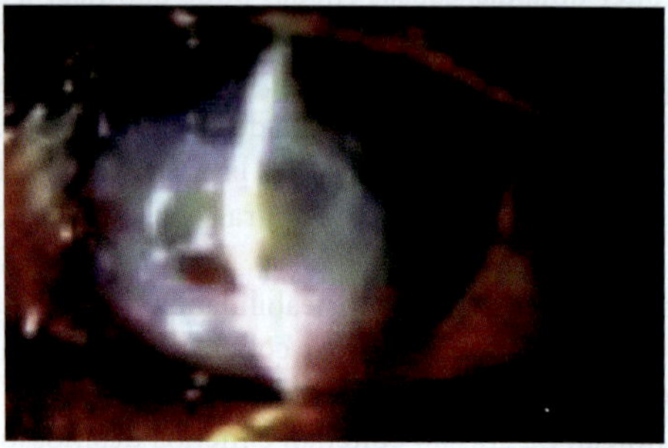

Figura 60 Infecção por *Neisseria gonorrhoea*.

- História clínica detalhada, pois dados da anamnese podem identificar um possível agente etiológico.
- Exame oftalmológico cuidadoso.
- Exame laboratorial sempre!
- Tratamento adequado.

Fatores predisponentes

Deve-se lembrar que inúmeros fatores podem contribuir para a presença de infecção por um determinado tipo de microrganismo, por exemplo:

- Trauma com planta, madeira (infecção por fungos filamentosos).
- Lente de contato (*Pseudomonas* – Figura 61 –, *Acanthamoeba*).
- Doença palpebral (*Staphylococcus*).
- Doenças oculares prévias (ceratite herpética – Figura 62).
- Uso crônico de colírio (*Pseudomonas*).
- Atopia (agentes oportunistas).
- Cirurgia ocular.
- Imunodeprimido, idoso, alcoólatra.

Exame oftalmológico

Deve-se representar graficamente o exame biomicroscópico, incluindo todas as medidas possíveis, como altura em milímetros e largura da lesão, altura do hipópio (Figura 63), do hifema, presença de edema (descrever se o edema é epitelial, estroma, endotelial e graduar em +, ++, +++, de acordo com a gravidade).

- Pálpebra e conjuntiva:
  - Secreção (presença ou ausência, coloração, quantidade).

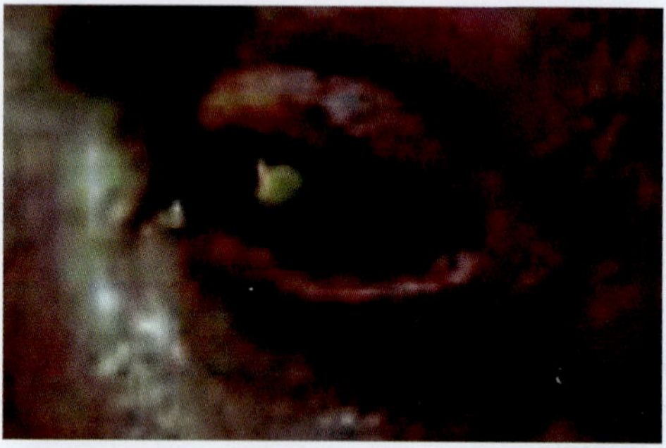

Figura 61 Infecção por *Pseudomonas*.

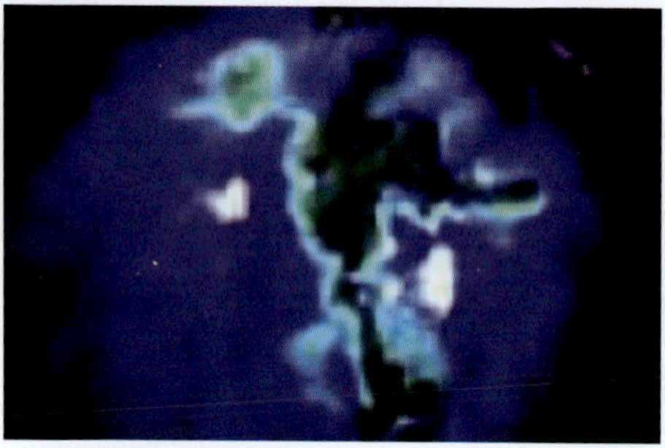

Figura 62 Ceratite herpética.

- Edema de pálpebra, quemose (quantificar de + a +++).
- Hiperemia de conjuntiva (quantificar de + a +++).
- Papilas podem estar presentes.

- Córnea:
  - Epitélio ausente, mas pode estar intacto.

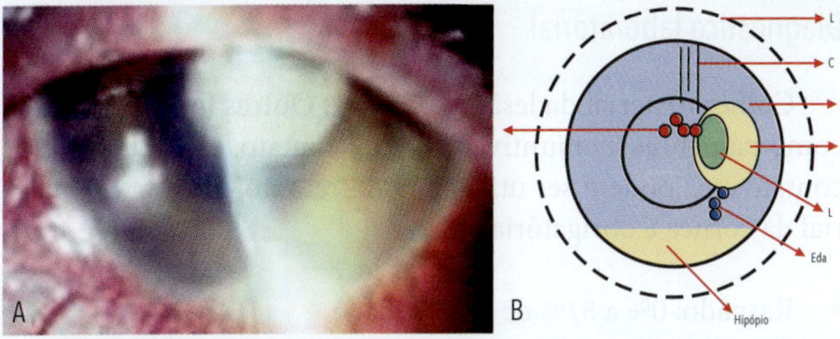

Figura 63 Hipópio.

- Estroma com infiltrado celular denso, esbranquiçado. Pode haver necrose.
- Endotélio: edema, placa de fibrina.
- Quantificar o grau de edema de cada uma das camadas (de + a +++).

Medir o maior diâmetro horizontal e vertical do infiltrado e da área que cora com fluoresceína. Desenhar sempre!

- Colocar fluoresceína apenas após medir o tamanho do infiltrado. Lembrar-se de que o tamanho da área que cora por fluoresceína nem sempre corresponde ao tamanho do infiltrado.
- Precipitados ceráticos.
- Placas endoteliais.

- Câmara anterior:
  - Reação leve-moderada-grave.
  - Hipópio (medir).
  - Hifema.
- Sinéquia anterior ou posterior.
- Catarata secundária.
- Aumento da PIO.
- Uso de lente de contato terapêutica.

Diagnóstico laboratorial

Colher material da lesão de córnea. Outras fontes de coleta, como pálpebras, conjuntiva, lente de contato, caixa da lente de contato etc., podem ser utilizadas; entretanto, a coleta do material da córnea é obrigatória.

- Raspado: 0% a 57% de positividade.
- Sempre (pelo menos Gram):
  - Gram.
  - Giemsa.
  - Calcoflúor branco.
  - Acridine laranja.
- Cultura: 40% a 73% de positividade.
  - Indicação: sempre! Lembrar-se de que cerca de 10% dos casos não melhoram com tratamento inicial de amplo espectro e há alto índice de resistência.
  - Os meios de cultura devem estar em temperatura ambiente. Portanto, lembrar-se de retirá-los do refrigerador pelo menos 30 minutos antes da coleta do material, para que atinjam a temperatura ambiente. Após semeá-los, levá-los imediatamente ao laboratório. Caso não seja possível, não colocar na geladeira, mantê-los em temperatura ambiente até que seja possível o encaminhamento ao laboratório de microbiologia.
  - Colírio anestésico, se necessário (lembrar-se do efeito bacteriostático do colírio).
  - Debridar, remover necrose e fibrina.
  - Coleta com espátula de Kimura.
  - Semear em "C".
  - Para cada placa, deve-se realizar nova coleta.

   - Semear nos três meios principais: ágar sangue, chocolate e Sabouraud. Se necessário, semear em tioglicolato, BHI, Lowenstein-Jensen (micobactérias), Thayer Martin (*Neisseria*).
- Biópsia, se necessário.
- Casos refratários.
- Exames laboratoriais inconclusivos.
- Suspeita de fungo ainda não identificado.

Tratamento

- Escolha do antibiótico: iniciar com antibióticos de amplo espectro (fortificados ou monoterapia). Caso não haja melhora, a troca do antibiótico deve ser feita de acordo com o resultado da cultura/lâmina e do antibiograma, lembrando-se da sensibilidade dos microrganismos aos antibióticos específicos.
- Fortificado *versus* monoterapia dependendo da gravidade da lesão:
   - Lesão < 2 mm, fora do eixo visual, pode ser tratada com monoterapia.
   - Lesões maiores, mais profundas, com comprometimento do eixo visual, preferir antibióticos fortificados.
- Antibióticos fortificados:
   - Cefalosporina de 1ª geração (cefalotina = Keflin – apenas em farmácia de manipulação).
   - Aminoglicosídeos (gentamicina ou tobramicina preparadas em farmácia de manipulação).
- Monoterapia:
   - Fluoroquinolonas (melhores são: ofloxacina 0,3% = Oflox®, Norflox®, Ofloxacina – genérico, melhor para Gram +, ciprofloxacina 0,3% = Ciloxan®, Biamotil®, melhor para Gram –, gatifloxacina = Zymar, moxifloxacina = Vigomax), lomefloxacina (Okacin®), norfloxacina (Chibroxin®).

- Outros antibióticos (preparados em farmácia de manipulação):
  - Penicilinas (Gram +).
  - Eritromicina (substituto para penicilina. Pode ser usada em crianças).
  - Vancomicina (Gram + resistentes à penicilina).
  - Amicacina (Gram –).
  - Cefalosporina de 3ª geração (Gram –, principalmente *Pseudomonas*).
  - Ceftazidime (= Fortaz®).
  - Gestação: lembrar-se de antibióticos que podem e não podem ser usados durante a gestação (Tabela 3).

Tabela 3 Antibióticos na gestação

Usar	Não usar
• Penicilina (G) • Cefalotina • Estearato de eritromicina • Espiramicina	• Carbenicilina (dist. coagul.) • Aminoglicosídeo (ototoxicidade) • Cloranfenicol (síndrome cinzenta do recém-nascido) • Sulfa (teratogênico, anemia hemolítica) • Quinolona (deposição em ossos e cartilagens) • Tetracilina (teratogênica) • Polimixina B (nefro/ototoxicidade) • Vancomicina (neuro/nefrotoxicidade)

- Vias de administração:
  - Colírio.
  - Subconjuntival.
  - Sistêmico.
  - Intravítreo.
- Colírio: melhor via de administração do antibiótico.
  - Permite administração de antibióticos que só podem ser utilizados sob a forma de colírio.

- Posologia: de 30 em 30 minutos ou de 1 em 1 hora, de acordo com a gravidade, com redução lenta da dose a cada 3-7 dias, conforme melhora do quadro.
- Concentração:
  - » Cocos Gram +:
    - Cefalotina/cefazolina 50 mg/m.
    - Vancomicina 25 mg/mL.
  - » Cocos Gram –:
    - Ceftriaxona 50 mg/mL.
    - Ceftazidima 50 mg/mL bacilos Gram –.
    - Gentamicina 9-14 mg/mL.
    - Tobramicina 9-14 mg/mL.
    - Amicacina 20 mg/mL.
    - Ceftazidima 50 mg/mL.
    - Carbenicilina 4 mg/mL.

- Subconjuntival.
  - Dolorosa.
  - Indicações:
    - » Perfuração.
    - » Endoftalmite.
    - » Crianças, quando da realização de narcose para coleta de material.
  - Concentração:
    - » Cefalotina 100 mg/0,5 mL.
    - » Tobra/genta 20 mg/0,5 mL.
    - » Vancomicina 25 mg/0,5 mL.
- Sistêmico.
  - Indicações:
    - » Úlcera perfurada.
    - » Comprometimento escleral.
    - » Endoftalmite.
    - » *Neisseria*.

    - » *Haemophilus*.
- Intravítreo: endoftalmite.
  - Concentração:
    - » Gentamicina 200 µg.
    - » Tobramicina 500 µg.
    - » Amicacina 750 µg.
    - » Vancomicina 1-2 µg.
    - » Cefalotina 2,25 µg.
- Outros:
  - Cicloplégico: para diminuir a dor.
  - Corticosteroide tópico. Pode ser usado para diminuir a reação inflamatória em olhos muito hiperemiados ou com necrose, desde que haja controle do processo infeccioso, ou seja, pelo menos 50% de cura. Deve ser evitado em infecções por agentes Gram-negativos.
  - Lente de contato terapêutica deve ser evitada.
  - Cola.
  - Recobrimento conjuntival.
  - *Patch* de córnea.
  - Transplante terapêutico de córnea.
  - Transplante de córnea, com finalidade óptica.
- Rotina:
  - Suspender ou manter AB? Depende da gravidade e do bom senso. Em lesões pequenas, sem risco de perfuração, com maior tempo de evolução, pode-se suspender a medicação por 48 horas e colher o material depois, com maior chance de positividade do exame. Para lesões graves, extensas ou muito profundas, deve-se colher o material, mesmo na vigência da medicação.
  - Colher material para lâmina.
  - Colher material para cultura.

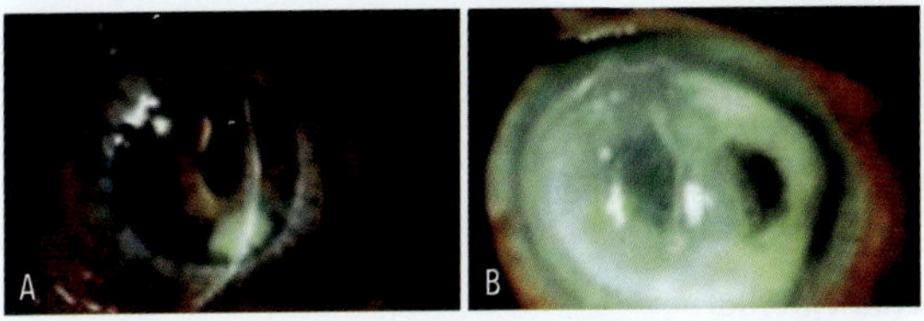

Figura 64 (A) Lesão < 2 mm fora do eixo visual. Monoterapia de 1 em 1 hora. (B) Lesão > 2 mm no eixo visual. Colírios fortes de 1 em 1 hora.

HERPES SIMPLES OCULAR

Infecção primária

A infecção primária é autolimitada, benigna e de difícil diagnóstico por ter um quadro clínico semelhante ao de outras doenças oftalmológicas. Pode se apresentar como conjuntivite folicular aguda, geralmente unilateral, com sinais e sintomas semelhantes aos da conjuntivite por adenovírus, como: olho vermelho, sensação de areia e presença de folículos na conjuntiva palpebral inferior. O tratamento é feito somente com lágrimas artificiais.

Outra manifestação que pode ser encontrada é a blefarite, com presença de vesículas que evoluem para a formação de crostas e cicatrizam. O diagnóstico diferencial é feito com blefarite estafilocócica e seborreica. Quando as lesões ocorrem perto do olho, sem acometer a pálpebra, o tratamento é feito com aciclovir 3% (Zovirax®), creme dermatológico, cinco vezes ao dia. Nos casos em que há acometimento da pálpebra, faz-se uso de aciclovir 3% (Zovirax®), pomada oftalmológica, cinco vezes ao dia, nas lesões palpebrais e duas a três vezes ao dia dentro do olho, como medida profilática. O tratamento com antiviral tópico é feito por um período de 14 a 21 dias. É importante também orientar a limpeza das pálpebras com sabonete ou xampu neutro ou soluções oftalmológicas para limpeza. Nos casos de lesões extensas ou refratárias ao tratamento tópico, podem ser usados antivirais sistêmicos em dose terapêutica.

Infecção epitelial

A ceratite epitelial caracteriza-se por lesão dendrítica superficial com presença de bulbos nas extremidades de suas ramificações; este dendrito pode evoluir para ceratite geográfica. Os principais sintomas da infecção epitelial são: dor, fotofobia, hiperemia e hipoestesia corneal. O diagnóstico diferencial é feito com as doenças oculares capazes de causar pseudodendritos, como: olho

Tabela 4 Antivirais tópicos usados no tratamento da infecção ocular por herpes simples

Droga	Nome comercial	Dose terapêutica	Dose profilática
Aciclovir 3% (pomada)	Zovirax®* oftalmológico	5 vezes ao dia, 14-21 dias	2-3 vezes ao dia
Idoxuridina 0,1% (gotas)	Idu®, Stoxil®, Herpex®, Dendrid®	9 vezes ao dia, 7-10 dias	4-5 vezes ao dia
Idoxuridina 0,5% (pomada)	Idu®*, Stoxil®	5 vezes ao dia, 7-10 dias	2-3 vezes ao dia
Trifluoridina 1,0% (gotas)	Viroptic®	9 vezes ao dia, 14-21 dias	4-5 vezes ao dia
Trifluoridina 1,0% (pomada)	Zost®*	5 vezes ao dia, 14-21 dias	2-3 vezes ao dia
Vidarabina 3,0% (pomada)	Vira – A®	5 vezes ao dia, 14-21 dias	2-3 vezes ao dia

* Medicações produzidas no Brasil.

seco, herpes-zóster oftalmológico, adenovírus e traumas. O tratamento consiste na introdução de antivirais tópicos em dose terapêutica. Nos casos refratários ao tratamento, recidivas e pacientes imunocomprometidos, devem ser usados antivirais sistêmicos. Nunca usar corticoide enquanto houver lesão epitelial.

O paciente deve ser acompanhado semanalmente enquanto não houver fechamento do epitélio, e nos casos de lesões extensas ou que não respondem bem ao tratamento, o acompanhamento deve ser feito a cada 2 dias.

Ceratopatia neurotrófica

Esta ceratopatia ocorre por alteração da inervação corneal associada à diminuição da secreção lacrimal, podendo ser exacerbada pelo uso crônico de medicação tópica (antivirais). Apresenta-se como defeito epitelial oval, geralmente na região corneal inferior, com bordas elevadas (epitélio emaranhado). O tratamento depende do tamanho e da gravidade da lesão, podendo ser tomadas as seguintes medidas:

- Eliminação da medicação tópica.
- Lubrificantes sem conservantes várias vezes ao dia: em alguns casos, é necessário usar lubrificantes de hora em hora.
- Curativo oclusivo com pomada de antibiótico: pode ser feito à noite para evitar que o paciente acorde de hora em hora para instilar colírios.
- Lente de contato terapêutica: adicionar 1 gota de antibiótico tópico três vezes ao dia. Evitar ciprofloxacina, que pode impregnar na lente.
- Nos casos em que as medidas citadas não surtirem efeito, pode-se fazer: recobrimento conjuntival ou com membrana amniótica, tarsorrafia provisória ou definitiva.

Ceratite estromal (intersticial)

Inflamação do estroma corneal que pode ser necrotizante (por ação direta do vírus no estroma) ou imune (ação de imunocomplexos) e pode apresentar-se sob diversas formas: infiltrados, neovascularização, anel imunológico (Wessely), cicatriz e afinamento. O diagnóstico diferencial é feito principalmente com ceratite bacteriana e ceratite por *Acanthamoeba*. O tratamento depende da gravidade da ceratite, e os sintomas mais comuns são: dor, hiperemia, fotofobia, hipoestesia e diminuição da acuidade visual. Nos casos de ausência de sintomas, somente lubrificantes podem ser utilizados. Nas ceratites estromais moderadas, faz-se uso de corticoide tópico – prednisolona 1% (Predfort®) ou dexametasona 0,1% (Maxidex®) – associado a antiviral em dosagem profilática. Deve-se dar preferência ao uso de antivirais sistêmicos, dado que a medicação tópica não penetra bem o epitélio íntegro; porém, por conta das condições econômicas de grande parte dos pacientes, utiliza-se medicação tópica como profilaxia. A regressão do corticoide é feita conforme a Tabela 5. Nos casos mais graves, associa-se corticoide sistêmico à medicação citada, visando desarmar o processo imune, bem como antivirais sistêmicos em dose terapêutica, para neutralizar a ação necrótica do vírus no estroma.

Nas ceratites estromais necrotizantes, os pacientes devem ser avaliados diariamente até o controle do processo inflamatório. Alguns casos podem evoluir para perfuração, sendo necessário uso de cola de cianoacrilato (Super Bonder®) ou realização de transplante de córnea terapêutico.

Endotelites

Reação inflamatória do endotélio corneal acarretando edema estromal sem presença de infiltrado, com presença de precipitados ceráticos (PK), podendo ocorrer edema epitelial e irite. Podem apresentar três formas:

- Disciforme: edema em disco com PK sob o edema. Os principais sintomas são: fotofobia, desconforto ocular e embaçamento visual. O tratamento segue o esquema da Tabela 5, e o acompanhamento pode ser semanal até melhora da sintomatologia.
- Difusa: edema estromal difuso com presença de PK por todo o endotélio e irite. Além dos sintomas encontrados na forma disciforme, pode haver injeção ciliar e dor. O tratamento e o acompanhamento são semelhantes aos da disciforme.
- Linear: linha de PK no endotélio que progride do limbo ao centro. Apresenta a mesma sintomatologia da endotelite difusa. É de difícil tratamento, sendo necessária a associação de antiviral sistêmico em dose terapêutica à medicação tópica (corticoide). Deve-se acompanhar o paciente de duas a três vezes por semana nos primeiros dias, espaçando-se as consultas conforme a evolução do quadro.

Principais indicações de antivirais sistêmicos

- Pacientes imunocomprometidos.
- Lesões refratárias ao tratamento tópico.
- Endotelite difusa grave.
- Iridociclite/trabeculite grave.
- Endotelite linear.
- Pacientes pediátricos refratários ao tratamento tópico.
- Mais de uma recidiva ao ano.
- Profilaxia para evitar recorrência (4 a 6 meses de medicação).
- Profilaxia após transplante de córnea por causa herpética.

Tabela 5 Esquema de tratamento das ceratites estromais herpéticas com uso de corticoide tópico e antiviral profilático

Semanas	Dexametasona 0,1% (Maxidex®) ou prednisolona 1% (Predfort®)	Aciclovir sistêmico – Zovirax®
Primeira	A cada 3 horas	600-1.000 mg ao dia
Segunda	A cada 4 horas	600-1.000 mg ao dia
Terceira	A cada 6 horas	600-1.000 mg ao dia
Quarta	A cada 8 horas	600-1.000 mg ao dia
Quinta	A cada 12 horas	Não é necessário
Semanas	**Dexametasona 0,01% (Minidex®) ou prednisolona 0,1% (Predmild®)**	**Antiviral profilático**
Sexta	A cada 6 horas	Não é necessário
Sétima	A cada 8 horas	Não é necessário
Oitava	A cada 12 horas	Não é necessário

Tabela 6 Antivirais sistêmicos para tratamento de herpes simples ocular

Antiviral sistêmico	Nome comercial	Dose terapêutica	Dose profilática
Aciclovir 200 mg	Aviral® e Zovirax®	1.600-2.000 mg	600-1.000 mg
Aciclovir 400 mg	Zovirax®	1.600-2.000 mg	600-1.000 mg
Valaciclovir 500 mg	Valtrex®	1.500 mg	500 mg
Famciclovir 125 mg	Famvir®	250 mg	125 mg

CERATITE POR HERPES-ZÓSTER

Introdução

Causada pela reativação do varicela-zóster vírus, latente no gânglio sensitivo do nervo trigêmeo. Pode ser relacionada a imunodepressão ou imunodeficiência aguda ou crônica (estresse, HIV, câncer, terapia imunossupressora).

Quadro clínico

Vesículas e crostas na pele, respeitando o dermátomo correspondente ao nervo trigêmeo. Essas vesículas não cruzam a linha média e normalmente acometem fronte e pálpebra superior.

- Pálpebras:
  - Aguda: blefarite secundária bacteriana, edema, vesículas, canaliculite.
  - Crônica: ectrópio ou entrópio cicatricial, triquíase.
- Conjuntiva:
  - Aguda: conjuntivite papilar, (pseudo) membranácea, hemorrágica ou folicular.
  - Crônica: cicatrizes conjuntivais e simbléfaro (raro).
- Córnea:
  - Aguda: ceratite *punctata*, epitelial pseudodendrítica (cora pouco com fluoresceína base e bem com rosa bengala – borda), numular (em forma de moeda), limbar (quadro mais intenso), estromal imune (intersticial).
  - Crônica: ceratite epitelial crônica (placas mucosas), serpiginosa (geográfica), hipo ou hiperestesia, ceratite neurotrófica (com ou sem *melting* e perfuração), úlcera perifé-

rica (inferior, peripupilar, com *pannus* ou descemetocele), ceratopatia em faixa, lipídica, disciforme (endotelite).
- Esclera: esclerite e/ou episclerite (normalmente acompanhando a ceratite limbar).

Diagnóstico diferencial

Herpes simples vírus (neste caso, o *rash* não segue o dermátomo nem respeita a linha medial, os bulbos terminais presentes; cora bem com fluoresceína e com rosa bengala).

Tratamento geral

- Aciclovir VO 1.600 a 2.000 mg/dia, dividido em cinco doses, por 1 a 2 semanas. Se apresentar o quadro grave com envolvimento sistêmico: aciclovir EV 5-10 mg/kg, diluído em soro fisiológico e administrado lentamente (1 a 2 horas), 8/8 horas, por 5 a 10 dias.
- Nos casos de neuralgia herpética, podem ser associados analgésicos, antidepressivos (amitriptilina 25 mg – Anafranil®), anti-histamínico (Cimetidina®), por algumas semanas, VO, associados ao bloqueador de substância P (capsaicina 0,025% – Infrarub®), creme dermatológico quatro vezes ao dia após a cicatrização.
- Lesões de pele: pomada dermatológica de antibiótico de 12 em 12 horas e compressas mornas. Aciclovir, creme dermatológico, não obrigatório.

Ocular

- Blefarite: como qualquer outra blefarite infecciosa.
- Ceratoconjuntivite: terapia sintomática (compressas geladas, lágrima artificial). Nos casos de ceratites intersticiais ou endotelites, uso de corticoide tópico.

- Ceratite neurotrófica: lágrima artificial sem preservativo, gel, lente de contato terapêutica, recobrimento conjuntival, tarsorrafia temporária ou definitiva lateral ou total (nesta ordem, dependendo da gravidade). Em casos de úlcera perfurada ou iminência de perfuração, caso seja menor que 1,5 mm, aplicar cola 2-butilcianoacrilato (Super Bonder®) combinada com a lente de contato terapêutica. Em perfurações maiores, *patch* de córnea ou transplante de córnea tectônico, frequentemente com recobrimento conjuntival (mau prognóstico por provável continuação do processo de *melting* de córnea).
- Esclerite: aciclovir 400 mg, VO, cinco vezes ao dia, associado a AINH sistêmico (indometacina, VO, 50 mg de 8 em 8 horas etc.).

Imunodeprimidos (HIV, pós-transplante)

É preferível aciclovir, EV, 10 mg/kg de 8 em 8 horas por 7 a 10 dias (diminuir a dose nos pacientes com o nível de creatinina acima de 2 mg/100 mL). Tratamento de manutenção: aciclovir 1.600-2.000 mg/dia VO dividido em cinco doses, por tempo indeterminado. Evitar uso de corticoide sistêmico.

URGÊNCIAS COM LENTES DE CONTATO

As sintomatologias relatadas por pacientes que têm problemas com lentes de contato são intensas e devem ser consideradas urgências.

As ceratites ocorrem com certa frequência nos usuários de lentes de contato.

As principais causas dessas ocorrências na córnea são:

- Abrasões de córnea (Figura 65).
- Ceratite *punctata*.
- Síndrome das 3 e 9 horas.

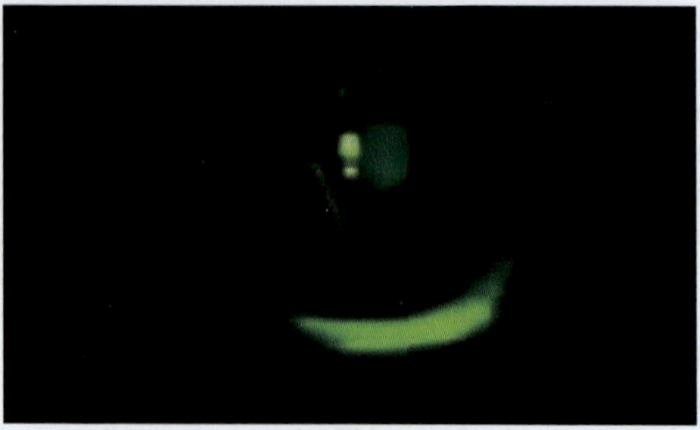

Figura 65 Abrasões lineares por lente de contato.

- Lesão arqueada.
- Múltiplos infiltrados de córnea estéreis.
- Ceratoconjuntivite de limbo superior.
- Ceratite pseudodendrítica.
- Olho vermelho agudo matinal.
- Síndrome de excesso de uso.
- Ceratites infecciosas.
- Ceratite por *Acanthamoeba*.

Em casos de abrasões da córnea, ceratite *punctata*, síndrome das 3 e 9 horas ou lesão arqueada, encontram-se:

- Causas:
  - Mecânica.
  - Desenho da lente.
  - CE.
  - Má adaptação.
  - Problemas na colocação e na retirada das lentes dos olhos.

- Mau acabamento da lente.
- Hipóxia.

▪ Sintomatologia:
- Desconforto.
- Ardência.
- Sensação de olho seco.
- Hiperemia.
- Intolerância à lente de contato.
- Visão borrada.
- Dor.

▪ Condutas:
- Suspender o uso das lentes.
- Colírios antibióticos, se necessário.
- Umidificantes.
- Compressas frias.
- Readaptar as lentes.

Em casos de ceratite de múltiplos infiltrados de córnea estéreis, ceratoconjuntivite de limbo superior ou pseudodendrítica, encontram-se:

▪ Causas:
- Reações tóxicas aos produtos de manutenção.
- Olho seco.
- Mecânica
- Imunológica.
- Infecciosa.

▪ Sintomatologia:
- Desconforto.
- Maior sensibilidade à lente de contato.
- Fotofobia.
- Hiperemia localizada.

- Ardor.
- Dor.
- Condutas:
  - Suspender o uso da lente.
  - Usar colírios umidificantes.
  - Colírios de antibióticos.
  - Suspender ou trocar produtos de manutenção.
  - Casos graves: colírios de corticoide.
  - Trocar material das lentes de contato.

No olho vermelho agudo matinal, encontram-se:

- Causas:
  - Lente gelatinosa apertada.
  - Desidratação do filme lacrimal durante o sono.
  - Resposta irritativa de depósitos nas lentes.
  - Hipersensibilidade aos produtos de manutenção.

Figura 66 Ceratite central por lente de contato.

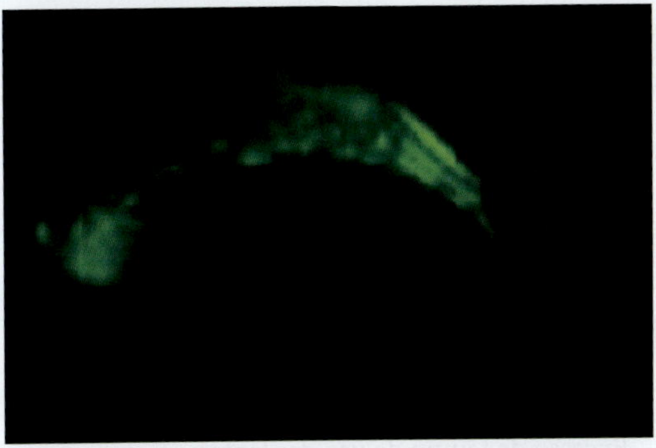

Figura 67 Ceratoconjuntivite límbica superior.

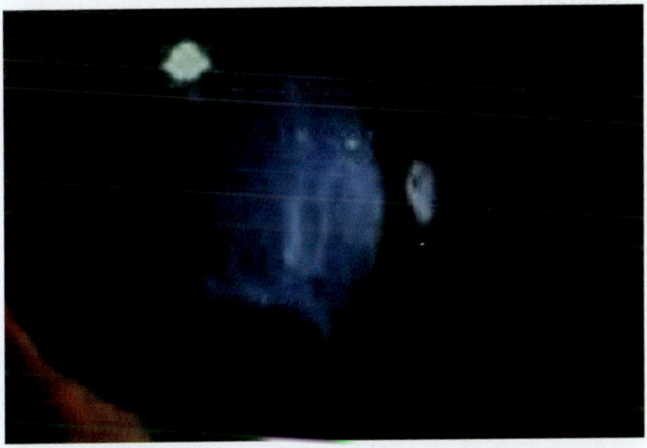

Figura 68 Pseudodendrito.

- Sintomatologia:
  - Dor ocular pela manhã, geralmente unilateral.
  - Fotofobia intensa.

- Lacrimejamento.
- Injeção conjuntival límbica e bulbar.
- Infiltrados subepiteliais perilimbares.

■ Condutas:
- Suspender o uso das lentes.
- Corticosteroides.
- Adaptar novas lentes.

Na síndrome de excesso de uso, encontram-se:

■ Causa:
- Excesso de tempo de uso das lentes.

■ Sintomatologia:
- Dor intensa após algumas horas da retirada das lentes de contato.
- Fotofobia.
- Lacrimejamento.
- Queda da acuidade visual.
- Hiperemia conjuntival.
- Edema palpebral.
- Injeção ciliar.

■ Condutas
- Colírio de cicloplégico: alivia a dor.
- Colírio e pomada de antibiótico.
- Curativo oclusivo: lesões extensas.
- Esperar epitelização total para readaptar as lentes.

Nas ceratites infecciosas e por *Acanthamoeba*:

■ Causas:
- Defeito epitelial da córnea provocado por:
  » Hipóxia: provoca edema.

- » Trauma do epitélio corneal.
- » Reações tóxicas: soluções de preservação.
- » Lentes com defeitos.
- Microrganismos existentes:
  - » Meio ambiente.
  - » Mãos contaminadas do usuário.
  - » Olho.
  - » Lente contaminada.
  - » Estojo da lente.
  - » Material de manutenção contaminado.
  - » Água de torneira – *Acanthamoeba.*
- Sintomatologia:
  - Dor intensa.
  - Infiltrado em forma de anel.
  - Infiltrado estromal denso.
  - Edema de córnea.
  - Lesões epiteliais satélites – *Acanthamoeba.*
  - Radiculoneurite da córnea – *Acanthamoeba.*
  - Irite – *Acanthamoeba.*
- Condutas:
  - Infecciosas:
    - » Colírios fortificados.
    - » Antibióticos de amplo espectro – sistêmico.
  - *Acanthamoeba:*
    - » Brolene®.
    - » Neomicina.
    - » Miconazol.
    - » Biguanida®.
    - » Nisoral – sistêmico.
- Orientações:
  - Higiene pessoal do usuário.
  - Usar soluções preparadas.

- Evitar piscinas com lentes de contato.
- Não usar água de torneira para enxaguar as lentes.

CONJUNTIVA, ESCLERA, CONJUNTIVITES VIRAIS

Vírus herpes simples

Os pacientes podem ter história conhecida de herpes simples ocular.

Sintomas

Hiperemia conjuntival difusa, dor ocular leve a moderada, sensação de CE, queimação e lacrimejamento.

Sinais

- Conjuntivite folicular unilateral (às vezes recorrente).
- Podem estar presentes vesículas herpéticas cutâneas na borda palpebral ou região periocular.

Tratamento

- Colírios lubrificantes sem preservantes.
- Compressas frias várias vezes ao dia.
- Terapia antiviral: p. ex., aciclovir 3% (pomada), cinco vezes ao dia, por 14 a 21 dias.
- Acompanhar o paciente a cada 2 dias para monitorar possível envolvimento corneal.

Adenovírus

A ceratoconjuntivite adenoviral (ceratoconjuntivite epidêmica é a mais comum) é uma doença autolimitada, causada por um

DNA vírus, com resolução espontânea entre 7 e 14 dias e, na maioria das vezes, não evolui com sequelas.

História clínica

É comum infecção recente do trato respiratório superior ou contato com alguém com olho vermelho. Inicia-se em um dos olhos e, após um período de 3 a 4 dias, acomete o olho contralateral. É bastante contagiosa, geralmente por 10 a 12 dias do aparecimento.

Variantes

- Febre faringoconjuntival: conjuntivite associada com faringite e febre.
- Conjuntivite hemorrágica aguda: ampla hemorragia conjuntival.

Sintomas

Fotofobia, sensação de CE, prurido e lacrimejamento.

Sinais

- Folículos na conjuntiva palpebral (sinal crítico), geralmente bilateral.
- Secreção mucoaquosa.
- Pálpebras vermelhas e edemaciadas.
- Linfonodos visíveis e palpáveis na região pré-auricular e cadeia cervical.
- Quemose, hemorragias conjuntivais, pseudomembranas.
- Ceratite superficial, infiltrado subepitelial, geralmente de 10 a 14 dias após o início do quadro.

Tratamento

Orientações gerais

- Desinfecção de aparelhos: hipoclorito de sódio 1%, glutaraldeído 2%, dodecil sulfato de sódio 0,25%; inativação: calor > 56°C.
- Lavar as mãos várias vezes ao dia.
- Afastar-se do trabalho durante o período de contágio.
- Separar toalhas, travesseiros e objetos pessoais.

Sintomático

- Lubrificante, preferencialmente com lágrimas artificiais sem conservantes.
- Compressas frias, com água potável, várias vezes ao dia por 1 a 3 semanas.
- Anti-inflamatórios não hormonais tópicos, se apresentar sintomas muito exuberantes.

Evolução

- Em alguns casos, o curso habitual da doença se complica e podem surgir pseudomembranas, que devem ser removidas diariamente, mecanicamente, com cotonetes estéreis após instilação de colírio anestésico. Corticoides tópicos (fluormetolona 0,10%, dexametasona 0,01% ou prednisolona 0,25%) estão indicados nesses casos.
- Após duas semanas do início dos sintomas da conjuntivite, eventualmente surgem infiltrados imunológicos, estéreis, subepiteliais. Acometendo o eixo visual, podem rebaixar a acuidade. Nesta ocasião, também está indicado uso de corticoide tópico (prednisona 0,25% ou dexametasona 0,01%), inicialmente quatro vezes ao dia, sendo removido lenta e progressivamente, a fim de evitar a recidiva dos infiltrados.

Antiviral

Cidofovir 0,5% e S-1 hidroxi-2 fosfonilmetoxy-propilcystosina (HPMPC) são antivirais tópicos que, por meio de experimentos em animais, demonstraram contribuir com diminuição da replicação viral, mas ainda não estão disponíveis comercialmente no país.

Conjuntivites bacterianas

- Conjuntivites bacterianas hiperagudas: instalação em 12 horas.
  1. Etiologia: *Neisseria gonorrhoeae, Neisseria meningitidis.*
  2. Laboratório: mandatório – Gram/Giemsa; cultura (ágar--sangue, Thayer Martin)/antibiograma.
  3. Tratamento:
     A. Internação (comprometimento da córnea ou criança).
     B. Irrigação constante com solução fisiológica.
     C. Penicilina G EV (100.000 UI/kg/dia, de 6 em 6 horas, por 7 dias).
     D. Ceftriaxone 1 g EV (de 12 em 12 horas, ou 25 a 50 mg/kg/dia em crianças por 3 a 7 dias, uma vez ao dia dose máxima em criança: 125 mg).
     E. Cefotaxime EV ou IM (100 mg/kg em dose única).
     F. Não comprometimento da córnea: ceftriaxone 1 g IM DU ou penicilina G 4,8 milhões IM dividida em duas doses (uma em cada nádega).
- Conjuntivites bacterianas agudas: até 3 semanas.
  1. Etiologia: Gram + *Staphylococcus aureus* (mais frequente), *S. epidermidis, Streptococcus pneumoniae.* Gram – *Haemophilus influenza* e *Moraxella* sp.
  2. Laboratório: indicado em imunodeprimidos e doenças oculares crônicas (Gram; cultura e antibiograma).
  3. Tratamento:
     A. Higiene ocular.

B. Antibióticos de amplo espectro (cloranfenicol, gentamicina, tobramicina), quatro a seis vezes ao dia, por 7 a 14 dias.

- Conjuntivites bacterianas crônicas: perduram por mais de 3 semanas.
  1. Etiologia: *S. aureus* (mais frequente), *Streptococcus viridans*, *S. pneumoniae*, *Proteus* sp., *Klebsiella* sp., *Serratia* sp.
  2. Laboratório: em casos de recidiva.
  3. Tratamento:
     A. Higiene ocular.
     B. Pomadas antibióticas (bacitracin 5.000 UI; sulfas ou tetraciclina).
     C. Corticosteroides tópicos em casos de infiltrados ou úlceras marginais (prednisolona 0,1% a 1% ou dexametasona).

HIPOSFAGMA

Definição: coleção hemorrágica localizada na região subconjuntival produzida pela ruptura de um vaso.

Etiologia

- Traumáticas:
  - Traumas diretos (contusão, coçadura).
  - Cirurgias prévias.
- Não traumáticas:
  - Manobras de Valsalva (tosse intensa, espirros etc.).
  - Medicamentosa (anticoagulantes, ácido acetilsalicílico).
  - Discrasias sanguíneas.
  - Doenças sistêmicas (hipertensão arterial, diabetes).

Anamnese: interrogar o paciente sobre história de trauma, hipertensão arterial sistêmica, *diabetes mellitus*, anticoagulantes, discrasias sanguíneas. É importante destacar o número de episódios e os intervalos entre eles.

Quadro clínico: coleção sanguínea na região subconjuntival de coloração vermelha intensa, limites nítidos e sem sinais de inflamação ou baixa de visão.

Conduta

- Traumáticas:
  - Aliar acuidade visual com correção.
  - Biomicroscopia (solução de continuidade na conjuntiva, localização, extensão).
  - Exploração cirúrgica em caso de laceração de conjuntiva a fim de detectar perfuração escleral.
  - Fundoscopia direta e indireta (pesquisar comprometimento vascular intraocular).
- Não traumáticas:
  - No primeiro episódio, orientar o paciente quanto à reabsorção em aproximadamente 2 a 3 semanas, não necessitando de medicação tópica.
  - A partir do segundo episódio, é comum a recidiva no mesmo olho. Sugere-se investigar discrasias sanguíneas, por meio de coagulograma, hemograma, bem como uma avaliação clínica geral.

Tratamento: orientações ao paciente quanto ao aspecto benigno da afecção. Devem ser prescritos lubrificantes, compressas geladas e tratamento de doenças preexistentes, se pertinente.

EPISCLERITE

- Doença frequente, benigna e autolimitada.
- Afeta adultos jovens, principalmente mulheres.
- Caracteriza-se por hiperemia, fotofobia, lacrimejamento; pode ser observado um nódulo móvel, arredondado.
- A acuidade visual é normal.
- Trinta por cento dos casos estão associados a doenças sistêmicas (vasculite, colágeno, virais).

Tratamento

- Observação.
- Compressas geladas.
- Vasoconstritores tópicos.
- Lágrimas artificiais quatro vezes ao dia.
- Anti-inflamatórios não hormonais tópicos (diclofenaco sódico de 8 em 8 horas ou corticoides tópicos).

Caso o paciente não melhore, utilizam-se, via oral, anti-inflamatórios não hormonais: indometacina 50 mg de 8 em 8 horas, ibuprofeno 200-600 mg de 6 em 6 horas.

Quadros crônicos: ao recidivante pode-se introduzir corticoterapia de baixa penetração na córnea e esquema de redução rápida: fluormetalona 0,1%.

Teste de fenilefrina 10%: positivo.

ESCLERITES

Doença dolorosa, destrutiva, afeta principalmente mulheres entre 2ª e 6ª décadas de vida. Associada a doenças sistêmicas (colágeno, vasculite, parasitárias, infecciosas).

Caracteriza-se por dor intensa que pode irradiar, fotofobia, lacrimejamento e hiperemia conjuntiva.

A acuidade visual pode estar diminuída.

Classificação

- Localização: anterior.
- Posterior: pode haver descolamento de retina, limitação dos movimentos oculares, proptose.
- Inflamação: difusa nodular.
- Necrotizante com inflamação.
- Necrotizante sem inflamação – *Scleromalaciap.*
- Sugere-se acompanhamento com reumatologista.

Tratamento

- Quadros leves: anti-inflamatórios não hormonais sistêmicos (AINH) (indometacina 50 mg de 8 em 8 horas, ibuprofeno 800 mg de 6 em 6 horas, VO).
- Esclerites necrotizantes que não respondem a AINH: introduz-se corticoterapia com prednisolona 1 mg/kg/dia de início até melhorar ou metilprednisolona (Depomedrol®) 1 g, três vezes ao dia por 7 dias.
- Terapia de proteção gastrointestinal (ranitidina 150 mg, de 12 em 12 horas). Terapia imunossupressora é associada para pacientes com doença sistêmica inflamatória (ciclofosfamida, ciclosporina).

Esclerite infecciosa

Depende do agente infeccioso.

Tabela 7

Bacteriana	Antibióticos fortificados tópicos e sistêmicos. Se necessário, realiza-se desbridamento da lesão
Sífilis	Penicilina G aquosa, 24 milhões EV, diária, por 10 dias Penicilina G benzatínica, 2,4 milhões IM, diária, por 3 semanas Alérgicos: tetraciclina – eritromicina
Viral	Aciclovir 400 mg, 5 vezes ao dia. Anfotericina B tópico horário
Fúngica	Fluconazol, 200 mg VO de início e continua-se com 100 mg

BLEFARITES

Tabela 8

Blefarite anterior	Blefarite posterior
Estafilocócica: • Inflamação aguda • 80% sexo feminino • 50% olho seco secundário • *S. aureus* comum Seborreica: • Homens > mulheres • 18-40 anos • Escamas oleosas ao redor dos cílios Alérgica (contato) Herpética *Moraxella* Cândida Molusco contagioso *Pthirus pubis*	Seborreia meibomiana: • Excesso de secreção das glândulas • Flora bacteriana normal Seborreia com meibomite: • Secreção solidificada • Flora bacteriana normal Rosácea: • Envolvimento dérmico facial • Ceratites/calázios/olho seco *Demodex folliculorum*

Tratamento

- Higiene palpebral.
- Antibióticos tópicos.
- Tratamento do olho seco secundário.
- Antibióticos sistêmicos.
- Corticosteroides tópicos.
- Metronidazol gel 0,75% tópico: *Demodex* e rosácea (em estudo).

Higiene palpebral

- Xampu neutro.
- Blephagel®.
- Cilclar®.
- Cetaphil®.
- Supranettes®.

Antibióticos tópicos (blefarite estafilocócica)

- Bacitracina.
- Tetraciclina.
- Eritromicina.
- Cloranfenicol (associado ao corticoide: Dexafenicol®).
- Fluoquinolonas (Ciloxan®, Biamotil®).
- Sulfas (associadas ao corticoide: Isoptocetapred®).
- Cuidado com reinfecção por meio de maquiagens contaminadas.

Tratamento do olho seco secundário

- Lubrificantes sem preservativos.
- Oclusão do ponto lacrimal.
  - Temporária.
  - Definitiva.

Tratamento com antibióticos sistêmicos

- Tetraciclina e derivados (adultos).
- Eritromicina (crianças).
- Modo de ação = controverso.
  - Baixa produção de lipase bacteriana: estabiliza a secreção lipídica.
  - Inibição da colagenase corneal.

Tabela 9

Tetraciclina (Tetraciclina®, Tetrex®)	Minociclina (Minomax®)
Cápsulas de 250 e 500 mg: • 500 mg 2 vezes ao dia (4 a 6 semanas) • 500 mg 1 vez ao dia (4 a 6 semanas) • 250 mg 1 vez ao dia (4 a 6 semanas)	Comprimidos de 100 mg: • 50 mg 2 vezes ao dia (4 a 6 semanas) • 50 mg 1 vez ao dia (4 a 6 semanas) • 50 mg 1 a 3 vezes por semana
Doxiciclina (Vibramicina®)	**Estearato de eritromicina (Pantomicina®)**
Comprimidos e drágeas de 100 mg: • 50 a 100 mg 2 vezes ao dia (6 semanas) • 50 a 100 mg 1 vez ao dia (6 semanas)	Drágeas de 250 e 500 mg Suspensão: 125 ou 250 mg/5 mL • 30 a 50 mg/kg/dia (4 a 6 semanas) • 15 a 25 mg/kg/dia (4 a 6 semanas) • 7,5 a 12,5 mg/kg/dia (4 a 6 semanas)

Tetraciclina

- Pobremente absorvida.
- Efeitos colaterais intestinais: dose-dependentes.
- Efeitos colaterais:
  - Diarreia, colite pseudomembranosa, pancreatite.
  - Alergias, fotossensibilidade.
  - Candidíase.
  - Descoloração de ossos e dentes fetais.

- Contraindicações:
  - Gravidez e amamentação.
  - Crianças até 11 anos.
  - Insuficiência renal e hepatite.
  - Mulheres em uso de anticoncepcionais orais.

Eritromicina

- Risco de colestase hepática aumentada pelo uso prolongado (estolato > estearato).
- Pode-se usar o estolato de eritromicina na falta do estearato, porém com cuidado.
- Estolato de eritromicina: Ilosone®, Eritrex® etc.

Corticosteroides tópicos

- Inflamação moderada ou grave: infiltrados corneais, vascularização e flictenulose.
- Podem causar dependência.
- Efeitos colaterais: catarata e glaucoma.

Metronidazol gel 0,75% tópico: *Demodex* e rosácea (em estudo)

Tratamento do hordéolo

- Compressas mornas.
- Antibióticos tópicos (associados ou não a corticoides).
- AINH orais (dor intensa).
- Drenagem cirúrgica.

Tratamento do calázio

- Compressas mornas.
- Curetagem cirúrgica.
- Injeção de corticoide local (triancinolona 5 mg/mL).

Tratamento da blefarite alérgica

- Afastar o agente causador (maquiagens, corantes, esmaltes, bases de unha etc.).
- Corticoide pomada (se necessário).

Tratamento da blefarite herpética

- Antiviral tópico ou sistêmico (depende da gravidade).

Tratamento da blefarite por Moraxella

- Higiene palpebral.
- Antibióticos tópicos (pomada).

Tratamento da blefarite por Cândida

- Higiene palpebral.
- Anfotericina B 0,5% pomada.

Tratamento da blefarite por molusco contagioso

- Excisão cirúrgica.

Tratamento da blefarite por Pthirus pubis *(*Pthiriasis palpebrum*)*

- Remoção cuidadosa dos carrapatos e das lêndeas.
- Óxido amarelo de mercúrio 1%, duas vezes ao dia por 7 dias (na impossibilidade da remoção mecânica).

Tratamento da flictenulose

- Higiene.
- Antibióticos tópicos.
- Corticoides tópicos em baixas doses + cicloplégico (aumentam o conforto e diminuem as cicatrizes corneais).
- Transplante de córnea (perfurações ou cicatrizes corneais).

Tratamento dos infiltrados marginais (catarrais)

- Higiene.
- Antibióticos tópicos.
- Corticoides tópicos (na ausência de infecção ativa).
- Antibióticos sistêmicos (tetraciclina e derivados).

ÚLCERAS PERIFÉRICAS DE CÓRNEA NÃO INFECCIOSAS

As úlceras periféricas não infecciosas de córnea (ou ceratólise) também são conhecidas como *PUK* (do inglês, *Peripheral Ulcerative Keratitis*). Trata-se de rara complicação das doenças do colágeno e de vasculites na região do limbo, cujas evoluções causam inflamação estromal e ulceração, localizadas na periferia da córnea, decorrentes do depósito de imunocomplexos. Evoluem com rapidez e frequentemente causam perfuração corneal.

Entre todas as doenças do colágeno, a que mais frequentemente está associada ao desenvolvimento das úlceras periféricas é a artrite reumatoide (AR); no entanto, outras mesenquimopatias – como lúpus eritematoso sistêmico (LES), granulomatose de Wegener (GW), poliarterite nodosa (PAN) e esclerodermia (entre outras) – também podem estar envolvidas.

Quadro clínico

- Ocorrência: rara; podem representar a primeira manifestação de uma doença sistêmica oculta.
- Raça: não há predileção.
- Sexo: mais frequente em mulheres (com exceção da úlcera de Mooren, cuja incidência é maior no sexo masculino).
- Morbidade: elevada, em razão do quadro doloroso e do potencial devastador da doença.

- Mortalidade: elevada, caso a doença sistêmica não seja diagnosticada e tratada adequadamente.
- Pode não haver queixas oculares. As mais comuns são sensação de CE, dor de intensidade variada e hiperemia ocular. Quando há progressão da doença, ocorre queda abrupta da acuidade visual, decorrente do astigmatismo irregular ou da perfuração ocular.
- O exame biomicroscópico evidencia afinamento periférico de córnea, adjacente ao limbo, de extensão e profundidade variadas, acompanhado de defeito epitelial que cora com fluoresceína. Nos casos severos, a úlcera progride por toda a circunferência da córnea.
- A presença de esclerite necrotizante associada à úlcera de córnea indica grande potencial letal da doença.

Investigação

- A anamnese e o interrogatório sobre os diversos aparelhos são fundamentais e têm por objetivo diagnosticar doenças sistêmicas associadas.
- A avaliação do paciente deve ser conjunta com médicos de outras especialidades, como reumatologistas, hematologistas, nefrologistas, pneumologistas.
- Avaliação laboratorial: inclui hemograma, velocidade de hemossedimentação, fator reumatoide (presente em 80% das AR), enzima conversora da angiotensina (elevada na sarcoidose), fator antinúcleo (presente no LES e na AR), antígeno de superfície para hepatite B (40% de positividade na PAN), dosagem sérica de complemento frações C_3 e C_4 (elevadas no LES) e anticorpos anticitoplasma de neutrófilos (ANCA – 96% de positividade na GW ativa).

- O aspecto biomicroscópico praticamente descarta a presença de infecção, mas raspados da úlcera para estudo laboratorial (Gram, Giensa, ágar sangue, chocolate e Sabouraud) são recomendados.

Tratamento

- O tratamento local – clínico ou cirúrgico – tem por objetivos reduzir o dano corneal e preservar a integridade ocular.
  - Colírios lubrificantes sem preservantes e pomadas são utilizados para aliviar a sensação de CE e favorecer a reepitelização.
  - Colírio de N-acetilcisteína 20% favorece a reepitelização por ser um anticolagenolítico.
  - Esteroides tópicos devem ser evitados na vigência de doença sistêmica ativa com afinamentos profundos ou na vigência de perfuração corneal, pois podem inibir a síntese do colágeno e agravar a necrose do estroma da córnea.
  - Inibidores sistêmicos da colagenase, como tetraciclina (comprimidos de 250 mg) quatro vezes ao dia ou doxaciclina (comprimidos de 100 mg) duas vezes ao dia, reduzem a velocidade da progressão da úlcera.
- O tratamento da doença sistêmica associada é fundamental para o prognóstico geral e também ocular. Deve ser preferencialmente realizado por equipe multidisciplinar e não ficar a cargo da equipe oftalmológica exclusivamente. São utilizados os esteroides sistêmicos e os imunossupressores, isolados ou conjuntamente.
  - Os imunossupressores estão indicados quando a doença sistêmica associada ativa oferece risco de morte, nas úlceras associadas à esclerite necrotizante, nas úlceras de Mooren bilaterais progressivas e nas não responsivas ao

tratamento convencional ou cirúrgico. Ciclofosfamida é o imunossupressor mais frequentemente utilizado, porém, como o efeito demora a se estabelecer, esteroides sistêmicos são utilizados conjuntamente nas três primeiras semanas.
  - Atenção para a ocorrência de infecções após utilização dos imunossupressores.
- O tratamento cirúrgico tem por objetivo manter a integridade ocular. Nos afinamentos profundos ou na vigência de perfuração ocular menor que 2 mm, poderão ser utilizados adesivo de cianoacrilato e enxertos lamelares de córnea, ou pode ser realizado transplante tectônico de córnea ou de anel corneoescleral. Adesivos devem ser evitados nas perfurações maiores por causa de sua toxicidade. Retrocesso da conjuntiva no local do afinamento está indicado se não houver regressão da úlcera, apesar do tratamento clínico. Oclusão temporária ou definitiva dos pontos lacrimais, já que olho seco frequentemente está associado.

Evolução

As doenças sistêmicas autoimunes apresentam períodos de atividade e remissão. O mesmo ocorre com o quadro ocular. Portanto, as dosagens das medicações deverão se ajustar a cada situação. Os pacientes deverão ser acompanhados por toda a vida. Atenção especial aos efeitos adversos das medicações utilizadas.

O prognóstico é desfavorável quando há erro no diagnóstico ou no tratamento, quando o paciente não é acompanhado por equipe multidisciplinar, quando são subestimados os efeitos adversos das medicações usadas e quando o paciente desconhece aspectos da sua doença.

DIAGNÓSTICO DIFERENCIAL DE DEFEITOS EPITELIAIS CENTRAIS NÃO INFECCIOSOS

Defeitos epiteliais são fáceis de detectar, porém podem ser difíceis de tratar. O epitélio corneal, embora tenha ritmo intenso de proliferação e renovação, depende de vários fatores intrínsecos para a sua manutenção. As causas de defeitos epiteliais podem ser externas, internas ou sistêmicas, e o diagnóstico diferencial é fundamental para sua determinação.

Infecção

O primeiro passo para o diagnóstico diferencial do defeito epitelial não infeccioso é verificar se ele é infeccioso ou não. Para isso, é fundamental prestar atenção ao aspecto da lesão e à sua história. A lesão infecciosa apresenta infiltrado corneal associado a outros sinais, como quemose, hiperemia, edema palpebral e produção de pus, que são sinais comuns associados a lesões ulcerativas infecciosas. Pode haver associação de traumatismo por lentes ou CE. Jamais esquecer que alguns agentes como vírus, fungos ou parasitas podem apresentar quadro clínico insidioso e, conforme o quadro, não devem ser completamente descartados no início. Exames laboratoriais, como raspado para Gram e culturas, são úteis para estabelecer o diagnóstico de infecção.

Defeitos epiteliais não infecciosos

Os sintomas são comuns e inespecíficos. O paciente queixa-se de olho vermelho, sensação de CE, dor e, em especial, fotofobia. Dividem-se os defeitos em categorias para ajudar no diagnóstico diferencial. Como a causa do defeito é indireta, existem inúmeras possibilidades que serão enumeradas. Detalhes mais específicos sobre o diagnóstico de outras afecções causais encontram-se nos outros capítulos deste livro.

Defeitos epiteliais focais (coram com fluoresceína)

Sempre observar a dinâmica do filme lacrimal e pálpebras.

Diagnóstico diferencial (DD):

1. Ceratoconjuntivite adenoviral.
2. Ceratite superficial de Thygeson.
3. Herpes simples.
4. Herpes-zóster.
5. Conjuntivite de inclusão.
6. Toxicidade medicamentosa.
7. Blefarite.
8. Olho seco.
9. Exposição.
10. Queimadura por raio ultravioleta.
11. Queimaduras leves.
12. Sarampo.
13. Caxumba.
14. Varicela.

Atenção: herpes simples e zóster sempre devem fazer parte do diagnóstico diferencial de defeitos epiteliais. Lembrar-se de que o efeito do vírus no epitélio é indireto pela inervação.

Ceratite neurotrófica

A reconstituição do epitélio depende de delicada relação de *feedback* entre o V e o VII pares craniais. Complexas inter-relações regem a produção de lágrima e o piscar e tornam-se fundamentais para a manutenção do epitélio íntegro. Distúrbios nesse equilíbrio levam à ceratite neurotrófica, uma das causas mais importantes de defeitos epiteliais persistentes.

Causas de diminuição da sensibilidade corneal:

1. Paralisias do V par (cirúrgica, tumores, aneurisma).
2. Congênitas (síndromes de Riley-Day, Goldenhar, Mobius, anestesia congênita do trigêmeo).
3. Distrofias (Lattice, granular).
4. Lente de contato.
5. Traumatismo ciliar (*laser*, cinta escleral).
6. Traumatismo cirúrgico direto (incisões, transplante).
7. Herpes simples e zóster.
8. *Diabetes mellitus.*
9. Uso de anestésico.
10. Atropina.
11. Maleato de timolol.
12. Sulfacetamida.
13. Queimaduras.
14. Inflamações crônicas.
15. Histeria.

Erosões corneais

Erosões corneais têm sintomas tão inespecíficos e sinais muitas vezes tão discretos que até oftalmologistas mais experientes podem não fazer o diagnóstico. São necessárias a atenção ao exame, a biomicroscopia com alta magnificação e a abordagem sistemática das causas para chegar a um diagnóstico adequado.

Causas:

1. Traumatismo por unha, papel.
2. Queimaduras químicas ou térmicas.

3. Distrofias: Meesman, Fuchs, Reis-Buckler, Grayson-Willebrandt, membrana basal (mapa, ponto, impressão digital), Lattice (reticular), macular, granular.
4. Herpes simples e zóster.
5. Inflamação crônica.
6. *Diabetes mellitus*, epidermólise bolhosa.

Defeito epitelial persistente ou de regeneração tardia

Causas de defeitos epiteliais persistentes podem muitas vezes envolver o próprio médico, em especial o cauteloso, que utiliza todo o arsenal tópico ao seu dispor. Muita atenção para doenças sistêmicas e o ambiente da superfície ocular.

Causas:

1. Entrópio, ectrópio, lagoftalmo, triquíase.
2. Gentamicina tópica.
3. Tobramicina tópica.
4. Fluorquinolonas tópicas.
5. Antivirais tópicos.
6. Preservativos.
7. Anestésicos tópicos.
8. *Diabetes mellitus*.
9. Desnutrição.
10. Avitaminose A.
11. Penfigoide ocular cicatricial.
12. Síndrome de Stevens-Johnson.
13. Ceratoconjuntivite atópica.
14. Afecções dermatológicas.
15. Olho seco (síndrome de Sjögren).
16. Diminuição da sensibilidade corneal (ver explicação anterior).
17. CE oculto.

Insuficiência límbica

Por fim, o limbo (transição corneoconjuntiva e escleral) é a fonte das células epiteliais. Nele, estão localizadas as células progenitoras, que renovam o epitélio ao longo dos meses e anos. Lesões extensas nessa área podem induzir a insuficiência límbica e subsequente defeito epitelial.

Causas:

1. Queimaduras químicas.
2. Queimaduras térmicas.
3. Ceratoconjuntivite por lente de contato.
4. Incisões, excisões ou crioterapia na região límbica.
5. Síndrome de Stevens-Johnson.
6. Penfigoide ocular cicatricial.
7. Inflamações graves crônicas.
8. Inflamações periféricas persistentes.
9. Aniridia (congênita).
10. Pterígio.

O tratamento dos defeitos epiteliais é diverso e envolve a estabilização da superfície ocular (relação epitélio-lágrima) e o tratamento da causa. Por isso, o diagnóstico diferencial é fundamental. A complexidade das causas exige cuidado e atenção do examinador no exame oftalmológico e na história pregressa. Muitas vezes, o diagnóstico é feito por exclusão após apreciação sistemática das causas listadas neste capítulo.

DIAGNÓSTICO E TRATAMENTO DAS ALERGIAS OCULARES

É importante fazer o diagnóstico do quadro alérgico e do subtipo de alergia para promover tratamento adequado ao paciente, sem acarretar, portanto, complicações provenientes da evolução de certos tipos de conjuntivites.

Conjuntivites alérgicas sazonal e perene

Diagnóstico: predominantemente clínico; pode haver presença de eosinófilos ou grânulos eosinofílicos no raspado conjuntival, embora sua ausência não descarte a possibilidade de alergia ocular. Na sazonal, o paciente tem crises caracterizadas por período intenso pelo contato com pólen. Na perene, geralmente não há crises, mas o paciente tem queixa de período leve a moderado o ano todo, pelo contato com ácaro (pó).

Tratamento

- Orientação ao paciente, explicando-lhe que sua doença é crônica e recorrente.
- Medidas gerais: evitar o acúmulo de pó em casa, animais de estimação e plantas.
- Não coçar os olhos.
- Compressas geladas.
- Lágrimas artificiais, de preferência sem preservantes, para diluir o alérgeno:
  - Álcool polivinílico 1,4% colírio (manipulado).
  - Refresh®, Hypotears Plus® DU, Genteal®, Fresh Tears® etc.
- Anti-histamínicos: caso não haja melhora apenas com lágrimas e medidas gerais:
  - Levocabastina 0,05% (Livostin®) de 8 em 8 horas.
  - Difumarato de emedastina 0,05% (Emadine®) de 8 em 8 horas.
- Estabilizadores de membrana de mastócitos: apenas para pacientes com queixas crônicas e que não apresentem remissão do quadro clínico com anti-histamínicos. Inibem o influxo de

cálcio na membrana celular. Ação lenta; demoram até 14 dias para atuar, porém apresentam duração prolongada. Efeitos colaterais: ardor ocular durante a instilação, embaçamento visual e ceratite.

- Cromoglicato de sódio 4% (genérico: Falcon; Cromolerg®, Zaxicrom®) de 6 em 6 horas.
- Lodoxamida 0,1% (Alomide®). Ação adicional na inibição da migração de eosinófilos de 6 em 6 horas.

Ceratoconjuntivite primaveril

Diagnóstico: clínico. No raspado conjuntival, há presença de eosinófilos e principalmente grânulos eosinofílicos. No exame, apresenta hipertrofia de papilas ao limbo e/ou conjuntivite palpebral superior. As crises são piores no calor.

Tratamento

- Orientação ao paciente, explicando-lhe que sua doença é crônica e recorrente.
- Medidas gerais: evitar o acúmulo de pó em casa, animais de estimação e plantas.
- Não coçar os olhos.
- Compressas geladas.
- Lágrimas artificiais, de preferência sem conservantes, para diluir o alérgeno. Ajudam, mas não controlam a alergia.
- Anti-histamínicos: no início do tratamento, quando o paciente procura atendimento e está em crise, porém sem sinais de ceratite ou úlcera em escudo.
- Estabilizadores de membrana de mastócitos: são drogas bem-vindas para esses pacientes, pois acalmam o quadro alérgico e possuem efeito duradouro. Podem ser usadas em associação a anti-histamínicos ou corticosteroides, se necessário.

- Drogas de ação combinada: alternativa aos estabilizadores, podem ser usadas em pacientes em crise, com e sem acometimento corneal.
  - Olopatadina 0,1%: age como anti-histamínico e estabilizador de mastócitos. Patanol® de 8 em 8 horas (três ou duas vezes ao dia, suprimindo a gota da noite em pacientes que não cocem os olhos dormindo).
  - Cetotifeno 0,025%, 0,05%: anti-histamínico, estabilizador de mastócitos e inibidor da migração de eosinófilos. Posologia: de 12 em 12 horas. Zaditen®.
  - N-acetilaspartilglutamato de sódio: estabilizador de mastócitos; inibe a quimiotaxia de eosinófilos e a síntese de leucotrienos e bloqueia o complemento. Naabak®. Posologia: de 6 em 6 horas.
- Corticosteroides: usados para pacientes com quadros refratários ao uso das drogas citadas, com olhos muito inflamados, e principalmente em casos de ceratite *punctata* e úlcera em escudo. Atuam em diversos pontos da cascata da inflamação, têm ação eficaz e rápida, porém apresentam efeitos colaterais conhecidos (glaucoma, catarata, retardo na cicatrização). Quando indicados, deve-se optar pelas drogas potentes (acetato de prednisolona 1% ou fosfato de dexametasona 0,1%) em altas doses (de 3 em 3 horas) por curto período de tempo (reduzir uma gota a cada 3 dias) e acompanhar o paciente semanalmente, sempre com realização da tonometria de aplanação.
- Modulação do sistema imune: para casos especiais, muito graves. Controversa. Geralmente é feita com ciclosporina sistêmica, mas deve-se ter em mente que, por se tratar de crianças, a indicação dessa droga deve ser feita com critério.
- Cirurgia de ressecção de papilas gigantes com transplante autólogo de conjuntiva: para pacientes com quadro alérgico con-

trolado e ceratite e/ou úlcera em escudo, pelo traumatismo constante das papilas gigantes sobre a córnea. Não há recidiva.

Dermatoceratoconjuntivite atópica

Diagnóstico: clínico, com exame oftalmológico e dermatológico. O raspado conjuntival mostra menor número de eosinófilos, geralmente menos degranulados. No exame, apresenta descamação das pálpebras e hipertrofia de papilas na conjuntiva palpebral inferior, e o acometimento corneal é mais frequente. As crises são comuns no frio.

Tratamento

- Orientação ao paciente, explicando-lhe que sua doença é crônica e recorrente.
- Medidas gerais: evitar o acúmulo de pó em casa, animais de estimação e plantas.
- Não coçar os olhos.
- Compressas geladas para alívio do prurido.
- Lágrimas artificiais, de preferência sem conservantes, para diluir o alérgeno.
- Anti-histamínicos.
- Estabilizadores de membrana de mastócitos.
- Drogas de ação combinada: alternativa aos estabilizadores de membrana.
- Corticosteroides: quadros refratários, olhos muito inflamados e, principalmente, ceratite *punctata*.
- Modulação do sistema imune.

Conjuntivite papilar gigante

Diagnóstico: clínico, evidenciando-se o fator externo que promoveu a evolução do quadro com a formação das papilas gigantes.

Tratamento

- Retirar o fator causal (lente de contato, pneu de silicone, prótese ocular, fios de sutura).
- Caso haja sintomatologia importante, podem ser introduzidos anti-histamínicos e/ou corticosteroides tópicos por curto período de tempo.
- Quadros recorrentes: estabilizadores de membrana de mastócitos.

OFTALMIA NEONATAL

Definição

É uma forma de conjuntivite que ocorre em lactentes com menos de 4 semanas, usualmente contraída durante o nascimento, a partir do contato com secreções genitais maternas contaminadas.

Etiologia

A. Tóxica ou asséptica (mais comum pelo nitrato de prata a 1%).
B. Bacteriana (*Chlamydia trachomatis, Neisseria gonorrhoeae, Staphylococcus aureus, Escherichia coli, Haemophilus).*
C. Viral (herpes simples tipo II).

Obs.: *N. gonorrhoeae, Listeria, Haemophilus* e *Corinebacterium* são agentes que penetram o epitélio corneal íntegro.

Tabela 10 Diagnóstico diferencial e tratamento da oftalmia neonatal

Agentes	Período de incubação	Laboratório	Secreção	Presença de membrana	Folículos	Lesão corneal	Tratamento
Chlamydia trachomatis	5 a 12 dias	Giemsa: células polimorfonucleares, inclusões basófilas citoplasmáticas. Provas de AcF +	Secreção mucoide que se torna purulenta após alguns dias. Em geral, unilateral	Positiva. Pode evoluir para cicatrizes conjuntivais	Negativo; pode aparecer em 6 semanas. Resposta papilar pode ser tardia	Micropanus superior e ceratopatia epitelial	Higiene local. Eritromicina 40 a 50 mg/kg/dia, VO, por 2 semanas. Pomada de tetraciclina a 1% ou eritromicina a 0,5%
Nitrato de prata (Credé)	24 horas	Células polimorfonucleares	Purulenta nos casos graves	Positiva, nos casos graves	Negativo	Ceratopatia epitelial, casos graves	Higiene ocular e lubrificantes sem preservantes
Neisseria gonorrhoeae	3 a 5 dias. Após esse período indica exposição pós-parto	Parasitismo epitelial com diplococos Gram–	Mucopurulenta	Negativa	Negativo	Úlcera marginal ou central ou abscesso. Perfuração	Internação. Penicilina cristalina 100.000 UI/kg/dia, 4 vezes/dia, EV por 7 dias; ou eritromicina 40 a 50 mg/kg/dia, 4 vezes/dia, VO; ou ceftriaxone 30 a 50 mg/kg/EV ou IM dose única, com dose máxima de 125 mg/dia; cefotaxime 100 mg/kg/EV ou IM dose única. Tratamento da mãe

(continua)

Tabela 10 Diagnóstico diferencial e tratamento da oftalmia neonatal *(continuação)*

Agentes	Período de incubação	Laboratório	Secreção	Presença de membrana	Folículos	Lesão corneal	Tratamento
S. aureus	Acima de 5 dias	Cocos Gram+ entre células polimorfonucleares	Catarral a mucopurulenta	Negativa	Negativo	Ceratopatia epitelial fina	Higiene. Antibioticoterapia sob a forma de colírio de 4 a 6 vezes/dia (sulfadiazina, derivados das quinolonas, como a norfloxacina e a lomefloxacina)
Herpes simples tipo II	3 a 15 dias	Células gigantes multinucleadas, provas de AcF +	Não purulenta. Mucoide	Pode ocorrer em alguns casos	Negativo ou desenvolve-se após 6 a 12 semanas no recém-nascido	Lesão dendrítica no estroma	Aciclovir 30 mg/kg/dia EV 3 vezes/dia durante 14 a 21 dias. Aciclovir 3% tópico 5 vezes/dia durante 14 a 21 dias nas ceratites

AcF: anticorpos fluorescentes.

Não é possível definir um diagnóstico etiológico preciso da oftalmia neonatal apenas pelo quadro clínico, já que as manifestações clínicas são inespecíficas. Portanto, uma investigação laboratorial deve ser realizada antes do tratamento, quando se suspeitar de oftalmia neonatal.

O DD dos quadros de oftalmia neonatal deve ser feito com dacriocistite congênita.

PÁLPEBRA - VIAS LACRIMAIS

Hordéolo

- Definição: infecção aguda da glândula de Zeis, Moll ou Meibomio.
- Epidemiologia: qualquer idade e qualquer sexo.
- Etiologia: infecção estafilocócica.
- Fisiopatologia: infecção glandular estafilocócica por obstrução de seu orifício de drenagem.
- Classificação:
  - Hordéolo externo (terçol): pequeno abscesso a partir das glândulas de Zeis ou Moll.
  - Hordéolo interno: tumefação amolecida e dolorosa na placa tarsal a partir das glândulas de Meibomio.
- História: inflamação repentina focal, na pálpebra.
- Sintomas: dor no local da inflamação.
- Sinais: tumor, edema, eritema localizado na pálpebra. Pode haver pequeno abscesso localizado ao redor da glândula acometida. Outros sinais: gânglio pré-auricular palpável, associação com blefarite, acne ou rosácea.
- DD: celulite pré-septal, carcinoma das glândulas sebáceas da pálpebra, granuloma piogênico, abscesso palpebral, calázio.

- Tratamento:
  - Compressas mornas por 15 minutos, quatro vezes por dia, causam dilatação vascular. Massagem na região da lesão.
  - Antibióticos tópicos: pomada a cada 12 horas. Normalmente é desnecessário, pois a resolução é na maioria das vezes espontânea.
  - Anti-inflamatórios não hormonais, em caso de dor intensa.
  - Injeção de corticoide dentro da lesão: para casos especiais, como proximidade do canalículo lacrimal ou qualquer contraindicação cirúrgica.
  - Drenagem cirúrgica apenas para hordéolos muito grandes e dolorosos ou quando não há resolução dentro de 30 dias com o tratamento conservador.
- Prognóstico: ótimo, sem sequelas.
- Acompanhamento: os pacientes que estão sob tratamento conservador não necessitam de retorno, a não ser os que ultrapassaram 30 dias de quadro. Os pacientes pós-tratamento cirúrgico devem retornar em 7 dias de pós-operatório.

Calázio

Conceito

Processo inflamatório crônico, lipogranulomatoso, envolvendo a glândula de Meibomio ou de Zeis, causado pela oclusão do seu orifício de drenagem da secreção sebácea, geralmente unilateral (Figura 69).

Fisiopatologia

O material das glândulas acumulado sofre extravasamento para os tecidos adjacentes, desencadeando inflamação crônica granulomatosa, com células características (células epitelioides, linfócitos, macrófagos, plasmócitos, neutrófilos e células gigantes).

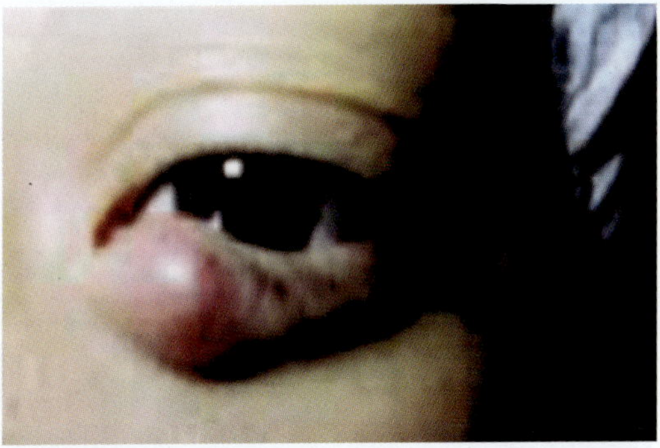

Figura 69 Calázio.

Biomicroscopia

O exame evidencia tumoração arredondada indolor de consistência firme, localizada no nível da placa tarsal. Na eversão da pálpebra, pode-se observar uma pequena coleção de secreção amarelada (Figura 70).

Quadro clínico

Apresenta curso indolente, com menor intensidade de sintomas inflamatórios, quando comparado ao hordéolo interno.

Pode ser mais proeminente para o lado da pele ou da conjuntiva. A lesão pode crescer e depois diminuir, em semanas ou meses, conforme o processo de absorção do material lipídico.

Os pacientes queixam-se da estética, porém alguns podem ter astigmatismo corneal induzido por calázio da pálpebra superior que pressiona a córnea.

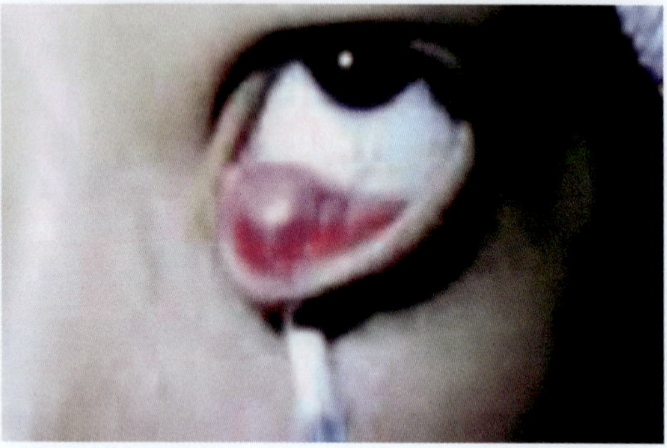

Figura 70 Eversão da pálpebra para complementar o exame.

Diagnóstico diferencial

Calázios persistentes devem fazer DD com carcinoma de glândulas sebáceas ou de célula basal, por meio de exérese e exame anatomopatológico.

Tratamento

- Compressas mornas podem ser preconizadas, mas geralmente não oferecem benefícios.
- Não se utiliza ATB: calázios são estéreis.
- Injeção de esteroide intralesional (0,1-0,2 mL de triancinolona 5 mg/mL) apresenta taxa de cura variável de 9% a 90%. Pode causar despigmentação local em indivíduos com pele escura. A principal desvantagem é a dor causada pela aplicação.
- Tratamento cirúrgico é o indicado: drenagem e curetagem. As incisões dos calázios internos são feitas na conjuntiva tarsal, de modo vertical, e nos calázios externos são feitas na pele de modo horizontal, acompanhando as linhas de força, devendo

ser curetado todo o conteúdo com a pinça de calázio. Após a curetagem, lava-se a cavidade com dexametasona e garamicina. No pós-operatório, indica-se o uso combinado de corticosteroide e antibiótico tópico de 6 em 6 horas por 5 dias.

Paralisia facial – lagoftalmo

Incapacidade de oclusão palpebral completa por paralisia do VII nervo facial.

O nervo facial é responsável pela inervação dos músculos da expressão facial, da glândula lacrimal e salivar, da porção da orelha externa e das fibras gustativas dos dois terços anteriores da língua.

Grandes lesões do VII e VIII nervos podem causar ainda perda da sensibilidade corneal por compressão do nervo trigêmeo (V).

A incapacidade de ocluir a pálpebra pode causar desde um desconforto leve até perda da visão em casos extremos.

Em casos mais graves, o lagoftalmo é uma urgência oculoplástica, exigindo procedimentos cirúrgicos emergenciais.

Etiologia

Idiopática

É a paralisia facial de Bell, que tem início agudo e frequentemente melhora em até 6 meses. O início da paralisia pode ser precedido por uma infecção viral. Pode afetar também o V nervo, resultando em anestesia corneal.

Infecciosa

- Hanseníase: a paralisia facial é o principal achado oftalmológico; pode ser associada ao acometimento do V nervo.

- Síndrome de Ramsay Hunt: paralisia facial dolorosa, causada por herpes-zóster no canal auditivo externo.
- Aids, tuberculose, sarampo, sarcoidose e doença de Lyme também podem causar paralisia facial.

Traumática

- Fratura no osso temporal ou iatrogênica em cirurgias ao redor do nervo facial.
- Ressecções da parótida e neurinoma do acústico são importantes causas.

Tumores

- Neurinoma do acústico pode surgir no próprio nervo facial.
- Carcinoma espinocelular do ouvido externo e tumores metastáticos da órbita, mamas e pulmão são causas mais raras.

Quadro clínico

Início súbito, acomete apenas um dos lados, causando assimetria facial.

A paralisia facial periférica acomete toda a hemiface; a paralisia facial central poupa a região frontal.

A recuperação pode acontecer em algumas semanas a meses (paralisia de Bell) ou ser mais demorada e até permanente (paralisia por traumatismo, iatrogenia, tumores).

Há apagamento das rugas frontais, sulco nasogeniano e desvio da comissura labial para o lado são; pode haver dificuldade para falar.

Há ptose, retração da pálpebra superior, lagoftalmo, frouxidão e atonia da pálpebra inferior, ectrópio paralítico. Pode haver epífora e ectrópio do ponto lacrimal inferior.

A exposição corneal é a consequência mais grave do lagoftalmo; desde ceratite leve até grandes ceratites infecciosas, principalmente quando há acometimento também do trigêmeo. Essas ceratites, se não tratadas, podem evoluir com infecção, perfuração e até endoftalmite.

Tratamento

- Inicial: colírios e pomadas lubrificantes, mesmo em pacientes sem sintomas.
- Procedimentos cirúrgicos para melhorar a oclusão palpebral complementam o tratamento clínico, quando necessário.

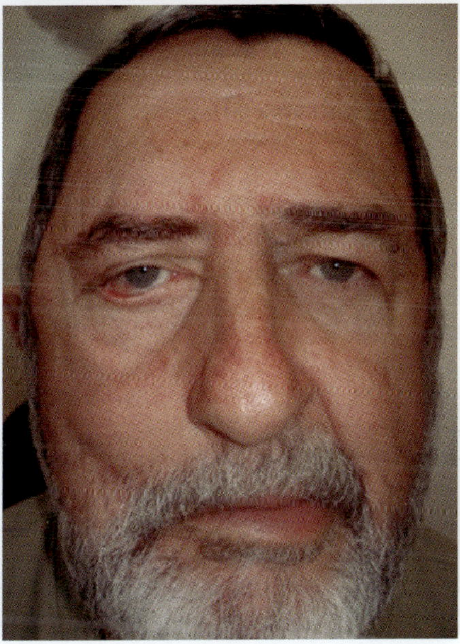

Figura 71 Paralisia facial direita.

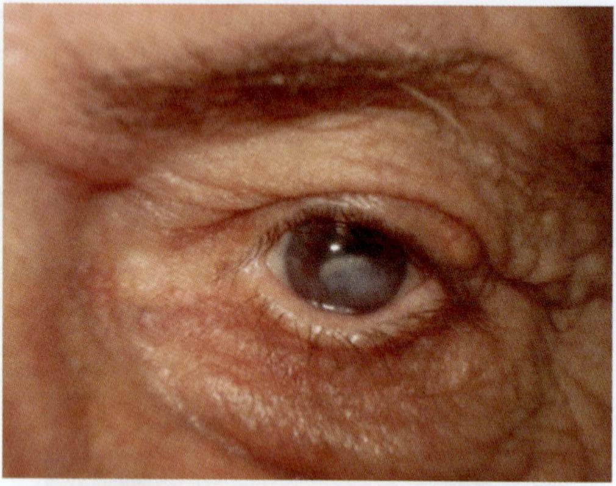

Figura 72 Lacorrafia medial e tarsorrafia temporal.

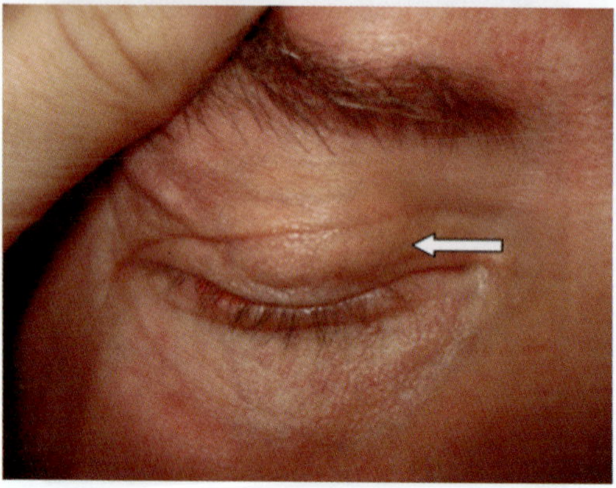

Figura 73 Peso de ouro na pálpebra superior.

- Tarsorrafia: tarsorrafia lateral de 4 mm reduz exposição corneal. A tarsorrafia tem a vantagem de poder ser desfeita a qualquer momento, em caso de melhora do lagoftalmo.
- Lacorrafia: realizada quando há lagoftalmo medial associado.
- Oclusão dos pontos lacrimais: realizada para preservar a lágrima produzida em menor quantidade. Pode ser temporária ou definitiva.
- Colocação de peso de ouro na pálpebra superior: melhora a oclusão palpebral e pode ser deixado permanentemente. Não deve alterar a abertura da fenda palpebral; o peso ideal deixa a pálpebra superior 2 mm abaixo do limbo e é colocado entre a superfície anterior da placa tarsal e o músculo orbicular.
- Tratamento do ectrópio paralítico: o ectrópio da pálpebra inferior é corrigido com técnicas de encurtamento horizontal da pálpebra, como a de Bick ou *tarsal strip* (descritas no item sobre lacerações palpebrais).

Dacriocistite aguda

A dacriocistite aguda pode ser sequela da crônica, em geral de longa duração (anos). A maioria dos pacientes tem a forma adquirida idiopática, mas também aparece nas obstruções congênitas e secundárias.

Usualmente, há obstrução total abaixo do saco lacrimal associada ao fechamento total ou parcial do canalículo comum pela válvula de Rosenmüller ou por edema, impedindo o refluxo de secreção do saco para os canalículos lacrimais, criando um ambiente propício para a proliferação bacteriana e inflamação aguda.

Como manifestações clínicas, predominam a dor na região do saco lacrimal, de moderada a grave, edema, hiperemia e calor abaixo do tendão cantal medial. A dor ocorre porque o saco lacrimal tem sua distensão dificultada pelo tendão cantal medial e pela fáscia que o envolve e que se prende à crista lacrimal anterior e posterior. Assim, é criada uma crescente pressão do conteúdo inflamatório do saco lacrimal. Com o tempo, a fáscia pode perder a tensão e a palpação revela consistência amolecida ou flutuação na topografia do saco lacrimal. Em alguns casos, o processo se resolve com a formação de fístula para a pele.

Durante a crise, não se deve comprimir o saco lacrimal, nem cateterizar os canalículos ou tentar irrigar o saco lacrimal, pois o trauma pode causar danos maiores a essas estruturas.

Entre as complicações, ocorrem celulite orbitária e abscesso decorrentes da fistulização do saco lacrimal para dentro da órbita.

O tratamento clínico da dacriocistite aguda deve seguir o protocolo de celulite da instituição em que o paciente for tratado. No nosso serviço, a maioria dos pacientes é tratada com cefalosporina e anti-inflamatório via oral. Nos casos em que a infecção é grave, crianças e diabéticos são internados para tratamento endovenoso.

Na maioria das vezes, o agente etiológico é uma cepa de *Staphylococcus* ou *Streptococcus*. Crianças podem ter a infecção por *Haemophillus*, muitas vezes resistente à ampicilina.

Aqui, cabe discutir qual seria a compressa ideal a ser feita: quente ou fria?

Sabe-se que a drenagem da secreção pela fístula alivia mais rapidamente os sintomas e diminui o prolongamento do uso de antibióticos, reduzindo gastos e possíveis efeitos colaterais. Assim, compressas quentes seriam as mais indicadas, pois facilitam a fistulização. Entretanto, pensando na dacriocistorrinostomia que deverá ser realizada no futuro, deve-se lembrar que quanto maior o tamanho e menor a fibrose do retalho de saco lacrimal, melhor será o resultado da cirurgia. Com esse raciocínio, compressas frias são as mais indicadas, na tentativa de esfriar o processo inflamatório e preservar a integridade do saco lacrimal. O oftalmologista deve escolher criteriosamente entre a fria e a quente, caso a caso, avaliando a possibilidade de o paciente resolver mais lentamente o processo com compressas frias e ter o tratamento mais dispendioso e possíveis riscos de exposição mais prolongada à medicação e à bactéria.

Em casos de grande distensão, o alívio pode ser promovido por aspiração percutânea do saco lacrimal com agulha grossa (18 a 23 gauge) ou drenagem através de incisão com lâmina 11 no ponto de maior flutuação, o mais baixo possível, tentando coincidir com a futura incisão cirúrgica.

Depois da primeira crise, as recorrências são regra e o tratamento cirúrgico deve ser realizado o mais precocemente possível, pois o intervalo entre uma crise e outra se torna progressivamente menor.

O DD é feito com celulite e sinusites, sobretudo etmoidal e maxilar.

Celulite (inflamação do tecido adiposo orbital)

Definição

É um processo inflamatório e infeccioso dos tecidos orbitais (tecidos epiteliais, conjuntivos, musculares e adiposos).

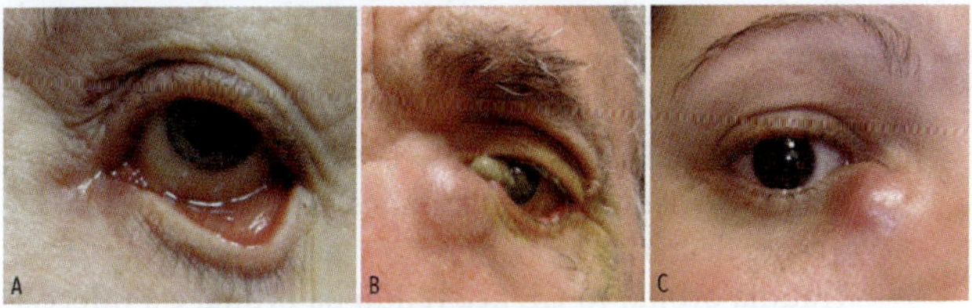

Figura 74 (A, B e C) Dacriocistite aguda.

Pode ser classificada em pré-septal e pós-septal.

1. Pré-septal: é uma inflamação e infecção confinada às pálpebras e às estruturas periorbitárias anteriores ao septo orbital; as estruturas pós-septais não estão infectadas, porém podem estar inflamadas. Afeta sobretudo crianças e, geralmente, é causada por infecção de pele decorrente de trauma ou laceração de pele e infecção grave da pele (hordéolo). No exame, observam-se edema e dor local, sem proptose. A motilidade ocular, a acuidade visual e os reflexos pupilares estão preservados. O tratamento é feito com antibióticos orais, e o paciente, normalmente, não precisa ser internado. Em geral, o agente mais frequente é o *Staphylococcus aureus*, e a penicilina penicilinase-resistente é a droga de escolha. Crianças com menos de 5 anos de idade são mais suscetíveis. Na infecção pós-*Hemophilus influenzae,* existe história típica de infecção respiratória superior recente, apresentando febre alta, coriza e irritabilidade. Eritema violáceo e edema importante palpebral são sinais característicos. O tratamento nesses casos se faz com cloranfenicol ou cefalosporina de 2ª ou 3ª gerações.
2. Pós-septal: é uma infecção dos tecidos moles atrás do septo orbital. Em geral, os agentes etiológicos mais frequentes são o *Staphylococcus* sp., o *Streptococcus* sp., em crianças com menos de 5 anos, o *Haemophylus influenzae,* e especialmente em casos após trauma, bastonetes Gram-negativos. As causas mais frequentes de celulite orbital são:
   - Extensão direta de infecções dos seios da face, principalmente etmoidal; focos de infecções orbitais (dacrioadenites, dacriocistites e panoftalmites); fratura de órbita; infecções dentárias.
   - Trauma orbital (o CE fica retido na órbita, e a infecção aparece alguns meses depois).

- Após cirurgias oftalmológicas (principalmente cirurgias orbitárias).
- Extensão vascular (bacteriemia). Os principais sinais e sintomas são: proptose (para baixo e para o lado temporal), edema de pálpebra, calo e rubor local, dor local com a movimentação ocular, restrição da movimentação ocular, quemose conjuntival, injeção ciliar; podem ainda ser observados congestão dos vasos da retina e edema do disco óptico. A baixa da acuidade visual e as alterações dos reflexos pupilares sugerem envolvimento do ápice orbital, e uma investigação imediata torna-se mandatória; a demora no início do tratamento pode levar à síndrome do ápice orbital e à trombose do seio cavernoso. Os exames complementares mais usados são a radiografia dos seios da face (rápida e fácil de ser realizada), a tomografia da órbita (cortes axial e coronal, com e sem contraste) e a ultrassonografia orbital. Em alguns casos, podem ser solicitados também hemograma e cultura do sangue ou nasal.

As complicações mais frequentes são os abscessos subperostais, que se encontram ao longo da parede medial da órbita. Podem-se observar ainda ceratopatia de exposição, aumento da PIO, oclusão da artéria ou veia central da retina e inflamação por contiguidade do nervo óptico; as complicações intracranianas ocorrem em apenas 4% dos casos, incluindo meningite, abscessos cerebrais e trombose do seio cavernoso.

Tratamento

Os pacientes devem ser internados, e o tratamento, feito por via endovenosa.

Em criança com menos de 5 anos, os antibióticos devem cobrir *Haemophylus influenzae*, e a combinação mais frequente é feita com ampicilina 200 mg/kg/dia, dividida em doses, associada a uma penicilina pelicilinase-resistente (100 mg/kg/dia), por via parenteral.

Em adultos, a antibioticoterapia é de amplo espectro, com cefalosporina de 3ª e 4ª gerações e metronidazol para cobrir anaeróbios. Penicilina cristalina é associada ao cloranfenicol.

Associado à antibioticoterapia, é preciso usar anti-inflamatórios não hormonais (Decadron® 4 mg/EV a cada 6 horas), solicitar avaliação de um otorrinolaringologista e de um clínico geral, e observar ainda a necessidade da utilização de anticoagulantes.

Canaliculites

A canaliculite mais frequente é a actinomicótica. É uma infecção rara, caracterizada por um processo supurativo crônico. Apesar de sua etiologia bacteriana, comporta-se como doença fúngica, originando-se daí o nome actinomiceto.

Predomina em trabalhadores das zonas rurais, com higiene bucal inadequada ou com história de extração dentária. A infecção é do tipo endógeno, pois a bactéria vive na cavidade oral e nos seios paranasais. As infecções conjuntivais graves e os processos inflamatórios do canto interno das pálpebras são fatores predisponentes para a canaliculite actinomicótica.

O quadro clínico caracteriza-se por uma conjuntivite crônica unilateral, com edema limitado ao terço interno de uma ou ambas as pálpebras e que não responde ao tratamento antibiótico local. No exame das vias lacrimais, encontra-se o ponto aberto e dilatado, permitindo a saída de concreções à expressão do canalículo com hastes flexíveis de algodão (Figura 75).

A dacriocistografia mostra a dilatação canalicular exacerbada e, como regra, o saco lacrimal e o ducto lacrimonasal estão permeáveis. Não deve ser indicada nesses pacientes, salvo em caso de suspeita de obstrução baixa (Figura 76).

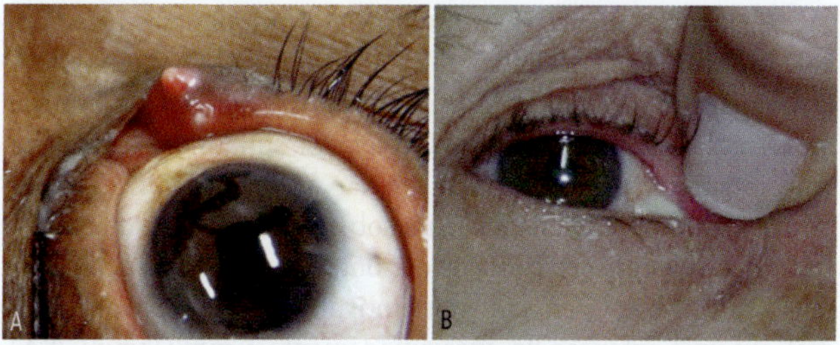

Figura 75 (A e B) Canaliculite.

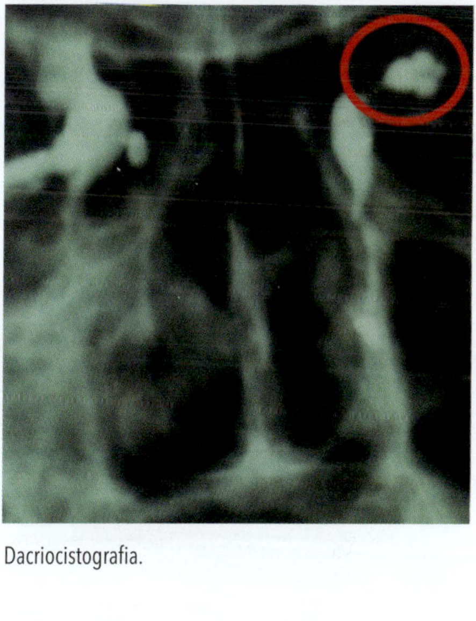

Figura 76 Dacriocistografia.

O agente etiológico mais comum é o *Actinomyces israelii*. Trata-se de um bacilo anaeróbio Gram-positivo e BAAR negativo.

Apesar do *A. israelii* ser sensível a antibióticos como penicilina, tetraciclina, clindamicina, clorofenicol, sulfamidas e gentamicina, o tratamento medicamentoso não é eficiente. O tratamento preconizado é a canaliculotomia sob anestesia local, na qual se realiza uma incisão na porção horizontal do canalículo com lâmina 11 introduzida pelo lado conjuntival, a 2 mm do ponto lacrimal, em uma extensão de, aproximadamente, 5 mm (Figura 78A). Após a curetagem de todo o conteúdo intracanalicular (Figura 78B e C), coloca-se um arame de Johnson ou sonda de silicone, com o objetivo de manter o canalículo pérvio. O local da canaliculotomia cicatriza por segunda intenção.

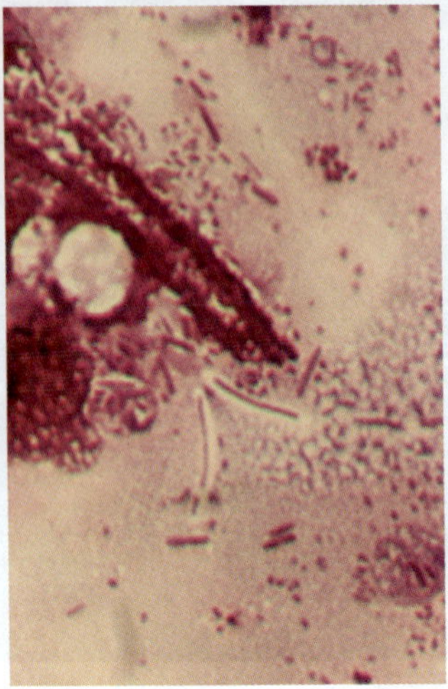

Figura 77

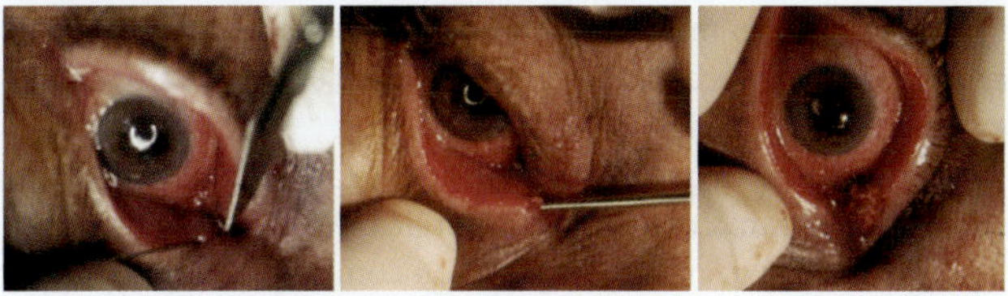

Figura 78 Canaliculotomia.

ÓRBITA

Pseudotumor inflamatório orbital

- Conceito: é um raro processo inflamatório orbital de origem autoimune.
- Quadro clínico: pode comprometer pacientes de todas as idades, sem preferência por sexo ou raça. Pode ser agudo, subagudo ou crônico. O pseudotumor compromete os músculos extraoculares, a área periescleral, perineural ou glândula lacrimal. Tem início súbito com dor orbital forte, inchaço e vermelhidão na órbita comprometida.
- Diagnóstico: é sempre clínico e a tomografia mostra massa tumoral inespecífica, com limites imprecisos; geralmente compromete músculo, esclera ou nervo óptico.
- Tratamento:
  - Prednisona: 60 a 100 mg por dia, 4 a 6 semanas.
  - Radioterapia: 2.000 a 3.000 rads.

Traumatismo direto sobre os músculos orbitários

Abordam-se aqui apenas os traumatismos isolados da musculatura oculomotora, com ausência de lesão do bulbo ocular. Essas lesões não são muito raras; os músculos mais expostos são os retos, dada a sua localização anatômica mais exposta, embora haja casos de traumatismo isolado dos oblíquos.

O tipo de lesão que diz respeito ao escopo desta obra é a avulsão muscular, uma emergência cirúrgica. As lesões sem ruptura costumam cicatrizar, sem sequelas ou com sequelas que exigem correção cirúrgica, porém sem urgência (Figura 79).

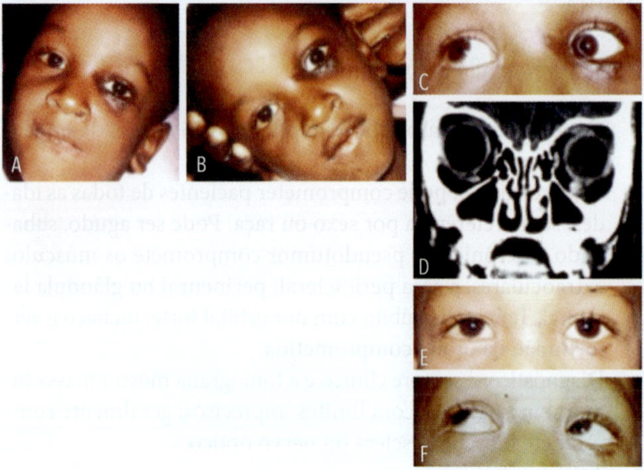

Figura 79 Paciente com ferimento na órbita esquerda atingindo o músculo oblíquo inferior. Em A a C, são vistos o ferimento na pálpebra inferior esquerda, o torcicolo (inclinação da cabeça para a esquerda), a manobra de Bielschowsky (hipotropia esquerda à inclinação da cabeça para a direita) e a ausência de elevação do olho esquerdo em adução, configurando quadro de paralisia do músculo oblíquo inferior esquerdo. Em D, a tomografia mostra velamento na região do músculo oblíquo inferior esquerdo. Em E e F, recuperação total da ação do oblíquo inferior lesado (cortesia da dra. Rosana Cunha).

A avulsão do músculo reto provoca um quadro agudo, caracterizado por desvio do olho em sentido oposto ao do músculo afetado, além de quemose, hemorragia externa ou subconjuntival e, muitas vezes, ruptura da conjuntiva (Figura 80). Se o paciente chega ao oftalmologista até poucas horas após o acidente, apenas a história e o exame clínico são suficientes para firmar o diagnósti-

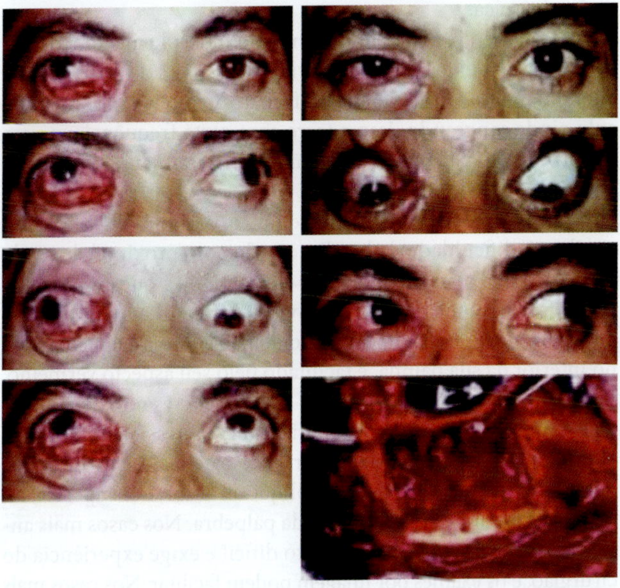

Figura 80 Paciente com avulsão traumática dos músculos retos medial e inferior do olho direito. Notam-se a exotropia e a hipertropia do olho direito, com total limitação de adução e infradução, e os sinais inflamatórios de traumatismo recente. À direita, após sutura de ambos os músculos lesados, ortotropia na posição primária e recuperação quase total dos movimentos. À direita e abaixo, fotografia do ato cirúrgico, observando-se o músculo reto inferior roto.

co. Porém, se o atendimento se dá após alguns dias, a ressonância magnética torna-se útil, para que se possa determinar em que nível ocorreu a ruptura e onde se encontra o coto proximal, pois a sua localização cirúrgica torna-se mais difícil. Note-se que, neste caso, há forte tendência à contratura da parte proximal do músculo, com consequente retração em direção ao vértice da órbita, o que, somado à cicatrização, dificulta sobremaneira a sua localização cirúrgica.

O tratamento cirúrgico depende do músculo afetado, do nível da ruptura e do tempo decorrido desde o acidente. O ideal é operar o mais precocemente possível, de preferência com o músculo ainda sangrando. Isso ocorre com certa frequência, pois o quadro clínico é tão impressionante que, geralmente, o paciente é levado ao médico sem demora. Nesse caso, o ideal é localizar ambos os cotos e suturá-los um ao outro, com Vicryl® 6-0 ou fio similar. A dificuldade da localização do coto proximal depende do músculo; o mais difícil deles é o reto medial, que costuma retrair rapidamente em direção ao vértice da órbita; mas, no caso de lesão recente, o reconhecimento do músculo, que em geral está no interior da sua bainha, é facilitado pelo seu aspecto vermelho, sangrante, cor de "carne". Quanto aos outros três retos, suas ligações com outras estruturas orbitárias dificultam a sua retração, facilitando o resgate. O reto inferior é preso ao ligamento de Lockwood, o lateral, à inserção do oblíquo inferior, e o superior, ao oblíquo superior e ao levantador da pálpebra. Nos casos mais antigos, a localização pode ser muito difícil e exige experiência do cirurgião, e os exames por imagem podem facilitar. Nos casos mais difíceis de avulsão do reto medial, a nova técnica por via nasal, através do etmoide, pode melhorar o prognóstico.

Uma vez localizado o músculo, é necessário inseri-lo na esclera; o local da inserção depende do grau de contratura e do comprimento do músculo. As manobras para avaliação do estado das forças passivas (dução passiva, teste do equilíbrio das forças elásticas – *spring-back balance test* – o teste de estiramento de Queré et al.) são extremamente importantes, e a experiência do cirurgião no seu manuseio indicará o prognóstico quanto à consecução da ortotropia em posição primária. Nos casos recentes, pode-se conseguir ortotropia em posição primária e duções normais ou quase normais; nos casos antigos, entretanto, apenas a ortotropia em posição primária pode ser obtida, pois certamente resulta em intensa limitação dos movimentos oculares. É preciso estar atento à possibilidade de haver contratura do músculo reto antagonista, pois nesse caso é indispensável o seu retrocesso.

Cita-se o exemplo de um paciente que chegou algumas horas após ferir o olho direito com um taco de bilhar. Havia grande exo e hipertropia, com intensa limitação de adução e infradução. O olho ainda sangrava. Operado imediatamente, constatou-se avulsão dos retos inferior e medial, a alguns milímetros de distância das inserções esclerais. Foi possível suturar os cotos e obter ortotropia em posição primária e razoável amplitude de movimentos (Figura 80).

Quanto aos músculos oblíquos, o superior pode sofrer avulsão do tendão; é clássico o quadro denominado por Knapp "síndrome da mordida de cão" (*dog bite syndrome*), um quadro típico de paralisia do oblíquo superior (Figura 81). A indicação cirúrgica não é de urgência, pois o quadro clínico pode melhorar após algum tempo. Além disso, lesões traumáticas no quadrante superomedial do olho podem causar aderências cicatriciais, que levam à síndrome de Brown. Cita-se o caso de uma senhora, cuja cirurgiã plástica injetou gordura homóloga nessa região, o que resultou em uma síndrome de Brown típica (Figura 82). A melhor orientação em um caso como esse é não operar, pois dificilmente se pode melhorar o quadro, podendo mesmo piorá-lo, aumentando a quantidade de aderências cicatriciais.

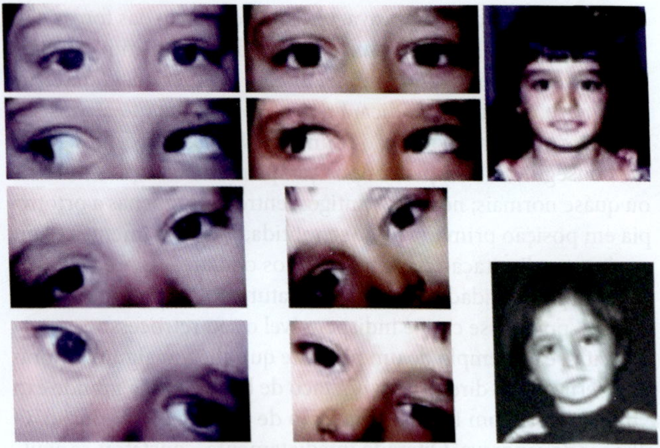

Figura 81 Síndrome da mordida de cão (*dog bite syndrome*). À esquerda, notam-se o quadro típico de paralisia do músculo oblíquo superior esquerdo e a cicatriz da mordida de cão no supercílio. Ao centro, resolução integral do quadro, após miectomia do oblíquo inferior esquerdo. À direita, abaixo, o torcicolo pré-operatório e, acima, o seu desaparecimento após a operação.

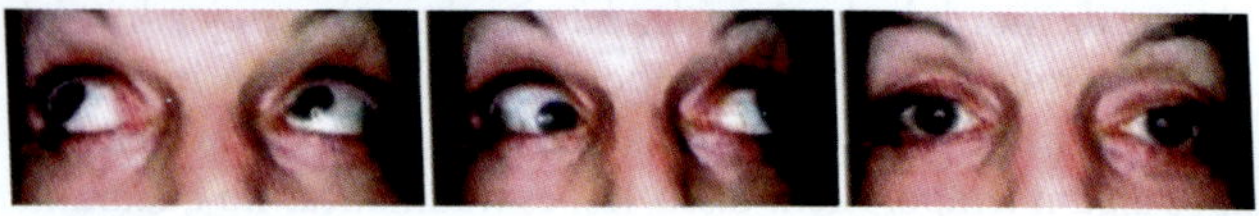

Figura 82

O músculo oblíquo inferior é muito mais raramente lesado por traumatismo, em razão de sua localização. Nunca tivemos oportunidade de observar um quadro de avulsão desse músculo, mas há o exemplo de um menino que feriu a região da pálpebra inferior com arame. Em seguida, surgiu um quadro típico de paresia do oblíquo inferior. A tomografia computadorizada demonstrou uma zona de velamento na região do músculo, provável hemorragia e/ou infiltrado inflamatório. Houve remissão espontânea do quadro, após tratamento anti-inflamatório (Figura 79).

Resumindo, é importante enfatizar dois princípios: a cirurgia deve ser realizada o quanto antes e o cirurgião deve ser experiente em resgate de músculo perdido.

HIPERTENSÕES OCULARES AGUDAS

Glaucoma primário de ângulo fechado

Introdução

O glaucoma primário de ângulo fechado (GPAF), ou glaucoma agudo, é a condição na qual a aposição da íris sobre o trabeculado causa a obstrução completa da drenagem do humor aquoso pela via convencional e aumento súbito da PIO.

A condição *sine qua non* para o desenvolvimento do GPAF é o ângulo estreito da câmara anterior. A pupila em midríase média determina maior contato entre a face posterior da íris e a cápsula anterior do cristalino, dificultando a passagem do humor aquoso da câmara posterior através da pupila. O humor aquoso represado na câmara posterior provoca o abaulamento anterior da íris periférica e o fechamento por aposição do seio camerular, impedindo a drenagem pela via convencional e consequente aumento da PIO.

O GPAF é mais frequente nas populações de origem chinesa, sendo os esquimós canadenses e os chineses de Singapura os grupos étnicos com a maior prevalência. O sexo feminino, em geral, é o mais acometido.

Quadro clínico e diagnóstico

O principal sintoma do GPAF é a dor ocular, de forte intensidade, acompanhada de náuseas e vômitos. O paciente pode ainda relatar visão embaçada, bem como halos coloridos.

No exame biomicroscópico, observam-se hiperemia conjuntival, edema de córnea, em grau variável, e câmara anterior rasa na periferia com algumas células e pigmento. A íris apresenta o aspecto característico em *bombé*. A pupila encontra-se em midríase média e não reagente à luz, porque a PIO é maior que a pressão de perfusão do músculo esfíncter da pupila, causando sua isquemia. A PIO encontra-se em níveis elevados, geralmente acima de 40 mmHg. A gonioscopia é difícil de ser realizada, por causa do edema corneal, mas, quando possível, observa-se ângulo fechado, sem o reconhecimento de qualquer estrutura. A oftalmoscopia direta não mostra sinais de atrofia glaucomatosa no disco óptico. Verifica-se pulso arterial.

O exame oftalmológico pode evidenciar, ainda, sinais de crises pregressas de glaucoma agudo, como atrofia setorial da íris e *glaukomflecken* (catarata de Vogt), que correspondem a áreas de necrose da cápsula anterior do cristalino. Nessa situação, sinais de atrofia glaucomatosa do disco óptico podem ser evidentes.

Diagnóstico diferencial

O GPAF pode ser confundido com outras entidades nosológicas que cursam com aumento acentuado da PIO, como síndrome da íris em *plateau*, glaucoma facolítico, glaucoma neovascular, uveíte hipertensiva, glaucoma secundário à intumescência do cristalino e glaucoma por descolamento ciliocoroidal. O exame biomicroscópico cuidadoso é fundamental para se diferenciar o GPAF das outras condições.

Tratamento

Medidas gerais

É importante o cuidado com o estado geral do paciente. A admissão no hospital para administração de medicamentos endovenosos se faz necessária. Analgésicos, antieméticos e sedativos por via oral ou endovenosa são o início do tratamento.

Tratamento da crise

A primeira medida terapêutica hipotensora ocular é a administração de manitol (EV) e acetazolamida (VO) aos pacientes que não tiveram contraindicação formal. A infusão de manitol deve ser contínua e rápida, após medir-se a PIO.

Quando os níveis pressóricos tiverem sido reduzidos para 30 mmHg ou menos, inicia-se o tratamento tópico com agentes hipotensores oculares: pilocarpina para promover miose e inibidores da produção de aquoso. Anti-inflamatórios esteroides também devem ser prescritos.

O tratamento do GPAF visa a desfazer o bloqueio pupilar. A Tabela 11 resume a conduta de rotina.

Tabela 11 Medicamentos usados no tratamento do glaucoma agudo

Droga	Posologia	Via de administração
Pilocarpina 2% ou 4%	1 gota a cada 15 min 1 gota a cada 6 h	Tópica
Timolol 0,5%	1 gota a cada 12 h	Tópica
Brimonidina 0,2% ou apraclonidina 0,5%	1 gota a cada 8 h ou 12 h	Tópica
Acetazolamida 250 mg	2 cp de ataque e 1 cp a cada 6 h	Oral
Manitol	1 a 2 g por kg	Endovenosa

A pilocarpina deve ser usada a cada 15 minutos pelo menos na primeira hora ou até que se observe a miose. Foram observados alguns poucos pacientes que saíram da crise somente com o uso de pilocarpina.

A utilização de lente de Zeiss ou Sussmann comprimindo a porção central da córnea pode forçar o humor aquoso em direção ao seio camerular, abrindo o ângulo da câmara anterior. Entretanto, essa manobra é dolorosa para o paciente e, por isso, pouco utilizada.

As drogas hipotensoras tópicas e sistêmicas são utilizadas na crise e suspensas gradativamente.

O uso de agentes hiperosmóticos visa a diminuir o conteúdo vítreo por desidratação e, em consequência, aumentar a profundidade da câmara anterior. Devem ser administrados rapidamente para melhor eficácia. É importante o cuidado com essas drogas, pois determinam sobrecarga hídrica e hipervolemia.

O paciente receberá alta hospitalar quando, ao fim do tratamento, estiver com a PIO em níveis fisiológicos e a pupila em miose.

Tratamento do pós-crise

O tratamento definitivo do GPAF é a iridectomia. Ela deve ser realizada tanto no olho que desenvolveu a crise como no olho contralateral. Sabe-se que a chance de um paciente que apresentou GPAF, em um olho, desenvolver glaucoma agudo no olho adelfo é de cerca de 40%. Recomenda-se esperar pela melhora das condições clínicas do paciente e do edema da córnea.

A iridectomia com *Nd:YAG laser* é a técnica de eleição. Ela deve ser periférica e realizada sempre no quadrante superior da íris, no qual será recoberta pela pálpebra superior para evitar a diplopia monocular. A aplicação sobre uma cripta facilita o procedimento. A instilação de uma gota de apraclonidina 0,5% ou brimonidina 0,2% antes do *laser* previne o pico hipertensivo imediato. Utiliza-se a energia de 4 a 6 mJ e 1 a 3 pulsos. A prescrição de anti-inflamatórios no período pós-operatório quatro vezes ao dia por 5 dias é recomendada.

Quando a iridectomia com *laser* não é efetiva, realiza-se a iridectomia cirúrgica.

Nos pacientes que, após a crise de glaucoma agudo, desenvolvem áreas de goniossinéquias em extensão variável, a PIO pode manter-se elevada e a iridotomia não é suficiente. Nessa situação, o paciente apresenta uma forma de glaucoma crônico de ângulo estreito e deve ser tratado com medicações hipotensoras oculares e, eventualmente, ser submetido à trabeculectomia.

Uveíte hipertensiva

Os mecanismos pelos quais a uveíte pode levar ao aumento da PIO são inúmeros e pouco esclarecedores. Em geral, a iridociclite afeta tanto a produção do humor aquoso quanto a resistência ao seu fluxo, com consequente alteração da PIO pela mudança do equilíbrio existente entre esses dois fatores. A inflamação do corpo ciliar usualmente leva à diminuição da produção do humor aquoso e, associada ao aumento do escoamento uveoescleral, pode proporcionar um quadro de hipotonia transitória. A presença de prostaglandina presente no humor aquoso de paciente com uveíte pode causar o aumento da PIO sem alterar sua drenagem. Do mesmo modo, o aumento da resistência à drenagem do humor aquoso nas uveítes agudas e subagudas usualmente ocorre por obstrução do trabéculo por células inflamatórias ou fibrina. Por fim, a alteração das proteínas presentes no humor aquoso pelo aumento da permeabilidade vascular também pode causar aumento da PIO nas uveítes agudas, pois proporciona um aumento da produção do humor aquoso. O tratamento da uveíte também pode levar ao aumento da PIO; apesar de os corticosteroides serem efetivos em diminuir a inflamação ocular, quando em uso prolongado, podem resultar em elevação da PIO, por diminuir o escoamento uveoescleral.

Os sintomas incluem: visão borrada, que pode ser pelo aumento da PIO, da uveíte ou suas compilações; dor ocular (frequente na iridocilite aguda); cefaleia; fotofobia e lacrimejamento. No exame, é possível encontrar: hiperemia ocular, edema corneano; presença de células e *flare* na câmara anterior (CA); miose (oposta da midríase observada no glaucoma agudo); evidências de atrofia da íris ou presença de nódulos irianos; ingurgitamento vascular da íris (simulando uma *rubeosis iridis*); presença de pigmentos na íris e na cápsula anterior e catarata subcapsular posterior (indicando uso crônico de corticoides ou consequência da uveíte crônica). Deve-se avaliar a profundidade da CA para se diferenciar do glaucoma agudo. O vítreo pode apresentar células e *snowballs*. A gonioscopia deve ser realizada quando existe dúvida sobre o DD com glaucoma crônico secundário à uveíte. O segmento posterior deve ser examinado, observando-se cuidadosamente o nervo óptico para verificar qualquer alteração morfológica por glaucoma, bem como a investigação de edema macular, cistoide, retinite, vasculites ou deslocamento de retina.

O DD é feito com diversas entidades, principalmente:

- ARJ.
- Ciclite hetrônica de Funchs (não como urgência).
- Síndrome de Posner-Schlossman.
- Uveíte herpética.
- Endoftalmite facoanafilática.
- Glaucoma facolítico.

O tratamento deve incluir hipotensores tópicos, como betabloqueadores e inibidores da anidrase carbônica, bem como o uso de cicloplégicos. Em casos mais graves, o uso de medicamentos sistêmicos (inibidores da anidrase carbônica e hiperosmóticos) pode ser necessário. É contraindicação absoluta o uso de parassimpaticomiméticos como hipotensor e relativa com relação aos análogos das prostaglandinas. Os alfa-adrenérgicos podem ser usados. O uso de esteroides tópicos deve ser de acordo com a etiologia e na frequência proporcional ao processo inflamatório, podendo se valer do uso de esteroides mais fracos ou diluídos em casos mais brandos, para diminuir o fator corticogênico de hipertensão ocular.

Hipertensão pós-trauma

Os traumatismos oculares acidentais ou programados, contusos ou perfurantes, podem levar a alterações anatômicas do bulbo ocular, especialmente do seu segmento anterior, e produzir hipertensão ocular consequente à modificação da circulação do humor aquoso e/ou desarranjo estrutural do seu sistema de drenagem.

As hipertensões oculares, dependendo da natureza e da intensidade do traumatismo, podem instalar-se de modo precoce (1 a 2 dias) ou tardio (após muitos anos).

Traumatismos contusos

Podem provocar alterações dos segmentos anterior e posterior do olho, acompanhadas de hipertensão ocular. São comuns:

A. Hemorragias intraoculares:
   1. Glaucoma associado a hifema.
   2. Glaucoma hemolítico.

3. Glaucoma de células fantasmas.
4. Glaucoma hemossiderótico.

B. Ruptura de esfíncter da íris.
C. Iridodiálise.
D. Ciclodiálise.
E. Rupturas trabeculares.
F. Inflamação e rupturas zonulares.
G. Subluxação ou luxação do cristalino.

Glaucoma associado a hifema

O hifema é a manifestação mais comum dos traumatismos oculares contusos. Ocorre por ruptura na face anterior do corpo ciliar, entre as fibras longitudinais e as circulares, por lesão de pequenos ramos do círculo arterial maior da íris.

Os hifemas são comumente classificados, segundo sua gravidade, em:

- Grau I: volume menor que um terço da câmara anterior.
- Grau II: volume não ultrapassa metade da câmara anterior.
- Grau III: volume maior que metade da câmara anterior.

Quadro clínico

A. Redução variável da acuidade visual.
B. Dor de intensidade variável.
C. Hiperemia.
D. Câmara anterior contendo desde algumas células sanguíneas e pigmento até muito sangue ocupando completamente sua área (hifema total).
E. Elevação da PIO.
F. Edema de córnea (dependente da PIO).

Hifemas de pequeno volume costumam ser reabsorvidos espontaneamente, em poucos dias. Entretanto, é imperativo o exame minucioso do segmento posterior para avaliação de coexistências de lesões retínicas e/ou da coroide.

Da mesma forma, é obrigatória a gonioscopia para detecção de recessão angular.

Complicações

- Hemorragia recorrente: 10 a 30% dos casos de hifema secundário a traumatismo contuso são complicados por hemorragia recorrente. O ressangramento ocorre geralmente na primeira semana após o tratamento inicial, com a lise e a retração do coágulo. A recorrência da hemorragia pode transformar um bom prognóstico em um resultado visual pobre. A frequência de glaucoma se eleva para 50%; há maior possibilidade de impregnação hemática da córnea e atrofia do nervo óptico, como também aumenta a necessidade de intervenção cirúrgica.
- Glaucoma secundário: a elevação da PIO, logo após a hemorragia, é produzida pelo acúmulo de hemácias frescas, restos celulares, fibrina e plasma, no interior dos espaços da malha trabecular. No hifema total, a hipertensão ocular é causada pelos coágulos, por obstrução mecânica do trabeculado ou por bloqueio pupilar. No hifema total, a elevação da PIO gera sintomas característicos de crise de glaucoma agudo, com dor forte, acompanhada de hiperemia ocular, edema de córnea, náuseas e vômitos.
- Impregnação hemática da córnea (hematocórnea): a evolução típica de um hifema total de longa duração acompanhado de hipertensão ocular é a impregnação hemática da córnea que, biomicroscopicamente, aparece como opacidade central ou difusa, de cor ferruginosa, circundada por anel estreito justa-

limbar indene. A reabsorção completa da impregnação pode levar anos e começa pela periferia.

Tratamento

O tratamento é basicamente conservador e visa à reabsorção e ao ressangramento.

Há controvérsias, ainda, a propósito da utilidade de repouso, oclusão. Da mesma maneira, são conflitantes os resultados obtidos com o uso de estrógenos corticosteroides, bem como os agentes antifibrinolíticos, como os ácidos aminocaproico e tranexâmico.

Tratamento da hipertensão ocular

Apesar de risco de ressangramento iatrogênico, o tratamento clínico deve ser realizado quando os níveis ou a duração da hipertensão ocular representam risco para a integridade da cabeça do nervo óptico. Consiste na utilização de drogas que diminuem a produção de humor aquoso ou de agentes hiperosmóticos que, entretanto, não evitam a ocorrência de novas hemorragias.

O tratamento cirúrgico da hipertensão ocular está indicado quando a impregnação hemática é iminente e a ameaça para a função normal do nervo óptico é grande. Sabe-se que os nervos ópticos normais resistem mais à agressão pressórica do que os nervos previamente lesados por glaucoma.

O procedimento cirúrgico mais empregado é a irrigação da CA com solução salina balanceada. A utilização de agulha de aspiração e irrigação pode facilitar a remoção do coágulo. Às vezes, quando há prolapso da íris, durante a manobra de remoção do coágulo, é necessária uma iridectomia.

Outros meios, por exemplo, crioextração, emulsificação ultrassônica, extração com vitreófago e injeção de hialuronato de sódio ou metilcelulose na CA, como agentes mecânicos para dissecção do coágulo, têm sido apresentados como alternativas nos casos mais difíceis.

O cirurgião deve estar sempre preparado, antes de realizar a drenagem de um hifema, para a execução de duas incisões maiores, que deverão ser suturadas, e há possibilidade de complicações perioperatórias variáveis em gravidade.

Glaucoma hemolítico

Ocorre por fagocitose de hemácias, realizada por macrófagos que, por sua vez, acumulam-se na malha trabecular e obstruem-na temporariamente.

Na biomicroscopia, observam-se numerosas células sanguíneas avermelhadas, flutuando no humor aquoso, e o exame gonioscópico revela o seio camerular aberto com pigmento marrom-avermelhado, colorindo a malha trabecular.

A afecção é autolimitada e deve ser tratada clinicamente. Quando a cirurgia é necessária, recomenda-se a lavagem da CA.

Glaucoma de células fantasmas (glaucoma eritroclástico)

Ocorre quando sangue é hemolisado na câmara vítrea contendo hemácias degeneradas, rígidas (eritroclastos, conhecidos como células fantasmas ou *ghost cells*), alcança a CA e obstrui o fluxo de humor aquoso, na ausência de macrófagos.

O glaucoma de células fantasmas ocorre após hemorragia na cavidade vítrea, causada por doença retínica ou por complicação de traumatismos espontâneos ou cirúrgicos.

Dependendo da quantidade de células fantasmas, a PIO pode apresentar-se em níveis normais ou muito elevados, acompanhada de dor e edema de córnea.

A biomicroscopia revela as células caqui no humor aquoso e depositadas sobre o endotélio da córnea.

Na gonioscopia, observa-se o seio camerular aberto e amplo, recoberto por pequeno ou grande depósito de células fantasmas. O diagnóstico de certeza é realizado por aspiração de humor aquoso e observação das células caqui, típicas, por meio de microscopia de contraste de fase ou microscopia óptica, coradas com hematoxilina-eosina.

O glaucoma de células fantasmas não é condição permanente, mas pode durar meses até a eliminação completa das células fantasmas das câmaras anterior e vítrea. O tratamento é realizado com hipotensores oculares de uso tópico rotineiramente utilizados. Alguns casos, entretanto, requerem irrigação da CA ou remoção das células degeneradas com vitrectomia.

Glaucoma hemossiderótico

É uma condição rara. A hemoglobina das hemácias hemolisadas na CA é fagocitada pelas células endoteliais da malha trabecular. O ferro da hemoglobina é responsável pelo processo de siderose, que constitui a possível causa da alteração tecidual na malha trabecular, que resulta, finalmente, na obstrução das vias de drenagem do humor aquoso.

Glaucoma por recessão angular

Recessão angular é a desinserção parcial das fibras longitudinais do músculo ciliar inseridas no esporão escleral. Gonioscopicamente, a lesão aparece como um alargamento da banda ciliar com largura e extensão variáveis, podendo comprometer toda a circunferência do seio camerular. A desinserção completa recebe o nome de ciclodiálise.

A mesma agressão que provoca a recessão também pode ser responsável pelo desarranjo da arquitetura da malha trabecular.

A hipertensão ocular persistente que pode acompanhar tais alterações ocorre com níveis pressóricos variáveis, meses ou anos após traumatismo. Por isso, todo paciente portador de recessão angular deve ser acompanhado periódica e permanentemente, pois a hipertensão ocular tardia pode manifestar-se de maneira insidiosa e assintomática, com evolução semelhante à do glaucoma primário de ângulo aberto. Da mesma maneira, deve-se incluir a possibilidade de trauma no DD dos glaucomas crônicos de ângulo aberto unilaterais.

Glaucoma facolítico

Introdução

A primeira correlação entre glaucoma de ângulo aberto secundária à catarata hipermadura foi descrita em 1900 por Gifford. Em 1943, Zeeman correlaciona esse tipo de glaucoma com a resposta deflagrada pelos macrófagos às proteínas presentes no humor aquoso proveniente do cristalino liquefeito. Irvine & Irvine propõem, em 1952, que o principal mecanismo desse tipo de glaucoma seria a obstrução mecânica da malha trabecular pelos macrófagos. O termo "glaucoma facolítico" foi introduzido em 1955, por Flocks et al., que também salientaram que o glaucoma era decorrente da obstrução dos espaços da malha trabecular por macrófagos fagocitando proteínas cristalinianas e por fluido morganiano extravasado da catarata hipermadura.

Fisiopatologia

As proteínas de alto peso molecular aumentam com a idade e a progressão da catarata. Na catarata hipermadura morganiana, parte do córtex torna-se liquefeito e opaco. As proteínas de alto peso são encontradas predominantemente no núcleo. Entretanto, nas lentes em processo de facólise, altas concentrações dessas proteínas são encontradas no córtex liquefeito. Essas proteínas intracelulares desintegradas tornam o líquido menos eosinofílico, igualando a pressão osmótica do cristalino à do humor aquoso. O material cristaliniano liquefeito consegue migrar para fora do saco capsular através de defeitos microscópicos. Uma vez no humor aquoso, o material proteico cristaliniano provoca resposta macrofágica. É comum haver, na face anterior do saco capsular, pontos esbranquiçados que correspondem à ação dos macrófagos nos locais de extravasamento de proteína. Macrófagos fagocitando proteínas podem ser observados sob a forma de pequenos e finos grumos esbranquiçados depositados nas criptas irianas, no seio camerular, na malha trabecular e até no polo posterior sobre a retina e o disco óptico. O mecanismo pelo qual macrófagos fagocitando as proteínas lenticulares obstruem o fluxo de escoamento do humor aquoso através da malha trabecular não é claro. Talvez ocorra por conta de uma obstrução mecânica. As proteínas de alto peso molecular solúveis são encontradas em grande quantidade no humor aquoso; podem também obstruir os espaços intertrabeculares em virtude do seu tamanho.

Quadro clínico

O glaucoma facolítico geralmente cursa com hiperemia ocular e dor súbita no olho afetado. O paciente não percebe alteração da acuidade visual, como em outros tipos de glaucoma, uma vez que na grande maioria dos casos apresenta catarata hipermadura (Figura 83). No exame clínico, encontram-se PIO elevada, congestão conjuntival e edema epitelial difuso de córnea. A CA é profunda, e o seio camerular apresenta-se aberto na gonioscopia. Há presença de *flare* intenso na CA e moderada quantidade de células, geralmente grandes e reluzentes. Grumos de material branco circulando no humor aquoso também são observados. Na maioria dos casos, a cápsula anterior apresenta depósitos esbranquiçados, que, provavelmente, representam macrófagos tentando tamponar os locais de vazamento. Também é frequente a presença de

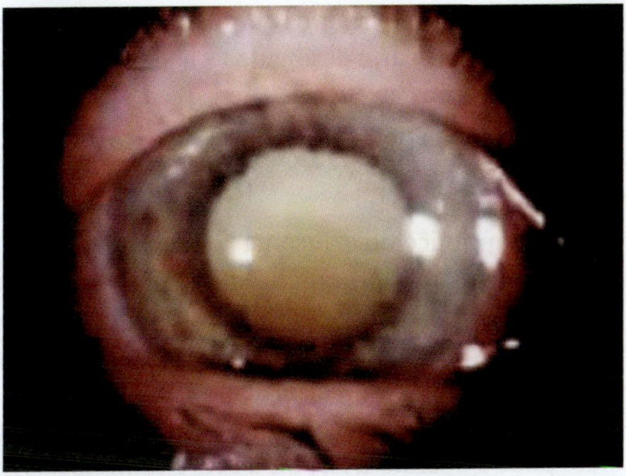

Figura 83 Catarata hipermadura com córtex liquefeito.

pregas na cápsula anterior do cristalino, que aparecem como resultado da diminuição do volume lenticular. Crises recorrentes podem ocorrer, porém são raras.

Diagnóstico

O diagnóstico do glaucoma facolítico é feito apenas por meio de dados clínicos. O aumento da PIO, a congestão ciliar, as células circulantes e os aglomerados de partículas no humor aquoso, a presença de depósitos esbranquiçados na cápsula anterior do cristalino e a catarata hipermadura são dados que permitem fazer um correto diagnóstico. Em todo caso suspeito de glaucoma facolítico, sempre que possível, é importante a realização de uma paracentese e um exame microscópico do fluido da CA. Existem trabalhos que ressaltam a facilidade e o baixo custo de testes, como o do biureto, que serve para dosar proteínas no humor aquoso.

O DD deve ser feito com vários outros tipos de glaucoma, por exemplo: glaucoma primário de ângulo fechado, glaucoma de ângulo aberto secundário à uveíte, glaucoma secundário a um trauma recente, glaucoma por células fantasmas.

Tratamento

O tratamento clínico do glaucoma facolítico tem como objetivo dar condições para a cirurgia. A PIO deve ser reduzida com o uso de inibidores de anidrase carbônica, maleato de timolol e agentes hiperosmóticos (por via intravenosa). Para diminuir o processo inflamatório, o uso de corticoide tópico está indicado. Deve-se salientar que, no glaucoma secundário à uveíte, o uso de corticoides pode ajudar no DD, pois a PIO é controlada. Analgésicos e sedativos são drogas que não devem ser esquecidas, pois o quadro é doloroso. Caso seja necessário, o paciente deve ser hospitalizado e receber medicação por via intravenosa.

A remoção da catarata deve ser realizada em um curto espaço de tempo, em virtude da grande elevação da PIO e pelo fato de que esse tipo de glaucoma é refratário à terapêutica clínica. Nas cataratas morganianas, há grande fragilidade capsular e o risco de luxação do núcleo para o vítreo é grande. Em casos em que a perda de vítreo é inevitável, o cirurgião deve estar preparado para realizar uma vitrectomia anterior. Quando a cirurgia for realizada a contento, o pós-operatório transcorre sem complicações, o glaucoma é bem controlado e a visão pode atingir índices satisfatórios. Nos casos em que a história clínica, o tempo de evolução e os achados biomicroscópicos sugiram dano na capacidade de drenagem da malha trabecular, a trabeculectomia deve ser realizada. A opção do tempo cirúrgico e do sítio de realização da trabeculectomia fica a cargo da experiência do cirurgião.

Glaucoma neovascular

Weiss, em 1963, propôs o termo "glaucoma neovascular", embora houvesse extensa sinonímia (glaucoma hemorrágico, glaucoma dos 100 dias, glaucoma trombótico etc.). Esse tipo de glaucoma relaciona-se à formação de neovasos. Coats (1906) descreveu a formação de tufos vasculares na íris após a oclusão da veia central da retina. Salus (1928) observou essa formação em alguns pacientes com diabetes. Atualmente, as causas mais frequentes de glaucoma neovascular são a oclusão da veia central da retina e a retinopatia diabética. Outras doenças também estão relacionadas, porém com uma frequência muito menor, como: tumor intraocular (p. ex., retinoblastoma, carcinoma metastático etc.), doenças sistêmicas vasculares (p. ex., fístula carótida cavernosa, arterite de células gigantes), uveítes (p. ex., Behçet, Vogt-Koyanagi-Harada) e indução pós-cirúrgica (p. ex., vitrectomia em diabéticos).

A patogênese está relacionada com a isquemia retiniana e a consequente liberação de fatores vasculares que promovem a formação dos neovasos. A quebra da barreira hematoaquosa causada pelas cirurgias facilita a difusão desses fatores. O processo associado à proliferação de vasos imaturos e tecido fibroconectivo avança sobre o trabeculado, provocando a formação de goniossinéquias. A contração desse tecido provoca o estreitamento do ângulo camerular e, finalmente, a sua oclusão, com consequente aumento da PIO.

O melhor tratamento é prevenir a proliferação dos neovasos. A fotocoagulação panretiniana com *laser* de argônio, a fotocoagulação transescleral com *laser* de diodo e a crioterapia são os métodos de escolha.

O tratamento clínico fica reservado para os estágios inicias da doença, em que é possível utilizar alfa-agonistas (Alphagan®), betabloqueadores (Timoptol® 0,5%), inibidores da anidrase carbônica (Trusopt® e Diamox®) e prostaglandinas (Lumigan®, Travatan® ou Xalatan®). Deve-se evitar a pilocarpina, pois pode desencadear hemorragias e o fechamento do seio camerular, aumentando o processo inflamatório. Nos estágios mais avançados, nos quais a dor e a inflamação são as queixas mais frequentes, podem-se utilizar atropina 1%, duas vezes ao dia, e acetato de prednisolona (Pred-fort®), quatro vezes ao dia.

Apesar da terapia clínica e com a evolução natural dos neovasos, o quadro tende a piorar. O tratamento cirúrgico é o procedimento a seguir.

As cirurgias fistulizantes clássicas – como a trabeculectomia – têm prognóstico pobre, mesmo com o uso de antimetabólitos (mitomicina C). Nos casos em que existe boa acuidade visual, é possível optar pelos implantes (p. ex., Molteno, Susanna ou Ahmed); e, naqueles em que não há acuidade visual útil, opta-se pelo uso do *laser* de diodo transescleral, 270° com 16 tiros de 2 s, com 2.000 mW de potência. Podem-se realizar novas aplicações do *laser* de diodo nos casos refratários, porém é necessário aguardar em média cerca de 60 dias entre os tratamentos para evitar iatrogenias, como a atrofia bulbar. Nos casos dolorosos e com perda total da visão, opta-se pela injeção retrobulbar de álcool absoluto no nervo óptico (1 mL), após bloqueio anestésico, ou mesmo a evisceração.

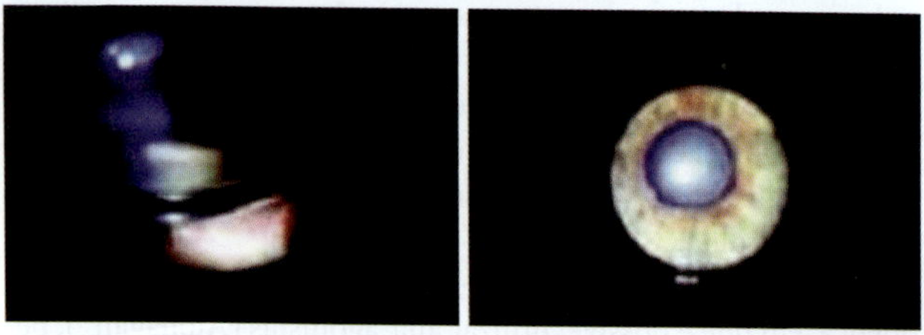

Figura 84 *Rubeosis iridis.*

NEUROFTALMO

Neuropatias ópticas não traumáticas

Avaliação neuroftalmológica de urgência

Frequentemente, é difícil realizar um exame neuroftalmológico completo na urgência. Sempre que possível, deve-se tentar avaliar os seguintes itens:

- História.
- Acuidade visual.
- Visão de cores.
- Pupilas, reflexos, defeito pupilar aferente relativo (DPAR).
- Campimetria.
- Motilidade extrínseca.
- Fundoscopia.

Com frequência, a queixa inicial do paciente é uma redução aguda da visão. Um primeiro ponto a ser considerado é a idade dele, de modo que:

- Criança: a causa mais frequente é neurite óptica pós-infecção ou vacinação.
- Adulto jovem: neurite óptica típica ou dismielinizante (15 a 40 anos).
- Adulto acima de 40 anos: neuropatia óptica isquêmica aguda.

A neuropatia óptica (NO) em criança em geral é bilateral, com papilite e grave comprometimento da acuidade visual. Na história, o antecedente de processo infeccioso ou vacinação é importante; o tratamento é com predsolona 1 mg/kg de peso por 11 dias e regressão da dose; o prognóstico é bom.

A neurite óptica típica ou desmielinizante é uma perda visual aguda que ocorre entre os 15 e 40 anos de idade, acompanhada de dor na movimentação do globo ocular. A perda visual é variável, ocorrendo melhora gradual da acuidade visual após 4 a 12 semanas.

O exame oftalmológico na crise mostra:

- Diminuição da acuidade visual e visão de cores.
- DPAR.
- Alteração de CV não hemianóptico.
- Papila normal e elevada.

O diagnóstico nos casos típicos é clínico. Exames que podem ser úteis são:

- Ressonância magnética.
- Liquor com eletroforese de proteína.

O tratamento está indicado naqueles casos em que a acuidade visual é menor que 20/40. A melhor opção é pulsoterapia endovenosa, metilprednosolona 500 mg, quatro vezes ao dia por 3 dias, seguida de prednisolona 1 mg/kg por 11 dias.

O prognóstico visual após 5 anos do primeiro episódio é bom:

- 20/25: 87% dos casos.
- 20/25 a 20/40: 7% dos casos.
- 20/50 a 20/200: 3% dos casos.
- < 20/200: 3% dos casos.

A possibilidade de definir esclerose múltipla após 5 anos do primeiro episódio de neuropatia óptica traumática (NOT) é de 30%.

A neuropatia óptica isquêmica aguda (NOIA) causa perda visual aguda, indolor, acima dos 40 anos de idade, acompanhada de borramento da papila ou setor da papila, e que em 4 a 12 semanas evolui para atrofia de papila.

Pode-se dividir a NOIA em dois grupos:

- NOIA não arterítica: 90% dos casos.
- NOIA arterítica: 10% dos casos.

Neuropatia óptica isquêmica aguda arterítica

Os achados clínicos são: perda visual aguda associada à cefaleia occipital, mal-estar e perda de peso.

A fundoscopia apresenta um edema pálido da papila. Sintomas prodrômicos são comuns.

Os sintomas prodrômicos característicos são:

- Cefaleia (80% dos casos, sintoma inicial em 20% dos casos).
- Polimialgia reumática (40% dos casos).
- Perda de peso, depressão e fadiga (40% a 50% dos casos).

Valor de VHS normal (Miller):

- Homens = idade/2.
- Mulheres = idade +10/2.

Quinze a vinte por cento dos pacientes com ACE têm VHS normal; o diagnóstico clínico é auxiliado pelo VHS elevado.

VHS e PC reativa são usadas para diagnóstico da fase aguda. Estudos mostram que PCR > 5 mg/L é mais sensível e específica que VHS sozinha. As duas são úteis para monitorizar a atividade da ACE e sua resposta ao tratamento.

A biópsia da artéria temporal é tópica e controversa.

Tratamento

Arterite temporal confirmada por biópsia sem comprometimento ocular.

Baixas doses de prednisolona 20/40 mg/dia, rapidamente reduzidas para uma dose de manutenção, por cerca de 18 meses, e monitorizadas por VHS/PCR.

Sintomatologia ocular

- Perda aguda da visão (90% dos casos).
- Oclusão da ACR ou ramo (10% dos casos).
- Isquemia ocular global ou anterior.
- Defeitos de CV hemianópticos.
- Déficits neurológicos focais (25% a 30% dos casos).
- Diplopia (10% a 15% dos casos); em geral, resolvem-se em 2 a 3 semanas.

Neuropatia óptica isquêmica aguda

Perda visual aguda, de moderada a grave, com perda de CV, frequentemente altitudinal, e edema de papila, que pode ser setorial sem dor.

A etiologia não é clara, e os fatores de risco são os mesmos para doença isquêmica cardíaca e cerebrovascular.

Uma relação boa do aumento é com papilas pequenas e pouca escavação.

Nenhum tratamento mostrou ser efetivo. Após estabelecida a NOIA, a aspirina reduz o risco no outro olho. Há 15% a 20% de chance de afetar o outro olho.

Manifestações neuroftalmológicas dos tratamentos

Alterações neuroftalmológicas ocorrem frequentemente em traumas cranioencefálicos. Fenômenos mecânicos e isquêmicos estão envolvidos na causa das lesões.

O exame inicial, especialmente do paciente politraumatizado, pode ser difícil. Se possível, deve-se fazer exame externo, de acuidade visual, reflexos pupilares, motilidade extrínseca e fundo de olho.

A tomografia computadorizada e a ressonância magnética são úteis no diagnóstico das lesões traumáticas.

A NOT ocorre em 2% dos traumas cranianos. A causa mais comum é o acidente automobilístico ou o de motocicleta.

A perda visual inicial varia de amaurose a 20/20. A perda da acuidade visual é grave em 60% dos casos.

A fundoscopia é variável. A avulsão do NO é rara. Nesses casos, pode ocorrer hemorragia em anel ao redor do NC, isto é, disco óptico a NOT anterior, quando a lesão ocorre nos 10 mm iniciais do nervo, causando oclusão da ACR ou veia central; porém, o mais comum é a lesão do canal óptico, determinando um FO normal no início do quadro.

Tratamento

Recomenda-se, nas primeiras 24 horas, a corticoterapia com 1 mg/kg/dia de dexametasona ou 1 g de metilprednisolona por dia, com descompressão do canal óptico nos casos em que não ocorra melhora da acuidade visual em 48 horas.

A palidez do disco óptico, em geral, ocorre após 3 a 4 semanas.

Papiledema

É o edema de papila associado à hipertensão intracraniana. Inicialmente, ele deve ser diferenciado das papilites:

- Papiledema: acuidade visual quase sempre preservada; quase sempre bilateral; cefaleia.
- Papilite: acuidade visual quase sempre comprometida; quase sempre unilateral; dor ao movimentar o olho.

O papiledema é considerado uma emergência. O paciente deve ser submetido a estudo de neuroimagem para descartar uma massa ou hidrocefalia. Com o estudo de neuroimagem normal, o próximo passo é a punção liquórica, em que devem ser avaliadas a composição (meningite, células neoplásicas) e a pressão liquórica (pseudotumor).

Lembrar que o papiledema crônico evolui com atrofia óptica.

Diplopias

Definição

Visão dupla: referência de percepção dos objetos em locais distintos no espaço; portanto, são vistos em duplicidade. Ocorre quando a imagem que incide sobre a fóvea do olho fixador estimula, no olho contralateral, uma área extrafoveal. Outro fenômeno que ocorre simultaneamente é a confusão de imagens, que se deve ao fato de que as fóveas de olhos que estão desviados se fixam objetos distintos (ambos os olhos não veem o mesmo objeto no espaço subjetivo).

Classificação

- Monocular: visão dupla em um só olho. A percepção de duplicidade persiste, mesmo quando o olho contralateral está ocluído, e não desaparece ao olhar em diferentes posições. As causas mais frequentes são:
  - Astigmatismo.
  - Pterígio.

- Ceratocone.
- Catarata.
- Deslocamento do cristalino ou lente intraocular.
- Tumoração palpebral.
- Alterações retinianas, principalmente maculopatias.

- Binocular: visão dupla relacionada com a perda do alinhamento ocular. A percepção de duplicidade para ao se ocluir um dos olhos. As causas mais frequentes são:
  - Fisiológica: percebida quando se observam os objetos à frente e atrás do ponto de fixação.
  - Óptica: descentração ou efeito prismático das lentes e óculos.
  - Estrabismo: descompensação de forias e/ou microtropias.
  - Traumatismo na musculatura extrínseca ocular.

Alterações inervacionais estratificadas:

- Supranuclear: lesões acima do núcleo, por exemplo, paralisia do olhar conjugado (paralisia horizontal, com convergência normal) e *skew deviation*.
- Internuclear: associação com oscilopsia no olhar lateral. Afeta fascículo longitudinal medial entre o VI e o III nervo; a oftalmoplegia internuclear sugere doença vascular.
- Nuclear: lesão no núcleo do nervo.
- Infranuclear: a causa neurogênica de diplopia mais comum (infecção, esclerose múltipla, acidente vascular cerebral, TU cerebral e traumatismo cranioencefálico).
  - Diabetes.
  - Miastenia *gravis* (junção neuromuscular).
  - Doença de Basedow-Graves.

Técnicas diagnósticas

- Histórias e sintomas: solicitar descrição detalhada da diplopia; por exemplo, imagens "fantasmas" sugerem problemas monoculares ou refracionais.
- História ocular prévia: pesquisar tratamentos ortópticos, uso de prisma e/ou cirurgia prévia.
- Exame clínico geral: fraqueza e fadiga estão associadas à miastenia *gravis*; episódios de baixa acuidade visual sugerem esclerose múltipla; cefaleia e diplopia podem estar associadas à lesão do VI nervo (síndrome de Gradenigo).
- História familiar: pesquisar hipermetropia e estrabismo.
- Torcicolo: a posição viciosa da cabeça, usualmente adotada para compensar uma incomitância, por vezes indica visão binocular normal.
- Estudo da motilidade ocular intrínseca: realizar *cover test* e estudo das versões.

RETINA

Descolamento posterior do vítreo

Conceito

É o afastamento do corpo vítreo do seu leito normal sobre a retina do *fundus oculi*. Ocorre na incidência de 6% entre pacientes com 45-65 anos e de 66% entre pacientes com 66-86 anos.

Etiologia

Em condições normais, o humor vítreo tem as características de um gel e preenche de maneira uniforme a cavidade posterior. Possui áreas de maior aderência sobre o disco óptico, base vítrea, mácula e vasos sanguíneos. Um afastamento do vítreo posterior pode ocorrer por degeneração ou traumatismo e pode ser parcial ou completo, gerando uma área preenchida por líquido entre o vítreo posterior e a retina (Figura 85). Com o passar dos anos, a estrutura vítrea pode se liquefazer (sinérese) na parte central, perdendo a sustentação e provocando a queda do córtex vítreo (colapso). Assim, o descolamento do vítreo posterior pode ser parcial ou completo, com ou sem colapso, e causar, em alguns casos, roturas por tração da retina.

Quadro clínico

Os sintomas mais comuns são moscas volantes, corpos flutuantes (*floaters*) e sombras na visão. A acuidade visual geralmente está preservada. Mulheres após os 50 anos são mais acometidas; a incidência de descolamento do vítreo aumenta com o avanço da idade (14% no adulto jovem e 40% após os 65 anos) e,

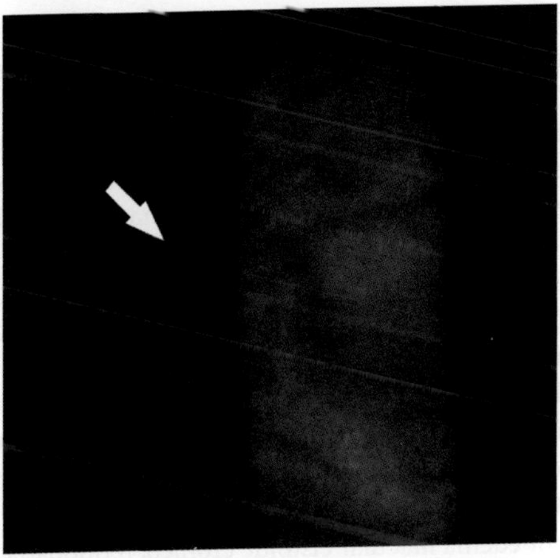

Figura 85 Descolamento do vítreo posterior.

em geral, é do tipo completo e bilateral. Associa-se com miopia elevada e com intervenções cirúrgicas oculares ou traumatismos.

Propedêutica

A anamnese da evolução dos sintomas e o exame oftalmológico completo com fundoscopia indireta são importantes para o diagnóstico. O exame de ultrassonografia – modo B – permite caracterizar o descolamento do vítreo e sua forma de apresentação.

Tratamento

Em geral, o quadro é benigno e não requer tratamento. Deve-se estar atento para trações e, consequentemente, hemorragias e roturas da retina por tração.

Buraco macular

Definição

É uma lesão retínica na região macular que pode apresentar espessura total ou parcial. Os buracos maculares de espessura total envolvem desde a membrana limitante interna até os segmentos mais externos da camada de fotorreceptores, enquanto os buracos maculares parciais envolvem a lamela externa ou a lamela interna da retina naquela região. Os buracos maculares surgem a partir de trações anteroposteriores e tangenciais das fibras vítreas, levando a alterações patológicas progressivas da espessura total da retina.

Os buracos maculares lamelares externos originam-se a partir do colapso da parede externa de um cisto, que pode ser originado por traumatismo, *pit* papilar ou retinopatia solar. Os buracos lamelares internos são mais comuns e acredita-se que representem o estágio inicial do buraco de espessura total. Podem ocorrer por edema macular cistoide crônico, retinopatia por irradiação ou telangiectasia parafoveal idiopática.

Os buracos maculares primários de espessura total são, em sua grande maioria, idiopáticos; os secundários podem ser originados principalmente por traumatismo, pós-tratamento de fotocoagulação da retina com *laser*, edema macular cistoide, doenças vasculares da retina, *pucker* macular, descolamento de retina, retinopatia hipertensiva, miopia patológica, lesão por eletricidade, uso de pilocarpina, degeneração viteliforme do adulto, comunicação arteriovenosa retínica congênita e pós-operatório de cirurgias intraoculares.

Neste capítulo, são abordados apenas os buracos maculares de espessura total.

Quadro clínico

As queixas podem variar: visão borrada, metamorfopsia e diminuição progressiva da acuidade visual são frequentes. Raramente, há escotoma central. Em geral, a história oftalmológica é negativa e a acuidade visual (AV) varia entre 20/100 e 20/400.

O tamanho do buraco macular varia entre 100 e 900 μm, sendo usual a medida de 500 μm. A grande maioria dos casos ocorre no sexo feminino (69% a 77%); o opérculo está presente em 25% dos casos; membrana epirretínica em 10% a 20%; e halo de líquido sub-retínico, que provoca descolamento de retina neurossensorial, em mais de 50%.

Propedêutica

Anamnese e exame oftalmológico completo são de extrema importância para caracterização e indicação do tratamento dos casos de buraco macular. A biomicroscopia do fundo de olho é o exame mais importante para o diagnóstico da doença, mostrando *slit beam sign*, que é caracterizado por falha na observação da fenda luminosa quando esta incide na região da lesão, o que foi descrito por Watzke e Allen. A angiofluoresceinografia mostra graus variados de defeito em janela circundado por bloqueio da fluorescência. A ultrassonografia avalia a presença ou não de descolamento do vítreo posterior. A oftalmoscopia de varredura a *laser* é utilizada para avaliação de escotomas relativos e absolutos. Atualmente, um exame de grande utilidade é a tomografia de coerência óptica (OCT), que é bastante esclarecedora no estadiamento, na evolução da doença e na indicação da cirurgia (Figura 86).

Estadiamento

A classificação mais clássica foi preconizada por Gass:

- Estádio 1:
  - A: pequeno descolamento foveal, visto como ponto amarelado de 100 a 200 μm.
  - B: aumento do descolamento foveal – anel amarelado de 200 a 300 μm.
- Estádio 2: deiscência de toda a espessura retínica – buraco com opérculo.
- Estádio 3: buraco com ou sem opérculo com 500 μm.
- Estádio 4: buraco com descolamento de vítreo posterior total.

Existe uma classificação que considera os achados na OCT, muito utilizada atualmente:

- Grau 1: presença de cisto retínico.
- Grau 2: buraco completo sem DVP total.
- Grau 3: buraco completo com presença de DVP total.

Tratamento

O tratamento do buraco macular é indicado a partir do estádio 2 com AV de 20/40 a 20/60. A caracterização da arquitetura do buraco macular pela OCT é extremamente importante para o

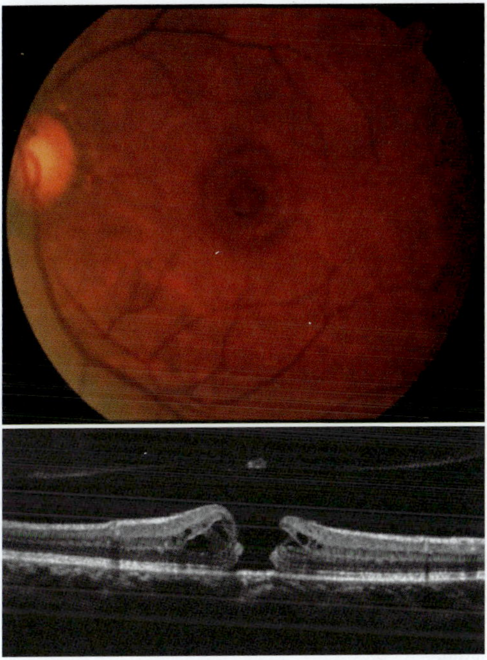

Figura 86 Buraco macular estádio 4 pela classificação de Gass e grau 3 pela classificação da OCT.

sucesso cirúrgico. O olho contralateral desenvolve a doença entre 1% e 29% em 2 anos.

Atualmente, há consenso no tratamento cirúrgico, com vitrectomia via *pars* plana com *peeling* da membrana limitante interna na área macular, utilizando-se ou não a indocianina verde para sua coloração. Seguem-se a injeção de C3F8 a 12,5% ou SF6 a 20% na câmara vítrea e a manutenção da postura do paciente com a face voltada para o chão. Sabe-se que buracos operados com sucesso cirúrgico têm índices maiores de reabertura ou edema macular após a realização de facectomia em um segundo tempo.

Corpo estranho intraocular

Conceito

O corpo estranho intraocular (CEIO) ocorre quando material de origem extraocular é levado para dentro do olho por trauma. Ocorre principalmente em jovens entre 21 e 40 anos de idade. A maioria é do sexo masculino (91% a 100%), e o principal local de ocorrência é no trabalho. As atividades com o uso do martelo são a principal causa de CEIO (60%-80%).

Propedêutica

A anamnese detalhada é fundamental para fornecer pistas da presença de CE, natureza do CE, de sua origem, da provável trajetória e do risco de contaminação.

Deve-se sempre suspeitar de CEIO quando houver laceração secundária a trauma. Embora as lesões sejam geralmente graves, um quinto dos pacientes não sente dor nem relata baixa da acuidade visual.

No exame, há sinais que sugerem a presença de CEIO: edema localizado de córnea, hemorragia subconjuntival, iridectomia não cirúrgica, catarata, corectopia, prolapso uveal e sinal de Siedel positivo. Quando possível, realizar o mapeamento de retina e nunca identar o olho à procura do CE.

Exames complementares

- Radiografia simples: nas incidências Caldwell ou Waters, é satisfatória para identificar a maior parte dos CEIO metálicos. Entretanto, CEIO pequenos (< 0,25 mm) podem não ser vistos.

- USG: permite a identificação de CE não radiopacos, como madeira, plástico e vidro. Detecta também possíveis alterações oculares associadas, como descolamento de retina e hemorragia vítrea. Entretanto, não deve ser realizado com o globo ocular perfurado por conta do risco de exercer pressão excessiva e exteriorizar o conteúdo do globo. Deve-se realizar com cuidado em perfurações autosselantes ou após sutura primária do globo.
- Tomografia computadorizada: demonstra a presença de CE tanto radiopacos como radiotransparentes, podendo ser detectados CE < 1 mm. Além disso, fornece a localização exata do CE. Alguns CE de baixa densidade, como madeira, vidro e plástico, podem ser identificados com dificuldade na fase aguda.
- Ressonância magnética: está contraindicada se o CE for metálico, pois ele pode ser deslocado durante o exame e causar maior dano às estruturas intraoculares.

Tratamento

A natureza do CE é de extrema importância para o planejamento do tratamento. Se o material for ferro, cobre ou orgânico, a retirada deve ser feita o mais rápido possível. Teoricamente, se o CE for composto de material inerte, como vidro ou plástico, a remoção não é sempre necessária. Entretanto, como todo material extraocular pode ser potencialmente contaminado, sua remoção na fase aguda também é indicada. A única exceção seria um CEIO inerte crônico, que não causou endoftalmite e que não esteja causando nenhum tipo de reação inflamatória.

O tratamento é cirúrgico, sendo em raros casos expectante. Deve-se priorizar a integridade anatômica do globo ocular e, se possível, a integridade funcional.

O tratamento cirúrgico é a retirada do CEIO. Se ele estiver na câmara anterior, deve-se retirá-lo com pinça, protegendo o cristalino com substância viscoelástica e sutura da porta de entrada.

Se o CEIO estiver impactado no cristalino, a sua remoção é necessária se o material for orgânico, de ferro ou cobre; ou se a catarata formada for muito intensa. Na remoção do cristalino, deve-se evitar a rotura da cápsula posterior, já que o material pode estar contaminado. Se o material for inerte e a catarata tiver pequenas proporções, a conduta expectante pode ser adotada, estando-se sempre atento para a possível evolução de endoftalmite.

Se o CEIO estiver na câmara vítrea ou retina, a remoção é feita por vitrectomia posterior. De acordo com o caso, associam-se introflexão escleral, utilização de pinças magnéticas para a retirada de CE metálico e facectomia nos casos de catarata. Há técnicas descritas de retirada de CEIO via transescleral (CEIO localizado abaixo da retina), uso de magneto elétrico (material metálico) sem vitrectomia. A via limbar é usada quando o CE for muito grande. Recomenda-se, sempre que possível, a retirada da hialoide posterior, evitando a formação de membrana epirretiniana tracional tardia.

Procedimentos diante de um quadro de CEIO:

1. Colocar protetor ocular na tentativa de evitar pressionar o olho de forma acidental.
2. Administrar profilaxia de tétano quando necessário.
3. Administrar antibiótico endovenoso: vancomicina (1 g) de 12 em 12 horas e ceftazidime (1 g) de 12 em 12 horas ou moxifloxacina (400 mg) ou gatifloxaxina (400 mg). Nota: fluorquinolonas são contraindicadas em crianças e gestantes.
4. Atropina é utilizada para CEIO localizados no segmento posterior.

5. Colírios de antibióticos podem ser utilizados se não houver presença de material intraocular em contato com a parte externa do globo ou presença de pertuitos que comuniquem a parte externa com a parte intraocular.
6. A remoção urgente de qualquer CEIO é necessária para reduzir o risco de infecção.

Prognóstico

O prognóstico visual é bastante variável e está diretamente ligado ao tamanho da perfuração ocular, associada à dimensão e à localização do CE, à presença de descolamento de retina e ao tempo de permanência do CE metálico no olho.

Deve-se ficar atento a complicações; 29% a 36% dos pacientes podem desenvolver membrana epirretiniana macular. A taxa de descolamento tardio de retina é de 79% com formação de tração vitreorretiniana.

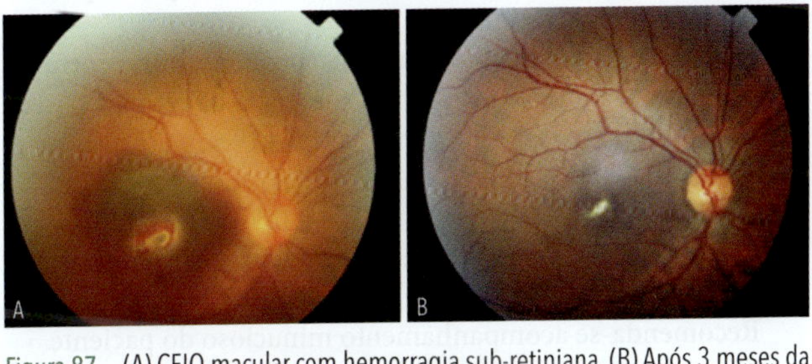

Figura 87 (A) CEIO macular com hemorragia sub-retiniana. (B) Após 3 meses da remoção do CEIO. Nota-se a cicatriz na região foveal.

Coriorretinite esclopetária

Conceito

Trauma da retina e coroide provocado por projétil de arma de fogo que atinge a órbita em alta velocidade. O projétil passa de modo adjacente ao bulbo ocular, não penetrando nele, mas causando roturas na retina e na coroide em razão de ondas de choque atribuídas à sua alta velocidade.

Pode ocorrer no local do impacto (direto) ou por contragolpe (indireto).

Propedêutica

O exame de fundo de olho revela trauma da retina e da coroide com esclera intacta. Podem ser observadas desde pequenas lesões periféricas retinianas até avulsão do nervo óptico.

Nas fases iniciais, encontram-se hemorragias vítrea, intra ou sub-retiniana, roturas de coroide e retina e edema de Berlin. As roturas de coroide geralmente são concêntricas ao disco óptico, dispostas vertical e temporalmente.

Nas fases tardias, ocorre proliferação pigmentada das bordas das roturas. Membrana neovascular sub-retiniana pode aparecer em casos de roturas de coroide.

O risco de descolamento de retina é pequeno, pois ocorre intensa proliferação fibrosa causando aderência da retina à parede ocular.

Tratamento

O risco de descolamento de retina é baixo, portanto não há indicação cirúrgica.

Recomenda-se acompanhamento minucioso do paciente.

Prognóstico

O prognóstico é ruim, principalmente se houver envolvimento do nervo óptico e da mácula.

Degeneração macular relacionada à idade

É a principal e mais grave causa de perda da acuidade visual central em pessoas com idade acima de 65 anos. A degeneração macular relacionada à idade (DMRI) é um distúrbio bilateral que afeta a mácula de forma progressiva, caracterizada pela presença de drusas, áreas de hiperpigmentação da retina externa ou coroide e áreas de hipopigmentação do epitélio pigmentado da retina. Pode apresentar-se de duas formas: seca, a grande maioria (80%), e exsudativa ou úmida (20%).

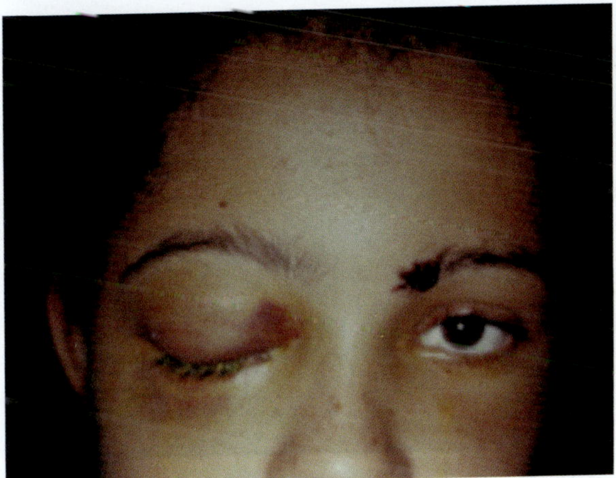

Figura 88 Paciente vítima de ferimento por arma de fogo.

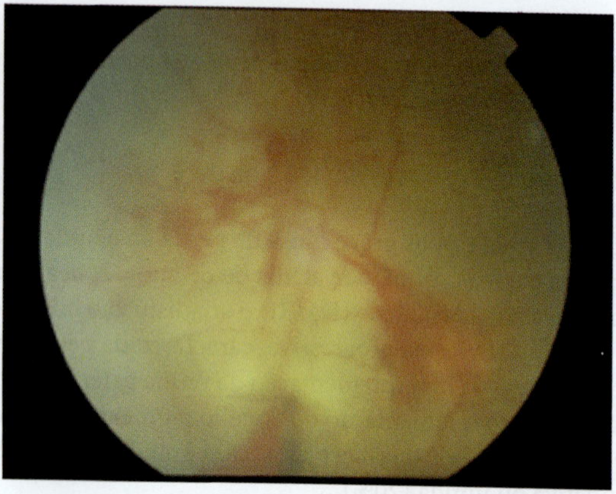

Figura 89 Coriorretinite esclopetária com hemovítreo.

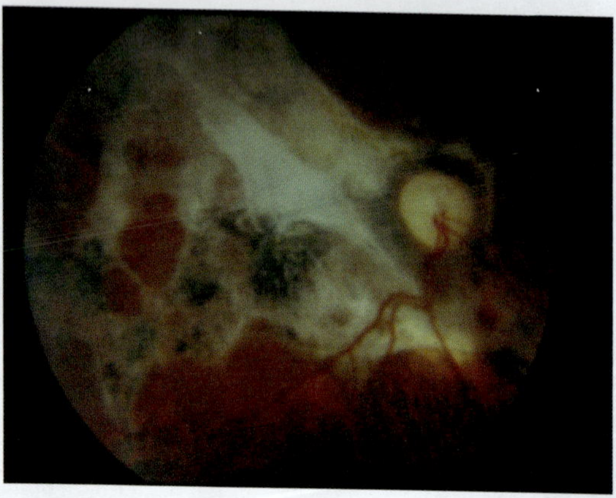

Figura 90 Após 3 meses, nota-se a presença de fibrose, migração pigmentar e hemorragia sub-retiniana.

Neste capítulo, aborda-se a DMRI exsudativa, que leva o paciente a procurar um serviço de urgência oftalmológica pela perda súbita da visão.

Degeneração macular relacionada à idade exsudativa

Sintomas

Perda súbita e grave da acuidade visual central, metamorfopsia e escotomas centrais ou paracentrais.

Achados clínicos

Os achados mais comuns são: drusas, presença de fluido sub-retiniano, descolamentos do epitélio pigmentado da retina, hemorragias sub-retinianas (Figura 91), exsudatos duros e depósitos fibrinoides ou tecido cicatricial (Figura 92).

Etiologia

A etiologia da DMRI não está bem estabelecida. Acredita-se que seja multifatorial, envolvendo componentes genéticos e ambientais. Meyers et al. encontraram uma taxa de 100% de concordância para DMRI em gêmeos monozigóticos e de 42% em gêmeos dizigóticos.

Fatores de risco

Vários outros possíveis fatores de risco para o desenvolvimento da DMRI têm sido estudados, como: hipertensão arterial sistêmica, doenças cardiovasculares, níveis de fibrinogênio plasmático, condição nutricional, fumo, uso de antioxidantes e cor dos olhos. Entre eles, os únicos fatores de risco que tiveram comprovada a sua associação com DMRI foram idade e tabagismo. Quanto mais idoso e quanto mais fumante for o paciente, maior a incidência.

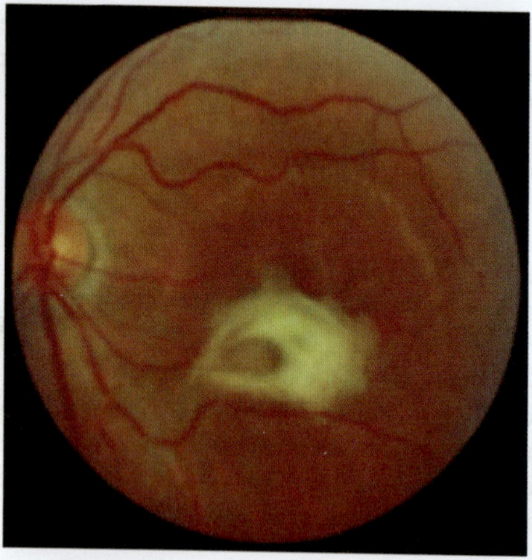

Figura 91 Degeneração macular relacionada à idade exsudativa com extensa hemorragia sub-retiniana.

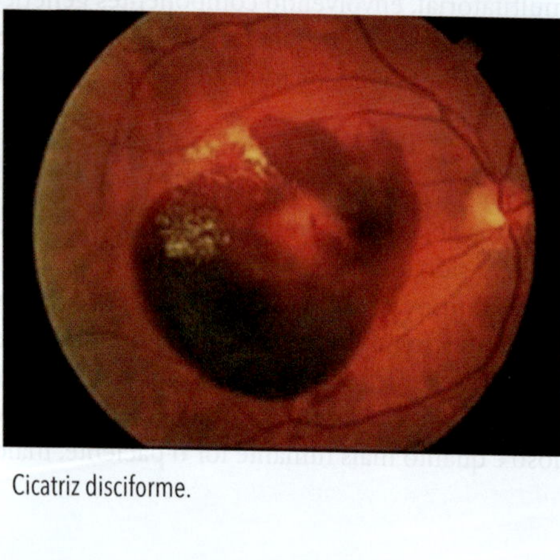

Figura 92 Cicatriz disciforme.

Os fatores de risco oculares para o desenvolvimento de membrana neovascular sub-retiniana (MNSR) são: drusas moles e grandes, acúmulo focal de pigmento sub-retiniano e descolamento do epitélio pigmentar da retina (EPR).

Avaliação e exames complementares

- Exame oftalmológico completo, incluindo a biomicroscopia de fundo utilizando a lente de 78 D.
- Tela de Amsler.
- Angiofluoresceinografia (AFG): permite determinar extensão, tipo e localização da membrana neovascular (Figura 93), além de detectar a persistência ou a recorrência da membrana após tratamento.
- Angiografia por indocianina verde (ICV) é importante, principalmente para os casos de membrana neovascular oculta, descolamento do EPR, proliferação angiomatosa retiniana (RAP) e coroidopatia polipoidal.
- OCT: permite determinar a presença de fluido sub-retiniano, intrarretiniano e sub-EPR e possibilita documentar o grau de espessamento da retina, além de avaliar a resposta ao tratamento (Figura 94).

Tipos de membrana neovascular sub-retiniana

- Clássica: é caracterizada por uma área bem delimitada de hiperfluorescência precoce.
- Oculta: quando existe descolamento fibrovascular do epitélio pigmentado da retina ou quando ocorre vazamento de corante de fonte indeterminada, não sendo possível identificar a membrana na AFG.
- Mista: concomitância de componentes clássico e oculto.
- RAP: hiperfluorescência focal intrarretiniana na AFG e ICV.

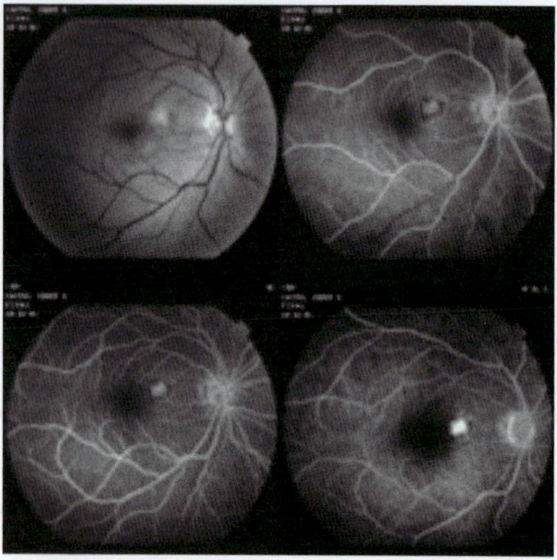

Figura 93 Angiofluoresceinografia demonstrando membrana neovascular sub--retiniana clássica extrafoveal.

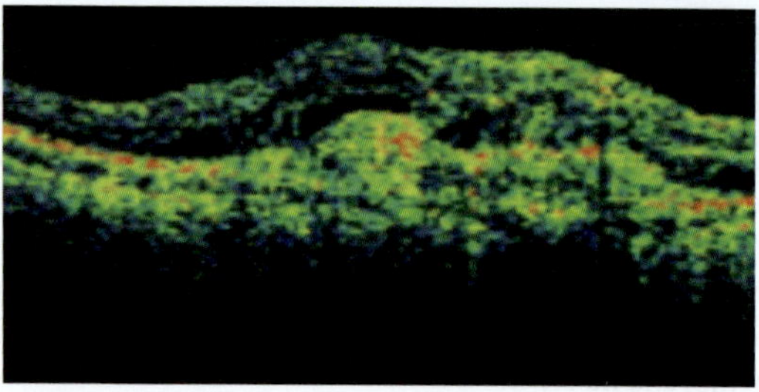

Figura 94 Tomografia de coerência óptica demonstrando membrana neovascular sub-retiniana.

Tratamento

1. Extrafoveal: fotocoagulação térmica é uma opção terapêutica, entretanto apresenta alta taxa de recorrência (50% em 3 anos).
2. Justafoveal e subfoveal:
   - PDT: terapia fotodinâmica. Aprovado pela FDA. Consiste na infusão de um corante fotossensível (Visudyne®) seguida da aplicação do *laser*. Membranas clássicas respondem melhor. Diminui o risco de perda visual, mas não melhora a visão quando em monoterapia. Trinta a 40% dos pacientes tratados com PDT ainda perdem mais de 15 letras. Os resultados visuais são melhores quando associado à injeção intravítrea de triancinolona.
   - Ranibizumabe (Lucentis®): anticorpo anti-VEGF injetado de modo intravítreo, aprovado pela FDA para todos os tipos de membranas subfoveais. Segundo os estudos multicêntricos ANCHOR e MARINA, pacientes tratados com injeções mensais de ranibizumabe por 2 anos apresentaram melhora da acuidade visual mais de três linhas em 30% a 40% dos olhos e estabilização da acuidade visual em 95% dos casos.
   - Bevacizumabe (Avastin®): anticorpo anti-VEGF de cadeia completa. Aprovado pelo FDA para câncer colorretal. Usado *off-label* sob injeções intravítreas de 1,25 mg-2,5 mg.

Ainda está em andamento o estudo multicêntrico que irá comparar a segurança e a eficácia do ranibizumabe × bevacizumabe (*CAAT trial Comparison of Age-Related Macular degeneration Treatment Trial*).

Descolamento de coroide

Descolamento de coroide é o acúmulo de líquido no espaço supracoroidal, que é, fisiologicamente, um espaço virtual. Classicamente é dividido em dois tipos, seroso e hemorrágico, dependendo da natureza do líquido que o preenche.

Descolamento de coroide seroso

O descolamento de coroide seroso acontece frequentemente em hipotonias oculares, tumores intraoculares ou quadros inflamatórios. Essas situações facilitam a transudação plasmática para o espaço supracoroidal, por meio de uma combinação de aumento de pressão no plexo venoso coroidal, baixa PIO e alteração da permeabilidade vascular.

É facilmente reconhecível quando grande em extensão. Porém, é muito frequente que seja subclínico, localizado anteriormente, sobretudo após cirurgias filtrantes de glaucoma e panfotocoagulação de retina. A cirurgia intraocular recente é o principal fator de risco. Traumas oculares e úlceras de córnea perfurantes são outros possíveis fatores desencadeantes.

Tipicamente é indolor, com variável comprometimento visual. Em geral, o paciente apresenta diminuição da PIO e câmara anterior mais rasa.

No exame oftalmoscópico, apresenta-se como uma ou mais áreas elevadas, arredondadas, não móveis, comprometendo um ou mais quadrantes, delimitadas anatomicamente pelas veias vorticosas.

Na ultrassonografia, apresenta imagem mais espessa e menos móvel em comparação à retina, de formato convexo e de alta refletividade.

Descolamento hemorrágico de coroide

O descolamento hemorrágico é uma hemorragia no espaço supracoroidal, causada por ruptura dos vasos da coroide. Ocorre por consequência de traumas oculares e durante ou após cirurgias oculares.

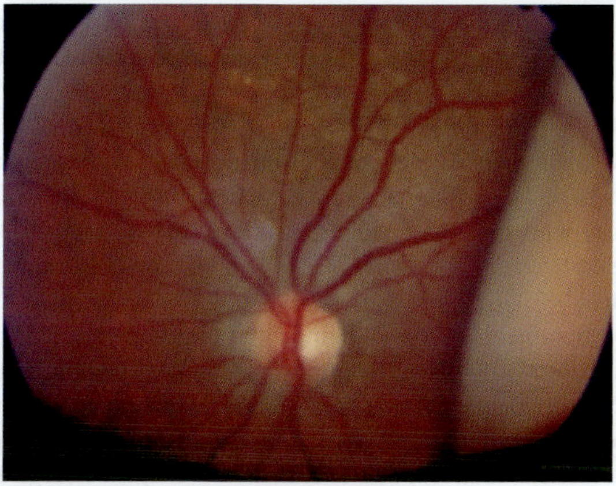

Figura 95 Descolamento de coroide temporal.

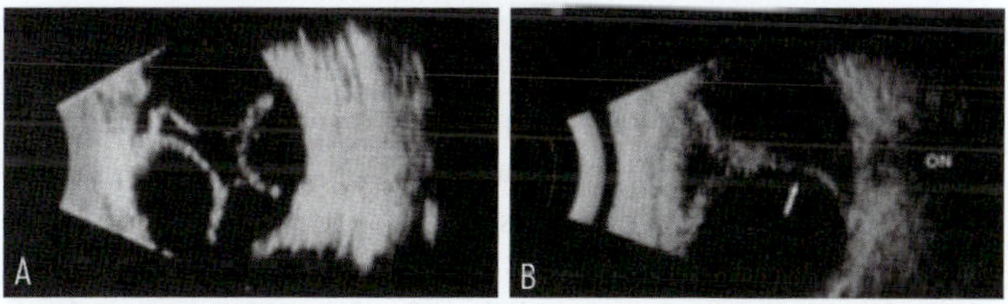

Figura 96 (A) Corte transversal de descolamento de coroide 360°. (B) *Kissing* de coroide.

Descolamentos intraoperatórios são caracterizados por aumento da pressão positiva e formação de uma massa arredondada, crescente no reflexo vermelho, com tendência à extrusão do conteúdo intraocular. São em geral graves e de mau prognóstico visual. No exame oftalmoscópico, apresentam uma área elevada, não móvel, arredondada e de coloração escurecida, podendo ser acompanhados de hemorragia vítrea ou descolamento de retina.

Tratamento

O tratamento da forma serosa inclui corticosteroides tópicos (acetato de prednisolona 1% ou dexametasona 0,1%) com dosagem dependendo da gravidade, atropina 1% tópica a cada 8 horas e corticosteroides via oral. Deve-se orientar o tratamento para a causa.

O tratamento da forma hemorrágica intraoperatória inclui a sutura imediata da incisão cirúrgica. Depois, utilizam-se os mesmos medicamentos listados para a forma serosa. Se o descolamento persistir por 7 a 14 dias, causando toque entre folhetos retinianos ou cristalinianos, pode-se realizar a drenagem cirúrgica por vitrectomia via *pars* plana (VVPP), com a vantagem de manter a PIO, ou drenagem externa do espaço supracoroidal.

Descolamento de retina

O descolamento de retina é a separação do EPR da retina neurossensorial. O espaço subretiniano é, fisiologicamente, um espaço virtual, mantido, entre outros fatores, à ação anatômica e funcional do EPR e da PIO.

O descolamento de retina é classificado quanto ao tipo de alteração que o originou:

- Descolamento regmatogênico: causado por uma rotura da retina, que permite o acúmulo de líquido no espaço sub-retiniano (Figuras 97 e 98).
- Descolamento de retina tracional: causado por alterações vítreas que geram tração (Figura 99).

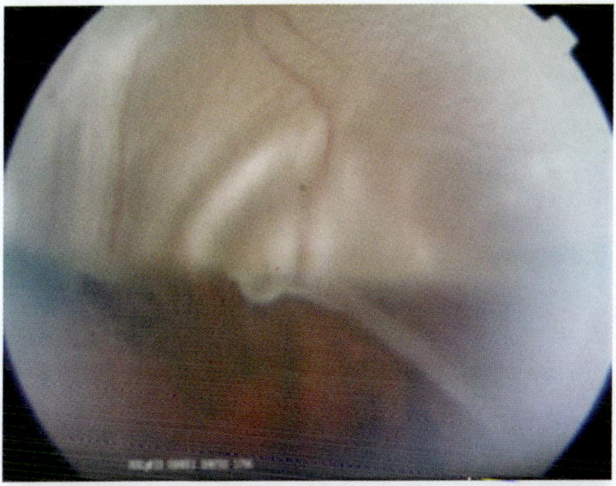

Figura 97 Descolamento de retina regmatogênico com rotura gigante inferior.

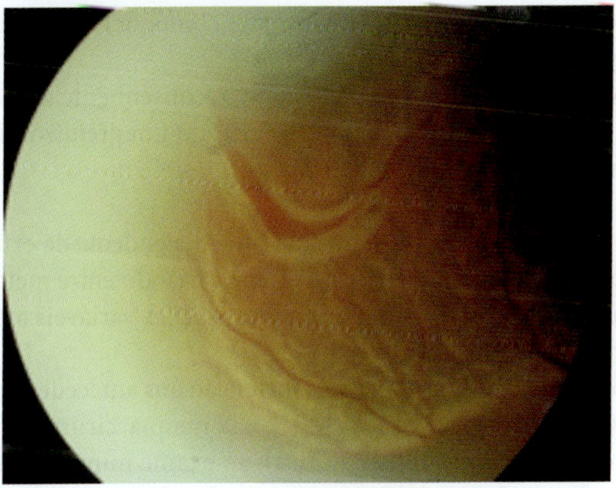

Figura 98 Descolamento de retina regmatogênico com rotura superior.

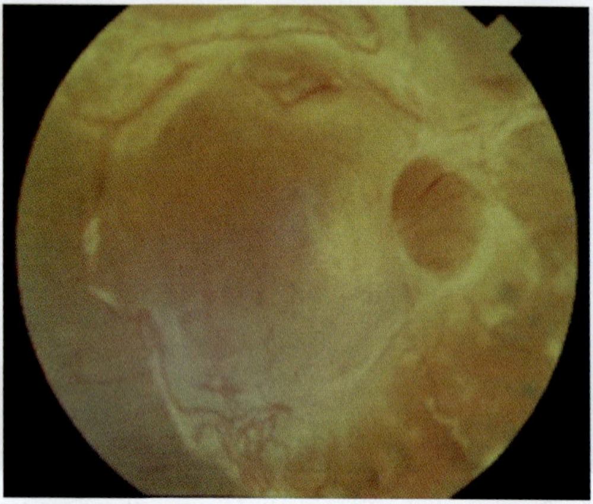

Figura 99 Descolamento de retina tracional.

- Descolamento de retina misto: com componentes tracional e regmatogênico.
- Descolamento de retina exsudativo: consequente a quadros inflamatórios ou sistêmicos que causam um prejuízo funcional do EPR (Figura 100).

O paciente apresenta alteração visual dependente da extensão e topografia do descolamento de retina, variando entre metamorfopsias, escotomas de tamanhos e localizações variáveis a baixas extremas de visão.

No exame, deve-se ter especial atenção aos antecedentes pessoais (diabetes, hipertensão arterial, alta miopia, cirurgias oculares prévias e doenças inflamatórias), ao exame minucioso da retina em busca de rotura(s) e sua precisa localização, bem como à análise do comprometimento vítreo e do olho contralateral.

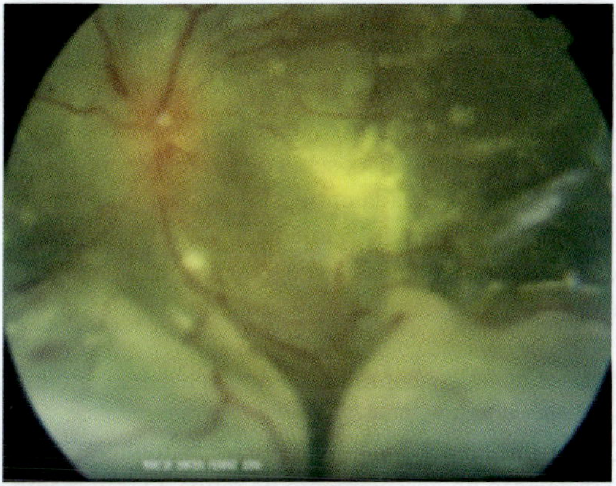

Figura 100 Descolamento de retina exsudativo.

O tratamento pode ser clínico ou cirúrgico. O tratamento clínico é reservado ao descolamento de retina exsudativo, tratando-se a doença de base.

O tratamento cirúrgico envolve as seguintes técnicas:

- Retinopexia com introflexão escleral com ou sem drenagem do fluido sub-retiniano: consiste na introflexão escleral com implante de silicone por baixo dos músculos retos, com o intuito de bloquear a(s) rotura(s), realizando-se ou não a drenagem do fluido sub-retiniano. Indicada em casos de descolamento de retina regmatogênico sem grande comprometimento vítreo.
- VVPP: consiste na retirada do vítreo, que está causando tração, pelo vítreófago. Pode ser acompanhada ou não, dependendo de cada caso, de fotocoagulação com *endolaser*, colocação de óleo de silicone ou de gases expansores (C3F8 e SF6). Indicada em casos de descolamentos de retina tracionais, mis-

tos e, em alguns casos, regmatogênico com comprometimento vítreo.

- Retinopexia pneumática: consiste na introdução de gases expansores na cavidade vítrea (C3F8 ou SF6) em descolamento de retina regmatogênico, sem comprometimento vítreo, cuja rotura esteja localizada entre 11 e 1 hora. Tal procedimento visa a bloquear, provisoriamente, a rotura e permite, em um segundo tempo, a aplicação de fotocoagulação a *laser* ou crioterapia em volta da rotura em uma retina aplicada.

Pode-se realizar a combinação dessas técnicas em um ato cirúrgico único.

O prognóstico depende da extensão, da topografia e do tempo de instalação do descolamento de retina. O tratamento cirúrgico proporciona altos índices de sucesso anatômico, porém não garante a restituição funcional em todos os casos. Tem melhor prognóstico o descolamento de retina que não acomete a mácula, menos extenso e prontamente tratado.

Endoftalmite

Conceito

A endoftalmite infecciosa ocorre quando alguma estrutura intraocular é colonizada por microrganismo replicante, causando resposta inflamatória que pode, em casos graves, atingir todos os tecidos oculares. A maioria das endoftalmites é de origem bacteriana, mas fungos, vírus e parasitas também podem causar infecção.

Etiologia

1. Pós-cirúrgica: 70%.
   - Aguda: menos de 6 semanas após a cirurgia: 94% de bactérias Gram-positivas, incluindo *Staphylococcus* coagula-

se-negativo (70%), *Staphylococcus aureus* (10%), *Streptococcus* (11%) e apenas 6% de bactérias Gram-negativas.
- Crônica: mais de 6 semanas após a cirurgia: *Propionibacterium acnes, Staphylococcus* coagulase-negativo e fungos.
- Associada à cirurgia filtrante (trabeculectomia): *Streptococcus* (47%), *Staphylococcus* coagulase-negativo (22%) e *Haemophilus influenzae* (16%).

2. Pós-trauma: 20%.
   - *Bacillus cereus* (24%), *Staphylococcus* (39%) e bactérias Gram-negativas (7%).
3. Endógena: 8%.
   - Rara, geralmente causada por fungos (*Candida*); pode ser causada por *Staphylococcus aureus* e bactérias Gram-negativas em pacientes debilitados com septicemia.

As endoftalmites são, em sua grande maioria, secundárias à cirurgia ocular (dois terços das endoftalmites). Após cirurgia de catarata, a incidência de endoftalmite varia de 0,05% a 0,16%. De 20% a 25% dos casos são secundários a trauma penetrante. A endoftalmite pode ter origem exógena, quando um microrganismo entra em contato com as estruturas intraoculares por uma porta de entrada traumática ou cirúrgica. Pode também ser de origem endógena, quando ocorre infecção dos tecidos oculares por agente infeccioso proveniente de outra localização do corpo através da corrente sanguínea.

Propedêutica

Os principais sintomas da endoftalmite aguda são: dor intensa, baixa da acuidade visual, hiperemia e edema palpebral. A córnea apresenta edema de vários graus, podendo estar até esbranquiçada. A CA apresenta células e *flare* intensos, podendo apresentar hipópio e hifema. Em alguns casos, ocorre formação de membrana inflamatória pupilar impregnada na lente intraocular. O vítreo apresenta-se com vários graus de opacidade por causa da reação inflamatória.

Os casos de endoftalmite de manifestação tardia (crônica) ou endógena podem ser assintomáticos ou apresentar uveíte crônica.

Na Figura 101, pode-se observar um olho com processo de endoftalmite aguda secundária à infecção bacteriana. Observam-se hiperemia conjuntival, edema e opacidade corneal e presença de hipópio na câmara anterior.

Tratamento

Uma vez diagnosticada a endoftalmite, ela deve ser tratada o mais rapidamente possível. Em razão da característica aguda e fulminante das endoftalmites, a administração dos antibióticos é realizada inicialmente de forma empírica, visando ao combate dos microrganismos mais frequentes.

Por conta da barreira hematorretiniana, a penetração ocular dos antibióticos por via endovenosa é insuficiente para atingir concentrações terapêuticas no vítreo. Isso torna essa via de administração ineficaz como tratamento único. A injeção de antibióticos por via subconjuntival mostrou-se melhor, mas também in-

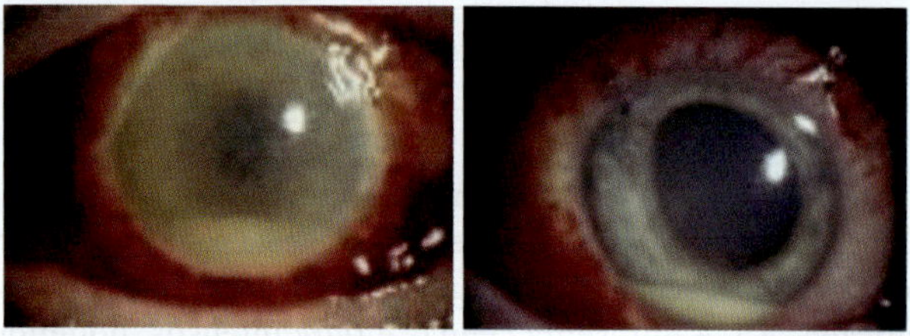

Figura 101 Endoftalmite aguda.

suficiente para manter concentrações terapêuticas intraoculares de alguns antibióticos. Assim, a injeção intravítrea de antibiótico é preconizada como o tratamento padrão-ouro.

1. Endoftalmite pós-cirúrgica aguda:
   - Se a acuidade visual for > PL: colher vítreo para cultura + injeção intravítrea de vancomicina (1 mg/0,1 mL) + ceftazidime (2,25 mg/0,1 mL).
   - Se a acuidade visual for igual a PL: VVPP + injeção intravítrea de ATB.
   - Antibióticos tópicos fortificados a cada 1 hora.
   - Corticoide tópico (acetato de prednisolona 1%) a cada 2 horas.
   - Atropina 1% a cada 8 horas.
   - Antibiótico endovenoso não é utilizado rotineiramente. Considerar o uso de quinolonas de terceira e quarta gerações (podem atingir concentrações terapêuticas no vítreo em olhos inflamados) em alguns casos (gatifloxacina endovenosa ou moxifloxacina 400 mg por via oral).
2. Endoftalmite pós-cirúrgica de manifestação tardia (crônica):
   - Cultura do vítreo para anaeróbio (tentar isolar *P. acnes*, esperar o crescimento no mínimo 2 semanas).
   - Vitrectomia posterior + injeção de vancomicina intravítrea. Às vezes, a inflamação persiste, sendo então necessário remover todo o saco capsular e a lente intraocular e reinjetar antibiótico.
3. Endoftalmite pós-traumática, endógena, associada à trabeculectomia:
   - O EVS (*Endophthalmitis Vitrectomy Study*) não se aplica a esses tipos de endoftalmite.
   - Se houver suspeita de fungo, injetar anfotericina B 0,005 mg/0,1 mL.

- A conduta é semelhante à pós-cirúrgica aguda, entretanto a vitrectomia pode ser indicada mais precocemente em casos selecionados.

A seguir, são descritos os passos para a realização da injeção intravítrea.

Se possível, aspirar 0,2 a 0,3 mL de material vítreo através de incisão transescleral a 3,5 mm do limbo, com uma agulha (25 g) acoplada a uma seringa de insulina, para cultura. Manter a agulha dentro do olho, retirar a seringa e acoplar a próxima seringa contendo antibiótico. Proceder assim sucessivamente até a injeção de todos os antibióticos.

Injetar as seguintes soluções preparadas anteriormente como descritas a seguir:

- Vancomicina (frasco de 1 mg/0,1 mL):
  - Diluir 10 mL de água destilada em um frasco de 500 mg de vancomicina. Diluir bem.
  - Aspirar 1 mL desta solução e adicionar 9 mL de água destilada.
  - Aspirar 1 mL desta solução e adicionar 4 mL de água destilada.
  - Injetar 0,1 mL desta solução na cavidade vítrea.
- Ceftazidime (frasco de 2,25 mg/0,1 mL):
  - Diluir 10 mL de água destilada em um frasco de 1 g de ceftazedime. Diluir bem.
  - Aspirar 2 mL desta solução e adicionar 8 mL de água destilada.
  - Injetar 0,1 mL desta solução na cavidade vítrea.

A injeção de dexametasona é controversa e não recomendada por alguns autores, embora alguns estudos mostrem grande benefício na sua aplicação, diminuindo a reação inflamatória e melhorando a acuidade visual.

- Dexametasona (frasco de 4 mg/1 mL):
  - Aspirar 0,2 mL desta solução e injetar na cavidade vítrea.

Após a injeção da última seringa, pressionar a incisão com cotonete estéril por alguns segundos para evitar a saída dos antibióticos, logo após a retirada da agulha.

Segundo o EVS, endoftalmites secundárias à cirurgia de catarata, com visão de percepção luminosa e tratadas primariamente com vitrectomia, obtiveram três vezes mais chance de atingir 20/40 ou mais de visão. A vitrectomia também é recomendada quando o tratamento primário com injeções intravítreas não foi efetivo.

Acompanhamento

1. Avaliar o paciente a cada 12 horas.
2. A melhora da dor é um sinal precoce de resposta ao tratamento.
3. Considerar corticoide oral associado a um protetor gástrico. Após 48 horas, o paciente deve mostrar sinais de melhora clínica (melhora da dor, diminuição da inflamação, diminuição do hipópio). Considerar nova injeção de antibiótico se não houver melhora (com base no antibiograma) e se acuidade visual MM. Entretanto, se houver piora do quadro ou acuidade visual PL, realizar vitrectomia.

Prognóstico

A endoftalmite é uma afecção muito grave e com consequências graves para o olho.

Os resultados dos tratamentos de endoftalmite após cirurgia ocular são os seguintes, segundo o estudo EVS:

- 53% preservaram visão de 20/40 ou melhor.
- 74% preservaram visão de 20/100 ou melhor.
- 15% mantiveram a visão 20/200 ou pior.
- 5% ficaram com percepção luminosa.

A acuidade visual também dependeu do microrganismo etiológico. Pacientes que atingiram 20/100 ou melhor:

- Micrococo coagulase-negativo, 84%.
- Gram-negativo, 14%.
- *Staphylococcus aureus,* 50%.
- *Strepcoccus,* 30%.
- Enterococo, 14%.

Quando o microrganismo encontrado foi *Pseudomonas aeruginosa* ou *Baccillus,* quase nunca houve relato de preservação de visão funcional.

Estrias angioides

Estrias angioides (EA) são rupturas da membrana de Bruch, decorrentes do comprometimento dos tecidos elástico e colágeno, que levam a alterações secundárias do epitélio pigmentar da retina, fotorreceptores e coriocapilar. Geralmente, são de coloração vermelho escura, com aspecto linear, irradiando-se da papila para a periferia (Figura 102).

Quem pela primeira vez descreveu a lesão EA foi Doyne, em 1889. O termo EA foi introduzido por Knapp, em 1892, por sua semelhança com os vasos sanguíneos. Kofler, em 1917, correlacionou as EA com alterações na membrana de Bruch, e Bock, em 1930, confirmou histopatologicamente esses achados.

Etiologia

Pode ser idiopática ou estar associada a doenças sistêmicas. O pseudoxantoma elástico é a associação mais frequente, cuja incidência oscila entre 34% e 61% dos casos. A essa associação dá-se o nome de síndrome de Gronblad-Strandberg. Também são causas reconhecidas: doença de Paget (10%), hemoglobinopatia (6%), senilidade, acromegalia e síndrome de Ehlers-Danlos, entre outras.

Quadro clínico

Inicialmente, são assintomáticos; porém, podem apresentar diminuição da acuidade visual ou metamorfopsia se houver o desenvolvimento de MNSR ou hemorragias sub-retinianas que podem ocorrer após pequenos traumas.

No fundo de olho, é possível observar as estrias de coloração vermelho escura, com aspecto linear, irradiando-se da papila para a periferia bilateralmente (Figura 102). Outras alterações também podem ser observadas, como: lesões em "casca de laranja" ("*peau*

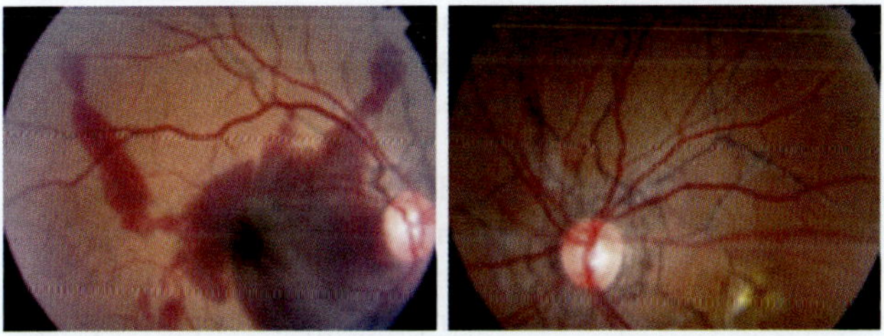

Figura 102 Olho direito com estrias angioides e extensa hemorragia sub-retiniana na área macular. Nota-se, na região temporal, a presença de lesões em "casca de laranja". Olho esquerdo com estrias angioides e alteração pigmentar macular.

d'orange"), que são mais comumente localizadas na meia periferia temporal, lesões hiperpigmentadas, calcificações, drusas de papila, acometendo 10% dos pacientes, e cicatrizes disciformes, que são a fase final da MNSR.

Avaliação e exames complementares

Para o diagnóstico das EA, deve-se fazer uma anamnese minuciosa tentando estabelecer a doença de base. Oftalmoscopia é fundamental para observar as alterações já descritas. A biomicroscopia de fundo de olho também auxilia na identificação das lesões.

A angiografia com fluoresceína é solicitada nos casos em que há suspeita de uma MNSR. As EA, na grande maioria das vezes, apresentam hiperfluorescência precoce com *staining* tardio, entretanto em alguns casos podem apresentar hipofluorescência inicial com hiperfluorescência tardia nas margens das estrias. Se houver membrana, haverá hiperfluorescência por vazamento na região macular. Entretanto, se a MNSR for oculta, pode-se solicitar a ICV, que facilita a identificação dessas membranas.

A OCT também é um exame importante para o acompanhamento das MNSR. É um exame não invasivo que mostra o espessamento foveal causado pela membrana, a presença de líquido sub-retiniano, intrarretiniano e sub-EPR. Com o auxílio da OCT, é possível avaliar melhor a resposta ao tratamento e programar novos tratamentos.

Deve-se excluir a presença de doenças sistêmicas associadas, solicitando-se os seguintes exames: eletroforese de hemoglobina, se suspeitar de anemia falciforme; fosfatase alcalina sérica e cálcio urinário, se suspeitar de doença de Paget; e biópsia de pele, se houver suspeita de pseudoxantoma elástico.

Diagnóstico diferencial

Os principais DD são: degeneração miópica com *lacquer crack*, ruptura de coroide, histoplasmose e toxoplasmose.

Tratamento

1. Tratamento da doença sistêmica de base.
2. Óculos de proteção para esportes por conta do risco aumentado de hemorragia sub-retiniana ou ruptura de coroide após pequenos traumas. Às vezes, o simples esfregar dos olhos pode desencadear essas complicações. Esportes de impacto devem ser contraindicados.
3. Tratamento da MNSR. Se a membrana for extrafoveal, pode ser feito o *laser* térmico. Se for justa ou subfoveal, pode ser feita a terapia fotodinâmica (PDT) ou as injeções intravítreas de antiangiogênicos, como bevacizumabe (Avastin®) ou ranibizumabe (Lucentis®) (mais detalhes no item sobre DMRI).

Edema de Berlin

Conceito

Os termos "edema de Berlin", "*commotio retinae*" ou "edema contusional" descrevem uma lesão das camadas externas da retina, de coloração branco-acinzentada, usualmente no polo posterior (Figura 103), mas também na periferia (Figura 104), sem perfuração do globo, provocada por traumatismo ocular contuso. Patogenicamente, a coloração branco-acinzentada da retina pode estar relacionada com edema extracelular, edema glial e rotura da interface do segmento externo dos fotorreceptores e do epitélio pigmentar da retina.

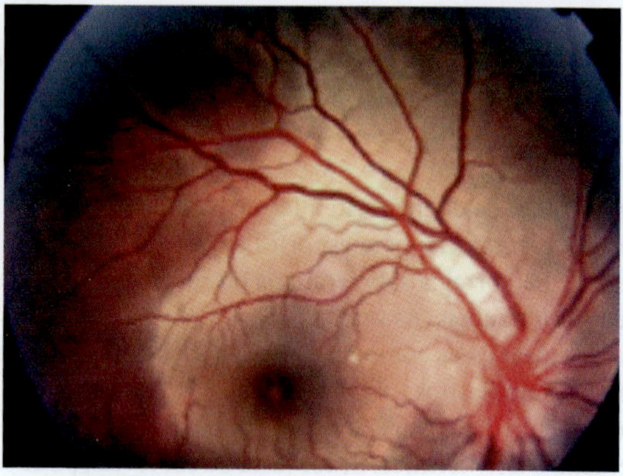

Figura 103 *Commotio retinae* no polo posterior.

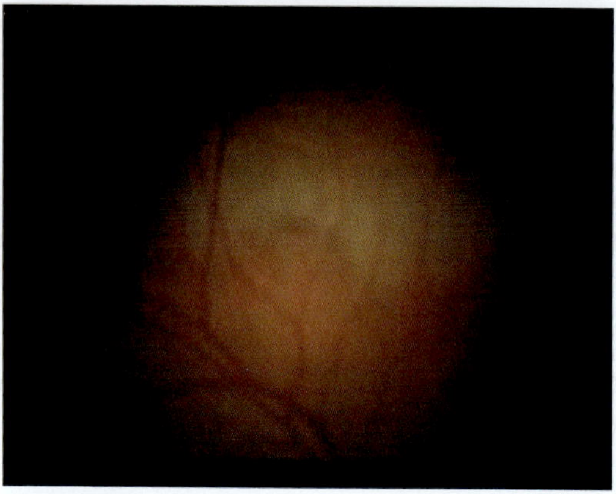

Figura 104 *Commotio retinae* na periferia.

Etiologia

O edema de Berlin é resultante de traumatismo ocular contuso.

Quadro clínico

O principal sintoma é a diminuição da acuidade visual após traumatismo ocular contuso. O edema retínico surge normalmente algumas horas após o traumatismo ocular. A gravidade do comprometimento visual não depende do grau de branqueamento da retina, mas sim da gravidade do traumatismo e da localização do edema. Quando a região foveal está envolvida, pode haver o surgimento de uma mancha "cor de cereja" e escotoma central.

Propedêutica

O diagnóstico do edema de Berlin é clínico, não havendo necessidade de exames complementares.

Uma boa anamnese e o exame oftalmológico completo permitem fazer o diagnóstico e o acompanhamento desses casos. No exame de fundo de olho, observa-se uma lesão cinza-esbranquiçada, de tamanho variado, com margens frequentementes indefinidas, localizada na periferia ou no polo posterior. Quando há comprometimento macular, a acuidade visual pode ser pior que 0,1.

Prognóstico

O edema de Berlin pode apresentar duas evoluções: a acuidade visual retorna ao normal ou fica permanentemente comprometida.

Habitualmente, o edema regride em 2 a 4 semanas, com restabelecimento completo da acuidade visual. Nos traumatismos mais graves, alterações secundárias, como distúrbios pigmentares, cistos e buracos maculares, podem provocar perda definitiva da acuidade visual.

Tratamento

Não há tratamento específico para o edema de Berlin, embora a corticoterapia sistêmica tenha sido utilizada, sem resultados benéficos comprovados.

Rotura de coroide

Conceito

Rotura de coroide é uma lesão que envolve a coriocapilar, a membrana de Bruch e o epitélio pigmentar da retina. No trauma contuso grave, o olho é comprimido no seu eixo anteroposterior e expandido no plano equatorial, resultando em deformação abrupta. Estruturas como a retina, por sua elasticidade, e a esclera, por sua densidade, são relativamente mais resistentes à rotura, enquanto a coriocapilar, a membrana de Bruch e o epitélio pigmentar da retina, rígidos e inelásticos, rompem-se mais facilmente.

Classificação

As roturas de coroide podem ser únicas ou múltiplas, diretas ou indiretas. A rotura única (mais comum) é geralmente posterior, de formato crescente e concêntrico ao disco óptico na região macular (Figura 105), ao passo que as múltiplas têm orientação radial e com localização nasal ao disco. As roturas diretas (raras) são resultado de necrose ou de pressão da coroide contra tecidos adjacentes e estão localizadas anteriormente ao lado do impacto e paralelamente à *ora serrata*. As indiretas ocorrem no lado oposto ao local do impacto.

Quadro clínico

O diagnóstico precoce da rotura de coroide pode ser difícil, uma vez que a rotura da coriocapilar costuma provocar hemorragias sub-retinianas, intrarretinianas e, algumas vezes, sub-hialói-

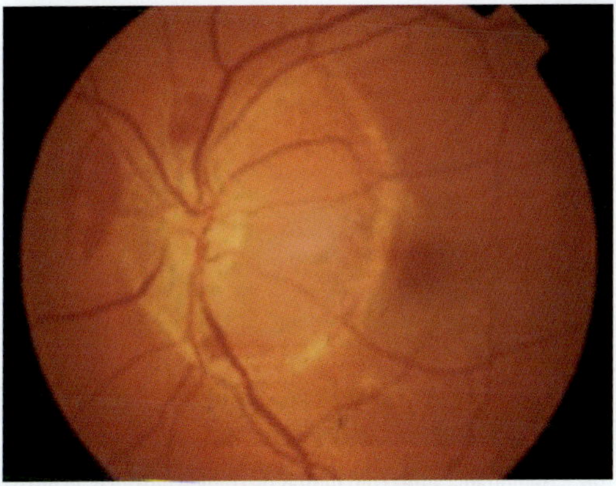

Figura 105 Roturas de coroide com hemorragias intrarretinianas.

deas e vítreas, obscurecendo a rotura (Figura 106). Assim, exames seriados são necessários para o diagnóstico da existência e tamanho da rotura. A angiofluoresceinografia pode ser útil para o diagnóstico de lesões pequenas, ocultas por hemorragias e lesões próximas à fóvea.

Tardiamente, após a absorção da hemorragia, pode-se observar uma estria vertical branco-amarelada, de formato crescente e concêntrico ao disco óptico, frequentemente na região macular com hipo ou hiperpigmentação do epitélio pigmentar da retina adjacente à rotura (Figura 107).

Prognóstico

O prognóstico visual dependerá da localização das roturas de coroide e do desenvolvimento de complicações tardias. Roturas na área macular podem levar a dano visual permanente. Uma complicação tardia é a neovascularização da coroide (formação

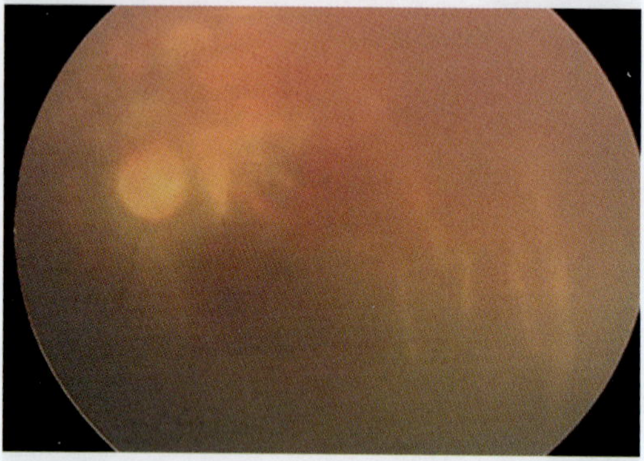

Figura 106 Hemorragia vítrea com roturas de coroide próximas ao disco óptico e temporais à fóvea.

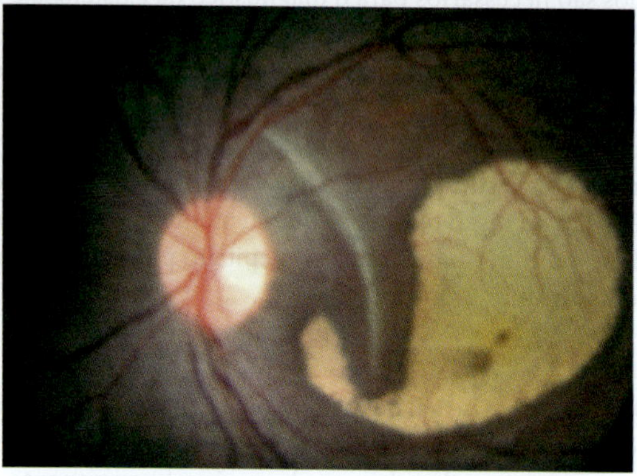

Figura 107 Rotura de coroide antiga.

de MNSR), podendo provocar hemorragias e cicatrizações, com deterioração ainda maior da visão.

Tratamento

Nenhum tratamento imediato é necessário para a rotura de coroide. Pacientes com rotura de coroide próxima a área macular devem ser alertados quanto ao risco de desenvolvimento de MNSR, aconselhados a utilizar a tela de Amsler para autoteste diário e a retornar imediatamente, caso haja alteração na sua aparência.

Na presença de MNSR, drogas antiangiogênicas intravítreas podem ser utilizadas e terapia a *laser* pode ser instituída quando a MNSR está a mais de 200 μm do centro da fóvea e com limites bem precisos (para mais detalhes, ver item sobre DMRI).

Hemorragia vítrea

Definição

Presença de hemorragia na cavidade vítrea.

Etiologia

As causas mais frequentes são: retinopatia diabética proliferativa (RDP) em 32%, rotura retínica em 30%, oclusão da veia central da retina em 11% e descolamento do vítreo posterior em 8%. Pode ainda ocorrer pela ruptura de macroaneurisma, neovascularizações secundárias à retinopatia hipertensiva, retinopatia da prematuridade, doença de Eales, traumatismo ocular, síndrome de Terson, retinopatia por manobra de Valsalva, retinopatia por desordens sanguíneas (como a anemia falciforme), retinosquise juvenil, vitreorretinopatia exsudativa familiar e angioma retínico.

Quadro clínico

Aparecimento súbito de moscas volantes, manchas e opacidades, além da diminuição da acuidade visual em graus variados, de aparecimento súbito ou insidioso, dependendo da densidade da hemorragia.

Propedêutica

Deve ser feita a anamnese detalhada, com registro do tempo de duração dos sintomas, antecedentes pessoais sistêmicos e oculares, importantes para investigação etiológica, além de exame oftalmológico completo, com atenção especial a acuidade visual, tonometria e oftalmoscopia, pois serão parâmetros para futuras avaliações e indicação ou não de tratamento cirúrgico.

A ultrassonografia – modo B – deve ser feita sempre que a fundoscopia estiver prejudicada pela opacidade de meios e é importante na pesquisa de possíveis roturas ou descolamentos de retina associados à hemorragia.

Tratamento

Conduta expectante é realizada, levando-se em consideração a melhora da acuidade visual. Deve-se realizar controle rigoroso das doenças de base e suspender qualquer medicação inibidora de agregação plaquetária. O paciente deve ficar em decúbito elevado, na tentativa de depositar a hemorragia na região inferior, possibilitando a observação do fundo do olho e a consequente melhora da acuidade visual.

O tratamento cirúrgico de eleição é a VVPP, e a intervenção precoce é bastante discutida. A vitrectomia está indicada em casos sem melhora da acuidade visual entre 3 e 6 meses, hipertensão ocular não responsiva ao tratamento clínico, baixa visão no olho contralateral ou descolamento de retina associado. Roturas retínicas ou descolamentos de retina associados devem ser tratados segundo os procedimentos específicos para eles.

Roturas de retina

Conceito

Falha ou solução de continuidade, completa ou parcial, da espessura retínica.

Etiologia

Roturas, buracos e rasgaduras de retina podem ocorrer por mecanismo de tração vitreorretínico, falhas tróficas no tecido retínico ou associação de ambos.

Nas áreas de maior aderência entre a retina e o vítreo, roturas tracionais são causadas por descolamento do vítreo posterior ou trauma contuso. As falhas tróficas levam à diminuição da aderência dos folhetos da retina, susceptíveis a trações e roturas. A alta miopia também é um fator de risco importante na gênese das roturas retínicas.

A localização mais frequente das roturas é a periferia da retina, próximas à *ora serrata*, podendo ser encontradas no equador, e menos frequentemente no polo posterior.

As roturas podem aparecer em diversas formas, como buracos com opérculo retínico solto no vítreo, rotura em "ferradura" (com o opérculo fixado à sua base e extremidade tracionada pelo vítreo), diálise (rotura circunferencial ao longo da *ora serrata* e vítreo aderido à sua margem posterior) e roturas gigantes, quando envolvem mais de 90º da circunferência do globo ocular.

Quadro clínico

As roturas podem ser assintomáticas e achadas em exames de rotina. Por vezes, são relatados *flashes* monoculares, mesmo com os olhos fechados (fotopsia), gerados pela estimulação dos fotorreceptores da retina. Outros sintomas podem ocorrer, como *floaters* ou moscas volantes, até escotomas e diminuição da acuidade visual de graus variados quando associados a descolamento de retina ou hemorragia vítrea.

Propedêutica

Exame oftalmológico completo com avaliação da acuidade visual, tonometria, fundoscopia indireta sob midríase e indentação escleral e biomicroscopia de fundo. A ultrassonografia – modo B – pode ser usada em casos em que não há como observar todas as estruturas pela oftalmoscopia, como na hemorragia vítrea. Deve ser realizado exame do olho contralateral, observando-se detalhadamente a periferia retínica, à procura de roturas e outras lesões predisponentes ao descolamento de retina.

Tratamento

O tratamento das roturas retínicas pode ser realizado por meio da crioterapia ou da fotocoagulação a *laser*. O método mais comumente utilizado é a fotocoagulação. A aplicação deve envolver 360° em torno da lesão. As principais causas de falha do tratamento são inadequada aplicação nos limites anteriores da lesão e tração vítrea continuada, que pode aumentar a rotura. Roturas gigantes ou

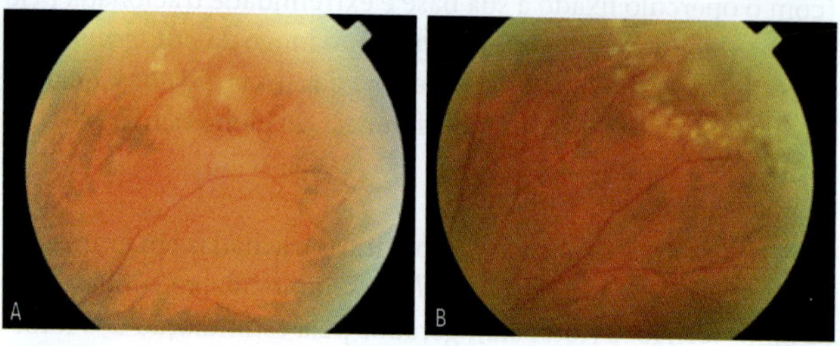

Figura 108 Rotura de retina em "ferradura" (A) antes e (B) após tratamento com fotocoagulação a *laser*.

diálises podem ser tratadas com introflexão escleral e/ou VVPP e endofotocoagulação.

Os pacientes tratados devem ser acompanhados de forma periódica, pois novas roturas poderão surgir em até 21% dos casos após 2 anos.

Edema macular cistoide

Conceito

É o acúmulo de líquido na camada plexiforme externa (Henle), em alguns casos envolvendo também a camada nuclear interna, resultando na formação de espaços císticos na região macular.

Etiologia

O edema macular cistoide (EMC) não é uma doença primária da retina, mas sim uma manifestação secundária a outra alteração ocular. Ocorre o extravasamento de líquido dos capilares perifoveais, com posterior acúmulo na mácula, secundário a vários fatores etiológicos (Tabela 12). Característica comum a todas essas situações é a inflamação crônica associada à quebra da barreira hematoaquosa, tanto interna quanto externa.

A facectomia é a principal causa de EMC, com incidência de até 70% nas facectomias estudadas pela angiofluoresceinografia, entre 4 e 16 semanas pós-operatórias, sendo que apenas 0,4% do total apresenta sintomas clínicos. Essa porcentagem aumenta caso ocorram complicações cirúrgicas (ruptura da cápsula posterior ou vítreo encarcerado na incisão cirúrgica).

Nas *pars planitis*, o EMC é a principal causa de grave diminuição da acuidade visual e ocorre em até 60% dos casos.

Tabela 12 Causas de edema macular cistoide

Causas	Descrição
Vasculopatias retínicas	Retinopatia diabética, oclusão da veia central da retina
Cirurgias	Facectomia, trabeculectomia
Uveítes	Uveítes intermediárias
Doenças hereditárias	Retinose pigmentar, distrofia macular cistoide autossômica dominante
Trações vítreas	Síndrome da tração vitreomacular, vítreo na incisão cirúrgica
Drogas	Adrenalina, ácido nicotínico, tamoxifen, rifabutina, latanoprost

Quadro clínico

O sintoma mais comum é a diminuição da acuidade visual, variando geralmente de 0,8 (20/25) a 0,1 (20/200); porém, o paciente pode queixar-se de metamorfopsia, escotomas centrais e micropsia.

Diagnóstico

A biomicroscopia de fundo da região macular é fundamental e pode apresentar-se com diminuição da depressão ou elevação da fóvea. A depender da quantidade de líquido, cistos intrarretínicos podem ser observados. Tração vítrea pode estar presente em casos específicos (síndrome da tração vitreomacular).

A angiofluoresceinografia, nas fases precoces, mostra o extravasamento de líquido dos capilares perifoveais, com posterior acúmulo nos cistos intrarretínicos, dando a aparência de pétalas à região macular (Figura 109).

A OCT é um excelente método para a quantificação do espessamento da retina, assim como para a identificação dos espaços

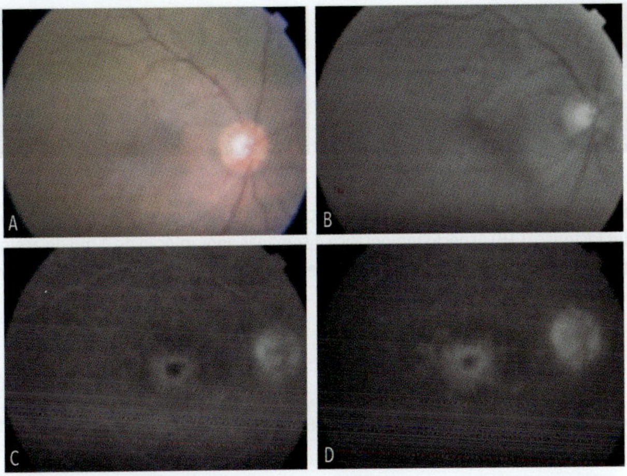

Figura 109 (A) Foto colorida. (B) Foto com luz aneritra. (C) Retinografia fluoresceínica, fase arteriovenosa; vazamento de corante com aspecto petaliforme. (D) Retinografia fluoresceínica, fase tardia; vazamento de corante com formação do edema cistoide de mácula.

cistoides da retina e das alterações do EPR (Figura 110A). Apesar das alterações cistoides do polo posterior serem notadas pela biomicroscopia e pela angiofluoresceinografia, a quantificação do EMC e sua relação com acuidade visual são mais bem avaliadas com a OCT.

Tratamento

Tratar a doença primária.

- Anti-inflamatórios não hormonais (AINH), por até 3 meses:
  - Indometacina 1%: 1 gota a cada 8 horas.
  - Ketorolac trometamina 0,5%: 1 gota a cada 6 horas.

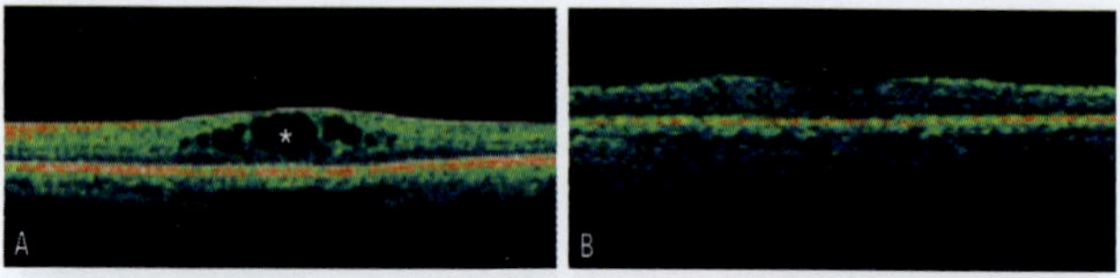

Figura 110 (A) Tomografia de coerência óptica mostra hialoide posterior descolada, superfície retiniana regular, porém espessada centralmente com espaços cistoides (asterisco). (B) Aspecto tomográfico 4 semanas após injeção de 4 mg de acetonido de triancinolona. Nota-se restabelecimento de espessura retínica com contorno foveal preservado.

- Diclofenaco sódico 0,1%: 1 gota a cada 8 horas.
- Nepafenac (Nevanac®) 0,1%: 1 gota a cada 8 horas.

Obs.: os AINH podem ser usados na profilaxia do EMC pós-facectomia, com início 3 dias antes da cirurgia.

- Corticosteroide tópico: prednisolona 1% – 1 gota a cada 2 horas, por 2 a 3 semanas, com redução gradativa.
- Inibidor da anidrase carbônica: acetazolamida 500 mg/dia, por 1 mês.
- Corticosteroide subtenoniano: metilprednisolona 40 mg/1 mL; triancinolona 40 mg/1 mL.
- Corticosteroide intravítreo: triancinolona 2 a 4 mg/0,1 mL.
- Vitrectomia realizada para pacientes facectomizados, com uveíte ou que apresentem tração vítrea. Não existem provas de que o *peeling* da membrana limitante interna interfira no resultado cirúrgico.

Coriorretinopatia central serosa

Conceito

A coriorretinopatia central serosa (CCS) é uma doença de espectro clínico variado que se caracteriza por acúmulo de fluido sob a retina na mácula ou polo posterior. O descolamento da retina neurossensorial pode ser único ou múltiplo, de etiologia obscura, usualmente de resolução espontânea, porém com recidivas frequentes.

Quadro clínico

Geralmente, acomete homens (80%), entre 30 e 55 anos, que relatam perda parcial da acuidade visual central monocular (90%), com ou sem escotomas relativos, metamorfopsia e/ou micropsia. Em episódios iniciais, a acuidade visual pode variar de 20/20 a 20/100 (94%). Associa-se, muitas vezes, história de estresse pessoal, seja por atividade física extenuante, seja por disfunção emocional, doença sistêmica ou traumatismo pregresso. Em alguns casos, pode estar associada ao uso de corticoides, inclusive *spray* nasal e cremes de uso tópico.

Propedêutica

Anamnese detalhada da história pessoal e dos sintomas em conjunto com o exame oftalmológico completo, com medida da acuidade visual, oftalmoscopia direta e indireta, biomicroscopia de fundo e tela de Amsler permitem a suspeita diagnóstica. A observação do fundo de olho pode revelar desde pequena área foveal elevada até uma grande área de desprendimento de retina sensorial macular (Figura 111), sem outros sinais nos episódios iniciais. Casos recidivados podem mostrar epitélio pigmentar subjacente atrófico, bem como precipitados retínicos subsensoriais e áreas de descolamento do epitélio pigmentar associadas. As lesões podem ser bilaterais concomitantes (até 10%) ou múltiplas em um mesmo olho, inclusive com localização extramacular (nasal, temporal).

A angiofluoresceinografia é um exame importante na confirmação diagnóstica e na caracterização do ponto de vazamento do

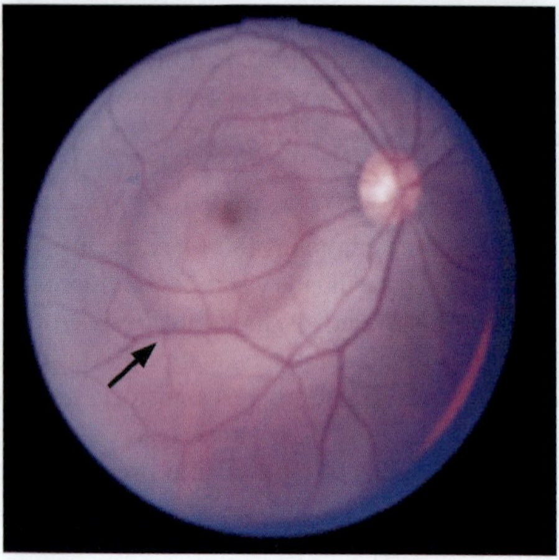

Figura 111 Descolamento seroso da retina na região macular.

líquido seroso sub-retínico, que migra do espaço coriocapilar, através de provável defeito do EPR. Na maioria dos casos, o corante espalha-se simetricamente em todas as direções, corando de maneira uniforme a área de descolamento, tomando o aspecto em geral denominado vazamento em "mancha de tinta" (Figura 112). Em 7% a 20% dos casos, o corante entra no espaço sub-retínico através de um ponto de vazamento idêntico, porém, ao invés de espalhar-se por todas as direções, ele vai à direção superior ("fumaça de chaminé") e, ao chegar ao limite superior da bolha, expande-se lateralmente em forma de cogumelo ou guarda-chuva (Figura 113).

A OCT é uma técnica de exame que vem se mostrando útil tanto na elucidação dos mecanismos dessa doença quanto no seu diagnóstico e tratamento. Comumente, a OCT revela, na CCS em

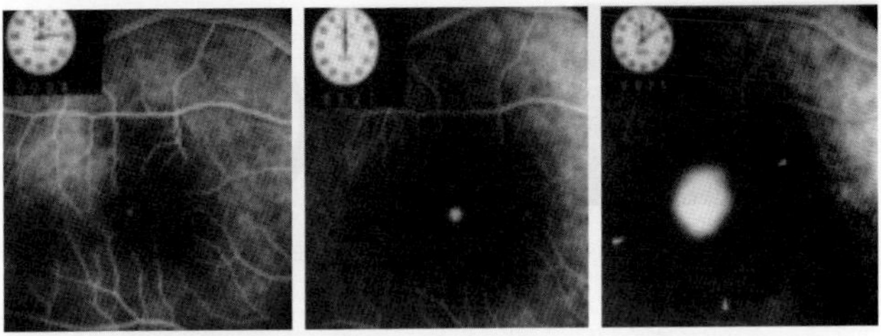

Figura 112 Angiograma mostrando na fase tardia o aspecto típico do vazamento em "mancha de tinta".

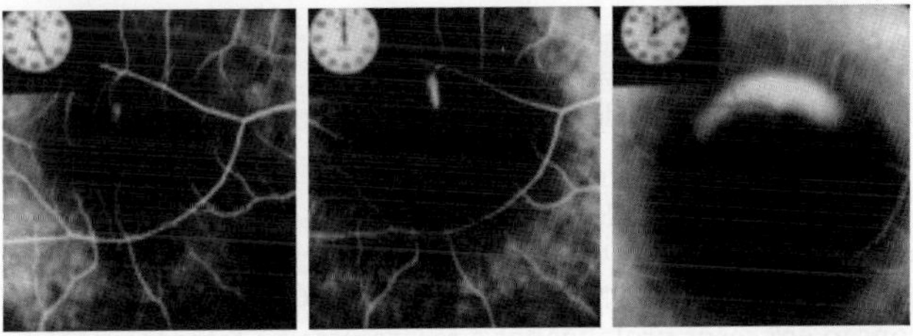

Figura 113 Angiograma revelando aspecto de "fumaça de chaminé". Na fase tardia, o contraste expande lateralmente formando um aspecto de guarda-chuva.

atividade, elevação na RNS e espaço opticamente vazio acima do EPR subjacente, caracterizando como CCS tipo 1 (Figura 114). Pode também apresentar fluído sob o EPR, caracterizando a CCS tipo 2, ou intermediário (ambas as situações).

Prognóstico

A maioria dos indivíduos tem resolução espontânea dos sintomas em 3 semanas a 1 ano de evolução e recuperação de acui-

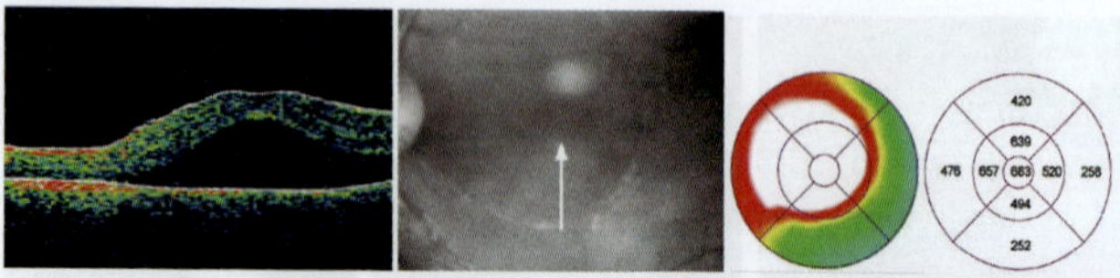

Figura 114 A tomografia de coerência óptica mostra elevação e espessamento da RNS na região macular.

dade visual > 20/40 (75%), entre 20/40 e 20/100 (20%), e < 20/100 (5%). A recidiva ocorre em até 40% dos casos, o que pode piorar o prognóstico de recuperação visual final.

Tratamento

Os casos iniciais de CCS têm conduta expectante. Se o paciente for usuário de corticoide, seja sistêmico ou tópico, ele deverá interromper o seu uso.

Segundo Gass, orienta-se aguardar por 4 meses para a resolução espontânea se o paciente não tiver história de CCS prévia. A opção em casos prolongados e recorrentes é a fotocoagulação a *laser* ou mesmo a terapia fotodinâmica com verteporfirina (PDT). Embora não exista concordância quanto ao benefício do *laser* na acuidade visual final e número de recorrências, a aplicação direta dele diminui a duração do descolamento seroso e o risco de perda permanente da acuidade visual.

Retinopatia hipertensiva

Conceito

É a doença retínica causada pelo aumento da pressão arterial sistêmica, persistentemente acima dos níveis considerados normais.

Etiologia

- Hipertensão arterial primária ou essencial.
- Hipertensão secundária: pré-eclâmpsia/eclâmpsia; feocromocitoma; doença renal; doença suprarrenal; coarctação da aorta.

Quadro clínico

Geralmente, ela é assintomática e bilateral. Pode causar diminuição da visão, caso haja acometimento macular ou opacidades (hemovítreo). Existem três categorias com base anatômica:

1. Retinopatia hipertensiva: fase vasoconstritiva (estreitamentos arteriolares difusos ou focais, aumento da tortuosidade). Fase exsudativa (exsudatos duros e algodonosos, hemorragias em "chama de vela" e puntiformes, edema retiniano, alterações císticas da retina, descolamento seroso) – Figura 115. Fase esclerótica (aumento do reflexo dorsal arteriolar – fios de cobre e fios de prata, cruzamentos arteriovenosos patológicos = sinal de Salus – deflexão venosa, sinal de Gunn – interrupção da coluna venosa pré e pós-cruzamento).
2. Coroidopatia hipertensiva: aparece nas formas agudas e graves de hipertensão (manchas de Elschnig, esclerose vascular e descolamento seroso da retina).
3. Neuropatia óptica hipertensiva: aparece nas formas graves e agudas de hipertensão (hipertensão arterial maligna). Observa-se edema do disco óptico (as bordas ficam borradas e elevadas) – Figura 116.

Classificação

Existem diversas classificações para a retinopatia hipertensiva. No entanto, a mais utilizada é a de Jerome Gans (Tabela 13). Ela diferencia as alterações causadas pela hipertensão isoladamente das alterações arterioloescleróticas.

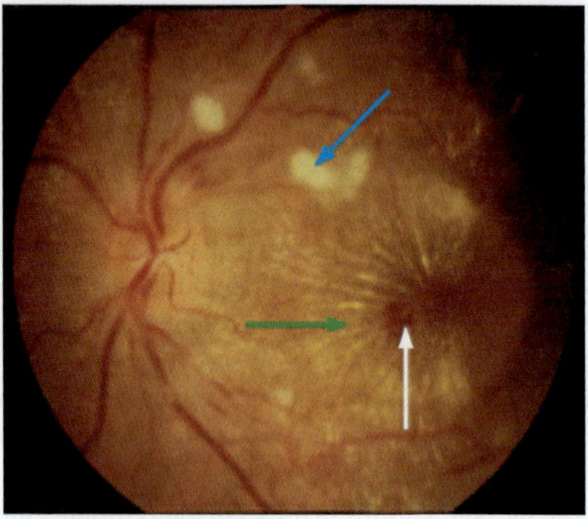

Figura 115 Observam-se estrela macular (seta verde), exsudatos moles (seta azul), edema de fibras nervosas, hemorragia intrarretiniana (seta branca).

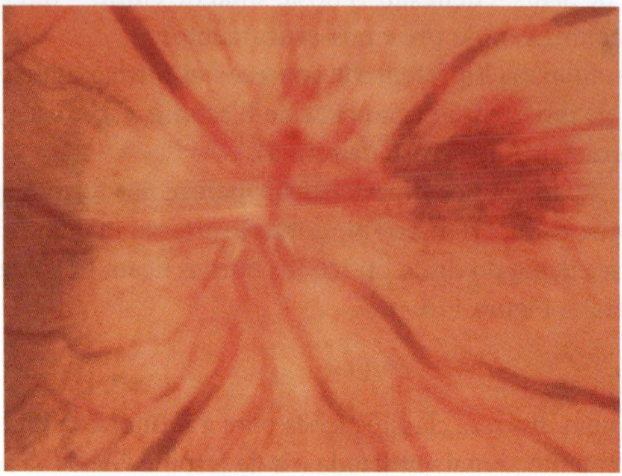

Figura 116 Edema do disco óptico (com bordas borradas e elevadas) e hemorragia em "chama de vela".

Tabela 13 Classificação de Jerome Gans

Alterações arterioloescleróticas	
A0	Fundo de olho sem alterações arterioloescleróticas
A1	Arterioloesclerose discreta com aumento do reflexo dorsal, irregularidades do calibre e entrecruzamentos patológicos mínimos
A2	Arterioloesclerose grave com arteríolas em fio de cobre e fio de prata e acentuados fenômenos de entrecruzamento
A3	Sinais anteriores acrescidos de oclusões venosas de ramo
Alterações hipertensivas	
H0	Fundo de olho sem alterações hipertensivas
H1	Espasmos arteriolares focais e discreto edema de retina
H2	Os sinais acima acrescidos de hemorragias e exsudatos
H3	Os sinais acima acrescidos de edema de papila

Propedêutica

Anamnese, exame oftalmológico completo, medida da pressão arterial sistêmica (encaminhar paciente para atendimento clínico de urgência caso PA diastólica $\geq$ 110 mmHg ou na presença de dor no peito, cefaleia ou confusão mental).

Diagnóstico diferencial

Retinopatia diabética, doenças do colágeno, doença falciforme, retinopatia por radiação, oclusão de veia central da retina e oclusão de ramo venoso.

Tratamento

Não há tratamento específico para as lesões da retinopatia hipertensiva, sendo a prevenção e o controle clínico da pressão arterial sistêmica a melhor conduta.

Quando já existem as alterações hipertensivas e arterioloescleróticas na retina, o tratamento volta-se para suas complicações. Algumas dessas complicações (oclusão de veia central da retina ou de seus ramos, macroaneurismas, neovasos, hemorragia vítrea) necessitam de tratamento específico, mencionado nos respectivos itens.

Miopia patológica

A miopia resulta do aumento no comprimento axial do globo ocular ou do maior poder refracional do olho. Pode manifestar-se de duas maneiras: simples ou degenerativa. Na miopia simples, a graduação atinge até –6,00 dioptrias. O aumento do comprimento axial é discreto. No polo posterior, não há alterações óbvias, com exceção da papila miópica. Nos pacientes acometidos por essa alteração, na grande maioria das vezes, a acuidade visual é restaurada para 20/20, com correção óptica.

A miopia degenerativa, também chamada patológica, progressiva ou perniciosa, tem graduação maior do que –6,00 dioptrias. É uma importante causa de cegueira e representa 2% de todos os tipos de miopia. O comprimento axial tende a ser excessivo, implicando funções visuais geralmente anormais e numerosas alterações nos tecidos oculares.

É longa a lista de complicações associadas à miopia degenerativa: esclera afilada, dando origem ao estafiloma posterior, cone ou crescente miópico, vasos retificados, bifurcação dos vasos em ângulo reto, alterações pigmentares na mácula (Figura 117), áreas de atrofia do epitélio pigmentar e coroide (Figura 118), rupturas da membrana de Bruch (*lacquer cracks*) (Figura 119), hemorragias retinianas, descolamento do epitélio pigmentado da retina, neovascularização sub-retiniana, buraco macular, descolamento da retina e outras. Algumas dessas alterações podem provocar per-

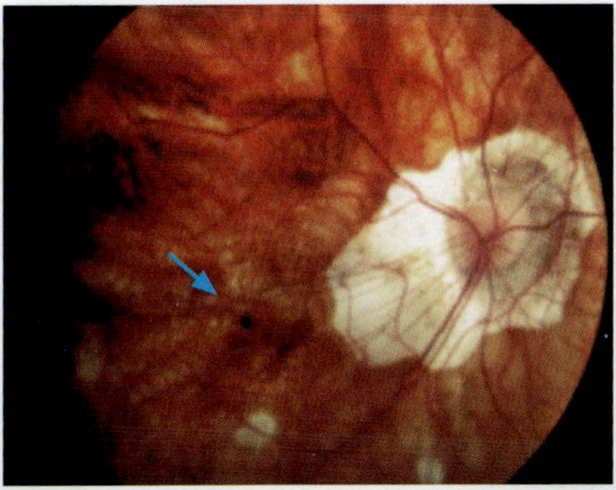

Figura 117 Notam-se cone miópico, estafiloma posterior e mancha de Fuchs na região macular (seta azul).

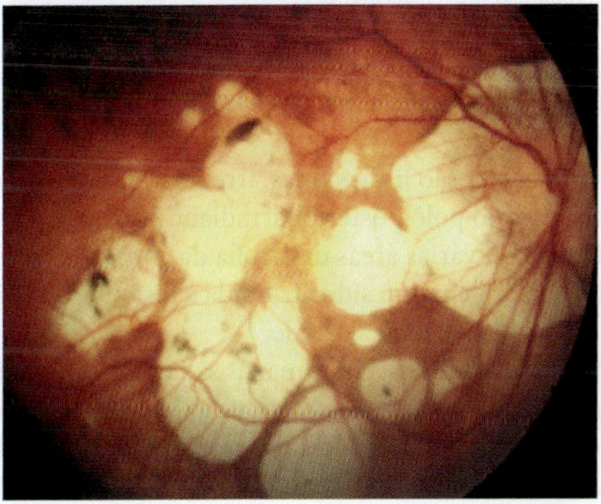

Figura 118 Degeneração miópica: múltiplas áreas de atrofia do epitélio pigmentado da retina e coroide. Notam-se o grande crescente miópico circular e os vasos bastante retificados.

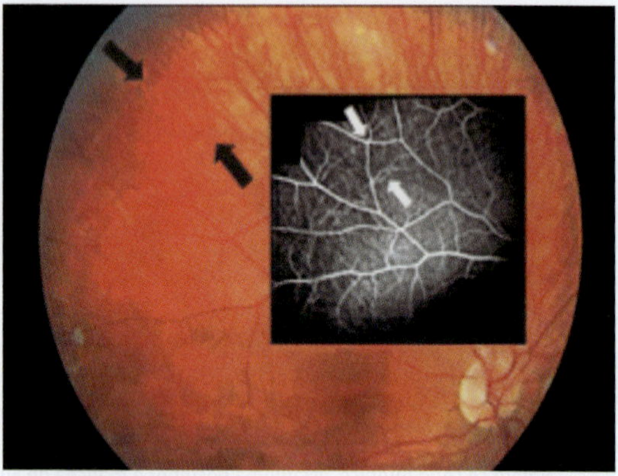

Figura 119 *Lacquer cracks* (rupturas da membrana de Bruch) podem ser observados na retinografia (setas pretas). Na angiografia fluoresceínica, são vistas como linhas hiperfluorescentes (setas brancas).

da abrupta da visão e são achados frequentes nas urgências oftalmológicas.

Lacquer cracks são linhas finas, irregulares, branco-amareladas localizadas no polo posterior, irradiando-se irregularmente a partir de uma ou várias áreas de atrofia da coroide e epitélio pigmentado. Sua origem tem sido atribuída à distensão mecânica da esclera e à degeneração da coroide.

Neovascularizações sub-retinianas são observadas adjacentes aos *lacquer cracks* ou próximas à área de afilamento ou atrofia geográfica do epitélio pigmentar da retina e coroide. Esses neovasos provocam hemorragias sub-retinianas e exsudação serosa sob o epitélio pigmentado e retina sensorial, podendo evoluir para estágios fibróticos tardios do processo disciforme. Essas manifestações geralmente são pequenas e localizadas próximas à mácula, resultando em queda da visão central. A transudação dessas membranas fibrovasculares, frequentemente acompanhada de hemorragias e cicatrização pigmentar, caracteriza a clássica mancha de Fuchs, quando localizada na mácula. É relatada em 5% a 10% dos olhos com comprimento axial maior que 26,5 mm. Em geral, acontece entre a quarta e a sexta décadas de vida e acarreta, na vasta maioria dos casos, a perda da visão central. As manchas de Fuchs variam de tamanho, cor e forma, dependendo da transudação, hemorragia e grau de transformação da lipofucsina e melanina. Normalmente, quanto mais jovem for o paciente, menor a mancha. Do ponto de vista histológico, a lesão consiste no crescimento localizado do tecido fibrovascular da coroide e da proliferação do epitélio pigmentar. Nos pacientes gravemente míopes, a angiofluoresceinografia pode evidenciar um fluxo sanguíneo lento na retina e coroide. Esse exame também é útil para identificar e localizar a MNSR. Em alguns casos, pode-se utilizar a angiografia com indocianina verde para localizar essa membrana, principalmente quando há hemorragias ou descolamentos do epitélio pigmentado. Ela também auxilia na identificação de *lacquer cracks*, que são os locais de formação das membranas.

Quanto maiores a degeneração e o afilamento da coroide, menor a agressão na membrana, provavelmente porque nas altas miopias degenerativas ocorre grande perda de estroma da coroide, obstrução de vasos, bem como lentificação no fluxo sanguíneo dos vasos da coroide com graves distúrbios circulatórios na coriocapilar, na qual os neovasos da coroide se originam. Esse escasso suprimento sanguíneo para irrigar a fina coroide dos altos míopes pode explicar, também, a evolução autolimitada observada em 96% das membranas nos míopes, com formação de cicatrizes atróficas e não exsudativas.

Segundo Ávila et al., com base no aspecto angiofluoresceinográfico, podem ser distinguidas duas reações nas membranas neovasculares: fluoresceína contida nos limites da membrana, resultando em cicatrizes atróficas e quiescentes, e fluoresceína ultrapassando os limites da membrana, com cicatrização causando extensa elevação serosa da retina sensorial ou do epitélio pigmentado.

A visão final guarda relação direta com a distância entre a membrana neovascular e a fóvea e relação inversa com o tamanho da lesão disciforme; isto é, quanto mais próxima da fóvea for a membrana neovascular, pior a visão; e quanto maior a lesão disciforme, também pior será a visão.

Quanto ao tratamento, não existe nenhuma terapia para evitar a progressão da atrofia coriorretiniana. Hemorragias sub-retinianas sem neovascularização em olhos com *lacquer cracks* podem ser reabsorvidas sem deixar sequelas. A indicação de fotocoagulação a *laser* da membrana neovascular é controversa. Terapia fotodinâmica é outra possibilidade terapêutica que pode ser aventada para esses pacientes. Atualmente, as injeções intravítreas de antiangiogênicos, como o ranibizumabe (Lucentis®) e o bevacizumabe (Avastin®), vêm sendo utilizadas com resultados promissores.

Nos casos de degenerações periféricas predisponentes ao descolamento de retina, a fotocoagulação é recomendada. Quando ocorre descolamento de retina, é imprescindível lançar mão de procedimentos cirúrgicos adequados para cada situação.

Síndrome de Terson

Conceito

Síndrome de Terson é a denominação dada à associação de hemorragia intraocular com hemorragia subaracnóidea, sendo esta última decorrente da ruptura espontânea de um aneurisma cerebral, geralmente da artéria comunicante anterior. Pode também ser secundária à hemorragia subaracnóidea e subdural após traumatismo cranioencefálico. A teoria mais aceita sugere que a hemorragia subaracnóidea aumente abruptamente a pressão intracraniana, levando à efusão do líquido cerebroespinal dentro da bainha do nervo óptico. Dessa forma, a bainha na região retrobulbar se dilata e comprime as anastomoses retinocoroidais situadas na junção da esclera e nervo óptico além da veia central da retina. Isso resulta em diminuição da drenagem venosa retiniana, levando a estase e hemorragia. Ao mesmo tempo, a hipertensão intracraniana induz à isquemia cerebral, que, por sua vez, estimula o centro vasomotor cerebral, aumentando a pressão arterial sistêmica e agravando o quadro ocular.

Propedêutica

Inicialmente, o paciente queixa-se de baixa acuidade visual, que pode ser uni ou bilateral.

Em geral, apresenta-se na região macular ou justapapilar.

A hemorragia é tipicamente intrarretiniana ou sub-hialóidea, mas ocasionalmente ela pode romper a hialoide e passar para a cavidade vítrea, apresentando-se como hemorragia vítrea. Manchas algonodosas podem ser encontradas.

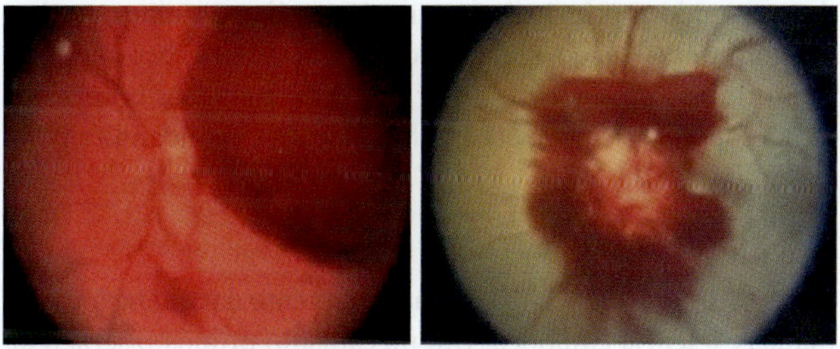

Figura 120 Síndrome de Terson.

Tratamento

A melhora da acuidade visual pode ser espontânea, resolvendo-se dentro de poucos meses, ou acelerada se o paciente for submetido à VVPP, principalmente em hemorragias vítreas densas.

Prognóstico

O prognóstico visual é bom na maioria dos casos. A principal sequela é o desenvolvimento de membrana epirretiniana.

Porém, deve-se ficar atento à síndrome de Terson, pois ela está relacionada à alta taxa de óbitos, sobretudo se a hemorragia for bilateral, devendo o paciente ser encaminhado rapidamente ao neurologista.

Síndrome de Purtscher

Introdução

Foi descrita pela primeira vez em 1912 em pacientes que apresentavam baixa visual súbita após traumatismo craniano grave. Atualmente, a retinopatia de Purtscher está associada a traumatismo torácico contuso e traumatismo craniano. Outras entidades não traumáticas podem apresentar um quadro semelhante à síndrome, sendo as principais: pancreatite aguda, vasculites e embolias gordurosas, sendo denominadas doenças Purtscher-*like*. A lesão retiniana caracteriza-se por múltiplas manchas brancas na retina superficial e pode ocorrer hemorragia circundando a papila (Figura 121).

Fisiopatologia

A melhor explicação para o aparecimento das alterações retinianas é a teoria embólica. Um mecanismo proposto seria o da

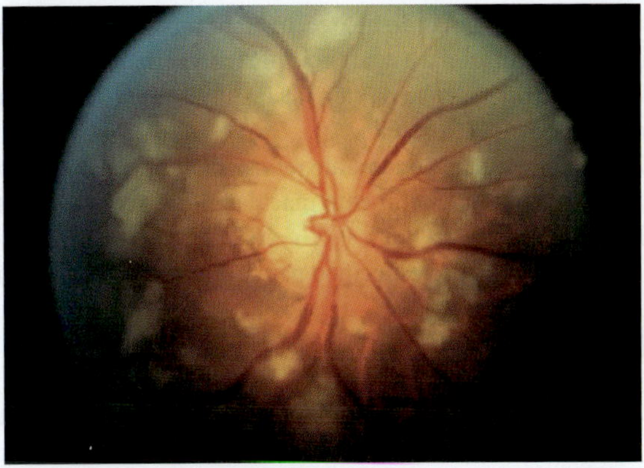

Figura 121 Síndrome de Purtscher.

agregação leucocitária induzida pelo complemento C5a, decorrente de sua associação com pancreatite aguda, vasculites e traumas.

Outra causa seria a embolização gordurosa em razão de fraturas de ossos longos e da degradação enzimática da gordura omental na pancreatite.

Foi proposto que no trauma compressivo torácico há um aumento da pressão venosa, acarretando um espasmo vascular intenso e lesão endotelial direta pelo aumento do fluxo vascular.

Evolução

A acuidade visual varia de 20/200 a conta-dedos. As lesões podem aparecer inicialmente ou demorar 1 ou 2 dias após o trauma. Na grande maioria das vezes, o acometimento é bilateral.

A AGF mostra extravasamento dos vasos retinianos, má perfusão capilar e arteriolar, edema de retina e papila.

As lesões retinianas desaparecem em um período de semanas a meses, e a retina volta à aparência normal na maioria dos casos, porém pode haver atrofia da camada de fibras nervosas, migração pigmentar e atrofia de papila.

A acuidade visual geralmente retorna ao normal, mas dependendo do grau de acometimento macular, pode ocorrer déficit visual permanente.

Não há tratamento específico para a síndrome de Purtscher.

Retinopatia de Valsalva

Foi descrita pela primeira vez em 1972 por Tomas Duane. O aumento súbito da pressão intra-abdominal ou intratorácica contra a glote fechada (manobra de Valsalva) pode causar a elevação rápida da pressão venosa, ocasionando a rotura espontânea dos capilares superficiais retinianos. Esse processo é denominado retinopatia de Valsalva.

A diminuição da acuidade visual pode ocorrer após episódios de tosse, vômitos e levantamento de peso, embora algumas vezes nenhum evento precipitante seja identificado.

São fatores de risco: diabetes, anemia falciforme, púrpura trombocitopênica e outras discrasias sanguíneas.

A oftalmoscopia demonstra uma lesão arredondada e elevada na região macular, caracterizada pela presença de sangue entre a retina e a hialoide posterior (Figura 122A) ou entre a limitante interna e a retina. Dependendo do acometimento macular, a acuidade visual pode estar bastante debilitada. A resolução é lenta, podendo demorar de semanas a meses. O prognóstico visual é bom. O *laser* de *neodymium yttrium-aluminium-garnet* (Nd: YAG) pode ser usado para provocar uma pequena rotura na hialoide posterior e escoar o sangue para a cavidade vítrea, acelerando a resolução do processo (Figura 122).

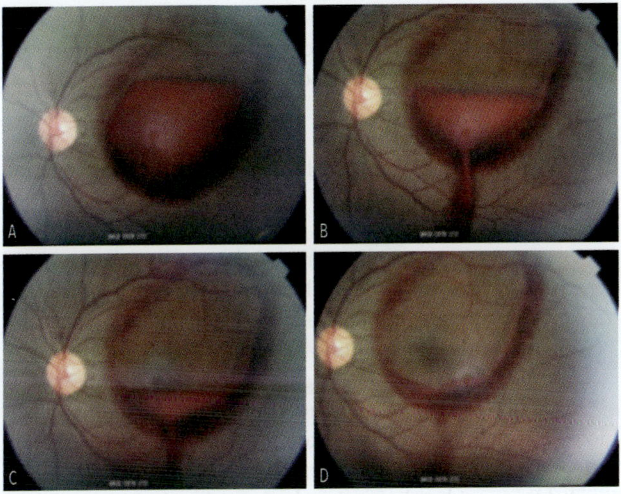

Figura 122

Amaurose fugaz

Conceito

Perda súbita monocular, parcial ou total do campo visual ou de parte dele, sem sequelas após a recuperação.

Etiologia

Causas da amaurose fugaz (AF) de acordo com a topografia da lesão precipitante:

- Oculares: filme lacrimal e anormalidades corneais; hifema recorrente; opacidades vítreas; glaucoma de ângulo fechado; *fo-*

tostress com isquemia ocular; *fotostress* com doença macular; papiledema; anormalidades do disco óptico (coloboma, drusas).

- Orbitárias: tumores (AF evocada pela posição do olhar).
- Sistêmicas:
  - Embolias de origem:
    - Cardíaca (doença valvar, endocardite, trombo mural, mixoma atrial).
    - Grandes vasos.
    - Artéria carótida interna (ACI).
  - Vasculites (arterite de células gigantes): hipoperfusão.
  - Vasoespasmo (enxaqueca, hiperviscosidade sanguínea, hipercoagulação sanguínea).

Todas as causas de AF possuem o mesmo mecanismo etiológico, que é a diminuição do fluxo sanguíneo no bulbo ocular ou retina, o que não ocorre nas doenças que a simulam.

A AF é considerada um tipo de ataque isquêmico transitório. Assim, o risco de acidente vascular cerebral (AVC) nos pacientes com AF é de 2% ao ano, o que é muito acima de 0,1% a 0,4% ao ano na população geral. O AVC e o infarto agudo do miocárdio são as principais causas de morte deste grupo de indivíduos.

Na maioria dos casos (53% a 83%), a estenose da artéria carótida interna é a responsável pelo quadro, principalmente nos indivíduos da raça branca e com estenose maior ou igual a 90% (em razão da abertura de colaterais arteriais intracerebrais, que protegem o cérebro, mas não o olho).

Quadro clínico

Aparecimento de escotoma absoluto ou relativo de todo o campo visual ou parte dele, que pode durar de segundos a horas (geralmente 15 minutos) e não deixa sequelas após o desaparecimento dos sintomas.

Diagnóstico

São imprescindíveis: história clínica (quantos episódios, forma de aparecimento, presença de aura ou *déficits* neurológicos, tabagismo, dislipidemias, hipertensão arterial, diabetes), exame oftalmológico completo (com mapeamento de retina e biomicroscopia de fundo) e exame físico (cardiovascular).

Exames subsidiários

- Doppler colorido de carótidas: exame não invasivo e de fácil realização, possui boa acurácia na detecção de placas ateromatosas da carótida e substitui a angiografia na quase totalidade das vezes.
- Ecocardiograma: detecta com boa acurácia alterações estruturais, intracavitárias e funcionais que produzem os êmbolos.
- Angiografia de carótidas: excelente na detecção de estenose da artéria carótida interna e permite a observação da circulação cerebral e o planejamento cirúrgico, porém é um exame invasivo (risco < 0,5% de acontecer AVC ou morte relacionada ao procedimento).
- Ressonância magnética cerebral: para detecção de anormalidades cerebrais.
- VHS e proteína C-reativa: nos pacientes acima de 60 anos.
- Hemograma, TP, TPPA, anticorpos antifosfolípides, eletroforese de hemoglobina e proteínas, VDRL e outros exames a depender da etiologia suspeitada.

Tratamento

Consiste em tratar a doença de base.

Estenose da ACI:

- > 60%: endarterectomia, mesmo em pacientes assintomáticos.

- < 60%: aspirina (100 a 300 mg/dia), ticlopidina ou clopidogrel se houver alergia ou intolerância a AAS.
- Anticoagulantes se os antiplaquetários falharem ou se a origem dos êmbolos não for a ACI.

Oclusões vasculares da retina

Os fenômenos oclusivos vasculares da retina podem ser divididos em:

- Oclusão da artéria central da retina.
- Oclusão de ramo da artéria central da retina.
- Oclusão da veia central da retina.
- Oclusão de ramo da veia central da retina.

Há diferenças no quadro clínico, no tratamento e no prognóstico entre esses tipos de oclusões.

Oclusão da artéria central da retina

Conceito

Este tipo de oclusão é mais frequente em adultos, do sexo masculino, na sexta década de vida, sendo geralmente unilateral.

Etiologia

Êmbolos são vistos em até 20% das oclusões arteriais. Em geral, são formados por colesterol e provavelmente originários de placas ateroscleróticas da artéria carótida. Quando visíveis na oftalmoscopia, são conhecidos como *placa de Hollenhorst*.

Êmbolos de cálcio são mais raros e originam-se, geralmente, de válvula cardíaca.

As causas mais comuns associadas às oclusões arteriais da retina são: hipertensão arterial sistêmica, aterosclerose da carótida, doença valvular, trombo mural pós-infarto agudo do miocárdio, drogas intravenosas, tumores, trauma, coagulopatias e doenças do colágeno, entre outras.

Quadro clínico

O quadro clínico típico é de perda súbita e indolor de acuidade visual.

A acuidade visual geralmente está muito comprometida, variando de conta-dedos a percepção luminosa.

No exame de fundo de olho, nota-se palidez da retina no polo posterior, decorrente de edema difuso. A mácula apresenta um aspecto mais avermelhado, conhecido como mácula cereja.

Os vasos encontram-se estreitados, na fase aguda, e em alguns casos há segmentação da coluna sanguínea.

O edema regride progressivamente em cerca de 4 a 6 semanas.

Apesar da regressão do quadro vascular, as sequelas mais frequentes são a palidez do disco óptico e a diminuição permanente da acuidade visual.

Até 20% dos casos podem evoluir com neovascularização da retina ou íris.

Quase um terço da população apresenta a artéria ciliorretiniana, derivada da circulação da coroide. Na obstrução da artéria central em indivíduos com artéria ciliorretiniana, o quadro clínico é semelhante, porém a região macular que é irrigada por essa artéria permanece normal e o paciente pode apresentar campo visual tubular.

Tratamento

A oclusão da artéria central da retina é uma emergência na oftalmologia; mesmo assim, apenas um terço dos pacientes tratados nas fases iniciais da obstrução recupera uma visão útil no olho afetado.

Várias técnicas são empregadas, na tentativa de se deslocar o êmbolo para um ramo menor, diminuindo as consequências da isquemia: paracentese de câmara anterior, acetazolamida endovenosa, massagem ocular, uso de mistura de oxigênio a 95% e gás carbônico a 5%, e injeção retrobulbar de vasodilatadores.

Todos esses tratamentos, porém, devem ser realizados nas primeiras 12 horas, para que os resultados sejam mais promissores.

Na presença de neovascularização, está indicada a panfotocoagulação da retina.

Além do tratamento local, o paciente deve ser encaminhado para pesquisa clínica e tratamento da doença de base.

Oclusão de ramo da artéria central da retina

Etiologia

A mesma que a da oclusão da artéria central da retina.

Quadro clínico

Perda súbita e indolor de parte do campo visual. Na fundoscopia, observam-se edema e palidez na região irrigada pela artéria obstruída.

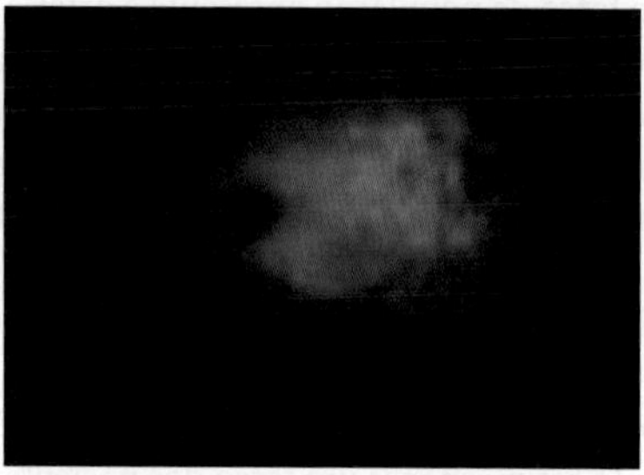

Figura 123 Oclusão da artéria central da retina (mácula cereja).

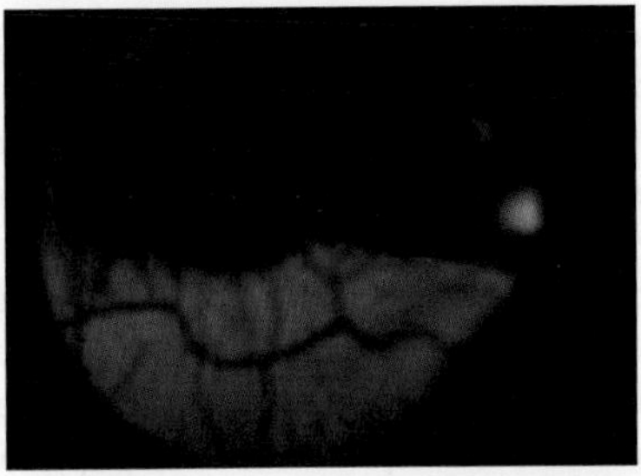

Figura 124 Oclusão da artéria central da retina com presença da artéria cilioretiniana.

Tratamento

Nenhum tratamento local é eficaz. Deve-se encaminhar o paciente para pesquisa clínica e tratamento da doença de base.

Oclusão da veia central da retina

Conceito

As oclusões venosas são importante causa de cegueira, juntamente com a retinopatia diabética. Acometem, em geral, homens após a sexta década de vida.

Etiologia

A trombose da veia central da retina está frequentemente associada à hipertensão arterial (60%) e ao glaucoma (10%). Outras doenças que devem ser pesquisadas são homocisteinemia, hipoproteinemia e alterações de coagulação.

Quadro clínico

O quadro clínico típico é de perda súbita e indolor de acuidade visual.

A acuidade visual varia de 20/200 a conta-dedos.

Pode estar presente defeito pupilar aferente.

No exame de fundo de olho, observam-se hemorragias superficiais e profundas nos quatro quadrantes, dilatação venosa e aumento da tortuosidade vascular.

A principal complicação desse tipo de oclusão é a neovascularização (16%), que pode evoluir para glaucoma neovascular.

A angiofluoresceinografia da retina pode diferenciar a oclusão com isquemia da sem isquemia. A forma isquêmica tem maior probabilidade de evoluir com neovascularização.

Tratamento

O edema de mácula é uma complicação frequente e a maior causa de perda visual nas oclusões da veia central da retina. Nestes casos, não há benefício com a aplicação de *laser*. A panfotocoagulação nas formas isquêmicas pode prevenir e tratar a neovascularização e o glaucoma neovascular.

O acetato de triancinolona, um corticosteroide, tem sido utilizado para o tratamento do edema macular com bons resultados. É geralmente bem tolerado, mas há risco de glaucoma secundário e catarata. Um estudo clínico está em andamento para avaliar a eficácia da triancinolona no tratamento do edema macular, nas oclusões venosas da retina.

Nas oclusões venosas da retina os níveis de VEGF estão aumentados nos fluidos intraoculares. Assim, a utilização de drogas anti-VEGF pode ser promissora. Estudos retrospectivos, com amostras pequenas, não aleatórios, sugerem que o bevacizumab e o ranibizumab possam ter um efeito benéfico no edema e na melhora da acuidade visual. Porém, não há ainda um consenso quanto à quantidade de aplicações necessárias e ao intervalo ideal entre elas.

Algumas cirurgias foram propostas, como a canulação da veia, a injeção de tPA e a neurotomia óptica radial, porém, ainda são necessários mais estudos.

É importante identificar e tratar a doença de base.

Oclusão de ramo da veia central da retina

Etiologia

A mesma que a da oclusão da veia central da retina.

Quadro clínico

Perda súbita, indolor, de parte do campo visual. Na fundoscopia, observam-se hemorragias superficiais e profundas na região comprometida pela obstrução.

Tratamento

Como na oclusão da veia central, nas formas isquêmicas a fotocoagulação a *laser* da área afetada pode prevenir e tratar a neovascularização.

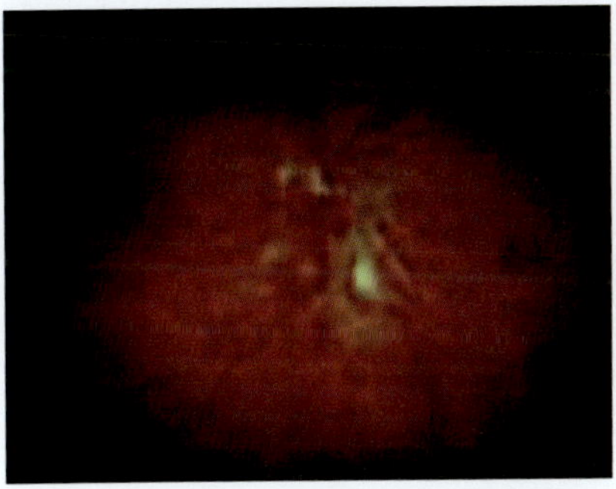

Figura 125 Oclusão da veia central da retina. Hemorragias superficiais e profundas, ingurgitamento venoso e aumento da tortuosidade vascular.

Nos casos de edema macular, também é possível utilizar o acetato de triancinolona e as drogas anti-VEGF, como o bevacizumab e o ranibizumab.

Descompressão cirúrgica do cruzamento arteriovenoso, canulação da veia e injeção de tPA têm sido propostas.

É importante identificar e tratar a doença de base.

Uveítes 15

Maria Auxiliadora Monteiro Frazão
Aline Cristina F. Lui
Carlos Roberto Neufeld

INTRODUÇÃO

Uveíte é a inflamação das estruturas do trato uveal, ou seja, da íris, do corpo ciliar e da coroide. Porém, o termo também é utilizado para designar a inflamação das estruturas adjacentes à úvea, como retina, vítreo e nervo óptico.

CLASSIFICAÇÃO ANATÔMICA

De acordo com o sítio primário da inflamação:

- Uveíte anterior:
  - Sítio primário: câmara anterior.
  - Irite, iridociclite e ciclite anterior.
- Uveíte intermediária:
  - Sítio primário: vítreo.
  - *Pars planitis*, ciclite posterior, hialite.
- Uveíte posterior:
  - Sítio primário: retina e/ou coroide.

- Retinite, neurorretinite, retinocoroidite, coriorretinite, coroidite.
- Uveíte difusa ou panuveíte:
  - Sítio primário: câmara anterior + vítreo + retina e/ou coroide.

CURSO CLÍNICO

O início pode ser súbito ou insidioso.
Duração:

- Limitada: duração menor ou igual a 3 meses.
- Persistente: duração maior que 3 meses.

O curso clínico pode ser:

- Agudo: início e duração limitados (menor ou igual a 3 meses).
- Recorrente: episódios repetidos, separados por períodos de inatividade da uveíte sem tratamento, por no mínimo 3 meses.
- Crônico: uveíte persistente com recaída em menos de 3 meses de interrupção do tratamento.

PRINCIPAIS CAUSAS

- Uveíte anterior:
  - Espondiloartropatias soronegativas.
  - Artrite idiopática juvenil.
  - Herpes simples e zóster.
  - Sífilis.
  - Tuberculose.
  - Doença de Behçet.

- Sarcoidose.
- Ciclite heterocrômica de Fuchs.
- Idiopática.

- Uveíte intermediária:
  - Sarcoidose.
  - Esclerose múltipla.
  - Doença de Lyme.
  - Doença da arranhadura do gato.
  - HTLV I e II.
  - Hepatites B e C.
  - Toxocaríase.
  - Sífilis.
  - Tuberculose.
  - Idiopática.
- Uveíte posterior:
  - Toxoplasmose.
  - Toxocaríase.
  - Sífilis.
  - Tuberculose.
  - Doença da arranhadura do gato.
  - Viral (HVS, VZV, CMV).
  - Doença de Behçet.
  - Sarcoidose.
  - Coroidites.
  - Linfoma intraocular.
- Uveítes difusas:
  - Síndrome de Vogt-Koyanagi-Harada.
  - Doença de Behçet.
  - Sarcoidose.
  - Oftalmia simpática.
  - Sífilis.

Os precipitados ceráticos podem ser:

- Granulomatosos.
- Não granulomatosos.

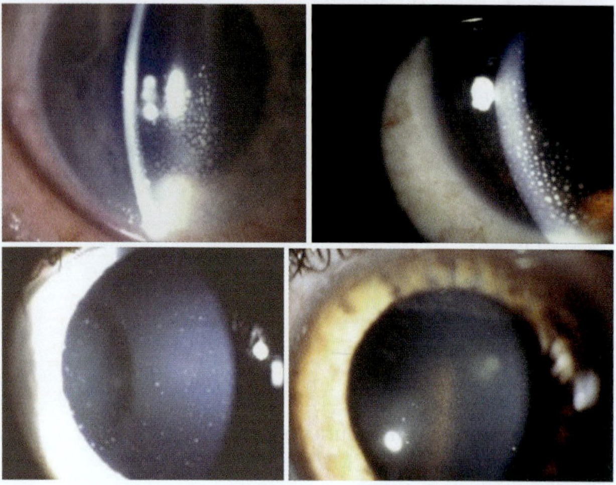

Figura 1 Precipitados ceráticos. Em cima, granulomatoso. Embaixo, não granulomatoso e, à direita, fuso de Krukemberg.

ARTRITE IDIOPÁTICA JUVENIL

A causa mais frequente de inflamação intraocular crônica em crianças é a uveíte associada à artrite idiopática juvenil (AIJ).

Iridociclite crônica, bilateral, não granulomatosa, ocorre em 10-20% de todos os pacientes com AIJ. A uveíte crônica, em crianças com AIJ, é caracteristicamente assintomática, levando à morbidade insidiosa e progressiva e à possível cegueira. Os olhos envolvidos com frequência são brancos e de aspecto calmo, mas 30-40% dos pacientes com uveíte por AIJ sofrem grave perda de visão.

O critério de classificação da AIJ da International League of Associations for Rheumatology (ILAR) classifica sete tipos de início, de acordo com as manifestações articulares e extra-articulares:

- Sistêmica.
- Poliarticular FR +.
- Poliarticular FR –.
- Oligoarticular (persistente ou estendida).
- Artrite relacionada à entesite (ERA).
- Artrite psoriásica.
- Indiferenciada.

A forma oligoarticular é a mais frequente (40-60%). É bem mais comum em meninas (5:1). Idade de início com pico aos dois anos. Quatro ou menos articulações estão envolvidas durante os primeiros seis meses de doença. A forma oligoarticular comumente acomete os joelhos e, com menos frequência, os tornozelos e os punhos. Cerca de 75% desses pacientes têm fator antinuclear positivo (FAN +). Esse tipo de início é o que mais está associado à uveíte.

A forma poliarticular fator reumatoide (FR) negativo (20-40%) é mais comum em meninas (3:1). Acomete cinco ou mais articulações durante os primeiros seis meses da doença. O início comumente envolve as pequenas articulações. A artrite é simétrica e crônica, podendo ser erosiva em 15% dos pacientes.

A forma poliarticular FR positivo tem quadro semelhante ao da artrite reumatoide (AR) do adulto. Em alguns pacientes, observa-se associação com nódulos subcutâneos e erosões ósseas, com prognóstico articular mais reservado. Aproximadamente 40% desses pacientes têm FAN positivo. Os sintomas sistêmicos incluem anorexia e anemia e evoluem com retardo de crescimento. Risco de uveíte existe, porém é menor.

Outra forma de início, a artrite relacionada à entesite atinge mais meninos acima de seis anos, com HLA-B27 positivo em 75% dos casos. Pode ter comprometimento das articulações da coluna lombar e sacroilíacas. Essa forma assemelha-se à espondiloartrite soronegativa do adulto. A uveíte é aguda, de início súbito, mais frequentemente unilateral, mas recorrente, podendo comprometer também o outro olho. Ocorre em 10% das crianças com AIJ, de início, artrite relacionada à entesite (ERA).

A forma da AIJ sistêmica ocorre em 5-15% dos casos e tem igual frequência em meninos e meninas, com pico de início entre 1 e 5 anos de idade. Está associada a febre alta, erupção cutânea macular, linfadenopatia, hepatomegalia e leucocitose. Pleurite, pericardite, esplenomegalia e dor abdominal são menos observadas. O comprometimento articular, em geral, é de poliartrite simétrica e pode ser erosiva em 25% dos pacientes. A articulação temporomandibular pode estar envolvida. O FAN é positivo em apenas 10% dos pacientes. Raramente, está associada à uveíte.

A causa da artrite e da uveíte na AIJ permanece desconhecida.

Fatores associados podem incluir processos infecciosos, predisposição genética, resposta autoimune e estresse psicológico.

A incidência da doença ocular na população com AIJ, como descrito, varia com o tipo de início. Uveíte crônica ocorre em até 15 a 20% das AIJ de início oligoarticular, 10% na artrite psoriásica e 15% nas poliarticulares FR negativo. É muito rara na AIJ de início sistêmico e poliarticular FR positivo.

FAN positivo está presente na maioria das crianças com início da AIJ oligoarticular e uveíte. FAN negativo pode ajudar na previsão de que a criança não desenvolverá uveíte.

FAN positivo em crianças com AIJ oligoarticular apresenta maior risco de desenvolver uveíte.

A grande maioria dos pacientes com AIJ que desenvolvem uveíte é FR negativo. Meninos acima de seis anos com artrite relacionada à entesite têm maior risco de desenvolver uveíte aguda e, muitas vezes, são positivos para o HLA-B27 e negativos para FR e FAN.

O tratamento deve começar com corticosteroides e midriáticos tópicos. A maioria dos pacientes responde a esse tratamento inicial.

A presença de células do vítreo, doença grave ou inflamação crônica aumenta o risco de edema cístico de mácula. A estes pacientes podem ser adicionados anti-inflamatórios não hormonais (AINH).

A decisão de usar corticosteroides regionais depende da resposta à terapia tópica e/ou da presença de envolvimento do segmento posterior. Envolvimento monocular também pesa mais para a utilização de corticosteroide regional. Bilateralidade pode indicar o uso de corticosteroides sistêmicos.

Agentes imunomoduladores sistêmicos podem ser úteis para pacientes com resposta limitada ou ausente a corticosteroides sistêmicos ou aqueles com efeitos adversos inaceitáveis.

Há indicação de se prescrever imunossupressores. O metotrexato (MTX) é o mais usado em crianças e é administrado via oral em 7,5 a 25 mg por dose, e cada comprimido tem 2,5 mg. Se não houver boa resposta ou boa tolerância, pode-se aplicar por via subcutânea com dose máxima de 25 mg. A droga é dada uma vez por semana e, em geral, muito bem aceita pela criança. Deve-se associar ácido fólico ou folínico para proteger de complicações hemáticas. Pode ser hepatotóxico, então é preciso controlar as enzimas hepáticas a cada 3 meses.

Ciclosporina, ciclofosfamida, clorambucil e micofenolato mofetil são drogas alternativas ao MTX na imunossupressão.

O passo seguinte, se necessário, é o uso das drogas biológicas, como os inibidores do fator de necrose tumoral (antialfa, TNFα): adalimumabe (Humira®), infliximab (Remicade®) e, com piores resultados em uveítes, o etarnecept (Enbrel®) ou imunomodulador, como o abatacept (Orencia®).

A quelação com ácido etilenodiaminotetracético (EDTA) para ceratopatia em faixa, que ocorre em 30-80% dos casos e frequentemente se forma em qualquer uveíte crônica na infância, pode ser realizada. Há a opção de se realizar o PTK com *excimer laser*.

A cirurgia de catarata, que ocorre em 40 a 80% dos casos, é reservada para aqueles pacientes com baixa acuidade visual ou nos casos em que o vítreo e a retina não podem ser visualizados. A decisão de realizar a cirurgia de catarata deve ser pesada em relação aos riscos e benefícios. A implantação de lente intraocular é con-

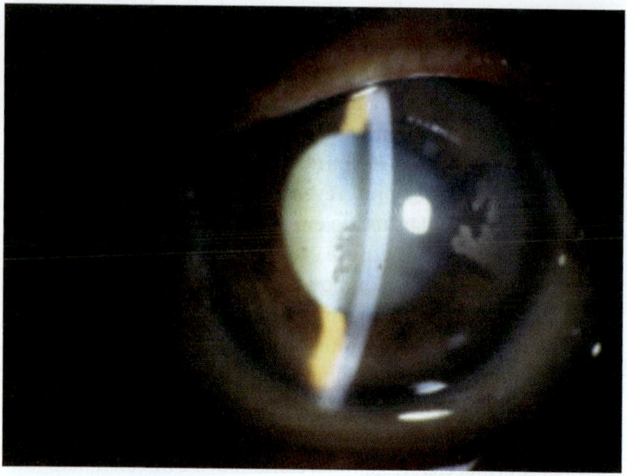

Figura 2 Ceratopatia em faixa em AIJ.

traindicada na maioria dos pacientes com AIJ. Em casos de pacientes com mais idade e menos alterações do segmento anterior, o resultado da cirurgia com lente intraocular (LIO) é bem melhor.

A cirurgia de glaucoma, que ocorre em 10 a 30% dos casos, é reservada para os pacientes nos quais a terapia medicamentosa falhou e há evidências de dano do nervo óptico progressivo.

Se os debris vítreos impedem a visão ideal ou o exame do fundo de olho, a vitrectomia para limpar os detritos inflamatórios é necessária com a cirurgia de catarata, para obtenção de melhores resultados visuais.

Membranectomia com vitrectomia para membranas ciclíticas pode ser realizada para tentar evitar a *phthisis*, resultante da hipotonia prolongada.

É importante a interação do oftalmologista com o reumatologista pediátrico para o tratamento dos pacientes, pois a doença é agressiva, crônica e necessita de tratamento imunomodulador sistêmico.

Paciente com uveíte associada à AIJ precisa ser examinado por um oftalmologista regularmente, a cada três ou quatro meses (com mais frequência se apresentar uveíte ativa). É fácil não perceber os surtos de inflamação decorrentes da apresentação silenciosa desse tipo de uveíte. Além disso, muitas vezes as crianças, pela pouca idade, não se queixam de problemas visuais, impedindo a possibilidade de detecção precoce.

Crianças com uveíte associada à AIJ sob medicamentos sistêmicos exigem acompanhamento laboratorial mais meticuloso. Complicações (p. ex., glaucoma, catarata, ceratopatia em faixa) e exacerbações da doença ou avanço da inflamação obrigam a avaliar com frequência.

Dos olhos afetados, 30-40% mantêm em longo prazo acuidade superior a 20/40. Por outro lado, aproximadamente 30-40% desenvolvem grave incapacidade visual com acuidade inferior a 20/200.

A evolução da uveíte é variável, e a atividade ocular muitas vezes independe da presença de manifestações articulares ativas.

Avaliação oftalmológica periódica, sobretudo nos casos com FAN positivo, pode ser de fundamental importância para tentar controlar possíveis sequelas, como glaucoma, catarata e ceratopatia em faixa em casos de AIJ, principalmente no tipo de início oligoarticular persistente.

SARCOIDOSE E UVEÍTE

A sarcoidose é uma doença multissistêmica granulomatosa, de etiologia desconhecida. O granuloma característico é não caseoso.

Há clara predileção racial por negros e é mais comum em jovens e indivíduos de meia-idade.

A uveíte desenvolve-se em 20-30% dos pacientes, e 30% deles apresentam-na como queixa inicial.

Uveíte anterior e intermediária

Os precipitados ceráticos podem ser em "gordura de carneiro", com células e *flare* significativos na câmara anterior, sinéquias posteriores, e muitas vezes a pressão intraocular está elevada. O diagnóstico diferencial é feito com tuberculose, sífilis, lepra, doença de Lyme, toxoplasmose, necrose aguda de retina, esclerose múltipla, oftalmia simpática e Vogt-Koyanagi-Harada.

Porém, estatisticamente, a uveíte não granulomatosa é a apresentação mais encontrada. A forma não granulomatosa de uveíte anterior por sarcoidose é bem sensível a esteroide tópico. Em contraste, a apresentação de uveíte granulomatosa pode significar que algumas semanas de tratamento serão necessárias para que o controle total seja alcançado.

A forma de uveíte intermediária é vista na minoria dos pacientes com sarcoidose, mas ocorre em 7% dos casos de uveíte intermediária, sendo a segunda associação sistêmica mais importante após a desmielinização.

Uveíte posterior e vasculite retiniana

Pode causar coroidite multifocal, e caracteristicamente essas lesões são pequenas, cremosas ou brancas, que em geral não afetam a mácula, mas são predominantemente pós-equatoriais, e mais comumente estão na metade inferior. Com menos frequência, é vista massa sub-retiniana única, caso em que o diagnóstico diferencial deve incluir o tumor metastático. Infiltração peripapilar tem sido descrita na sarcoidose, assim como associada à epiteliopatia placoide aguda e ainda imitando Birdshot.

Vasculite retiniana é comum. Na forma típica, há apenas flebite, geralmente não oclusiva, podendo exibir dramática exsudação cremosa perivenosa branca chamada de "cera de vela derretida". A angiofluoresceinografia revela tingimento e vazamento da parede venular, edema macular, peripapilar e difusa, isquemia e neovascularização. A indocianina verde é capaz de revelar características, incluindo hipofluorescência precoce, vasculite coroidal e hiperfluorescência tardia, tanto focal como difusa.

Edema macular é a complicação mais frequente e importante que causa baixa acuidade visual e é a indicação mais comum para uso de corticoide sistêmico, peri ou intraocular.

Granuloma na cabeça do nervo óptico é uma complicação rara, mas importante. Envolvimento retrobulbar do nervo óptico ocorre na neurossarcoidose.

Sarcoidose pode afetar crianças, de forma semelhante à observada em adultos, com a exceção de que periflebite de retina não ocorre. O envolvimento pulmonar, frequente no adulto, não é observado nas crianças, que apresentam principalmente artrite e alterações dermatológicas.

Manifestações sistêmicas

Sarcoidose pulmonar

A linfadenopatia mediastinal hilar bilateral é assintomática. Com uveíte, os principais diagnósticos diferenciais são a tuberculose e o linfoma. Pode haver sintomas pulmonares, como dispneia aos esforços, tosse não produtiva, além de cansaço, perda de peso e febre.

Sarcoidose da pele

A pele é frequentemente envolvida. Pode ser uma erupção maculopapular multifocal, uma única lesão nodular ou um *rash* vascular. Eritema nodoso também pode ocorrer.

Neurossarcoidose

O envolvimento neurológico de alguma forma atinge mais de 10% dos pacientes acometidos. O risco é maior quando a uveíte posterior está presente e persiste por até 15 anos após o diagnóstico. Sarcoidose cerebral é difícil de diagnosticar. Pode haver paralisia do nervo craniano (principalmente o V par), encefalopatia ou sinais de compressão, que pode afetar hipotálamo ou hipófise. Compressão quiasmática ocorre às vezes. No caso de uveíte posterior granulomatosa não diagnosticada, linfoma e esclerose múltipla provocam um dilema no diagnóstico diferencial.

Outras manifestações extrapulmonares

O envolvimento hepático é muito comum, mas dano significativo do fígado é raro. Pode causar pericardite, cardiomiopatia ou insuficiência cardíaca congestiva. Poliartropatia pode ocorrer.

Nefrocalcinose também ocorre em pessoas com a excreção de cálcio aumentada.

Diagnóstico

Existem vários testes realizados para comprovar a doença.

Radiografia de tórax e prova de função pulmonar

Adenopatia hilar assintomática é comum e pode auxiliar no diagnóstico, sendo essencial identificar sinais de fibrose intersticial o mais cedo possível. Tomografia computadorizada (TC) de alta resolução do tórax tem grande valor diagnóstico, comparável em valor à biópsia de pulmão, e é cada vez mais utilizada.

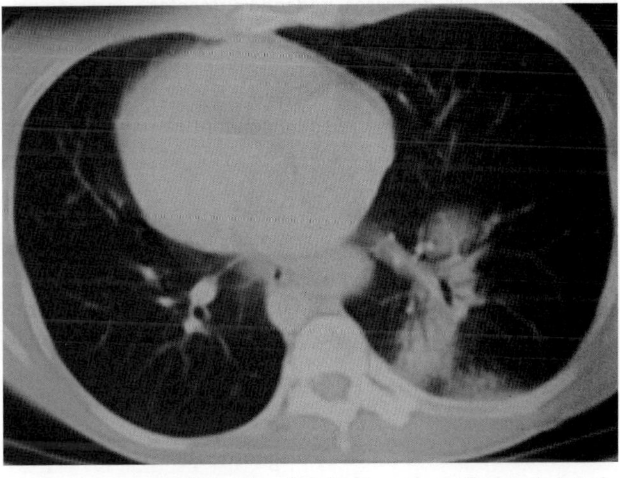

Figura 3 Sarcoidose ocular com alteração pulmonar na tomografia computadorizada.

Enzima conversora de angiotensina sérica (ECA)

Reflete a massa total de granulomas ativos. Nível elevado de ECA tornou-se pilar para o diagnóstico de sarcoidose. Não é patognomônico, e os níveis podem também ser elevados em alguns outros distúrbios inflamatórios. ECA normal não exclui a doença. Em adolescentes e especialmente em crianças púberes, os níveis da ECA são mais elevados do que no adulto.

Lisozima sérica

Muitas vezes, está aumentada na sarcoidose. Se ECA e lisozima são elevadas, o valor preditivo para a sarcoidose aumenta 83%.

Metabolismo do cálcio

Pode ser anormal na sarcoidose. Granulomas do tipo sarcoide secretam vitamina D, e a hipercalcemia é detectada em aproximadamente 10% dos casos, podendo aumentar a excreção urinária de cálcio de 24 horas.

Anergia

Pode deixar de ter resposta à tuberculoproteína intradérmica (PPD).

Cintilografia com gálio

Está concentrada nos locais de inflamação em sarcoidose que, em algumas outras doenças, podem incluir as glândulas salivares, as lacrimais e os olhos; no tórax, tanto no pulmão como no mediastino, e no abdome, tanto no fígado como no baço, formando a imagem de "urso panda".

Citologia e biópsia

A confirmação definitiva do diagnóstico, entretanto, só pode ser feita por biópsia de tecido sólido, mostrando granulomas não caseosos clássicos. Frequentemente, envolve a glândula lacrimal e pode ser útil obter uma biópsia de glândula. O eritema nodoso também pode ser observado na doença de Behçet. A reação de Kveim já não está mais disponível e é comum realizar a broncoscopia com lavado broncoalveolar e/ou biópsia com valor substancial para o diagnóstico definitivo. Possui alguns riscos, incluindo pneumotórax e hemoptise. Tem eficácia diagnóstica pouco maior do que a TC de tórax. Muitos pacientes são tratados como sarcoidose presumida.

Roteiro de diagnóstico

Naqueles com precipitados ceráticos em "gordura de carneiro" e exsudato na câmara anterior, há alto risco de sinéquia posterior e a midríase e a cicloplegia são necessárias. Glaucoma é frequente. Como acontece com qualquer uveíte crônica que requer tratamento tópico ou sistêmico de corticosteroides, a cirurgia de catarata pode ser necessária.

Corticosteroide sistêmico é frequentemente utilizado para tratar tanto a doença sistêmica que requer tratamento como a uveíte. Pacientes com edema macular significativo, vasculite oclusiva e aqueles com comprometimento do nervo óptico são tratados com prednisona ou imunossupressores, e quando não respondem pode-se usar o esteroide peri ou intraocular.

Em geral, corticosteroides sistêmicos são eficazes em uveíte por sarcoidose, mas uma pequena proporção dos pacientes é corticosteroide-resistente ou requer uma dose inaceitável de esteroides para manter a remissão. Nestes casos, a imunossupressão adicional é usada com bons resultados.

CERATOUVEÍTES CAUSADAS PELO VÍRUS HERPES

Contágio

O contágio realiza-se pelo contato com secreções, pele e mucosas do infectado, que está com a doença ativa ou não. O período médio de incubação é de 4 a 8 dias, e as manifestações clínicas ocorrem no ponto de inoculação ou próximo a ele. A recorrência é maior em herpes genital, oral e ocular, respectivamente.

Quadro clínico

O quadro clínico do herpes ocular engloba manifestações como conjuntivite, blefarites, ceratites, uveítes e retinites.

As ceratites herpéticas podem levar à diminuição da acuidade visual e são classificadas em epiteliais, disciformes, estromais necrotizantes e meta-herpéticas.

A ceratite epitelial é a forma mais comum da apresentação desta doença. O vírus está presente na camada do epitélio corneal, destruindo a célula infectada e propagando-se para as vizinhas.

Apresenta-se clinicamente sob as formas puntata, dendrítica e geográfica (ou ameboide). A forma dendrítica apresenta lesão linear com ramificações com bulbo terminal. É a forma mais comum e, se não tratada, pode evoluir para a forma geográfica.

A ceratite disciforme caracteriza-se pela presença de edema em forma de disco central (mais comum) ou periférico com precipitados ceráticos no endotélio (Figura 4).

A ceratite estromal necrotizante acomete 20% dos pacientes com herpes ocular e manifesta-se clinicamente por opacidade do estroma decorrente de reação de hipersensibilidade a partículas virais presentes nessa camada. Pode acarretar o comprometimen-

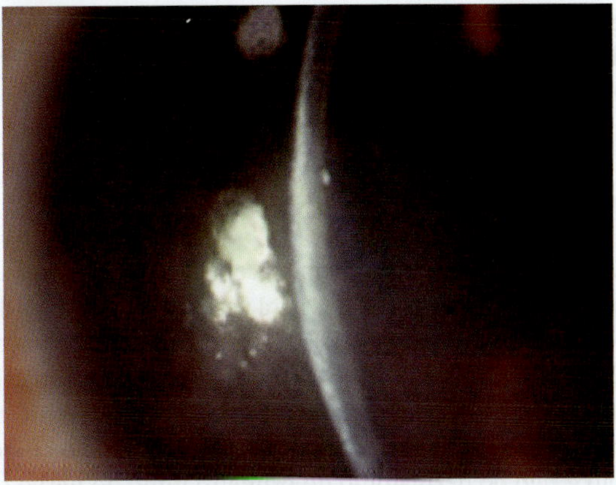

Figura 4 Ceratite disciforme.

to das camadas de Bowman e Descemet, necrose do estroma, formação de neovasos e cicatriz corneal.

As úlceras meta-herpéticas surgem por alteração da membrana basal e estroma, decorrente do acometimento dos nervos e por toxicidade das drogas antivirais. Geralmente, são arredondadas com margens elevadas.

As ceratites herpéticas podem estar acompanhadas de inflamação da câmara anterior e irite, quando são denominadas de ceratouveítes. Na ceratite epitelial, raramente, há irite e se ocorre é leve e transitória, sendo moderada na forma disciforme e mais intensa na forma estromal. Esta apresentação é caracterizada por ser aguda, unilateral, hipertensiva, com dor, fotofobia, injeção ciliar, presença de precipitados ceráticos granulomatosos ou não e *flare* na câmara anterior, edema da íris, sinéquias posteriores e, nos casos mais graves, hifema. Atrofia setorial da íris com presença de transiluminação positiva por destruição desse tecido pode ser observada, sendo muito comum nas uveítes causadas por herpes. A hipoestesia da córnea é outro dado clínico importante para o diagnóstico da doença.

Diagnóstico

É eminentemente clínico, embora colheitas dos humores aquoso e vítreo possam ser realizadas para pesquisa da presença do vírus por meio da técnica da PCR (reação em cadeia da polimerase).

O herpes-zóster oftálmico é causado pelo vírus da varicela-zóster, responsável pela varicela (catapora) na primoinfecção e caracteriza-se na fase prodrômica por dor, parestesia ou hiperestesia ao longo do dermátomo do primeiro ramo do nervo trigê-

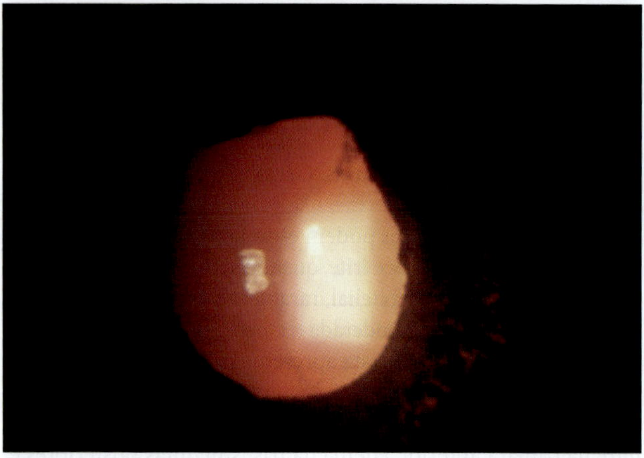

Figura 5 Atrofia setorial em herpes.

meo, acompanhada de cefaleia e, por vezes, febre baixa. Após 3 a 5 dias, aparece exantema focal e unilateral que não ultrapassa a linha mediana da face. As lesões cutâneas são vesiculobolhosas e tendem a coalescer, formando posteriormente crostas. No olho, observam-se hiperemia conjuntival com hemorragias e hipertrofia folicular e lacrimejamento. Episclerite e esclerite podem ocorrer e resultar em afinamento escleral e estafiloma.

A ceratite pelo vírus herpes-zóster ocorre em 65% dos casos e caracteriza-se pela presença de hipoestesia da córnea e formação de pseudodendritos (sem bulbo terminal). A ceratite disciforme não pode ser distinguida daquela causada pelo vírus herpes simplex, e a ceratite neurotrófica é uma das manifestações corneais mais graves pelo dano causado à sensibilidade do tecido.

O tratamento da ceratouveíte herpética tem como pilares erradicar a inflamação e tratar a infecção.

Tratamento

O tratamento-padrão para a forma epitelial da doença consiste no uso tópico de pomada de aciclovir a 3%, 5 vezes ao dia por 14 dias. Caso haja presença de iridociclite, deve-se associar colírio cicloplégico. Entretanto, colírios de corticoide estão contraindicados enquanto não houver a recuperação do epitélio corneal.

As formas estromais, tanto as não necrotizantes como as necrotizantes (menos frequentes), são tratadas com pomada de aciclovir a 3% e corticoide tópicos. Este último deve ser utilizado em regime de regressão, respeitando-se a evolução clínica da doença. Se houver iridociclite, o cicloplégico tópico está indicado. Com base no *Herpetic Eye Disease Study* (HEDS), com o advento de novas drogas nos últimos 15 anos, tem sido associado o aciclovir ou valaciclovir oral nesses casos, com obtenção de melhores resultados do que naqueles tratados somente com a medicação tópica.

A profilaxia com 400 mg de aciclovir duas vezes ao dia ou valaciclovir 500 mg uma vez ao dia, para casos de recorrência, tem mostrado resultados promissores.

Casos de resistência ao aciclovir têm sido descritos. Nessa situação, as opções para tratamento incluem outros antivirais, como foscarnet, vidarabina e codofovir. Entretanto, nem todos são de fácil acesso em nosso meio. O tratamento com foscarnet endovenoso, que temos disponível, na dose de 30 mg/kg três vezes ao dia por 10 dias, mostrou-se eficaz em uma série de casos.

NECROSE AGUDA DE RETINA

Definição

Trata-se de uma entidade que resulta na necrose do tecido retínico, cuja causa recai sobre o vírus herpes. Recentemente, encontrou-se o DNA viral nos olhos desses pacientes, por meio do exame da PCR. O vírus herpes-zóster foi o mais encontrado, seguido do herpes simplex.

Quadro clínico

A tríade clássica descrita como critério para o seu diagnóstico consiste na presença de vasculite, necrose da retina e vitreíte intensa. Embora não faça parte dessa tríade, o acometimento do nervo óptico é bastante comum. Os achados que caracterizam seu envolvimento são: edema da cabeça do nervo óptico, discromatopsia, defeito pupilar aferente e defeito do campo visual (central e/ou arqueado).

O envolvimento bilateral ocorre em um terço dos casos, sendo que o acometimento do segundo olho ocorre mais comumente nas 6 semanas subsequentes.

A vasculite é predominantemente arteriolar e oclusiva, evidenciada, de forma clínica, por estreitamento e embainhamento desses vasos com hemorragias superficiais ao longo de seu trajeto. A angiofluoresceinografia pode confirmar a presença das zonas de não perfusão nos capilares da retina periférica, em adição ao envolvimento das arteríolas retínicas.

A necrose do tecido retínico, observada pela oftalmoscopia indireta, caracteriza-se pela presença de placas branco-amareladas bem delimitadas, periféricas, que acometem um ou mais quadrantes e, se não tratadas, tendem a coalescer acometendo os 360º do fundo do olho. A vitreíte intensa é achado constante, e sua ausência praticamente exclui o diagnóstico da doença. Após a fase aguda, a organização do corpo vítreo e as rupturas da retina, que com frequência se formam entre as áreas de tecido normal e lesa-

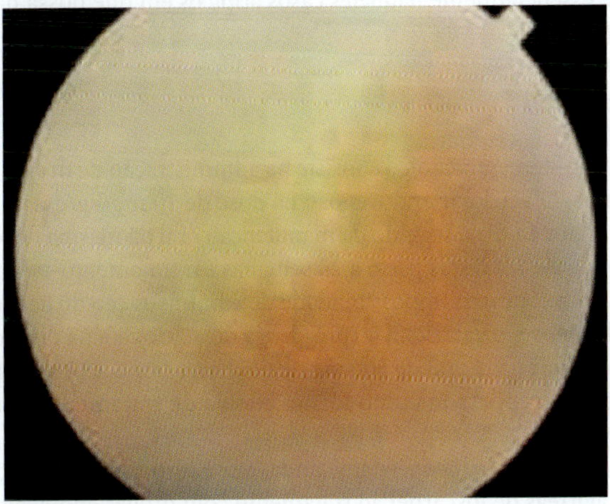

Figura 6 Extensa área de necrose da retina.

do, contribuem para elevado índice de seu descolamento, que ocorre em até 75% dos casos.

Dor e hiperemia ocular moderadas estão usualmente presentes. O paciente queixa-se de fotofobia, embaçamento da visão e moscas volantes.

Acomete indivíduos saudáveis de qualquer idade, sem predominância por um dos sexos, sem qualquer fator de risco, ou imunodeprimidos portadores da síndrome da imunodeficiência adquirida (SIDA), neoplasias linfoproliferativas ou usuários de drogas imunossupressoras.

Diagnóstico

O diagnóstico é clínico, na maioria dos casos, embora o exame de PCR do vítreo possa ser utilizado para elucidação diagnóstica, essencialmente naqueles casos atípicos em que possa haver dúvida.

Tratamento

O tratamento clínico consiste na administração de drogas antivirais. O aciclovir endovenoso na dose de 10 mg/kg/dia de 8/8 horas por 14 dias, seguido da manutenção oral da mesma dose de 800 mg de 4/4 horas por 6 a 24 semanas é o tratamento-padrão.

Entretanto, na impossibilidade de administração do aciclovir endovenoso, o valaciclovir (pró-droga do aciclovir), na dose de 1 comprimido via oral de 500 mg de 6/6 horas por 6 a 14 semanas, tem sido reportado como forma efetiva de tratamento para a doença.

Alguns trabalhos relatam, ainda, que a associação de injeções intravítreas de foscarnet ao tratamento com drogas endovenosas reduz a porcentagem de descolamento de retina.

Preconiza-se, também com o intuito de diminuir o risco de descolamento da retina, independentemente da via de administração da droga, a realização de sua panfotocoagulação com *laser* de argônio, se possível nas duas primeiras semanas do início da doença.

Outra medida que vem se firmando como efetiva para a diminuição da progressão da necrose em casos agressivos, bem como do risco de descolamento de retina significantemente, melhorando o prognóstico da doença, é a vitrectomia profilática. Realiza-se este procedimento como tratamento de rotina durante o período de inflamação com infusão de aciclovir, juntamente com a medicação endovenosa.

Concluindo, a necrose aguda de retina é uma doença grave, de evolução rápida, com alta taxa de descolamento de retina e prognóstico visual reservado a despeito do tratamento instituído.

UVEÍTE E ESPONDILOARTRITE SERONEGATIVA (EASN)

O termo espondiloartrite é utilizado para denominar um conjunto de doenças que compartilham algumas características clínicas e laboratoriais. Há grande associação entre as espondiloartrites e o antígeno HLA-B27.

As espondiloartrites compreendem as seguintes doenças: espondilite anquilosante, artrite reativa, artrite psoriásica, espondiloartrite juvenil e artrite associada à colite ulcerativa ou doença de Crohn. Os pacientes com espondiloartrite frequentemente apresentam lombalgia de caráter inflamatório, ou seja, piora com o repouso e melhora com exercício. Pode haver entesite, que é o processo inflamatório das enteses, o local de inserção de ligamentos e tendões. Mais comumente acometidos nas espondiloartrites são o tendão de Aquiles, a fáscia plantar, a região costocondral e a crista ilíaca. Pacientes podem ter evidência de processo inflamatório intestinal.

As uveítes são anteriores, agudas, não granulomatosas recorrentes, alternando os dois olhos, acompanhadas de muita sintomatologia, como dor intensa, hiperemia principalmente pericerática, fotofobia, lacrimejamento e discreto embaçamento visual.

O quadro é unilateral, com hiperemia mais pericerática acompanhada por diminuição da abertura palpebral pelo possível edema e também pela posição antálgica. É mais frequente no sexo masculino entre 25 e 50 anos.

A acuidade visual, em geral, é pouco comprometida.

Há diminuição do diâmetro pupilar em relação ao outro olho, característica das crises agudas das uveítes anteriores.

À biomicroscopia, observam-se precipitados finos e difusos do tipo não granulomatoso, e de acordo com a intensidade inflamatória, pode até haver fibrina na câmara anterior e até hipópio em casos mais graves da chamada crise hiperaguda. São muito sinequiantes e, se não forem rápida e eficientemente dilatados com midriáticos e cicloplégicos, podem formar aderências permanentes com o cristalino. O vítreo pode apresentar células no 1/3 anterior como consequência da ciclite. Poucas vezes observam-se envolvimento do vítreo posterior e alguma alteração do polo posterior.

A pressão intraocular está baixa na fase aguda e vai se normalizando com a melhora do quadro. Em geral, o lado inflamado está alguns mmHg mais baixo que o outro.

O quadro clínico geral pode revelar dor na região lombossacra, que se irradia para as nádegas, é pior de manhã e vai melhorando com o exercício e piorando com o repouso. O paciente pode reclamar de cansaço, inapetência e perda de peso. Pode ter dor à palpação nos pontos de entesite.

Exames laboratoriais podem revelar aumento das provas de atividade inflamatória, como VHS, mucoproteína e proteína C-reativa. A positividade do HLA-B27 é forte indício de se tratar de

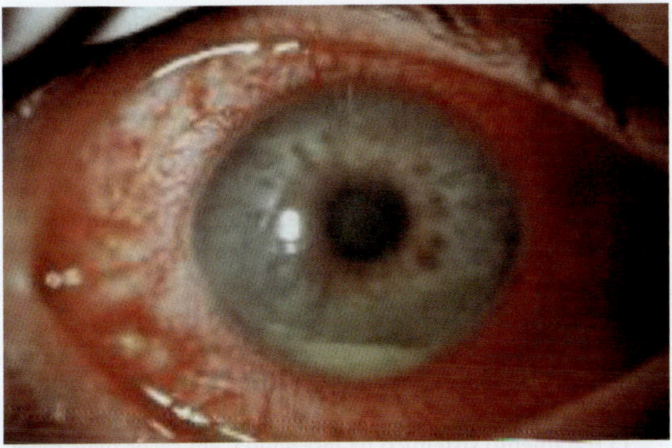

Figura 7 Hipópio em uveíte anterior hiperaguda em espondiloartrite seronegativa.

EASN, principalmente se já houver algum histórico familiar pregresso. Chega a ser positivo em até 90% com uveítes contra 5% na população normal.

O fator reumatoide é negativo, e os outros exames não auxiliam no diagnóstico.

Os exames de imagem com radiografia são fundamentais para o diagnóstico das EASN na pesquisa de alterações das articulações sacroilíacas. A posição da radiografia que mais evidencia a articulação sacroilíaca é a de Ferguson.

A avaliação radiográfica da coluna pode revelar a diminuição até o desaparecimento do espaço intervertebral com fusão das vértebras levando à formação da "coluna em bambu" observada na espondilite anquilosante. Há também o desaparecimento dos arcos vertebrais, a retificação da parede anterior da coluna lombar na radiografia de perfil e a presença dos sindesmófitos que ligam um corpo vertebral ao outro.

As alterações radiológicas descritas são tardias. A ressonância magnética (RM) pode detectar alterações de maneira mais precoce que a radiografia simples.

O tratamento local é realizado com drogas parassimpaticolíticas associadas às simpaticomiméticas para dilatar a pupila e relaxar o músculo ciliar, aliviando a dor e tentando evitar as sinéquias posteriores.

Na fase aguda, a resposta a estas drogas é bem diminuída, portanto é necessário instilar os colírios várias vezes até se obter boa midríase. O esteroide tópico deve ser usado com grande frequência no início.

O tratamento sistêmico na fase aguda, em casos mais rebeldes, pode ser feito com esteroides ou anti-inflamatórios não hormonais (AINH), mas na maioria dos casos o tratamento tópico controla a crise com boa recuperação. O paciente deve ser encaminhado ao reumatologista para acompanhamento da doença sistêmica.

O tratamento varia desde a observação até o uso de AINH, esteroides imunossupressores e, em casos mais graves, drogas biológicas. É importante a fisioterapia estimulando os alongamentos para tentar evitar que ocorra importante encurvamento do paciente, em razão da fusão das vértebras que ocorre em vários casos, limitando ainda mais as atividades do paciente.

SÍFILIS

A sífilis, causada pelo *Treponema pallidum*, é uma doença sexualmente transmissível, mas que também pode ser adquirida por meio de transfusão sanguínea ou do contato direto com a lesão infectada.

A sífilis pode ser dividida em congênita ou adquirida. A adquirida pode ser dividida em precoce e tardia. A forma adquirida precoce pode ser dividida em primária, secundária e precoce latente. Já a forma tardia, em tardia latente, forma gomatosa, sífilis cardiovascular e neurossífilis, sendo estas três últimas denominadas sífilis terciária.

Quadro clínico

A sífilis ocular pode manifestar-se com alterações no sistema lacrimal, pálpebras, conjuntiva, esclera, cristalino, úvea, retina e nervo óptico.

- Sífilis primária: cancro de pálpebra e conjuntiva, conjuntivite e ceratite.
- Sífilis secundária: a principal manifestação é de uveíte anterior.
- Sífilis terciária: o achado mais comum é a uveíte anterior, porém pode manifestar-se ainda como esclerite, vasculite retiniana e coriorretinite, além da pupila de Argyll-Robertson.

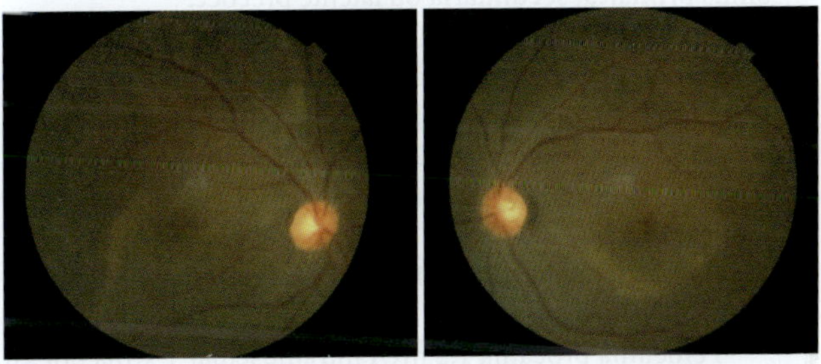

Figura 8 Coroidite luética bilateral.

- Sífilis congênita: achados mais comuns são a coriorretinite e a vasculite, levando ao fundo de "sal e pimenta", porém ainda podem ocorrer atrofia óptica, uveíte anterior e ceratite intersticial.

Diagnóstico

Realizado por meio de testes sorológicos treponêmicos e não treponêmicos e pela pesquisa direta do treponema por meio da microscopia em campo escuro nas fases iniciais da doença.

- Testes sorológicos treponêmicos: FTA-ABS e TPHA identificam os anticorpos contra os antígenos do treponema.
- Testes sorológicos não treponêmicos: VDRL e RPR são utilizados para triagem e atividade da doença de acordo com a sua titulação.
- Líquido cefalorraquidiano (LCR): para a pesquisa de neurossífilis.

Tratamento

- Sífilis primária, secundária ou latente precoce:
  - Penicilina benzatina 2,4 mUI intramuscular dose única.
  - Penicilina procaína 1,2 mUI intramuscular 1 x/dia por 10 dias.
  - Doxicilina 100 mg de 12/12 horas ou tetraciclina 500 mg de 6/6 horas por 14 dias.
- Sífilis tardia ou latente:
  - Penicilina benzatina 2,4 mUI intramuscular 1 x/semana por 3 semanas.
  - Penicilina procaína 1,2 mUI intramuscular 1 x/dia por 20 dias.

- Doxiciclina 100 mg de 12/12 horas ou tetraciclina 500 mg de 6/6 horas por 30 dias.
- Sífilis ocular e neurossífilis:
  - Penicilina aquosa 3 a 4 mUI intravenosa de 4/4 horas por 10 a 14 dias.
  - Penicilina procaína 1,2 mUI intramuscular 1 x/dia associada à probenecida 500 mg via oral de 6/6 horas por 10 a 14 dias.
  - Após o tratamento inicial, complementar com penicilina benzatina 2,4 mUI intramuscular 1 x/semana por 3 semanas.
- Sífilis durante a gravidez deverá ser tratada de acordo com o estágio da doença.

TUBERCULOSE OCULAR

Estima-se que um terço da população do mundo esteja infectado de forma latente por tuberculose (TB), e mais de 9 milhões de casos novos são diagnosticados a cada ano. Em cerca de 20% destes casos, a doença atinge sítios extrapulmonares, incluindo o olho, que afeta apenas 1,4% das pessoas diagnosticadas com TB pulmonar. É de difícil diagnóstico e, muitas vezes, é diagnosticada apenas na fase tardia.

Há precipitados ceráticos, do tipo granulomatoso, em "gordura de carneiro", formando o triângulo de Arlt e algumas vezes com edema da córnea mais inferior, e no ângulo camerular pode haver tamponamento do trabeculado pelo material inflamatório, podendo elevar a pressão intraocular. Pode manifestar-se como uveíte posterior, causando edema e inflamação coriorretínica. A forma de coroidite multifocal e membrana neovascular sub-retinal com cicatrizes pode ser encontrada, assim como vasculite e descolamentos de retina. Atualmente, a incidência relatada é de 0,3 a 0,5% de pacientes com uveíte.

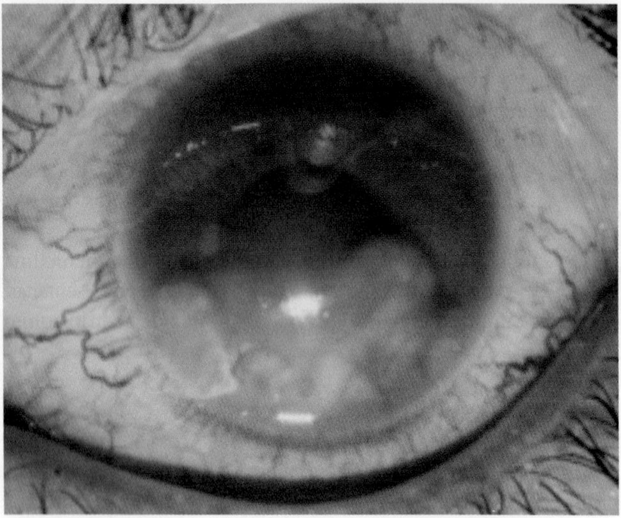

Figura 9 Tuberculose ocular com granuloma com necrose caseosa.

TB ocular é difícil de se diagnosticar. Em pacientes com SIDA, por exemplo, a TB pode passar por outras infecções que afetam o olho. Flictenulas, doença de Eales e ceratite intersticial são consideradas reações de hipersensibilidade. Ao tratar a infecção com esteroides, as bactérias podem multiplicar-se e destruir a retina e a coroide, levando à cegueira. E se há uma infecção latente em outros lugares, o paciente pode desenvolver TB sistêmica e, assim, a mortalidade torna-se um risco.

Em pacientes que vêm de áreas endêmicas de TB, sempre levantar a possibilidade para o diagnóstico de uveíte por TB.

Coroidite serpiginosa-*like* por TB ocorre em pacientes de áreas endêmicas e tem características da coroidite serpiginosa clássica com lesões multifocais, mas com quadro unilateral e geralmente poupando a área justapapilar, em contraste com a coroidite serpiginosa clássica.

A biópsia dificilmente isola o bacilo de Koch. A histopatologia típica de TB é o granuloma composto de células gigantes e com necrose caseosa central.

Testes cutâneos de hipersensibilidade aos antígenos de micobactérias (PPD), mesmo se positivos, não são indicativos de TB ativa, pois o teste também pode ser positivo a partir da vacina BCG ou à exposição a outras micobactérias atípicas. Também não faz distinção entre infecções latentes e doença ativa.

Radiografia de tórax positiva, assim como sintomas sistêmicos de TB, ou BK no escarro, fazem o diagnóstico da doença. Porém, a maioria dos pacientes com TB ocular tem resultados negativos de radiografia de tórax, dificultando o diagnóstico.

Novos métodos para diagnóstico da TB incluem a prova de liberação de gama-interferon (IGRA) e PCR medida em fluidos oculares ou sistêmicos. Embora um resultado positivo do IGRA seja um indicador mais forte de infecção por tuberculose do que o teste cutâneo, este teste não faz distinção de TB latente e infecção ativa.

Se os testes de TB forem inconclusivos ou houver sintomas de uveíte, mas o tratamento com esteroides faz a doença piorar, então pode-se tentar a terapêutica com medicamentos anti-TB.

Uma vez que o diagnóstico de TB ocular for estabelecido, o tratamento com medicamentos é mantido por seis a nove meses atualmente com o esquema RIPE. A resistência à droga pode ser um problema. Devem ser submetidos à terapêutica com quatro medicamentos. Pequenas doses de esteroides por via oral também podem ser indicadas, mas nunca isoladamente, sempre associadas com o tratamento sistêmico. É importante que o paciente também seja acompanhado por um pneumologista.

TOXOPLASMOSE

A toxoplasmose ocular é a causa mais frequente de uveíte posterior no nosso meio. O agente etiológico da toxoplasmose, o *Toxoplasma gondii*, é um parasita intracelular obrigatório. Este protozoário tem alta prevalência sorológica e ampla distribuição geográfica. Sua apresentação sistêmica é frequentemente subclínica, podendo ser assintomática ou com sintomas de um resfriado comum em hospedeiros imunocompetentes ou ter efeitos devastadores em pacientes imunocomprometidos. Os recém-nascidos podem ser acometidos com formas graves da doença, como calcificações intracranianas, encefalite, hidrocefalia, microcefalia, retinocoroidite e hepatomegalia.

A doença ocular afeta principalmente crianças e adultos jovens e pode ser caracterizada por períodos de recorrência. As causas das recorrências ainda não foram completamente elucidadas, mas hipóteses relacionadas ao hospedeiro (como alterações hormonais e na imunidade celular), relacionadas ao parasita (como a patogenia da cepa, crescimento e rompimento dos cistos), além de fatores externos (como estresse e traumas) podem levar à recorrência da doença.

Apesar de ser uma doença autolimitada, a toxoplasmose pode comprometer gravemente a acuidade visual, sobretudo se a doença acometer a mácula, o nervo óptico ou se vier acompanhada de vitreíte importante.

Pode ser transmitida pela ingestão de oocistos (eliminados através das fezes dos gatos, contaminando alimentos e reservatórios de água), cistos teciduais (presentes em carne crua ou mal passada), leite ou saliva contaminados ou por infecção transplacentária.

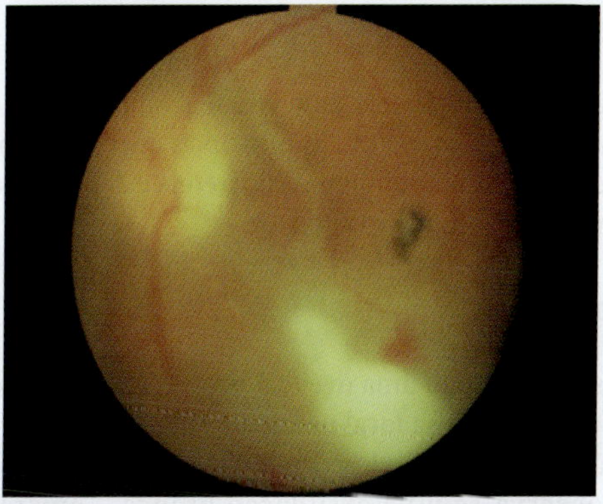

Figura 10 Uveíte posterior por toxoplasmose. Foco antigo e um bem recente com vasculite e vitreíte.

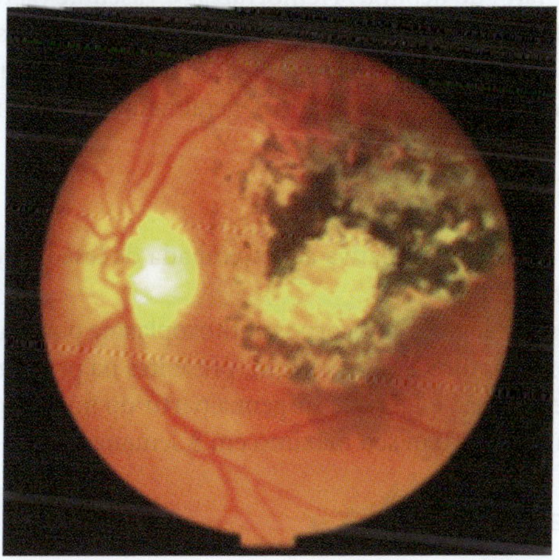

Figura 11 Placa cicatrizada de toxoplasmose.

Quadro clínico

Turvação e baixa da acuidade visual acompanhadas de moscas volantes (miiodopsias) são as principais queixas. Os pacientes ainda podem apresentar fotofobia, hiperemia e dor caso haja comprometimento do segmento anterior.

Quadro ocular

Apresenta-se como uma uveíte posterior com lesão de retinocoroidite granulomatosa focal necrosante geralmente acompanhada de lesão-satélite (lesão cicatricial). Do ponto de vista oftalmoscópico, observa-se uma exsudação branca – amarelada ou acinzentada, oval ou circular, com limites mal definidos por causa do edema retiniano. A lesão pode ser única ou múltipla e com aspecto de "farol de neblina". Hemorragias e vasculite (geralmente venular) também podem estar presentes. Pode apresentar ainda vitreíte, cuja intensidade é variável, e reação de câmara anterior com células, *flare* e precipitados ceráticos, geralmente granulomatosos.

Diagnóstico

- Clínico: lesão exsudativa acompanhada de lesão-satélite (cicatrizada).
- Testes sorológicos: anticorpos antitoxoplasma por imunofluorescência indireta e ELISA IgM, presentes na primeira semana de infecção e IgG que surgem a partir do final da primeira semana e atingem seu máximo em 8 semanas.

Complicações

Glaucoma, catarata, intensa vitreíte, descolamento de retina, hemorragia vítrea, hemorragia retiniana, membrana epirretiniana, edema macular e atrofia óptica são exemplos de complicações da toxoplasmose ocular.

Tratamento

- Sulfametoxazol 800 mg + trimetropima 160 mg (Bactrim® F) de 12/12 h por 6 a 8 semanas.
- Pirimetamina 25 mg, dose de ataque de 100 mg seguida de 1 comprimido de 12/12 h + sulfadiazina 500 mg de 6/6 h + ácido folínico 15 mg 1 x/dia + prednisona por 6 a 8 semanas.
- Pirimetamina 25 mg, dose de ataque de 100 mg seguida de 1 comprimido de 12/12 h + sulfadiazina 500 mg de 6/6 h + clindamicina 300 mg de 6/6 h + ácido folínico 15 mg 1 x/dia por 6 a 8 semanas.
- Pirimetamina 25 mg, dose de ataque de 100 mg seguida de 1 comprimido de 12/12 h + clindamicina 300 mg de 6/6 h + ácido folínico 15 mg 1 x/dia por 6 a 8 semanas.
- Clindamicina 300 mg de 6/6 h + sulfadiazina 500 mg de 6/6 h por 6 a 8 semanas.
- Clindamicina 300 mg de 6/6 h + espiramicina 1,5 mUI de 6/6 h por 6 a 8 semanas.

Quando houver a necessidade do uso da prednisona via oral, iniciar juntamente com a antibioticoterapia e retirar 10 dias antes do final do tratamento.

Esquema de tratamento em gestantes: são usadas doses por 3 semanas, podendo ser repetidas após intervalos de 21 dias.

- Primeiro trimestre: espiramicina 1,5 mUI de 6/6 h + sulfadiazina 500 mg de 6/6 h.
- Segundo trimestre: espiramicina 1,5 mUI de 6/6 h + sulfadiazina 500 mg de 6/6 h + pirimetamina 25 mg de 12/12 h + ácido folínico 15 mg 1 x/dia (após a 14ª semana).

- Terceiro trimestre: espiramicina 1,5 mUI de 6/6 h + pirimetamina 25 mg de 12/12 h + ácido folínico 15 mg 1 x/dia.

O prognóstico visual do paciente irá depender do local de acometimento da lesão.

TOXOCARÍASE

A toxocaríase, doença causada pelo *Toxocara canis*, parasita de caninos, ou pelo *Toxocara cati*, é uma infestação parasitária que ocorre após a ingestão de ovos infectantes, resultando na migração de larvas através da corrente sanguínea até os órgãos internos do hospedeiro. No homem, quando o acometimento é sistêmico, causa uma síndrome chamada *larva migrans* visceral (LMV), e quando o acometimento é ocular, é denominada *larva migrans* ocular (LMO) ou toxocaríase.

Os filhotes de cães de até 6 meses de vida são os principais agentes disseminadores da doença, e as crianças são as principais afetadas.

Quadro clínico

A toxocaríase geralmente acomete crianças entre 4 e 6 anos com envolvimento ocular unilateral (embora existam quadros bilaterais e em adultos) e pode apresentar-se com baixa da acuidade visual, leucocoria e estrabismo.

Com relação ao acometimento ocular, é possível observar diversas manifestações, como endoftalmite, granuloma do polo posterior, granuloma periférico, larva móvel sub-retiana, neurorretinite subaguda unilateral difusa (DUSN), neurite óptica, ceratite, conjuntivite, acometimento do cristalino, hemorragia retiniana isolada, embolização larvária, iridociclite, granuloma na câmara anterior e lesões orbitárias.

Diagnóstico

- Clínico: o diagnóstico na maioria das vezes é presumido, devendo-se levar em conta dados da história dos pacientes, como contato com filhotes de cães e gatos, crianças entre 4 e 6 anos, geofagia e aspecto da lesão. A oftalmoscopia pode confirmar o diagnóstico pela observação de uma larva móvel, mas não é possível identificar a espécie.
- Laboratorial: Elisa (IgG 1/128 ou maiores), eosinofilia (por meio do hemograma), mais frequente na LMV, porém presente também na LMO.
- Imagem: ecografia (massas inflamatórias, descolamento de retina, endoftalmite), radiografia e TC.

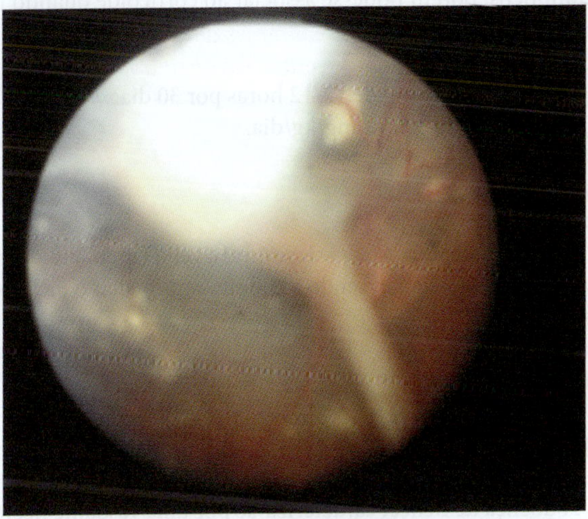

Figura 12 Granuloma periférico em toxocaríase.

- Parasitológico de fezes: é negativo, pois o homem não abriga o verme adulto.
- Definitivo: demonstração das larvas por meio das biópsias.

Diagnóstico diferencial

Doença de Coats, retinoblastoma, persistência do vítreo primário hiperplásico, toxoplasmose, retinopatia da prematuridade, endoftaltmite endógena ou por traumas, uveíte intermediária, vitreorretinopatia familiar exsudativa.

Tratamento

É discutível por causa da baixa penetração ocular dos anti-helmínticos, porém pode-se associar ao corticoide quando não há resposta dele.

- Albendazol 200 mg de 12/12 horas por 30 dias.
- Prednisona de 0,5 a 1 mg/kg/dia.

Prognóstico

O prognóstico da toxocaríase é variável. Dependerá do tipo de acometimento ocular, sendo a endoftalmite ocular o pior prognóstico.

DOENÇA DE BEHÇET

Definição

A doença de Behçet caracteriza-se por uma vasculite necrotizante, sistêmica, recorrente, de etiologia desconhecida, provavelmente de etiologia autoimune. Acomete preferencialmente veias de pequeno calibre e pode causar alterações em praticamente todos os órgãos e sistemas.

É mais prevalente em países ao longo da área correspondente à antiga rota da seda, sendo mais rara nas Américas e na Europa. O Japão apresenta a maior prevalência da doença no mundo.

Quadro clínico

Os três sinais clássicos para diagnosticar a doença são úlceras orais, úlceras genitais de caráter recorrente e uveítes. Além destes, a doença pode manifestar-se com lesões dermatológicas e alterações dos sistemas neurológico, cardiovascular, pulmonar, reumatológico e urogenital.

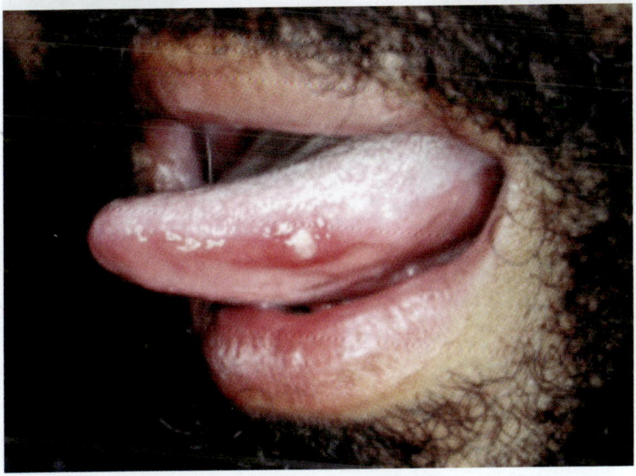

Figura 13 Afta lingual em Behçet.

O acometimento ocular é frequente, ocorrendo em cerca de 85% dos casos em alguma fase da doença. Geralmente, é bilateral, caracterizado por iridociclite aguda não granulomatosa, com presença de *flare* e células na câmara anterior. Embora o hipópio seja descrito como um sinal clássico da doença, não é comumente observado. No polo posterior, a vasculite retínica é o achado característico. Edema, exsudatos e hemorragias frequentemente observados neste tecido devem-se à oclusão tanto de vênulas como de arteríolas. Edema da retina, mácula e hiperemia do disco óptico também podem ser encontrados.

Nos casos mais graves, pode haver neovascularização da retina e do disco óptico, hemorragia vítrea e formação de membra-

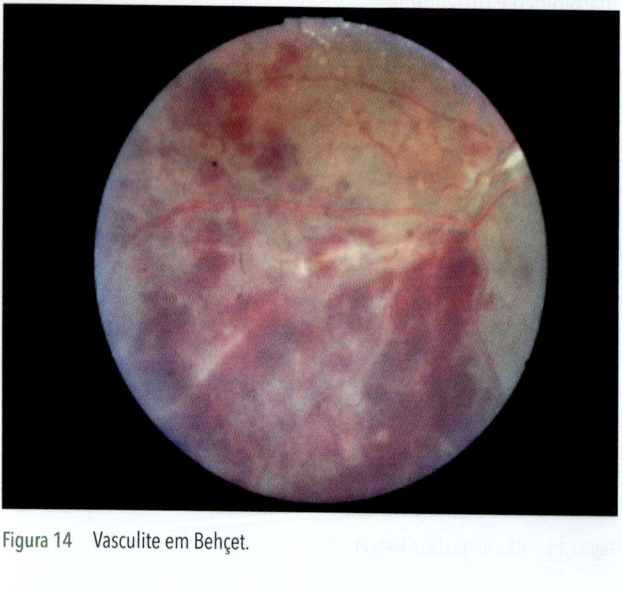

Figura 14 Vasculite em Behçet.

nas vitreoproliferativas que tracionam a retina e com frequência a descolam. Se não tratada precocemente, evolui de forma desfavorável com atrofia difusa da retina e nervo óptico, alteração do epitélio pigmentar e presença de vasos fantasmas.

Diagnóstico

O diagnóstico da doença é baseado nas manifestações clínicas e segue os critérios propostos pelo Grupo Internacional de Estudo da Doença de Behçet (Tabela 1).

Tratamento

Uma vez realizado o diagnóstico, a imunossupressão tem indicação absoluta. Prefere-se iniciar com prednisona em altas doses (1 mg/kg) e diminuir à medida que os níveis ou imunomodulador ou imunossupressor séricos aumentam. Aciclosporina tem sido a primeira opção, na maioria dos casos, por apresentar efeitos colaterais mais brandos. Nos casos de refratariedade a este tratamento, opta-se por outro(s) imunossupressor(es), como metotrexato ou ciclofosfamida ou azatiopina.

Os agentes biológicos, como infliximab, têm sido reportados com resultados promissores na doença de Behçet naqueles casos refratários aos tratamentos citados anteriormente. Podem ser administrados nas dosagens de 3, 5 e 10 mg/kg pela via endovenosa. De forma geral, inicia-se com 3 mg/kg no dia 1; na 2ª semana, administra-se a segunda dose e, na 6ª semana, a terceira. A partir daí, segue-se com a manutenção com uma aplicação a cada 8 semanas. Porém, ainda não existe consenso com relação a dose, intervalo entre as aplicações e tempo ideal de tratamento, bem como acompanhamento de longo prazo desses pacientes.

A tolerabilidade a essa droga parece ser boa, de forma geral, sendo os principais efeitos colaterais desconforto gastrointestinal e vômitos.

Tabela 1 Critérios diagnósticos da doença de Behçet

Manifestações	Definição
Ulceração oral recorrente	Úlceras maiores ou menores ou herpetiformes, observadas por médico ou paciente, com pelo menos três episódios em período de um ano
Ulceração genital recorrente	Úlcera aftosa ou cicatriz observada pelo médico ou pelo paciente
Lesão ocular	Uveíte anterior ou posterior, células no vítreo ao exame da lâmpada de fenda ou vasculite retiniana detectadas por oftalmologista
Lesões cutâneas	Eritema nodoso observado por médico ou paciente, pseudofoliculite ou lesões papulopustulosas ou acneiformes em pacientes fora do período de adolescência e que não estejam em uso de corticosteroides
Teste da patergia positivo	Teste considerado positivo por médico em 24 a 48 horas de sua realização

Para o diagnóstico da doença de Behçet, o paciente deve apresentar úlceras orais recorrentes, associadas a pelo menos duas outras manifestações, na ausência de outras condições clínicas.

SÍNDROME DE VOGT-KOYANAGI-HARADA

Vogt-Koyanagi-Harada (VKH) é uma panuveíte granulomatosa, bilateral, associada às manifestações do sistema nervoso central, acústico e tegumentar. Manifesta-se inicialmente com sintomas prodrômicos semelhantes à meningite asséptica, seguidos de uveíte posterior com descolamentos exsudativos da retina e hiperemia de disco. A despigmentação extensa do fundo de olho muitas vezes é acompanhada de envolvimento da pele e de pelos e cabelo. A VKH pode recidivar e levar à marcada perda visual por conta das complicações. A terapêutica precoce e agressiva pode ajudar a diminuir as chances de maus resultados.

A doença de VKH ocorre mais frequentemente nas raças mais pigmentadas e em povos ocidentais.

A síndrome de VKH ocorre mais em mulheres e na terceira à quarta décadas de vida.

Considera-se processo autoimune mediado contra melanócitos ou a antígenos retinais.

A ocorrência de sintomas prodrômicos de meningismo e zumbido, antes do início da uveíte em muitos pacientes com doença VKH, pode apoiar a hipótese de haver um gatilho viral.

O diagnóstico é feito com base nos sinais prodrômicos de envolvimento do sistema nervoso central, com quadro de meningismo com forte cefaleia, náuseas e prostração acompanhado de hipoacusia ou zumbido, seguido de uveíte posterior exsudativa bilateral grave e com AV muito comprometida. Há envolvimento do nervo óptico, que fica hiperêmico e borrado. A punção lombar pode revelar pleocitose à base de linfomononucleares até a 8ª semana. Alterações audiométricas podem ser observadas até a 4ª semana. A angiofluoresceinografia revela vários pontos hiperfluorescentes, que coalescem ao longo do tempo e preenchem o espaço sub-retiniano. A presença de pontos hiperfluorescentes, chamados de *pin points*, já na fase inicial do exame pode servir para controle de atividade da doença. A ultrassonografia mostra espessamento difuso da coroide. Como o principal local de envolvimento no olho na doença de VKH é a coroide, a indocianina verde, que permite melhor visualização da coroide, revela atraso do preenchimento da coroide nas fases iniciais com vazamento progressivo dos vasos.

Na fase tardia, o FO evidencia os clássicos achados tardios de despigmentação alternados com focos de acúmulo do pigmento em geral nos limites das áreas que estavam descoladas. Pontos brancos e pequenos na média periferia em aspecto de saca-bocado correspondem aos locais que estavam os nódulos de Dallen Fuchs na fase ativa, quando aparecem como elevação amarelada no meio das áreas do descolamento. Os nódulos de Dallen Fuchs são formados por celulas epitelioides e células gigantes entre a membrana de Bruch e o epitélio pigmentar da retina.

O clássico sinal em "brilho do pôr do sol", causado pela despigmentação do fundo, pode não estar presente, mas em geral é útil e aumenta durante o curso da doença, indicando despigmentação progressiva da coriorretina. O sinal da transiluminação escleral, que ocorre na fase tardia da doença, pode auxiliar neste diagnóstico, até mesmo em casos em que os meios oculares estão comprometidos, impedindo a avaliação fundoscópica adequada da retina. Sugiura descreveu o vitiligo perilímbico observado também na fase tardia.

Podem ocorrer também vitiligo, alopécia e poliose como sinais tardios da doença.

O tratamento deve ser tanto rápido como agressivo. Começar com doses elevadas de corticosteroides orais, entre 1,2 e 2 mg/kg/dia. Manter o esteroide no mínimo por 6 meses, mas muitas vezes por anos, ajustando a dose. O uso do corticosteroide em forma de pulsoterapia, geralmente com metilprednisolona 1 g/dia durante 3 a 5 dias consecutivos, pode ser indicado. Atualmente, há a tendência de já se iniciar com a pulsoterapia para depois manter com via oral. Pacientes com doença resistente ou recorrente podem necessitar de terapia imunossupressora ou imunomoduladora complementar. Ciclosporina, azatioprina, ciclofosfamida, clorambucil, metotrexato e micofenolato mofetil podem ser opções no tratamento nessas uveítes. Antialfa TNF tem sido utilizado com sucesso também na síndrome de VKH.

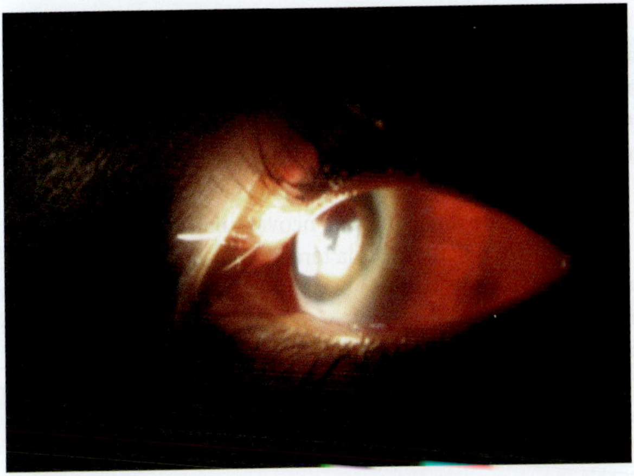

Figura 15 Transiluminação escleral positiva em Vogt-Koyanagi-Harada.

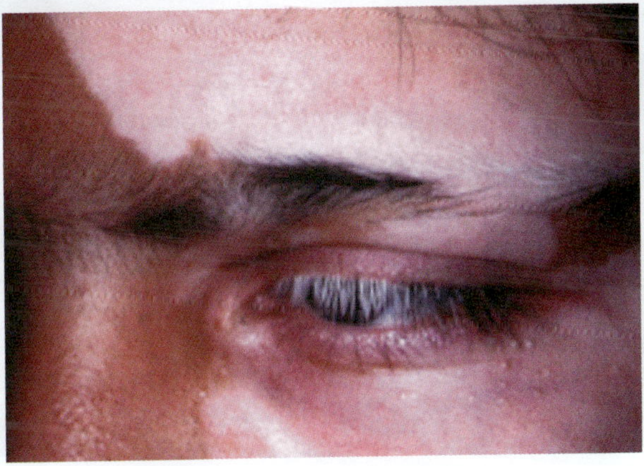

Figura 16 Vitiligo e poliose em Vogt-Koyanagi-Harada.

As complicações são comuns na doença de VKH e incluem catarata, glaucoma e formação de membrana neovascular de coroide, que ocorrem com maior frequência quando o quadro é mais prolongado e há maior número de episódios recorrentes da inflamação.

A fibrose sub-retiniana ocorre em cerca de 8% dos casos.

O tratamento da membrana neovascular de coroide em VKH é problemático. O aumento da terapia anti-inflamatória tem sido relatado. É possível que essa terapia funcione diminuindo o estímulo inflamatório subjacente, permitindo assim que haja a regressão da membrana vascular.

Quadro muito semelhante ao VKH, mas relacionado à trauma perfurante ou antecedente cirurgico, é a oftalmia simpática.

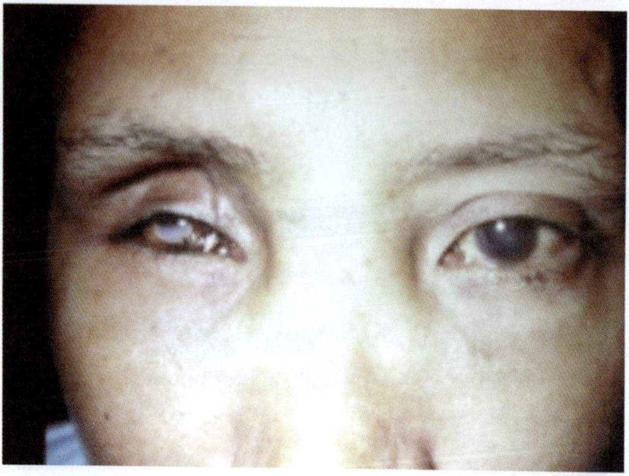

Figura 17 Oftalmia simpática.

VASCULITES RETÍNICAS

Definição

Doença ocular rara que acomete a parede dos vasos da retina.

O conceito de vasculite baseia-se fundamentalmente nos achados histopatológicos, que revelam necrose da parede do vaso, acompanhada de proliferação endotelial e acúmulo de células inflamatórias, como linfócitos e/ou neutrófilos.

Na maioria das vezes, as veias são as mais afetadas, e o termo periflebite é utilizado para descrever esta condição, embora artérias possam ser acometidas.

Os sinais clínicos observados pela "quebra da barreira" entre a parede do vaso sanguíneo e a retina são causados pela inflamação dessa estrutura em qualquer uma de suas camadas (interna ou média).

Diagnóstico

O diagnóstico clínico é realizado pela oftalmoscopia indireta, na qual observa-se o embainhamento das paredes dos vasos, e deve ser confirmado pelo exame da angiofluoresceinografia, que revela tingimento delas, bem como vazamento do contraste através delas.

Quadro clínico

Como consequência dessa inflamação, outras alterações fundoscópicas podem ocorrer, como edema cistoide da mácula, hemorragias retínicas, oclusões de ramos venosos e/ou arteriais, hemorragias vítreas, *snow balls*, desenvolvimento de neovasos secundários à isquemia causada pela hipóxia da retina, uma vez que

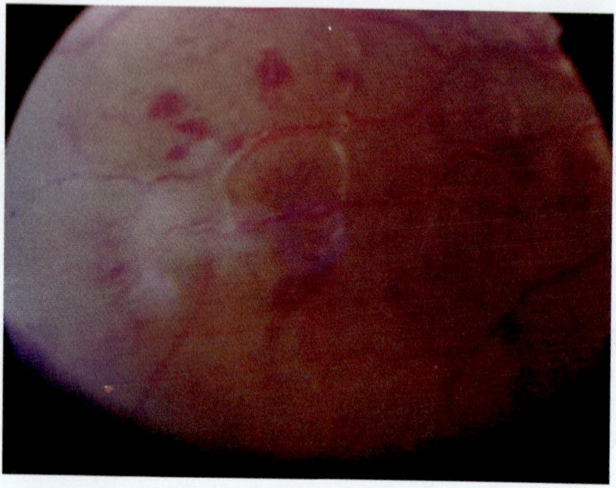

Figura 18 Vasculite retínica grave na qual se observa o embainhamento.

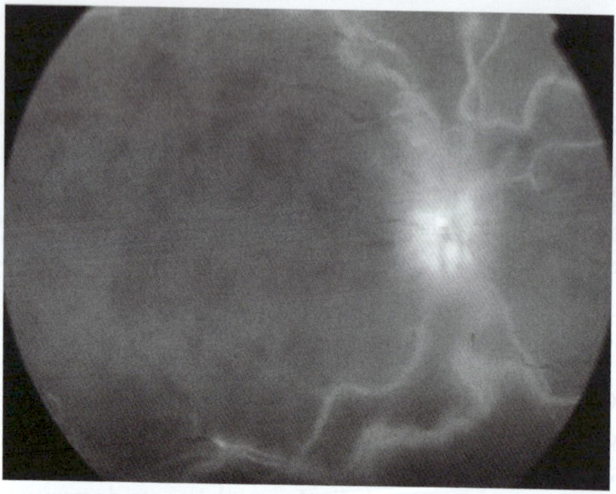

Figura 19 Exame de angiofluoresceinografia revelando tingimento dos vasos da retina.

o vaso lesado é incapaz de oxigená-la adequadamente, e até mesmo atrofia do nervo óptico.

No exame de biomicroscopia, frequentemente observa-se a presença de células inflamatórias no vítreo anterior e também na câmara anterior.

Raramente, essa entidade transcorre de forma assintomática, e os pacientes queixam-se de visão borrada, *floaters* ou perda da visão.

Diagnóstico diferencial

Pode ocorrer como doença primária, restrita a retina, vasculite retínica idiopática, sem evidência de associação com doença sistêmica ou comprometimento de qualquer outro tecido ocular. Entretanto, frequentemente esta entidade é observada como manifestação de doença sistêmica tanto infecciosa como não infecciosa, sendo muitas vezes difícil a realização do diagnóstico etiológico em um primeiro momento.

Dentre as infecciosas, sífilis, tuberculose, toxoplasmose, necrose aguda da retina, doença da arranhadura do gato, doença de Lyme e retinite por citomegalovírus são entidades que devem ser lembradas, obviamente sempre associando-se o exame ocular, anamnese e exame físico para a formulação da(s) hipótese(s) diagnóstica(s) mais provável(is), seguida da investigação laboratorial dirigida. Entretanto, não é incomum ocorrer unicamente como manifestação de uma doença infecciosa a vasculite retínica, sem qualquer outro sinal ou sintoma ocular ou sistêmico. Nesta situação, realiza-se extensa investigação laboratorial para todas as possíveis causas da doença.

Dentre as não infecciosas, ressalta-se a doença de Behçet, cujo diagnóstico é eminentemente clínico, sendo que a vasculite retínica é um dos sinais mais evidentes para sua conclusão. Outras vasculites sistêmicas que frequentemente acometem os vasos da retina, e muitas vezes são sua primeira manifestação, são sarcoidose, poliarterite nodosa, doença de Chron e as vasculites relacionadas ao ANCA, entre outras.

O diagnóstico diferencial é sempre um desafio. Deve-se realizar anamnese criteriosa na tentativa de identificar dados que possam levar à formulação de hipóteses diagnósticas e então solicitam-se os exames laboratoriais, caso necessário, para estabelecer ou excluir os diagnósticos sugeridos.

Tratamento

Uma vez realizado o diagnóstico, institui-se o tratamento específico para cada doença. No caso das infecciosas, a antibioticoterapia específica para cada doença está indicada. Pode-se associar a corticoterapia em doses anti-inflamatórias (até 0,5 mg/kg) após obter-se níveis adequados de antibiótico na circulação sanguínea.

Nas não infecciosas, o tratamento pode ser corticoterapia pela via oral, na dose de 1 mg/kg/dia (dose imunossupressora), ou infusão intravítrea, se necessário. Nos casos mais graves, em que não há melhora clínica com essa medicação, está indicada a introdução de imunossupressores.

Prefere-se, inicialmente, introduzir ciclosporina na dose de 3 a 4 mg/kg/dia. Trata-se de droga imunomoduladora que inibe seletivamente a proliferação das células T. Ao contrário dos demais imunossupressores, não promove a depressão da medula óssea. Seus principais efeitos colaterais são nefrotoxicidade, hirsutismo, comprometimento da função hepática e predisposição a infecções virais. O paciente deve ser acompanhado mensalmente para avaliação da resposta clínica e exames laboratoriais.

Outras drogas que podem ser utilizadas são:

- O metotrexato, que inibe a síntese de DNA e RNA (é um antifolato). Está disponível em comprimido de 2,5 mg e ampolas de 50, 100, 250 e 1.000 mg. Pode-se utilizar de 5 a 15 mg/semana. Não exceder 50 mg/semana. O principal efeito colateral é mielodepressão e, portanto, o paciente deve ser monitorado mensalmente com hemograma. Funções renal e hepática também devem ser solicitadas.
- A azatioprina, que tem ação citotóxica sobre as células B, interferindo no funcionamento do DNA (alquilação). Está disponível em comprimidos de 50 mg, e a dose recomendada é de 1,5 a 3,0 mg/kg/dia em dose única. Tem como principais efeitos colaterais mielodepressão, anemia, leucopenia, doenças renais e hepáticas.
- A ciclofosfamida, que atua deprimindo a imunidade humoral. Está disponível em comprimidos de 50 mg, e a dose recomendada é de 1,0 a 2,0 mg/kg/dia. A exemplo das demais, apresenta como efeitos colaterais mielodepressão, anemia e leucopenia. Assim, conclui-se que todos os pacientes sob imunossupressão devem ser monitorados clinicamente por um especialista experiente. Essas drogas demoram um período em torno de um mês para iniciar o efeito desejado, motivo pelo qual são iniciadas com altas doses de corticoide e diminuídas progressivamente à medida que a imunossupressão se instala.

Recentemente, agentes biológicos têm sido amplamente estudados e reportados como opção terapêutica nos casos refratários ao tratamento convencional.

Dentre eles, o infliximab (anticorpo monoclonal anti-TNF-α) tem revelado bons resultados no tratamento de doenças autoimunes, muitas das quais que cursam com vasculite.

Outras drogas deste grupo são: adalimumab (anticorpo humanizado anti-TNF-α), etarnecept (molécula semelhante ao receptor para TNF-α) e rituximab (anticorpo anti-CD 20/depleta células B CD20+).

A maioria dos relatos do tratamento com esses agentes recai sobre a doença de Behçet, porém essas drogas têm sido utilizadas em outras doenças inflamatórias não infecciosas com resultados promissores.

SÍNDROME DA IMUNODEFICIÊNCIA ADQUIRIDA

As manifestações oculares na SIDA podem ocorrer em até 50% dos pacientes portadores da doença, acometendo os segmentos posterior (mais frequentemente) e anterior.

Alterações do segmento anterior

As alterações observadas no segmento anterior abrangem condições não infecciosas, benignas, como olho seco e blefarite; malignas, como adenocarcinoma de conjuntiva e sarcoma de Kaposi; e infecciosas, como aquelas causadas por vírus, bactérias, fungos e protozoários, entre outras.

Os anexos podem ser atingidos por vírus ou neoplasias, sendo que o vírus mais frequente é o *Molluscum contagiosum*. Os pacientes caracterizam-se por apresentar múltiplos nódulos palpebrais com centros umbilicados geralmente bilaterais.

Conduta: o tratamento preconizado é a crioterapia ou ressecção cirúrgica das lesões. Entretanto, as recorrências são frequentes, necessitando de várias intervenções.

A neoplasia dos anexos oculares, característica apresentada pelos pacientes, é o sarcoma de Kaposi. Apresenta progressão rápida, preferencialmente central e visceral. As lesões externas iniciam-se com máculas violáceas, que clareiam e são indolores à digitopressão.

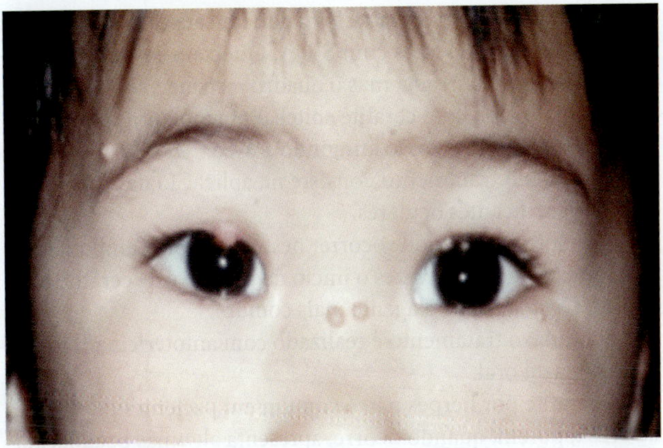

Figura 20 Criança portadora de SIDA com *Molluscum contagiosum*.

O acometimento ocular, palpebral e/ou conjuntival está relatado em 10 a 20% dos casos. O sarcoma de Kaposi palpebral apresenta-se como massa cor de vinho elevada, bilateral na maioria dos casos e não traz dúvida para realização do diagnóstico, uma vez que o quadro clínico é bastante típico. Já o acometimento da conjuntiva pode ser confundido com hemorragia desse tecido.

Conduta: o tratamento é feito com radioterapia e/ou quimioterapia. Em alguns raros casos, de tumores de pequeno tamanho, pode-se optar pela ressecção cirúrgica.

A ceratoconjuntivite *sicca* é frequentemente observada nesses pacientes. Assim como na síndrome de Sjögren, há infiltração de linfócitos TCD8 nas glândulas salivares e lacrimais. A ceratoconjuntivite *sicca*, se diagnosticada, pode predispor a úlceras corneais infecciosas pela qualidade inadequada do filme lacrimal, devendo-se utilizar lubrificantes oculares.

Parasitas do gênero *Microspora* podem causar ceratite epitelial bilateral em pacientes com SIDA. Queixam-se de fotofobia, olho seco e visão borrada, mas o quadro restringe-se ao segmento externo do olho com ceratite epitelial puntata difusa e discreta hiperemia conjuntival, não atingindo a úvea.

Conduta: o tratamento consiste na aplicação da fumagilina tópica e lubrificantes oculares.

A ceratite fúngica pode ocorrer nesses pacientes, embora muito raramente, e muitas vezes o início do quadro é de ceratite bilateral. A *Candida* sp. é o agente mais comum.

Conduta: o tratamento é realizado com anfotericina B tópica e cetoconazol oral.

A ceratite por herpes não é comum em pacientes portadores de SIDA, porém, quando ocorre, apresenta algumas peculiaridades, embora o aspecto da lesão não seja diferente daquele apresentado pelo indivíduo imunocompetente. A lesão dendrítica pode localizar-se mais perifericamente do que o habitual; apresenta, por vezes, maior resistência ao tratamento clínico, bem como recorrências frequentes.

Conduta: o tratamento instituído é o mesmo descrito no item sobre ceratouveítes herpéticas.

O herpes-zóster *ophthalmicus* é causado pelo vírus da varicela-zóster. É caracterizado pela presença de lesões vesiculobolhosas que se estendem pelo trajeto do ramo oftálmico do nervo trigêmeo, e podem estar associadas com lesões dendríticas e ceratite estromal, conjuntivite, blefarite, uveíte com presença de hifema e/ou hipópio, esclerite, retinite e encefalite. A incidência dessa doença é maior em portadores da SIDA e, nestes pacientes, apresenta-se de forma mais grave e prolongada. Aproximadamente 10 a 15% dos indivíduos HIV+ são acometidos por esse vírus. O diagnóstico é eminentemente clínico, embora alguns testes para confirmação diagnóstica estejam disponíveis, incluindo a cultura para vírus.

Conduta: nesses indivíduos, o tratamento deve ser agressivo com aciclovir endovenoso na dose de 10 mg/kg de 8/8 horas, seguido de manutenção da droga por via oral na dose de 800 mg 5 vezes ao dia por pelo menos 6 semanas, na tentativa de prevenir recorrências. A instituição do tratamento nas fases iniciais da doença diminui o tempo do acometimento da pele, bem como complicações oculares em 50% dos casos.

Alterações do segmento posterior

As alterações do segmento posterior podem ser divididas basicamente em quatro categorias: vasculopatia retínica, infecções oportunistas, doenças malignas e neuro-oftalmológicas.

A microvasculopatia da retina é a manifestação ocular mais frequente nos portadores de SIDA, observada em 40 a 60% dos pacientes. Acomete indivíduos cujo CD4, em geral, está abaixo de 100 céls./μL e caracteriza-se pela presença de exsudatos algodonosos com bordos bem definidos e hemorragias superficiais no polo posterior. Representam áreas focais de isquemia das camadas de fibras nervosas.

As infecções oportunistas do polo posterior são manifestações de doença disseminada, podendo acometer a retina e/ou coroide.

A retinite por citomegalovírus (CMV) é a infecção ocular mais comum relacionada à SIDA, acometendo 40 a 50% dos indivíduos que não têm acesso ao tratamento com HAART (terapia antirretroviral altamente eficaz). Assim, embora sua incidência tenha diminuído em alguns paises com o advento desta terapia, ainda é causa importante de cegueira naqueles em desenvolvimento. Em geral, acomete pacientes com CD4 abaixo de 50 céls./μL. Estão descritas três formas de apresentação clínica: a forma clássica exsudativa ("pizza com catchup"), caracterizada por áreas de necrose e hemorragia da retina, que se iniciam ao redor das arcadas vasculares e confluem acometendo todo o polo posterior; a forma granular periférica com pouca ou nenhuma hemorragia, que pode cursar de maneira assintomática ou com queixa de *floaters* e, mais raramente, a forma de galho congelado (*frosted branch angiitis*). Como aproximadamente 15% dos pacientes com retinite por CMV ativa não apresentam sintomas, está indicada a realização de exames a cada 3 meses em pacientes com CD4 abaixo de 50 céls./µl. A via e a duração do tratamento devem levar em consideração a localização da lesão, bem como o *status* imunológico do paciente.

Conduta: as drogas mais utilizadas são ganciclovir e forcarnet endovenosos. O ganciclovir é a droga de escolha: a dose de indução é de 5 mg/kg 2 vezes ao dia durante 21 dias, seguida da manutenção de 5 mg/kg ao dia até a remissão da doença. Tratamento opcional é o foscarnet, cuja dose de ataque é de 90 mg/kg 2

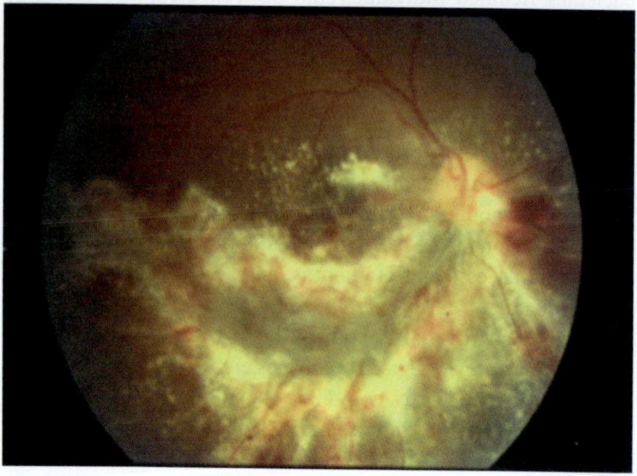

Figura 21 Retinite por citomegalovírus, forma exsudativa.

vezes ao dia por 21 dias, seguida da manutenção de 90 a 120 mg/kg ao dia até a remissão da doença.

O critério para acompanhamento é clínico pela oftalmoscopia indireta e laboratorial. Com o advento da HAART, naqueles pacientes que recuperam sua imunidade e atingem níveis de CD4 maiores de 150 céls./mm^3, é possível suspender o tratamento sem haver reativação da retinite na grande maioria dos casos.

Injeções intraoculares de ganciclovir na dosagem de 2.000 µg, bem como os implantes de liberação lenta que podem manter níveis da droga intraocular por até 9 meses (p. ex.: Vitracert®, Chi-

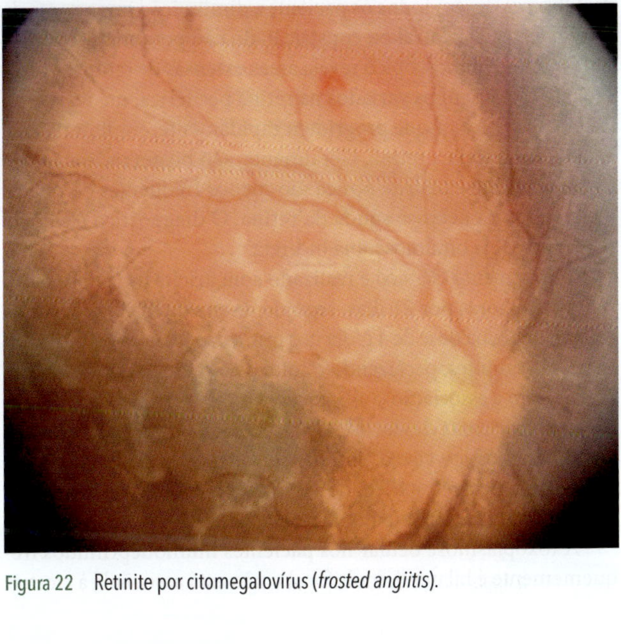

Figura 22 Retinite por citomegalovírus (*frosted angiitis*).

ron Vision) são considerados em casos de doença unilateral, ou refratariedade ao tratamento sistêmico.

A necrose da retina herpética, mais comumente causada pelo vírus da varicela-zóster, tem duas apresentações clínicas nestes pacientes: a necrose aguda da retina (ARN) e a necrose progressiva da retina externa (PORN). A primeira ocorre em pacientes ainda saudáveis com elevados níveis de CD4 (não apresentando diferenças na apresentação clínica entre estes indivíduos), enquanto a segunda acomete geralmente aqueles gravemente imunodeprimidos. Caracteriza-se por extensa área de necrose nas camadas mais profundas da retina, com pouca ou nenhuma reação vítrea ou da câmara anterior em pacientes com SIDA já instituída. Observa-se, em todos os pacientes, diminuição importante da acuidade visual central ou constrição do campo visual.

O exame fundoscópico revela áreas extensas de retinites, multifocais, de tamanhos variados na retina periférica, média periferia e polo posterior que progridem rapidamente, confluindo-se e acometendo toda a retina. Geralmente, são bilaterais, e achados como vasculite e neurite óptica são menos frequentes do que os observados na necrose aguda da retina. O diagnóstico é clínico, realizado apela oftalmoscopia indireta.

O tratamento clássico é realizado com aciclovir na dose de 10 mg/kg 8/8 horas por 21 dias, seguido da manutenção oral com a mesma droga na dose de 4 g/dia nos primeiros 3 meses e 2 g/dia nos 3 meses seguintes, perfazendo o total de 6 meses. Alguns autores preconizam a associação com ganciclovir ou foscarnet via oral e intravítreo, por conta da alta taxa de insucesso ao tratamento clássico.

O prognóstico visual, entretanto, a despeito do tratamento é muito ruim pela refratariedade ao tratamento, bem como pela alta incidência de descolamento de retina.

A toxoplasmose ocular nos pacientes imunodeprimidos frequentemente é bilateral, multifocal e não está associada à cicatriz de retinocoroidite. Pode cursar com amplo espectro de alterações como irites, vitreítes, coroidites e retinites necrotizantes difusas, papilites, neurites retrobulbares ou acometimento da retina externa. Por vezes, pode assemelhar-se à retinite por CMV, entretanto, a inflamação intraocular em geral é mais intensa e, raramente, há presença de hemorragias.

Conduta: o tratamento preconizado é o esquema clássico com associação de sulfa 4 g ao dia (2 comprimidos de 500 mg de 6/6 horas) e pirimetamina 75 mg no primeiro dia, seguido de 50 mg (comprimidos de 25 mg) até o final do tratamento. Sua duração depende do *status* imunológico do paciente, bem como da resposta à medicação.

As coroidites mais frequentemente observadas em pacientes com SIDA são decorrentes da pneumocistose e criptococose.

A coroidite por *Pneumocystis carinii* classicamente é bilateral, com lesões multifocais, amareladas e bem delimitadas localizadas no polo posterior. Outras apresentações clínicas, embora mais raras, são conjuntivite, massa orbitária e neurite óptica.

A maioria dos casos responde bem ao tratamento com Bactrim® ou Dapsona®.

A coroidite causada pelo *Cryptococcus* pode manifestar-se como lesão única, multifocal ou confluente, e pode estar associada a nódulos palpebrais e conjuntivais, uveíte anterior granulomatosa, retinite necrotizante, neurite óptica e endoftalmite.

Conduta: o tratamento consiste na administração de fluoconazole na dose de 200 mg/dia, que deve ser usada em regime de manutenção, mesmo nos pacientes submetidos ao HAART.

A manifestação da TB ocular, mesmo nos pacientes com doença sistêmica, é incomum. Quando ocorre, usualmente apresenta-se como coroidite multifocal caracterizada por lesões branco-amareladas no polo posterior e pode vir associada a descolamento seroso da retina e vitreíte. Uma rara manifestação é a presença de granuloma solitário no polo posterior.

O tratamento é realizado com drogas antituberculosas, como isoniazida, rifampicina, pirazinamida e etambutol nas mesmas doses que as utilizadas em pacientes imunocompetentes.

A sífilis ocular pode apresentar-se de várias formas, como irite, vitreíte, neurite óptica retrobulbar, papilite, neurorretinite, descolamento da retina seroso e retinite necrotizante que, por vezes, se assemelha àquelas por CMV e herpes-zóster.

O tratamento recomendado é o mesmo de pacientes com neurossífilis e consiste na administração de 24 milhões de penicilinas cristalinas de forma endovenosa por 10 a 14 dias.

As manifestações neuro-oftalmológicas acontecem geralmente por causas infecciosas, como criptococose, ou doenças malignas, como linfoma não Hodgkin do cérebro, meninges e/ou intraocular e ocorre em 6% dos pacientes com SIDA.

MUDANÇA DAS MANIFESTAÇÕES OCULARES COM O ADVENTO DA HAART

Este tratamento teve profundo impacto nas manifestações oculares em pacientes com SIDA. Como as drogas utilizadas melhoram a função imunológica, os pacientes apresentam menor incidência de infecções oportunistas, como a diminuição expressiva da retinite por CMV. Além disso, na maioria dos pacientes com CMV que respondem ao tratamento com HAART e que apresentam CD4 maior que 100 céls./mm^3 por 3 meses consecutivos, a terapia anti-CMV tem sido suspensa sem que se observe a reativação da retinite.

SÍNDROME DA RECUPERAÇÃO IMUNOLÓGICA

Esta síndrome consiste em inflamação intraocular não infecciosa, geralmente acompanhada de edema cistoide da mácula, que se desenvolve em pacientes com retinite por CMV cicatrizada que apresentaram elevação substancial dos níveis de CD4 com o tratamento com HAART. É causa importante de perda visual, acometendo 16 a 63% dos pacientes que responderam bem à terapêutica.

LEITURA COMPLEMENTAR

1. Alay SB. Posterior segment manifestation of immunodeficiency virus/acquired immune deficiency syndrome. Indian J Ophthalmol. 2008;56(5):363-75.
2. Albini TA, Karakousis PC, Rao NA. Interferon-gamma release assays in the diagnosis of tuberculous uveitis. Am J Ophthalmol. 2008;146(4):486-8.
3. Biswas J, Sudharshan S. Anterior segment manifestation of human immunodeficiency virus acquired deficiency syndrome. Indian J Ophthalmol. 2008;58:363-78.
4. Brent LH. Ankylosing spondylitis and undifferentiated spondyloarthropathy. eMedicine. Disponível em: http://emedicine.medscape.com/article/332945-overview.
5. Callejas-Rubio JL, López-Pérez L, Ortego-Centeno N. Tumor necrosis factor-alpha inhibitor treatment for sarcoidosis. Ther Clin Risk Manag. 2008;4(6):1305-13.
6. Ceisler EJ, Foster CS. Juvenile rheumatoid arthritis and uveitis: minimizing the blinding complications. Int Ophthalmol Clin. 1996;36(1):91-107.
7. Choong K, Walker NJ, Apel AJ, Whiyby M. Aciclovir-resistant herpes keratitis. Clin Experiment Ophthalmol. 2010;38(3):309-13.
8. Cox CE, Davis-Allen A, Judson MA. Sarcoidosis. Med Clin North Am. 2005;89(4):817-28.
9. Cutrufello NJ, Karakousis PC, Fishler J, Albini TA. Intraocular tuberculosis. Ocul Immunol Inflamm. 2010;18(4):281-91.
10. Evans M. Uveitis and other intraocular inflammations. In: Yanoff M, Duker JS. Ophthalmology. 3.ed. St. Louis: Mosby; 2008.
11. Facco M, Cabrelle A, Teramo A, Olivieri V, Gnoato M, Teolato S, et al. Sarcoidosis is a Th1/Th17 multisystem disorder. Thorax. 2011;66(2):144-50.

12. Foster CS, Vitale AT. Diagnosis and treatment of uveitis. New York: W.B. Saunders; 2002.
13. Freitas NA, Oréfice F. Uveíte virais. In: Oréfice F. Uveíte clínica e cirúrgica. Rio de Janeiro: Cultura Médica; 2000. p.464-95.
14. Heiligenhaus A, Mingels A, Heinz C, Ganser G. Methotrexate for uveitis associated with juvenile idiopathic arthritis: value and requirement for additional anti-inflammatory medication. Eur J Ophthalmol. 2007;17(5):743-8.
15. Herpetic Eye Disease Study Group. Acyclovir for the prevention of recurrent herpes simplex virus eye disease. N Engl J Med.1998;339:300-6.
16. Hillenkamp J, Nölle B, Bruns C, Rautenberg P, Fickenscher H, Roider J. Acute retinal necrosis: clinical features, early vitrectomy, and outcomes. Ophthalmology. 2009;116(10):1971-5.
17. Jabs DA, Bartlett JG. AIDS and ophthalmology: a period of transition. Am J Ophthalmol. 1997;124:227-33.
18. Jeng BH, Holland GN, Lowder WF, Raisman MB, Meisler DM. Anterior segment and external ocular disorders associated with human immunodeficiency virus disease. Surv Ophthalmol. 2007;52:329-68.
19. Kanski JJ. Clinical ophthalmology: a test yourself atlas. 2. ed. New York: Butterworth-Heinemann; 2002.
20. Kesen MR, SetiurV, Goldtein DA. Juvenile idiopathic arthritis-related uveitis. Int Ophthalmol Clin. 2008;48(3):21-38.
21. Lau CH, Missotten T, Salzmann J, Lightman SL. Acute retinal necrosis features, management, and outcomes. Ophthalmology. 2007;114(4):756-62.
22. Lau CH, Missotten T, Salzmann J, Lightman SL. Acute retinal necrosis features. Management, and outcomes. Ophthalmol. 2008;115(6):1104-5.
23. Luo YH, Duan XC, Chen BH, Tang LS, Guo XJ. Efficacy and necessity of prophylactic vitrectomy for acute retinal necrosis syndrome. Int J Ophthalmol. 2012;5(4):482-7.
24. Lyon F, Gale RP, Lightman S. Recent developments in the treatment of uveitis: an update. Expert Opin Investig Drugs. 2009;18(5):609-16.
25. Margolis TP, Atherton SS. Herpex simplex viral disease: posterior segment of the eye. In: Pepose JS, Holand GN, Wilhelmus KR. Ocular infection and immunity. St Louis: Mosby; 1996. p.1155-66.
26. Moorthy RS. Intraocular inflammation and uveitis, 2008-2009. Section 9: AAO BCSC. San Francisco: American Academy of Ophtalmology; 2008.

27. Nussenblatt R, Whitcup S, Palestine A. Uveitis: fundamentals and clinical practice. 2.ed. St. Louis: Mosby; 1996.
28. Oréfice F. Uveíte: clínica & cirúrgica: atlas & texto. Rio de Janeiro: Cultura Médica; 2000.
29. Rabinovich CE. Treatment of juvenile idiopathic arthritis-associated uveitis: challenges and update. Curr Opin Rheumatol. 2011;23(5):432-6.
30. Rao NA, Albini TA, Kumaradas M, Pinn ML, Fraig MM, Karakousis PC. Experimental ocular tuberculosis in guinea pigs. Arch Ophthalmol. 2009;127(9):1162-6.
31. Sanjay S, Chan EW, Gopal L, Hegde SR, Chang BC. Complete unilateral ophthalmoplegia in herpes zoster ophthalmicus. J Neuroophthalmol. 2009;29(4):325-37.
32. Santos C. Herpes simplex uveits. Bol Asoc Med P R. 2004;96(2):11-4.
33. Schacher S, Arweg Jg, Russ C, Böhnke M. Diagnosis of herpetic uveitis and keratouveitis. Klin Monbl Augenheilkd. 1998;212(5):359-62.
34. Shetty AK, Zganjar BE, Ellis GS Jr., Ludwig IH, Gedalia A. Low-dose methotrexate in the treatment of severe juvenile rheumatoid arthritis and sarcoid iritis. J Pediatr Ophthalmol Strabismus. 1999;36(3):125-8.
35. Shorr AF, Torrington KG, Hnatiuk OW. Endobronchial biopsy for sarcoidosis: a prospective study. Chest. 2001;120(1):109-14.
36. Sozen E, Avunduk AM, Akyol N. Comparison of efficacy of oral valacyclovir and topical acyclovir in the treatment of herpes simplex keratitis: a randomized clinical trial. Chemotherapy. 2006;52:29-3.
37. Sungur GK, Harizolan D, Yalvac IS, Ozer PA, Aslan BS, Duman S. Incidence and prognosis of ocular hypertension secondary to viral uveitis. Int Ophthalmol. 2010;30(2):191-4.
38. Takase H, Shimizu K, Yamada Y, Hanada A, Takahashi H, Mochizuki M. Validation of international criteria for the diagnosis of ocular sarcoidosis proposed by the first international workshop on ocular sarcoidosis. Jpn J Ophthalmol. 2010;54(6):529-36.
39. Taylor SR, Hamilton R, Hooper CY, Joshi L, Morarji J, Gupta N, et al. Valacyclovir in the treatment of acute retinal necrosis. BMC. 2012;12:48.
40. Tynjälä P, Kotaniemi K, Lindahl P, Latva K, Aalto K, Honkanen V, et al. Adalimumab in juvenile idiopathic arthritis-associated chronic anterior uveitis. Rheumatology (Oxford). 2008;47(3):339-44.

41. UNAIDS. AIDS epidemic update: Special report on HIV/AIDS: December 2006. Geneva: World Health Organization; 2006.
42. van der Linden S, van der Heijde D. Ankylosing spondylitis. Clinical features. Rheum Dis Clin North Am. 1998;24(4):663-76.
43. Vasconcelos-Santos DV, Rao PK, Davies JB. Clinical features of tuberculous serpiginous-like choroiditis in contrast to classic serpiginous choroiditis. Arch Ophthalmol. 2010;128(7):853-8.
44. Vasconcelos-Santos DV, Zierhut M, Rao NA. Strengths and weaknesses of diagnostic tools for tuberculous uveitis. Ocul Immunol Inflamm. 2009;17(5):351-5.
45. Wimmersberger Y, Gervaix A, Baglivo E. VZV retinal vasculitis without systemic infection: diagnosis and monitoring with quantitative polymerase chain reaction. Int Ophthalmol. 2010;30(1):73-5.
46. Wong R, Pavesio CE, Laidlaw DA, Williamson TH, Grahan EM, Stanford MR. Acute retinal necrosis: the effects of intravitreal foscarnet and virus type on outcome. Ophthalmology. 2010;117(3):556-60.
47. Wong RW, Jumper JM, McDonald HR, Johnson RN, Fu A, Lujan BJ, et al. Emerging concepts in the management of acute retinal necrosis. Br J Ophthalmol. 2013;97(5):545-52.
48. Zochling J. Assessment and treatment of ankylosing spondylitis: current status and future directions. Curr Opin Rheumatol. 2008;20(4):398-403.

Vias lacrimais 16

Ricardo Tomoyoshi Kanecadan

INTRODUÇÃO

As vias lacrimais excretoras (VLE) correspondem a um sistema de condutos e dilatações saculares responsáveis pela drenagem da lágrima do olho para a cavidade nasal.

A lágrima é produzida pelas glândulas lacrimais acessórias e pela glândula lacrimal principal, localizadas respectivamente no fundo de saco conjuntival e no canto superolateral da órbita, e em seguida é distribuída pela superfície ocular e coletada pela VLE.

ANATOMIA

Anatomicamente, a VLE é constituída por dois pontos lacrimais e dois canalículos (um superior e outro inferior), pelo saco lacrimal e pelo ducto lacrimonasal.

Os pontos lacrimais são os orifícios de entrada dos canalículos e medem cerca de 0,3 mm de diâmetro, localizando-se na margem palpebral. Os canalículos têm uma porção vertical, que mede em média 2 mm e termina em uma ampola. Depois, curvam-se medialmente, dando início à porção horizontal. No canalículo superior, essa porção tem comprimento médio de 7,5 mm e inferior de 8,9 mm. Na maioria das vezes, juntam-se formando um canalículo comum com comprimento aproximado de 1 a 5 mm. O canalículo comum desemboca no saco lacrimal por sua parede medial. O saco lacrimal localiza-se na fossa lacrimal e tem de 10 a 15 mm de comprimento e de 0,5 a 5 mm de diâmetro transversal. No final do saco lacrimal, a VLE penetra no canal ósseo do osso maxilar, passando a se chamar ducto lacrimonasal. Essa é a porção final da VLE, com cerca de 12 mm de comprimento por 1,6 cm de diâmetro e desemboca no meato inferior da cavidade nasal.

PROPEDÊUTICA

A queixa de lacrimejamento é a mais frequente entre os pacientes com doença das vias lacrimais. A determinação de sua causa é essencial para o sucesso terapêutico. As causas podem ser divididas em três grupos:

1. Excesso de produção de lágrima.
2. Dificuldade de acesso da lágrima à via lacrimal.
3. Obstrução da via lacrimal (OVL).

Grupo 1

O excesso de produção de lágrima é o que se convencionou chamar de lacrimejamento ou lacrimejamento ativo. Ele é secundário a algum fator que resulte em aumento da produção de lágrima. Na maioria das vezes, está relacionado a alterações oftalmológicas, como corpos estranhos, conjuntivites, ceratites, alergia ocular, uveítes e glaucoma, entre outros. Essas condições acabam estimulando reflexamente a produção de lágrima, ultrapassando a capacidade de drenagem da VLE. A hipersecreção primária é muito rara.

Grupo 2

A dificuldade de acesso de lágrima à via lacrimal relaciona-se a alterações palpebrais. Pode ser causada por mau posicionamento palpebral, como nos ectrópios palpebrais e de ponto lacrimal, no qual o ponto lacrimal não faz contato com a lágrima; ou por deficiência na contração do músculo orbicular da pálpebra, resultando em um transporte inadequado da lágrima ao lago lacrimal, assim como uma bomba lacrimal com pouco vigor.

Grupo 3

O acúmulo de lágrima por dificuldade de escoamento pela via lacrimal é chamado de epífora ou lacrimejamento passivo. Ele pode ser consequência da obstrução primária da via lacrimal ou de compressão extrínseca. A obstrução primária é a causa predominante nas obstruções, e as compressões extrínsecas podem ser causadas por problemas nasais como mucoceles ou por doenças da órbita (Tabela 1).

Tabela 1 Causas de lacrimejamento/epífora

Grupo 1	Excesso de produção de lágrima
Grupo 2	Dificuldade de acesso da lágrima à via lacrimal
Grupo 3	Obstrução da via lacrimal

HISTÓRIA

A história fornece subsídios importantes para a elucidação diagnóstica:

- Data de início do lacrimejamento: nas obstruções congênitas, define se há ou não indicação de sondagem terapêutica das vias lacrimais.
- Características do lacrimejamento:
  - constante: sugere OVL;
  - intermitente: alergias;
  - unilateral: OVL;
  - bilateral: lacrimejamento reflexo.
- Características da lágrima: se associada a secreção ou pus, sugere infecção. Se associada a sangue, sugere processo tumoral.
- Antecedentes pessoais.
- Problemas lacrimais anteriores: lacrimejamentos, lágrima sanguinolenta.
- Inflamações em região de pontos, canalículos ou saco lacrimal.
- Cirurgias prévias: das vias lacrimais, oftalmológicas, rinológicas e neurológicas podem estar relacionadas à moléstia atual. Cirurgias em cavidade nasal para sinusopatias podem levar à epífora por alterações no canal ósseo maxilar ou meato inferior.
- Traumatismos: fraturas de osso maxilar podem lesar o ducto lacrimonasal.
- Tratamentos com medicações sistêmicas ou tópicas, como alguns colírios antiglaucomatosos, radioterapias, radioterapias à base de iodo radioativo, quimioterapia sistêmica e transplante de medula, podem provocar alterações cicatriciais na via lacrimal e obstrução.
- Histórico de doenças genéticas: na síndrome de Down, a dacrioestenose é maior por alterações anatômicas, estenose canalicular e atresia.

TESTES PROPEDÊUTICOS

O primeiro passo na avaliação do paciente com queixa de lacrimejamento é a avaliação do menisco lacrimal. Se estiver aumentado, a queixa é confirmada. Deve ser quantificado em cruzes, nas quais 0+/4 e 1+/4+ são meniscos normais; 2+/4+, limítrofes; 3+/4+ e 4+/4+, aumentados.

O próximo passo é enquadrar o caso em um dos três grupos. Para averiguar sinais compatíveis com o grupo 1 e o grupo 2, utilizam-se a ectoscopia e a biomicroscopia. Se classificado em um desses grupos, inicia-se o tratamento apropriado. Caso contrário, procedem-se testes de permeabilidade das vias lacrimais.

Eles iniciam-se com o teste do desaparecimento da fluoresceína (teste do Milder). Instila-se 1 gota de colírio de fluoresceína em ambos os olhos no adulto e apenas no olho suspeito na criança (somente no lado da queixa, nos unilaterais). Faz-se a mesma quantificação em cruzes feita na avaliação do menisco lacrimal (Figura 1).

Figura 1 Retenção ao teste do desaparecimento da fluoresceína.

Em seguida, faz-se compressão do saco lacrimal, com o objetivo de averiguar o refluxo de secreção pelos pontos lacrimais. Havendo refluxo, determina-se a existência de estenose ou oclusão da via lacrimal associada à ectasia de saco lacrimal.

O passo seguinte da propedêutica das vias lacrimais é a sondagem dos pontos lacrimais e dos canalículos. Introduz-se uma haste metálica por eles em direção ao saco lacrimal até atingir-se os ossos da fossa lacrimal, na parede medial do saco. Obtendo-se resistência rígida (*hard stop*), conclui-se que há permeabilidade do ponto e dos canalículos lacrimais. Em caso de resistência à progressão (*soft stop*), conclui-se que existe obstrução de ponto ou canalículos, conforme a área de resistência. Não havendo obstrução, procede-se irrigando as vias lacrimais com infusão de soro fisiológico. Caso o líquido não chegue à cavidade nasal, conclui-se que há obstrução baixa das vias lacrimais. Caso contrário, a via é pérvia.

Após esses testes, a maioria dos casos já tem o diagnóstico estabelecido (Tabela 2).

Tabela 2 Testes propedêuticos

Menisco	0+/4+ a 4+/4+
Grupos	1, 2, 3
Teste de Milder	0+/4+ a 4+/4+
Refluxo	Positiva/negativa
Sondagem	*Hard stop/soft stop*
Irrigação	Positiva/negativa

Endoscopia nasal

Avanço na lacrimologia moderna, permite avaliar doenças nasais relacionadas à OVL, até então subvalorizadas, como hipertrofia de cornetos, inflamações, tumores, rinites e mucocele. Permite também constatar permeabilidade da dacriocistorrinostomia, normalmente não detectável pela propedêutica convencional, evitando-se indicação desnecessária de reoperação.

EXAMES COMPLEMENTARES

Dacriocistografia

Exame radiológico por injeção de contraste, permite observação da permeabilidade do sistema, contornos das paredes, dimensões das câmaras e visibilização do conteúdo. Útil na identificação de tumores exofíticos, cálculos e divertículos. Considerada exame complementar, é normalmente indicada quando se esgota toda investigação clínica e ainda resta dúvida diagnóstica.

Dacriocintilografia

Indicada para investigação de bloqueios funcionais (quando há epífora associada à VLE pérvia). O exame é realizado por instilação de material radioativo (tecnécio) em fundo de saco inferior, com paciente imóvel à frente de câmara gama, devendo piscar normalmente. Imagens sequenciais são captadas a cada 10 segundos, por 2-3 minutos e a cada 5 minutos por 20 minutos. Esse método é útil para demonstrar permeabilidade do sistema e dinâmica dos líquidos, em condições fisiológicas. Não demonstra detalhes anatômicos.

Tomografia computadorizada

Nas doenças da via lacrimal, tem aplicação mais restrita. É indicada em casos de epífora associada a trauma, em que será possível evidenciar fratura maxilar comprimindo saco ou ducto lacrimal, ou quando há suspeita de tumor de via lacrimal ou das estruturas adjacentes, evidenciando-se massa sólida na área de saco lacrimal. Outra aplicação é na diferenciação de meningocele com amniocele, que, normalmente, apresenta-se com saco dilatado e acompanhado de alterações ósseas. É um bom método para evidenciar tecido ósseo.

Ressonância magnética

É considerado teste funcional da via lacrimal, pois quando realizado com uso de contraste, é aplicado por instilação, permitindo o fluxo do líquido sem uso de pressão. Pela capacidade de diferenciar tecidos moles com precisão, é muito utilizada no diagnóstico de tumores, sua extensão sendo fundamental na definição do planejamento cirúrgico. Não é um bom método para estudo de tecido ósseo.

TRATAMENTO

A obstrução da via lacrimal provoca estase da lágrima em seu interior, tornando-se infectada. Essa infecção atinge as paredes da via, provocando dacriocistite. Esse processo pode agudizar-se, provocando uma dacriocistite aguda. O tratamento clínico para os quadros de obstrução é paliativo e tem o intuito de manter a infecção sob controle. O tratamento definitivo é o cirúrgico e tem como objetivo recanalizar a via lacrimal. Nas obstruções congênitas, a passagem de uma sonda pela via é, na maioria das vezes, suficiente para se recanalizar. Já na obstrução do adulto, há necessidade de criar cirurgicamente uma nova comunicação entre o saco lacrimal e a cavidade nasal. Essa cirurgia é conhecida como dacriocistorrinostomia. Pode ser executada por via cutânea, nasal e transcanalicular.

OBSTRUÇÃO ADQUIRIDA DAS VIAS LACRIMAIS

A obstrução adquirida das vias lacrimais pode ser primária ou secundária. A primária representa a maioria dos casos e estabelece-se predominantemente na via lacrimal baixa (saco lacrimal e ducto lacrimonasal). Inicia-se por um processo inflamatório idiopático das paredes do ducto lacrimonasal, levando a edema, estreitamento do lúmen e estase de lágrima. Esta estase impede a renovação da lágrima e seus fatores de proteção, favorecendo a infecção. Assim, estabelece-se a dacriocistite. A característica crônica do processo (dacriocistite crônica) acaba desencadeando um círculo vicioso, culminando com fibrose e obstrução total da via.

Quadro clínico

Atinge com maior frequência as mulheres na meia-idade, e as principais manifestações são epífora e secreção. Nos casos com maior tempo de evolução, pode-se observar abaulamento de canto medial da pálpebra inferior por dilatação do saco lacrimal, em consequência do acúmulo crônico de lágrima e secreção em seu interior. Hiperemia conjuntival similar à conjuntivite não é habitual. Visão borrada pode surgir pelo acúmulo de secreção. Hemorragia é um acontecimento incomum, devendo ser aventada doença tumoral, caso ocorra.

Testes propedêuticos

Os testes propedêuticos indicarão obstrução baixa das vias lacrimais no lado comprometido, conforme a Tabela 3.

Tabela 3 Propedêutica de obstrução baixa das vias lacrimais

Menisco lacrimal	2+/4+ a 4+/4+
Teste de Milder	2+/4+ a 4+/4+
Refluxo de secreção	Positivo, se houver dilatação de saco
Sondagem de VLE	*Hard stop*
Irrigação de VLE	Negativa

Evolução

Processo agudo pode se instalar quando ocorre obstrução alta simultaneamente à baixa. Acontece sobretudo quando há demora na resolução definitiva da obstrução.

Nessa condição, secreção purulenta fica aprisionada, favorecendo a formação de fístula do saco lacrimal para a pele. A região preferencial para a sua formação é o canto medial palpebral inferior, no qual os ligamentos musculares são mais esparsos. Esse quadro em geral não melhora de forma espontânea, sendo necessário o uso de antibiótico sistêmico e, eventualmente, drenagem cirúrgica da coleção. Complicação com celulite não é habitual, mas pode ocorrer.

Tratamento

O tratamento clínico da dacriocistite crônica é feito apenas com o intuito de controlar a infecção, evitando que ela evolua para dacriocistite aguda. Os principais agentes envolvidos na dacriocistite crônica são bactérias aeróbicas Gram-positivas, sendo o *Staphylococcus* sp. o agente mais isolado pelas culturas.

O tratamento definitivo é o cirúrgico, com a criação de uma nova comunicação entre o saco lacrimal e a cavidade nasal, na altura do corneto médio. As vias de acesso cirúrgico podem ser a cutânea, a endonasal e a transcanalicular.

A via cutânea é a que apresenta a maior taxa de sucesso, sendo considerada ainda a *gold standard*. A via endonasal tem morbidade menor que a externa e a vantagem, em alguns casos, de não deixar cicatriz aparente. Sua taxa de sucesso vem aproximando-se da técnica externa. A dacriocistorrinostomia transcanalicular assistida por *laser* é a que apresenta menor morbidade e maior rapidez na execução. Pela utilização do *laser*, seu custo é maior e ainda tem uma taxa de sucesso a ser melhorada.

OBSTRUÇÃO CONGÊNITA

Queixa de lacrimejamento é bastante comum na prática diária da oftalmologia pediátrica.

Embora a obstrução do ducto lacrimonasal seja a principal causa desse problema, doenças como conjuntivite, epibléfaro, corpos estranhos e glaucoma congênito etc., bem como causadores de lacrimejamento reflexo, precisam ser considerados. Sinais e sintomas associados auxiliam nessa distinção.

A VLE desenvolve-se com base em um cordão sólido de células localizado entre a rima palpebral e a cavidade nasal, crescendo nas duas direções até a fusão. Esse cordão canaliza-se relativamente tarde na vida gestacional. O processo de canalização se inicia no centro do cordão e caminha para ambas as extremidades. Na extremidade superior, a canalização se completa em torno dos 7 meses de idade gestacional e, na inferior, em torno dos 8 meses. Isso explica por que as obstruções da VLE ocorrem principalmente na extremidade inferior, na entrada para cavidade nasal ou na superior, em que podem ser encontrados pontos lacrimais imperfurados.

Quadro clínico

A obstrução congênita das vias lacrimais apresenta:

- Epífora com início no primeiro mês de vida e normalmente unilateral.
- "Olho calmo" (sem hiperemia) apesar da secreção (Figura 2).
- Secreção aderida aos cílios. Cílios com tendência a se agrupar.
- Em alguns casos crônicos, refluxo de secreção à compressão do saco lacrimal e abaulamento do saco lacrimal.

Evolução

Como resultado do processo natural de canalização, mais de 90% dos casos resolvem-se espontaneamente. Dessa forma, a con-

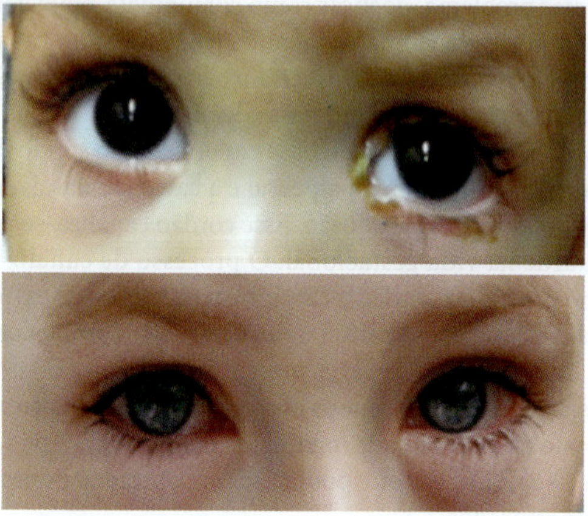

Figura 2 Obstrução e conjuntivite.

duta deve ser expectante, por isso não se deve realizar nenhum procedimento cirúrgico. Opta-se por tratamento conservador, com base em massagem do saco lacrimal.

A massagem tem como objetivo auxiliar o processo de canalização da via lacrimal. Para que seja eficaz, deve ser vigorosa e frequente e o saco lacrimal deve ser efetivamente comprimido, não se limitando apenas à massagem da pele.

Antes de sua execução, a permeabilidade dos pontos lacrimais deve ser avaliada, pois em caso de obstrução a massagem é desnecessária.

Uma das formas de se executar a massagem é pedir para que os pais coloquem o bebê no colo e, com uma das mãos, segurem firmemente a cabeça e com a outra, a face, utilizando o dedo indicador para comprimir o saco lacrimal, localizado entre o globo ocular e o nariz. Devem ser feitas seis compressões, seis vezes por dia na direção da orelha contralateral, evitando comprimir o globo ocular. A massagem pode ser executada até o desaparecimento da secreção e da lágrima ou até que o bebê atinja 1 ano de idade; após isso, a sondagem deve ser realizada.

Sondagem

A sondagem da VLE é realizada a partir dos 12 meses de idade, caso a epífora persista. A taxa de sucesso do procedimento é alta, mas não de 100%. Em casos de obstrução congênita complexa, em que a obstrução não se limita apenas à ausência de canalização, percebe-se no próprio ato da sondagem insucesso na desobstrução. Nesses casos, nova sondagem ou intubação não estão recomendadas, pois indica-se diretamente a dacriocistorrinostomia. Nos casos em que se obtém sucesso, mas ocorre a recidiva, indica-se intubação das vias lacrimais.

A sondagem está indicada antes dos 12 meses de idade em casos de amniotocele ou após crise de dacriocistite aguda já controlada.

A amniotocele é um processo congênito em que, por conta de obstruções baixa e alta associadas, há represamento líquido na via lacrimal e dilatação do saco lacrimal. Pelo risco de se infectar e levar à dacriocistite aguda em um recém-nascido, indica-se sondagem precoce. Apresenta-se clinicamente como uma massa azulada em canto medial de pálpebra inferior, não redutível à compressão e sem refluxo de secreção.

Intubação

Neste procedimento, um conformador de silicone é introduzido e deixado na via lacrimal por cerca de 6 semanas, com o objetivo de impedir reobstrução.

É indicada em casos de recidiva de obstrução pós-sondagem, em situações de obstrução congênita em criança com idade avançada ou com mucocele.

Dilatação com cateter balão

Tem como objetivo dilatar a via lacrimal pela introdução de cateter com balão na extremidade. Insufla-se o balão até uma pressão predefinida, promovendo a dilatação. Pouco usada no Brasil, apresenta resultados controversos.

Dacriocistorrinostomia

Indicada em casos de impossibilidade de desobstrução no ato da sondagem e recidiva de obstrução pós-intubação da via lacrimal.

LEITURA COMPLEMENTAR

1. Linberg JV, McCormick SA. Primary acquired nasolacrimal duct obstruction. A clinical pathologic report and biopsy technique. Ophthalmology. 1986;93:1055-63.
2. Paulsen F, Thale A, Maune S, Tillmann B. Primary acquired dacryostenosis: histopathology and pathophysiology. Ophthalmology. 2001;108:2329-36.
3. Vital Filho V, Cruz AAV, Schellini SA, Matayoshi SA, Figueiredo AAP Herzog Neto G. Órbita, sistema lacrimal e oculoplástica. Série Oftalmologia Brasileira (CBO). 2.ed. Rio de Janeiro: Guanabara Koogan; 2011.
4. Weber RK, Keerl R, Schaefer SD, Della Rocca RC (eds.). Atlas of lacrimal surgery. Heidelberg: Springer; 2007.

17 Visão subnormal

Giceli Rodrigues Chaves Rinaldo

INTRODUÇÃO

A diminuição definitiva da capacidade visual é causa de grande impacto no desempenho geral do indivíduo. Atuar na reabilitação dessas pessoas é uma das funções da oftalmologia, que tem como objetivo reduzir o impacto das sequelas e auxiliar na manutenção da independência e da atividade produtiva.

A baixa visão (BV) ou visão subnormal (VSN) caracteriza-se por deficiência visual resultante da alteração oftalmológica que não pode ser revertida por correção da ametropia, medicação ou cirurgia.

Segundo a 10ª revisão da Classificação Estatística Internacional das Doenças e Problemas Relacionados à Saúde (CID-10), VSN é definida como acuidade visual (AV) menor ou igual a 20/60 (0,3) e/ou campo visual (CV) igual ou menor que 10° no melhor olho com a melhor correção. Considera-se cegueira legal a situação de AV menor ou igual a 20/400 e CV menor ou igual a 20° com a melhor correção. O termo cegueira ou amaurose deve restringir-se à ausência total de visão.

Segundo a Organização Mundial da Saúde (OMS), as principais causas da BV estão relacionadas à faixa etária e às condições socioeconômicas de uma comunidade. "Mais de 82% de todas as pessoas cegas têm mais de 50 anos de idade e mais de 90% das pessoas com deficiência visual no mundo vivem em países pobres ou em desenvolvimento."

As principais causas de BV na população adulta são: glaucoma, retinopatia diabética, degeneração macular relacionada à idade (DMRI), distrofias retinianas, tracoma e opacidade de córnea.

Na população infantil (0 a 15 anos), as principais causas são: catarata, glaucoma, doenças infecciosas e retinopatia da prematuridade.

A compreensão das doenças oculares e das funções visuais acometidas em cada uma delas facilita o entendimento das dificuldades dos pacientes em realizar tarefas visuais e auxilia no direcionamento da reabilitação.

A avaliação minuciosa das funções visuais proporciona grande auxílio, uma vez que a AV permite o cálculo da magnificação, o CV pode ser fator limitante para ampliação e indício de dificuldades para orientação e mobilidades e as alterações da sensibilidade ao contraste (SC) podem indicar necessidade de mudanças ambientais.

Para a avaliação funcional da visão, utilizam-se tabelas e métodos específicos capazes de avaliar bebês e pessoas com alterações cognitivas e com alterações de comunicação.

Tradicionalmente, a medida da AV é considerada sinônimo de visão; contudo, é resultante da somatória da medida de outras funções visuais, como CV, SC e visão de cores.

ACUIDADE VISUAL

A medida adequada da AV se faz necessária para determinar a melhor correção óptica, monitorar a progressão da doença, verificar se o valor encontrado é suficiente para a atividade desejada, calcular a magnificação e classificar a deficiência visual com finalidade de direitos legais.

A avaliação deve ser realizada para longe e perto, e a anotação mais frequente dos valores encontrados para longe é a forma fracionada (AV = d/D, sendo d = distância e D = tamanho do optotipo), mas também pode ser mínimo ângulo de resolução (MAR) e logaritmo do mínimo ângulo de resolução (logMAR). Para perto, a mais utilizada é a métrica (M). Toda avaliação, tanto para longe como para perto, deve ser monocular e binocular.

Podem ser utilizadas diferentes tabelas dependendo da faixa etária, da capacidade de informação e colaboração.

Os testes de resolução são indicados para crianças pré-verbais ou com dificuldades de informação e comunicação. São baseados no teste comportamental do olhar preferencial: cartões de acuidade de Teller (CAT) e Lea Gratings indicados de 0 a 3 anos e teste de Cardiff de 1 a 3 anos.

Testes de reconhecimento são aplicados em pessoas informantes. Os mais utilizados são Lea Symbols (longe e perto), teste BUST (longe e perto) e ETDRS (*Early Treatment Diabetic Retinopathy Study* para longe e perto).

Neste tópico, é importante considerar a velocidade de leitura, uma vez que a medida isolada da AV para perto não garante desempenho satisfatório para essa atividade no cotidiano do paciente com deficiência visual. Para essa avaliação, utiliza-se a tabela *Minnesota Low Vision Reading Test* (MNREAD) na versão em português, na qual considera-se a velocidade normal leitura de 200 palavras/minuto. Esse teste, além de determinar o desempenho da leitura, pode auxiliar na escolha do recurso óptico que possibilite melhor utilização para perto.

CAMPO VISUAL

Importante teste no diagnóstico da deficiência visual nos casos em que a AV está preservada e na evolução das doenças com comprometimento dessa função. A restrição do CV influencia nos planos de reabilitação, contraindicando alguns recursos ópticos e indicando, em alguns casos, a necessidade de orientação e mobilidade.

A avaliação pode ser feita por confrontação, tela de Amsler (avalia 20° centrais), tela tangente (estuda o CV central) e perimetria de Goldmann.

A perimetria de Goldmann está mais indicada que a perimetria automática quando há fixação pobre, rápida fadiga visual e baixa AV.

SENSIBILIDADE AO CONTRASTE

Descreve a capacidade de detecção de detalhes de objetos em tamanhos variados e diferentes condições de iluminação. Considerando que a AV é a medida do menor tamanho identificado com o máximo contato, ela não assegura o mesmo desempenho nos casos em que houver baixo contraste. A diminuição na SC altera o desempenho em atividades cotidianas, como diferenciar degraus e irregularidades dos pisos, identificar detalhes e faces.

Os testes utilizam três tipos de estímulos: perfil sinusoidal com diferentes frequências espaciais e contraste (*Vision Contrast Test System* - VCTS); optotipos (teste de baixo contraste Lea Symbols, teste de Pelli-Robson, teste de Regan) ou figuras (teste *Hiding Heidi*).

VISÃO DE CORES

A análise da visão de cores (VC) é de significativa importância, visto que a vida cotidiana requer identificação de cores para variadas atividades. A avaliação de cores no indivíduo com BV auxilia no diagnóstico e no estado funcional da visão.

O teste Farnsworth Munsell 100 Hue e o 16 Hue são indicados nos casos de doenças hereditárias ou adquiridas e podem ser aplicados nos casos de AV até 20/400. Embora o teste de Ishihara seja mais conhecido, sugere-se que seja aplicado para AV maior que 20/200, pois a SC e a AV podem interferir no resultado final do teste.

AVALIAÇÃO INICIAL DO PACIENTE

A avaliação oftalmológica bem realizada deve considerar o impacto da perda visual para o paciente. O aspecto psicossocial está intimamente relacionado à etiologia, à idade da manifestação da doença e às limitações relacionadas. A reação do paciente mediante a BV poderá interferir na aceitação e no resultado da reabilitação. Em alguns casos, o suporte psicológico deve ser considerado antes do início da intervenção, pois os resultados obtidos dependem em grande parte do empenho e da confiança despendidos pelos pacientes.

A avaliação do indivíduo com VSN não deve ser um mistério, pois segue o mesmo modelo de avaliação do exame oftalmológico convencional com ênfase especial no desempenho funcional de visão nas atividades específicas de cada paciente. O objetivo principal do manuseio da BV é proporcionar melhor qualidade de vida mediante otimização do uso da visão residual. Para a indicação das estratégias de reabilitação, é preciso considerar três pontos principais: idade do paciente, atividade desejada e necessidade dos recursos (ópticos, não ópticos e eletrônicos). Uma vez considerados esses três pontos, o valor da AV auxiliará no cálculo da magnificação necessária.

A prescrição de qualquer auxílio óptico para perto ou longe só deve ser efetuada após árduo treinamento e confirmação do adequado desempenho para a atividade proposta.

Nos casos dos bebês, cabe ressaltar que a BV interfere no processo do desenvolvimento motor, cognitivo e emocional. Para atenuar essa defasagem, indica-se o trabalho de intervenção precoce, também conhecido como "estimulação visual", com o objetivo de estimular o uso do resíduo visual de forma mais eficiente e assim contribuir para o desenvolvimento global mais adequado.

MAGNIFICAÇÃO

Magnificação é a ampliação da imagem retiniana com o objetivo de possibilitar a realização de determinada atividade. O exame refratométrico bem-feito fornece a medida da melhor AV para longe e perto, que é o ponto de partida para o cálculo da magnificação necessária para cada paciente. Convencionalmente, a unidade para magnificação é X.

Tipos de magnificação

1. Magnificação relativa à diminuição da distância: a aproximação resulta no aumento relativo da imagem. Por exemplo: aproximação da lousa ou da televisao.
2. Magnificação linear: aumento real do tamanho do objeto. Por exemplo: ampliação das letras de um texto.
3. Magnificação angular: aumento do tamanho da imagem retiniana com auxílio de lentes graduadas. Por exemplo: lupas e telescópios.
4. Magnificação eletrônica: utilização de câmeras ou recursos eletrônicos para obter ampliação. Por exemplo: circuito fechado de televisão, lupas eletrônicas.
5. Magnificação por projeção: aumento da imagem projetada.
6. Quando mais de um tipo de ampliação é utilizado, a magnificação final é o resultado da multiplicação de todos eles: $Mag_{total} = M_1 \times M_2 \times M_3 ... M_n$

Cálculo de magnificação para perto

O cálculo para obtenção da ampliação necessária depende da melhor AV do paciente e de qual a AV necessária para a realização da atividade específica desejada. Para perto, é possível considerar as duas formas descritas a seguir.

Fórmula de Kestenbaum (FK): prevê a adição mínima necessária, em dioptrias esféricas (DE), para que o paciente leia 1M (tamanho de letra impressa de jornal).

1. Considerando a melhor AV para longe: neste caso, a adição necessária é obtida invertendo-se o valor fracionário da AV. Por exemplo: AV longe = 20/160.
   FK = 160/20 = 8DE
2. Considerando a melhor AV para perto: neste caso, utiliza-se a AV para perto em M (medida métrica). Por exemplo: paciente leu 3,2M (320 cm) a 40 centímetros (cm).
   AV= distância/tamanho optotipo
   AV = 40 cm/320
   FK = 320/40 = 8DE

O valor dióptrico deve ser acrescido ao grau da ametropia usada pelo paciente. Vale ressaltar que quanto maior a adição necessária, menor a distância focal (F = 100 cm/DE).

Neste caso: F = 100/8 = 12,5 cm.

Cálculo de magnificação para longe

A determinação da magnificação para longe também está relacionada à AV encontrada e à desejada para a atividade, considerando a mesma distância de trabalho.

Mag longe = tamanho do optotipo identificado/tamanho do optotipo necessário.

Por exemplo: paciente com AV de 20/160 necessita melhorar para 20/80.

Mag longe = 160/80 = 2X

RECURSOS ÓPTICOS

Recursos ópticos (RO) estão indicados quando se necessita da ampliação angular da imagem retiniana. Eles podem ser divididos em para perto e para longe.

Recursos ópticos para perto

A ampliação da imagem para curta distância pode ser obtida por óculos, lentes esféricas, lentes asféricas, lentes esferoprismáticas, lupas manuais, lupas de apoio e sistema telemicroscópico.

Embora todos tenham como objetivo proporcionar o aumento da imagem, a indicação deve ser avaliada com cautela, pois as vantagens e as desvantagens de cada um podem variar de paciente para paciente.

A. Óculos: para correção das ametropias.
B. Lentes esféricas (montadas em óculos): poder dióptrico de até +10DE, monocular. Podem ser prescritas até +4 DE binocularmente.
C. Lentes esferoprismáticas (montadas em óculos): sempre para uso binocular. O prisma associado sempre será de 2DP (dioptria prismática) de base nasal acima da DE para facilitar a convergência. Podem ser encontradas nos seguintes poderes dióptricos (Figura 1):
   - +6DE = 8DP BN

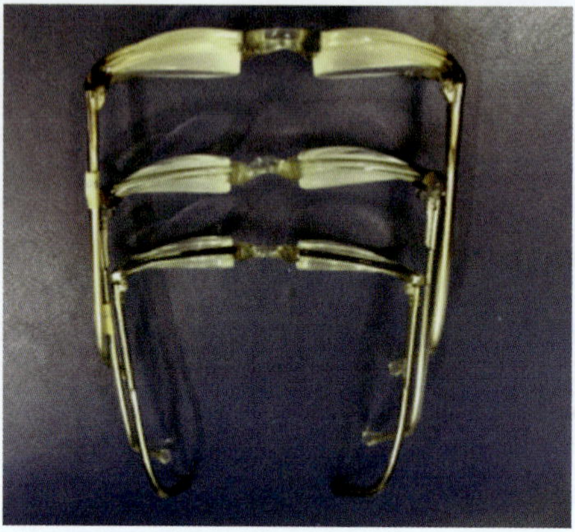

Figura 1 Óculos esferoprismáticos.

- +8DE = 10DP BN
- +10DE = 12DP BN
- +12DE = 14DP BN

A prescrição de +12DE = 14DP BN não é conveniente, pois a distância focal é muito pequena, de aproximadamente 8,33 cm (F = 100/12).

Embora a montagem nos óculos permita melhor estética e mãos livres, a distância focal pode ser uma desvantagem nas dioptrias mais altas.

D. Lentes asféricas: são lentes com curvas periféricas corrigidas que possibilitam melhor qualidade óptica pela diminuição das aberrações periféricas. Variam de +12DA (dioptria aférica) a +24DA, e sua prescrição é sempre monocular. Embora possam ser montadas em óculos, manter as mãos livres e fornecer grandes ampliações, a pequena distância de foco dificulta manter o material na posição adequada, diminui a iluminação por conta da grande aproximação e dificulta atividades como costura e bordado (Figura 2).

- Lentes asféricas microscópicas lenticulares: variam de +28DA a +48DA. Geralmente, são denominadas 7X (7 x 4 = 28) até 12X.
- Lentes asféricas microscópicas doblets: variam de +32DA a +64DA (8X a 16X). São obtidas pela combinação de duas lentes convexas separadas por ar. Apesar de a tecnologia óptica permitir tal ampliação, sua indicação é extremamente restrita por exigir distância de trabalho muito curta, não sendo facilmente aceita pelos pacientes.

E. Lupas: são os auxílios ópticos mais comuns, muitas vezes adquiridas por conta própria pelos pacientes.

- Lupas manuais: são lentes convexas que podem ser usadas a diferentes distâncias do olho. Quanto mais próximo do olho, maior o campo de visão. São encontradas em modelos e ampliações variadas, a prescrição é feita pela potência de aumento e podem variar de 1X (+4DE) a 17X

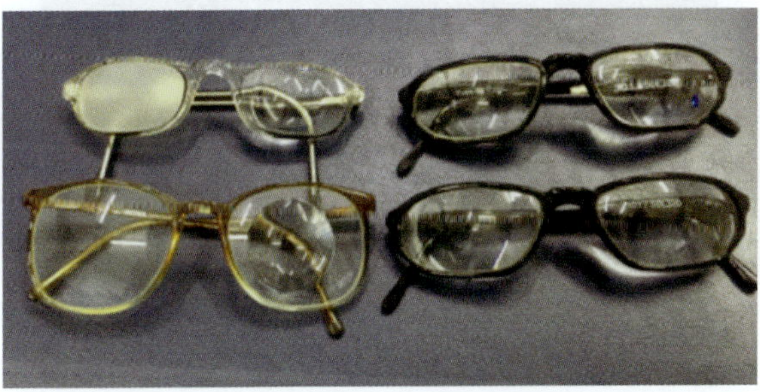

Figura 2 Óculos com lentes asféricas.

(+68DE), com ou sem iluminação. São muito úteis para leituras rápidas e podem ser usadas juntamente com óculos. Podem ser indicadas para pacientes com fixação excêntrica ou CV reduzido; permitem leituras com distâncias maiores que as necessárias para óculos com a mesma graduação; contudo, a velocidade de leitura pode ser reduzida, mantêm as mãos ocupadas e dificultam a manutenção da distância focal ideal nos casos de tremores e cansaço muscular. Nas lupas com grande poder de magnificação, o campo de visão torna-se reduzido (Figura 3).

- Lupas de apoio: requerem apoio direto sobre o texto a ser lido. Variam de 1X (+4DE) a 15X (+60DE), com ou sem iluminação. Podem ter o foco fixo, que é estabelecido pela altura do suporte da lente, e requerem esforço acomodativo ou uso de adição. As de foco ajustável compensam erros refracionais e podem dispensar o uso da adição. Apre-

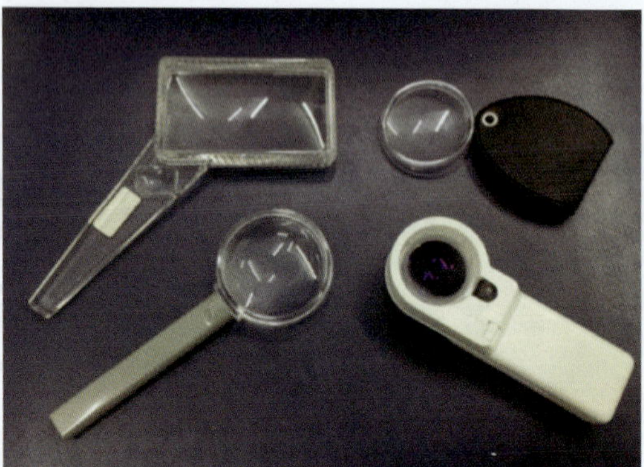

Figura 3 Lupas manuais.

sentam a vantagem do foco pronto e são ideais para observação de detalhes, para pessoas com tremores e CV contraído; contudo, quanto menor a distância focal, menor o CV útil, e requerem boa coordenação motora para seguimento da leitura. Nas lupas de apoio sem iluminação, a aproximação do paciente do texto a ser lido pode diminuir a iluminação do material observado e pode acarretar posturas viciosas e cansativas durante a atividade (Figura 4).

F. Sistema telemicroscópico: é a denominação dada ao uso de um telescópio (ou telessistema) para perto. Seu uso permite distâncias de trabalho maiores que as obtidas com os outros RO anteriormente citados. Pode ser manual ou acoplado em óculos. Embora permitam distâncias maiores, os manuais mantêm as mãos ocupadas, e as acopladas em óculos requerem profissionais habilitados para a montagem. Já estão disponíveis no mercado os telemicroscópios binoculares prontos, mas com baixo poder de ampliação.

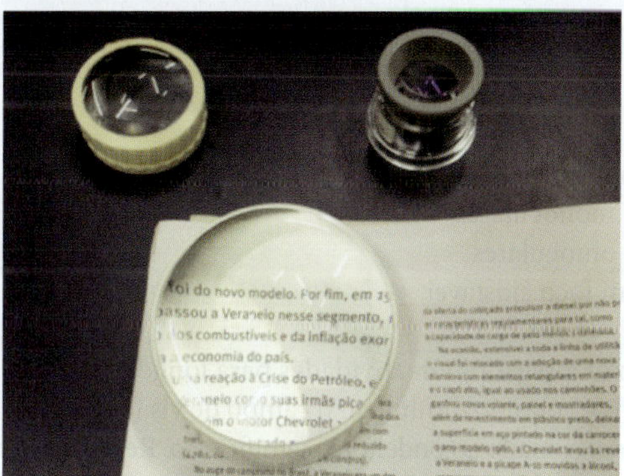

Figura 4 Lupas de apoio.

Recursos ópticos para longe

Óculos e lentes de contato são considerados auxílios ópticos para correção das ametropias, todavia é frequente a necessidade da indicação de outro auxílio para melhorar o desempenho para longe. Os telescópios, também conhecidos popularmente como telessistemas, são sistemas de ampliação para longe que podem ser de dois tipos ópticos distintos:

1. Galileu: composto por uma lente ocular esférica côncava (negativa) e uma lente objetiva esférica convexa (positiva). A imagem resultante é virtual e direita. Seu poder de ampliação varia de 2X a 4X. Geralmente são menores, mais leves e mais baratas.
2. Kepler: tanto a lente ocular como a objetiva são convexas (positivas) e produzem uma imagem real e invertida e um prisma que torna a imagem direita. Produz qualidade óptica superior. Seu poder de ampliação pode variar de 2,5X a 10X. Geralmente, são mais pesadas e mais caras.

Os telescópios podem ser:

- Manuais.
- Montados em óculos:
  - monoculares;
  - binoculares.
- Com foco ajustável.

São empregados em atividades para longe e distâncias intermediárias, contudo diminuem o campo de visão que está inversamente relacionado ao poder de magnificação. Requerem boa coordenação motora. Os modelos manuais mantêm as mãos ocupadas e são comumente indicados para atividades sedentárias (Figura 5).

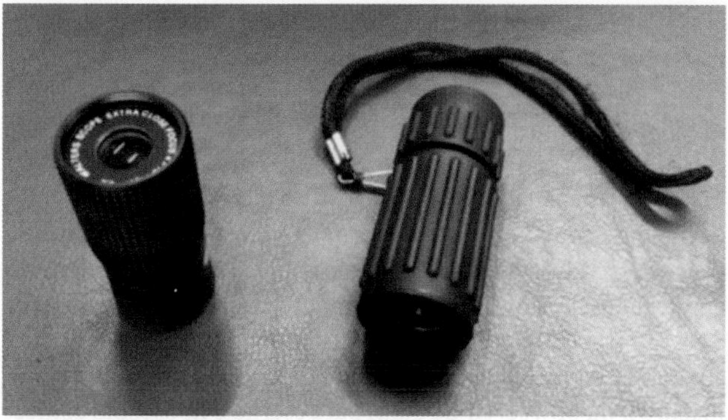

Figura 5 Telessistemas manuais.

Lentes filtrantes

São importantes instrumentos para controle da iluminação em pacientes com fotofobia, ofuscamento, alteração da sensibilidade ao contraste ou com dificuldade de adaptação claro-escuro. A indicação do uso das lentes filtrantes deve ocorrer após teste e confirmação da eficácia.

Recurso para ampliação de campo visual

A restrição do CV a partir de 10º limita substancialmente o desempenho para localização, rastreamento, orientação e mobilidade. Nesses casos, a ampliação da imagem pode exceder o tamanho do CV, sendo indicada a condensação da imagem, que pode ser obtida pelo uso do telescópio reverso ou lentes negativas montadas em lupas. A condensação da imagem diminui a AV, pois projeta a imagem para o infinito, que é uma restrição para os pacientes com a visão para longe muito baixa.

Auxílios não ópticos

Estão relacionados à modificação de materiais, equipamentos e ambiente com o objetivo de tornar os objetos mais facilmente visíveis. Geralmente, são associados ao uso dos RO. Podem ser empregados para melhorar a iluminação, a ampliação do material e o contraste entre objeto e fundo; proporcionar apoio de leitura; auxiliar a escrita (caderno com pauta ampliada e reforçada, lápis macio 3B ou 6B); servir de guias para escrita e tiposcópio confeccionados em papel carta preto com fenda nos locais a serem utilizados; prover acetato amarelo para diminuir a luz refletida pelo papel branco; oferecer telefones e teclados com teclas ampliadas etc.

Recursos eletrônicos

A ampliação é obtida pela associação de uma câmera, um monitor e um sistema óptico. São indicados para os casos de baixa grave da visão.

Podem ser encontrados na forma de CCTV (*closed circuit television*) e lupas eletrônicas de diferentes modelos e fabricantes. Permitem grandes ampliações que podem chegar a 65X, podem ser acoplados a telas ou ser portáteis.

Com o avanço e a acessibilidade tecnológica e a popularização do uso dos *smartphones* e *tablets*, é possível a utilização de aplicativos que permitem o uso desses equipamentos para ampliação da imagem, mesmo nos casos de perdas visuais menos significativas.

LEITURA COMPLEMENTAR

1. Adoh T, Woodhouse JM, Oduwaye KA. The Cardiff Test: a new visual acuity test for toddlers and children with intellectual impairment. A preliminary report. Opto Vis Sci. 1992;69:427-82.
2. Castro CTM, Kallie CS, Salomão SR. Elaboração e validação da tabela MNREAD para o idioma português. Arq Bras Oftalmol. 2005;68(6).
3. Faye EE, Albert DL, Freed B, et al. The Lighthouse Ophthalmology Resident Training Manual. A new look at low vision care. New York: Lighthouse International; 2000. p.17-65.
4. Ferris LF, Kassoff A, Bresnick GH, Bailey I. New visua acuit charts for clinical research. Am J Ophthalmol. 1982;94:91-6.
5. Gilbert C, Awan H. Blindness in children. BMJ. 2003;327:760-1.
6. Gilbert C, Foster A. Childhood blindness in context of VISION 2020 – The right to sight. Bull World Health Organ. 2001;79:227-32.
7. Gurovich L. Baja visión. Buenos Aires: Lydia Gurovich; 2001. p.19,23-4,30,58,140,150.
8. Hadad MAO, Siaulys MOC, Sampaio MW. Baixa visão na infância: guia prático de atenção oftalmológica. São Paulo: Laramara; 2011. p.17,53,54,72,75.
9. Hyvärinen L. The LH symbols test. A system for vision testing in children. New York: Lighthhouse Low Vision Products; 1992.
10. Lindsted E. Bust-D, a vision test for the young child and/or handicapped child/adult. Stockholm: Eva Lindsted; 1988.
11. Nowakowski RW. Primary low vision care. Norwalk: Appleton & Lange; 1994. p.75.
12. Sociedade Brasileira de Visão Subnormal. Conceito de visão subnormal. Disponível em: http://www.cbo.com.br/subnorma/conceito.htm.
13. Taleb A, Ávila M, Moreira H. As condições de saúde ocular no Brasil. São Paulo: Conselho Brasileiro de Oftalmologia; 2009. p.8-23.
14. Teller D. Teller acuity card handbook. Dayton: Viseh Consultants; 1989.
15. Veitzman S. Visão subnormal. São Paulo: Cultura Médica; 2000.
16. World Health Organization. Prevention of childhood blindness. Geneva: World Health Organization; 1992. p.3.

Índice remissivo

D